普通高等院校科学素养通识教育"十二五"规划教材

食疗与保健

葛　宁◎编著

西南交通大学出版社

·成　都·

内容简介

食疗养生是近三十年以来日渐兴起的风潮之一。尤其是在网络及电视传媒的推动下，食疗成为不同年龄段人群茶余饭后常常提及的话题。人们寄希望于"食补"，用这种比药物更为温和、自然的方法达到美容、养生或治疗疾病的目的。然而由于缺乏相对科学、系统的指导，食补却常常容易走入极端化的误区。食疗是利用食物（谷、肉、果、菜）性味方面的特性，有针对性地对某些病症进行治疗或辅助治疗，调整阴阳，使之趋于平衡，达到治疗疾病和恢复身心健康的目的。食物疗法的主要受众群体是亚健康人群，其次为病人。

本书共十章，其中前两章重点阐述食疗的基本概念，并将食物分为五谷杂粮、叶类蔬菜、根茎类蔬菜、菌藻地衣类、豆类蔬菜、水果类、坚果类、蛋奶蜜茶类、畜类、禽类、水产类等，分别进行了详细介绍。之后在常见疾病的食疗方法和保健事项中主要是介绍了内科、外科、小儿科、妇科、五官科及美容等方面的食疗保健事项。

本教材主要是面向在校的大学生，希望能帮助他们进行合理膳食养生，远离亚健康，从而更好地学习和生活。

图书在版编目（CIP）数据

食疗与保健 / 葛宁编著. —成都：西南交通大学出版社，2014.8（2018.1 重印）

普通高等院校科学素养通识教育"十二五"规划教材

ISBN 978-7-5643-3279-2

Ⅰ. ①食… Ⅱ. ①葛… Ⅲ. ①食物疗法 – 高等学校 – 教材②保健 – 高等学校 – 教材 Ⅳ. ①R247.1②R161

中国版本图书馆 CIP 数据核字（2014）第 182783 号

普通高等院校科学素养通识教育"十二五"规划教材

食 疗 与 保 健

葛 宁 编著

*

责任编辑　张慧敏

封面设计　墨创文化

西南交通大学出版社出版发行

四川省成都市二环路北一段 111 号西南交通大学创新大厦 21 楼

邮政编码：610031　发行部电话：028-87600564

http://www.xnjdcbs.com

四川森林印务有限责任公司印刷

*

成品尺寸：185 mm×260 mm　　　印张：21

字数：579 千字

2014 年 8 月第 1 版　　2018 年 1 月第 3 次印刷

ISBN 978-7-5643-3279-2

定价：45.00 元

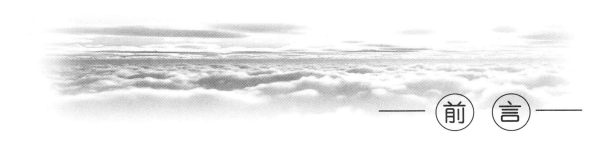

前言

　　"食疗保健"是我国历史久远的一门学科。它利用了中医的理论知识，建立了中国古代传统的养生理论。它被广泛地运用于中医学、康复医学、疾病预防学和养生学等领域，并且取得了很好的效果，得到了公认。

　　目前，国内外正在掀起"中医中药热"。人们提出"回归大自然"的生活理念。该理念集医疗保健于生活之中，运用非药物养生、保健食疗的方法，提高人们的生存质量。

　　自 1995 年我国提出了《全民健身计划纲要》后，笔者就开始在体育院校的体育保健学的教学中开始了保健食疗的教学工作，并且在高校的公共课中也开展了相应的教学工作。这门课受到了广大同学、同行的高度重视和广泛关注。经过不断地补充和完善，根据学校教育的特点，笔者开始编写"食疗保健"的教材。

　　本教材运用了中医的理论知识、营养学的知识、疾病预防学的知识和公共卫生学的相关知识，汲取我国近年来的研究成果，以及作者多年的教学、科研、实践经验，并考虑到我国当前的实际情况而编写完成的。本教材力求达到理论与实践相结合，提高其实用性和可操作性，使学生学习后，能将其运用到实际生活和工作中。本教材可供体育教育、社会体育专业学生和在校的大学生使用。

　　本书在编写过程中得到了淮阴师范学院体育系万喻、兰州商学院体育部张伟等教授及徐凤娅、陈克宇、王增宇、张跃老师的指导和大力协助，在此表示感谢。

　　对于本书在编写中出现的不妥之处，敬请广大读者提出宝贵意见。

编著者

2014 年 3 月

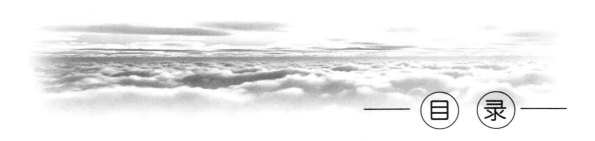

— 目 录 —

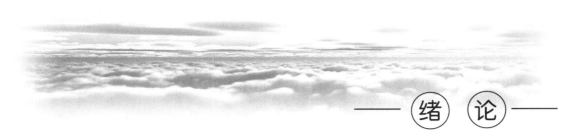

—— 绪 论 ——

一、食疗的概念和内容

中医饮食营养学，亦称"食疗"，是在中医理论指导下，运用食物来保健强身，预防和治疗疾病，或促进机体康复以及延缓衰老的一门学科。它和药物疗法、针灸、推拿、气功等学科一样，都是中医学的重要组成部分。在某种意义上讲，中医饮食营养学在预防医学、康复医学、老年医学领域中占有重要地位。

食疗中，对"营养"概念的理解非常重要。"营养"一词并非外来语，宋代大文豪苏东坡《养生说》中即有"营养生者使之能逸而能劳"。"营养"古代又作"荣养"。《晋书·赵至传》云："至年十三，请师受业……至日，吾小未能荣养，使老父不免勤苦。"至今，日本仍沿用"荣养"一词。营养在现代学科词汇含义里指机体摄取、消化、吸收和利用食物或养料，以维持正常生命活动的过程。近百年来，西方医学传入我国，其中一门与营养学性质相近的学科（nutrition）被译为"营养学"。而实际上，我国固有的中医饮食营养学已有两千多年历史，自成体系，渗透于中医各科之中。

二、研究内容

中医饮食营养学的研究内容主要包括基础理论和临床应用两大部分，从历代有关文献记载和临床实际情况分析，基本包括饮食养生、饮食治疗、饮食节制和饮食宜忌四个方面。前两者是指饮食在实际生活与临床中应用的范围；后两者是指饮食在生活与临床中应用的方式方法。四者密切相关，不可分离或孤立。外界有一种看法，认为使用添加药物的药膳，如黄芪炖鸡之类，就是"中医饮食营养学"。实际上，这种看法是不全面的。

（一）饮食养生

中医饮食养生，习称"食养""食补"，是泛指利用饮食来达到营养机体、保持健康或增进健康的活动。《素问·五常政大论》所说的"谷肉果菜，食养尽之"是食养概念较早的记载。饮食不仅可以维持人体的正常生命活动，还具有补养的作用。所谓"无病强身"，这是与现代营养学观点不同之处。

根据历代中医、中药有关文献统计，常用的近百种食物的补养作用有聪耳、明目、乌发、生发、增力、益智、安神、健肤、美容、轻身、固齿、肥人、强筋、壮阳、种子（助孕）、益寿等二十余种。这些作用在提高人体健康水平和预防保健方面有着重要意义。

（二）饮食治疗

中医饮食治疗，习称"食治""食疗"，是泛指利用饮食来治疗或辅助治疗疾病的活动。它的理论和实际应用方法十分丰富，是中医天然疗法的一个重要方面。早在一千三百多年前，《千金要方》一书就有"食治方"，后又有《食疗本草》等饮食疗法专著相继问世。

食疗的作用和药疗基本一致，主要体现在扶正与祛邪两方面。孙思邈在《千金要方·食治方》中所说："食能排邪而安脏腑，悦神爽志以资血气。"他同时还指出药疗与食疗的不同之处："药性刚烈，犹若御兵。""若能用食平疴，释情遣疾者，可谓良工。"并引用扁鹊语："夫为医者，当须先洞晓病源，知其所犯，以食治之。食疗不愈，然后命药。"

中医食疗内容渗透在中医各科中，食疗方法和方剂丰富多彩。近年来，中医食疗成果已有不少被现代科学所证实，被更多的人所接受，如应用芹菜防治高血压病；应用燕麦防治高脂血症；应用红枣防治贫血症；应用木耳防治眼底动脉出血症以及用百合、马齿苋、苦瓜等防治细菌和病毒性感染疾患等。

（三）饮食节制

中医饮食节制，习称"食节""食用"，是泛指饮食的方式方法，包括饮食的合理习俗、饮食卫生制度等。它包括因时、因地、因人而异地正确选用饮食，且提倡全面膳食和节制饮食。古人提出的"食饮有节，谨和五味"就是食用的基本观点。

中医食节内容散见于中医、中药、养生、民俗、民情、居家等学科中，它体现了中华民族的饮食文明和古代卫生学水平，是中国饮食文化和医药文化的结晶，如前面提及的食物应用的规律和方法（如食物的量、次数、时间、季节等）；全面膳食，不偏食；不暴饮暴食；讲究食物卫生清洁；进茶、进酒适量，把与饮茶、饮酒有关的活动纳入饮食文化范围之中，以达到情志养生的效果。

（四）饮食宜忌

中医饮食宜忌，习称"食忌""食禁"。"宜"为常，故不多言，言"忌"较多。中医"食忌"内容十分丰富，有别于现代营养学内容。它主张常人与病人的饮食内容不应该、也不可能是一个固定的模式，应因人、因地、因时、因病而有所不同。它实际是在强调饮食的针对性，得当则为宜，失当则为忌。在生活和临床中要做到"审因用膳"，例如《金匮要略》所说："所食之味，有与病相宜，有与身为害，若得宜则益体，害则成疾。"后世医家孙思邈进一步提出"安生之本，必资于食。不知食宜者，不足以存生也"。因此，在生活和临床中品评饮食的营养价值，不论是用于食补，还是用于食疗，都不应从珍、奇、名、贵出发，而应着眼于其使用是否得当。

中医饮食营养学中，饮食禁忌内容在生活和临床应用方面有一些具体要求，如饮食与不同季节、与不同体质、与不同地域在应用方面的禁忌，食物之间、食物与药物之间的配伍禁忌，饮食调配制备方面的禁忌，以及患病期间的饮食禁忌等。这些内容丰富了中医饮食营养学，具有一定的科学意义。

三、中医饮食营养学的基本观点

中医饮食营养学和其他中医学科一样，它的发生与发展，受历史条件的影响，其理论与中国古代朴素的哲学理论紧密地结合在一起。其特点体现于宏观与整体观方面。

（一）天人相应整体营养观

中医认为，人处在天地之间，生活于自然环境之中，是自然界的一部分。因此，人和自然具有相通、相应的关系，遵循同样的运动变化规律。这种人和自然息息相关的关系体现在人类生活的各个方面，也包括饮食营养方面。早在两千年前，古代医家就认识到饮食的性质对机体的生理和病理方面的影响。例如《素问·宣明五气篇》所载的"五味所入"和《素问·阴阳应象大论》所指出的"化生五味"等，皆说明作为自然界产物的"味"与机体脏腑的特定联系。除此，食物对脏腑尚有"所克""所制""所化"等作用。

中医常据天人合一的整体营养观运用食物来达到补虚、泻实、调整阴阳的目的。自古以来，佛、道、儒、医、武各家学说，无不用人体内部与自然界的协调统一的理论来阐述人体的生、老、病、死规律。同时，也无不根据天人相应的法则来制订各种休逸劳作、饮食起居的措施。对须臾不可离的饮食内容，以及进食方式提倡既要注意全面膳食"合而服之"，又主张因时、因地、因人、因病之不同，饮食内容亦有所变化，做到"审因用膳"和"辨证用膳"。

（二）调理阴阳营养观

分析历代食养与食疗著作不难看出，传统营养学理论核心就在于掌握阴阳变化规律，围绕调理阴阳进行食事活动，以使机体保持"阴平阳秘"。正如《素问·至真要大论》所说："谨察阴阳所在而调之，以平为期。"

中医理论认为，机体失健，乃阴阳失调所致。所以治疗和饮食养生等则以调理阴阳为基本原则。《素问·骨空论》说："调其阴阳，不足则补，有余则泻。"或补或泻，都是在调整阴阳，都是以平为期。

关于饮食的宜忌，中医也是从阴阳平衡出发的，于阴平阳秘有利则宜，反之为忌。如痰湿病人忌食油腻；热火体质人忌食辛辣；老人若阴不足阳有余，则应忌食大热峻补之品；发育期儿童无特殊原因不宜进补；某些患者，如皮肤病人、哮喘病人应忌食虾蟹等海产品；胃寒患者忌食生冷食物等。其实质是为防止犯虚虚实实之弊。总之，要做到如《素问·上古天真论》所说："其知道者，法于阴阳，和于术数，食饮有节。"

在食物搭配和饮食调剂制备方面，中医亦注重调和阴阳，使食物无寒热升降之偏颇。如烹调鱼、虾、蟹等寒性食物时须佐以葱、姜、酒、醋类温性调料，以防菜肴偏于寒凉，食后有损脾胃而引起脘腹不舒等症；又如食用韭菜等助阳之品时，常配以蛋类以滋阴，以达到阴阳互补之目的。

（三）食药一体营养观

1. 食药同源

中医学历史表明，食物与药物同出一源，二者皆属于天然产品。食物与药物的性能相同，具有同一的形、色、气、味、质等特性。因此，中医单纯使用食物或药物，或将食物与药物相结合来进行营养保健或治疗康复的情况是极其普遍的。在《内经》所载的13个方剂中，有一半是食物成分，这也是最早的"药膳"方。在《五十二病方》中有1/4为食物成分方剂。在以上古方中，应用桂、姜、枣、椒、茴、扁豆、薏米、甘草、酒、醋，乃至动物胶膏等食物是极为普遍的。

2. 食药同理

食物与药物同用，除因食药同源外，主要基于食物与药物的应用由同一理论指导，即食药同理。中医认为，机体衰弱失健或疾病的发生发展过程，就意味着阴阳两方面的互相消长，如阴阳的偏盛偏衰等。如何调整这种阴阳失调，张景岳说："欲救其偏，则惟气味之偏者能之。"食物与药物一样，皆属气味之偏者，正如《寿亲养老新书》所说："水陆之物为饮食者不管千百品，其五气五味冷热补泻之性，亦皆禀于阴阳五行，与药无殊……人若知其食性，调而用之，则倍胜于药也……善治药者不如善治食。"食物的防治疾病作用，也是通过祛除病邪，消除病因，或补虚扶弱，调整重建脏腑气机功能，来达到消除阴阳失调的目的。

3. 食疗与药疗关系

食药同源，食药同理，二者有着密不可分的关系。从众多的本草、方剂典籍中，不难发现食药同用的例证。如采用乌鸡、羊肉、驴皮、猪肤、鸟卵、葱、姜、枣等以补益阴阳气血或调补胃气，进而达到防治疾病之效。而从大量古代食谱、菜谱、茶谱中又不难发现其中也有不少药物，如枸杞、山药、黄芪、茯苓、丁香、豆蔻、桂皮之类，以起到保健强身和防治疾病的目的。

4. 食疗与药疗的区别

绪论表 1.1

食　疗	药　疗
摄取过程长，用量大，作用缓	摄取过程短，用量小，作用急
无毒副作用	有毒副作用，只是有大小多少之分
基于营养，成分易被同化	基于治疗，成分不易被同化
满足生理、心理要求	不一定满足心理要求
辅助治疗或直接治疗	直接治疗

（四）全面膳食与审因用膳相结合的营养观

数千年的饮食文化历史表明，中华民族的饮食习惯从整体来看，是在素食的基础之上，力求荤素搭配，全面膳食的。正如《素问·五常致大论》所说的"谷肉果菜，食养尽之"和《素问·藏器法时论》所说的"五谷为食，五果为助，五畜为益，五菜为充，气味合而服之，以补精益气"。

所谓全面膳食，就是要长期或经常在饮食内容上尽可能做到多样化，讲究荤素食、主副食、正餐和零散小吃，以及食与饮等之间的合理搭配。既不要偏食，也不要过食与废食。但另一方面，对特殊人群或患者，也不主张采用与常人一样的饮食模式，可据其不同的体质、职业、信仰与病情，做到审因用膳和辨证用膳。

1. 健康的必需条件

积历代经验总结，经现代科学求证，当前人们普遍认为健康的必需条件：第一是精神（心理）因素，要有一颗善良的心，有一个辩证唯物主义的思想方法，提高自己心理承受能力；第二是营养状况，要有营养知识，并且努力做好；第三是运动水平，要不拘形式地做到多运动，劳动不完全等同于运动，运动量不足，热量消耗不了，是导致疾病和亚健康状态的重要原因；第四是医疗条件。前三条做到了，仍有问题，就要去看病，现代医疗条件也是保证健康的必要条件。以上四条中，任何一个因素都不是万能的，任何时候都应讲求多种有利因素的积极协同作用。

2. 营养是健康的物质基础

国际上流行一种说法：三高饮食（高蛋白、高脂肪、高糖）造成了现代文明病（心脑血管病、癌症、糖尿病和亚健康状态），其实还有三低（低维生素、低矿物质、低膳食纤维）作怪。很多人对六大营养要素不了解，当然做不好营养平衡，甚至有不少人将营养与蛋白质画等号。

就个体而言，对蛋白、脂肪、淀粉（粮食）的日需量分别是 0.8～1 g/kg·体重、0.2～0.3 g/kg·体重、0.8～10 g/kg·体重。身高与体重要有个恰当的比例，每天有 500 g 青菜，200 g 水果吃，可保维生素不缺乏。膳食纤维 20～30 g/d 即足够。唯独微量元素的补充比较困难。

3. 微量元素是健康的守护神

矿物质元素是人体生长发育的六大营养要素之一。我们通常将日需量占人体体重万分之一以上的元素称"宏量元素"（如钙、镁等），万分之一以下的称"微量元素"。目前世界卫生组织（WHO）确认的 14 种必需微量元素有锌、铜、铁、碘、碱、铬、钴、锰、钼、钒、氟、镍、锶、锡。

如果把蛋白、脂肪、淀粉三种营养简单称为能量营养的话，那么维生素、矿物质元素、膳食纤维则可称为功能性营养，其中微量元素是核心。矿物质元素在人体生长发育中起着全方位的作用，从机体组织的建造、修复，到生理代谢，到增强免疫功能，甚至它还有直接防病治病的作用。如钙不仅仅是造体元素，也是生理代谢不可缺少的元素，许许多多疾病都与缺钙有关。中医所说的肾阴虚、肾阳虚，都是由于缺钙引起的。中老年人肾虚症最多，与中老年人缺钙最严重是相一致的。陆上动物，尤其人类，都呈缺钙状态，特别是亚洲人，缺钙最严重。所以，人们应树立这么一个信念：千补万补，钙是第一补！

再如，血红蛋白的合成，不仅需要氨基酸，还需要铁元素。缺铁时，血红蛋白合成不了。还有，生理代谢是通过酶来完成的，酶的活性成分中心往往是微量元素。如锰是超氧化物歧化酶的组成部分，硒是谷胱甘肽过氧化物酶的组成部分，钼是亚硝酸还原酶的组成部分，它们的活性是分别靠锰、硒、钼元素激发的。同样，锌、铁、铜、镍等元素也有自己相应的酶。缺乏微量元素，生理代谢都不会正常。在辅酶或维生素中，微量元素起到事半功倍的作用。如钴能使维生素 B_{12} 的活性提高 4 倍，甚至更高。

在激素类中，微量元素也起到举足轻重的作用。如碘参与甲状腺素的合成，铬能加强葡萄糖对胰岛素的敏感性。

在遗传信息的携带者 —— 核酸 —— 中，也有它们的身影，如锰能激活脱氧核酸酶，保证遗传信息传递时不变样。

总之，"由于微量元素与人体关系的研究一步步地深入，生命科学有了长足的进展，以前原因不明的不治之症，通过微量元素的研究找出了病因。四大地方病 —— 甲状腺肿、克山病、大骨节病、氟骨病 —— 无不与微量元素的短缺有关。此外，食管癌、鼻咽癌、肝癌高发区具有明显的地理分布的特点，也与当地的土壤、水中缺少某种微量元素有关"。（于若木文集《微量元素与人体健康》1988 年 12 月 13 日在"全国第四次微量元素与健康学术讨论会"上的讲话）微量元素在保护人们健康和防病治病方面，不是可有可无的，而是有着举足轻重的作用的。

当然，人体内微量元素也需要平衡，缺乏和过量都有害而无益。所以，了解自己体内微量元素情况，已经是一个衡量和预测健康状况的重要手段。

4. 21 世纪微量元素食品必将大行其道

失去了的东西，才会感到它的重要。随着人们生活的安定，物质日益丰富，食物越来越精工细做，反而使食物中的功能性营养越来越缺乏。因为这些东西都集中在粮、果的皮和胚中。如糙米营养全面，但口感差，做成精米后，维生素、微量元素、膳食纤维损失殆尽。

人们，尤其孩子们，以口感为标准选择食品。加上商业行为上的重口味，人们对食品香、色、味的大肆宣传，造成能量营养过量，功能性营养奇缺的后果。花钱虽多，身体却越来越差。正如一座高楼大厦失去平衡会倒塌一样，不平衡的营养，也不可能养育出聪明智慧、健美活泼的孩子来。那些未老先衰的人，那些英年早逝的学者，营养不平衡恐怕是他们遭遇的重要因素。

再回头去吃粗粮食物行吗？显然不妥。回归大自然，不能回归到茹毛饮血的方式里去。那样既滑稽可笑，其实又做不到。21 世纪，很可能是一个在食品中强化微量元素的年代，市场上将有一系列的营养平衡食品被供应。当前，人们要主动加强对营养知识的了解，找出自身健康构成中的薄弱环节，有针对性地制订出措施，并持之以恒地实施下去，就一定能获得一个健康的体魄。大家共同努力，就能让我们的孩子聪明美丽，青年人矫健完美、意气风发，中老年人健康长寿、隽永智慧，也为富国强民做出了自己的贡献。

四、中医饮食营养学发展史

我们中华民族祖先应用饮食养生的历史悠久，源远流长。饮食养生是伴随着人类长期的生活实践逐步发展起来的，从现有资料估计，距今至少已有三千年以上的历史。

（一）早期食事活动

1. 择　食

《淮南子》中有："古者，民茹草饮水，采树木之实，食蠃蚌之肉。"饮食是人类赖以生存的物质基础。原始人类在寻找食物的过程中，发现了有治疗作用的食物，可作为食，也可作为药。同时，通过进一步的实践（这个过程是很长的），人们逐渐把一些天然物产区别为食物、药物、毒物。据《山海经》记载："神农尝百草之滋味，水泉之甘苦，令民知所避就。当此之时，一日而遇七十毒。"这里所指的"毒"就是包括食物、药物和毒物在内的天然品。因此，药、食均来源于天然产物，即"药食同源"。

2. 对火的利用

《周礼》说："燧人氏始钻木取火，炮生为熟，令人无腹疾。"火给人类带来光明和温暖。火的发现和利用，使人类第一次掌握了一种神奇的自然力。上古时代的人由吃生食（寒食）进步到吃熟食（套食），是食疗由萌芽到形成雏形的一个重要过程。《古史考》中谓："太古之初，人吮露精，食草木实，穴居野处。山居则食鸟兽，衣其羽皮，饮血茹毛；近水则食鱼鳖螺蛤，未有火化，腥臊多害胃肠。于是圣人造作钻燧出火，教民熟食，民人大悦，号曰燧人。"这些记载，说明了上古时代人类从吃生食进步到吃熟食这一历史过程。在农畜牧业发展的基础上，人类开始利用火烧煮食物，从而有了烹调技术的发展，这与后来食疗的发展具有密切关系。由于农业的发展和火的应用，人们开始吃熟食，提高了对食物的利用率，扩大了食物的来源。同时由于食物营养成分的改变，改变了营养状况，促进了大脑的发育，加快了人类的进化。另外，由于燔生为熟，起到了消毒灭虫，防止胃肠疾病和寄生虫病的作用。这就大大保证了古代人民身体的健康和强壮，为人类的健康、长寿和种族的繁衍，开辟了新纪元。

3. 汤液的应用

随着火的利用，能被人利用的食物品种的日益增多，烹调技术便受到重视。汤液始于伊尹的传说就是在这样的历史条件下产生的。《通鉴》云："伊尹佐汤伐桀，放太甲于桐宫，悯生民之疾苦，作汤液本草，明寒热温凉之性，苦辛甘咸淡之味，轻清重浊，阴阳升降，走十二经络表里之宜，今医言药性，皆祖伊尹。"有了较为丰富的食物和火，就可以加以烹调，配制为各种汤液。伊尹为商汤的宰相，精于烹调。在《吕氏春秋·本味篇》中，就讲了许多烹调问题，其中就有"阳朴之姜，招摇之桂"之说。姜、桂既是佳肴中的调味品，也是发汗解表的常用药物。因"桂枝汤"中的五味药如桂枝、白芍、甘草、生姜、大枣都是厨房里的调味品。所以有人认为"桂枝汤"是从烹调里分出来的古处方之一。

4. 酒的应用

《战国策》载："帝女令仪狄造酒，进之于禹。"经考证，夏商时期酿酒活动十分发达，这一点也可由出土的夏商时期的酒器所证实。酒既是一种饮料，又对人体具有多种医疗保健作用，是食药兼用之品。它能通血脉、行药势、御寒气，还能溶解出不溶于水的成分。若将中药置于酒中浸制，既可借助酒通行血脉之性，增强药势，使药力迅速通达全身；又可取其溶解之力，制造多种食用酒和药用酒。酒的应用进一步丰富了饮食保健的内容。由于酒对中医学的重要作用，故又有医字从醫，即医字由酒而来之说。

5. 食事制度建立，食医出现

饮食治疗经过原始社会和奴隶社会的漫长岁月，由萌芽而渐趋形成雏形。公元前五世纪的周代，当时统治阶级为了保护他们的健康和调制适宜的饮食，开始设置食医和食官以专司其事。"食医"这种职务，与"疾医""疡医""兽医"一起构成周代医政制度的四大分科，并排在诸医之首。当时食医专管调和食味，注意营养，防止疾病，确定四时的饮食，是专为王家服务的。如《周礼·天官》记载："食医中士二人，掌和王之六食、六饮、六膳、六羞、百酱、八珍之齐。"可见当时人们已将食治提到很高的地位，且逐渐成为专业。

6. 调味品的应用

夏禹时人们已可制酒。酒变酸即成醋，古时叫苦酒，为《周礼》五味之一。酒和醋除作为饮料和调味外，也广泛用于医药中。酱也是一种发酵制品，在《周礼》中也有记载。当时人们已能制造多种酱，故称为"百酱"。由于酱和豆酱、豆豉、酱油等制品的使用，人们也发现了它的治疗作用，如用豆豉作健胃解毒剂等。公元前二世纪刘安所著的《淮南子》已有制造豆腐的记载。酱、酒、糖、豆腐等食品的出现，说明当时人们已从简单直接食用动植物食品，发展到能够制造出多种经过化学变化的食品。食品营养成分的利用率得到提高，人类饮食的品种更加丰富，这是营养学上一个很大的发展和飞跃。

（二）理论体系初步形成时期

随着生产力的发展，到了秦汉时期，饮食保健也从长期的实践经验积累，发展成为一门纳入正规医疗保健行政制度的学科，并从理论上被加以总结，营养学理论体系已初步形成。这主要表现在包括以食疗食物在内的本草学的发展与辨证论治医疗原则的确立等。

1.《山海经》中食物的记载

《山海经》中记载药品116种，其中植物52种，动物61种，矿物3种，其中不少是具有食疗性质的。书中更有许多关于食物治病的记载，如"何罗之鱼……食之已痈""有鸟焉……名曰青耕，可以御疫"等。

2.《黄帝内经》对饮食养生和饮食治疗做了较系统的论述

《黄帝内经》约成书于战国时期，是我国现存最早的一部医著，在中医发展史上占有十分重要的地位。它不仅奠定了中医学的理论基础，对世界医学的发展也产生过不可忽略的影响。《黄帝内经》对饮食养生和饮食治疗做了较系统的论述，确定了明确的原则和实施的方法，如"阴之所生，本在五味，阴之五宫，伤在五味。是故味过于酸，肝气以津，脾气乃绝；味过于咸，大骨气劳，短肌，心气抑；味过于甘，心气喘满，色黑，肾气不衡；味过于苦，脾气不濡，胃气乃厚；味过于辛，筋脉沮弛，精神乃央。是故谨和五味，骨正筋柔，气血以流，腠理以密。如是则骨气以精，谨道如法，长有天命"。这是说饮食的五味必须调和，不能偏胜，偏胜则能引起种种疾患。若能五味调和，饮食合宜，则健康能获保证，寿命就长。如《黄帝内经》中说："五谷为养，五果为助，五畜为益，五菜为充，气味合而服之以补益精气。"这就是药治要与食治结合起来。尤其在应用猛药时，要注意饮食成分的全面完整。这和现代营养学的观点是完全吻合的。书中指出一些饮食调理、饮食宜忌、饮食卫生等方面的具体方法。由于《黄帝内经》中所载方剂，一半以上含食物成分，所以说《黄帝内经》一书，为后世饮食疗养的发展奠定了理论基础。

3.《神农本草经》的成就

随着医学的发展，本草学也有了发展。据考证，《神农本草经》的编辑成书约在汉代，是我国现存最早的一部药物学著作。《神农本草经》收载了许多食疗食物，如大枣、枸杞子、赤小豆、龙眼肉等，对食疗食物的功效、主治、用法、服食法等都有一定的论述，对促进食疗本草学的发展起到了重要的作用。西汉时本草学中所载药物日见增广。这是由于汉武帝南征北战，扩展版图，南方的热带植物药和北方的寒带植物药在战争中都有所交流所致。汉代，张骞出使西域，带回石榴、胡桃、胡瓜、苜蓿、蒜葫、葫荽、西瓜、无花果等多种种子；后汉马援又从交趾带回薏苡种子。这样就大大增加了食物的品种。

4.《伤寒杂病论》

东汉杰出医家张仲景在《伤寒杂病论》中采用不少食物，用以治病，如书中提出的"猪肤汤"和"当归生姜羊肉汤"都是典型的食疗处方。

5. 诸医家营养说

在《论语》一书中，我们可知当时学者的饮食卫生观，如"食不厌精，脍不厌细。鱼馁而肉败不食，色恶不食，失饪不食，不时不食，割不正不食，不得其酱不食，肉虽多，不使胜食气。惟酒无量不及乱。沽酒市脯不食，不撤姜食不多食"。看来其饮食卫生要求几乎与现代相差无几，是比较严格的。三国时期魏武帝曹操，对"食疗"也颇有研究。他亲自撰写了《四时御食制》，可惜此书大部已佚散。当时著名神医华佗，用蒜泥加醋治疗严重蛔虫呕吐病，开了食疗用于急症的先例。

（三）营养学理论提高时期

秦汉之际，方士蜂起，顺应统治阶级帝王们的愿望，寻求长生登仙之道。如秦时的安期生、汉时的李少君、晋代的葛洪，他们对饮食营养、卫生都有相当阐发。他们的理论中虽有不合理的成分，但对食治、食养都有或多或少的贡献。晋唐时期，饮食营养学在前代初步形成的理论指导下，食养、食疗实践和经验的积累更为广泛和丰富，特别是对一些营养缺乏性疾病的认识和治疗取得较大成就。若干由营养素缺乏所致的疾病，如甲状腺肿、脚气病、夜盲症等都能被认识，并用有关食物来进行治疗。如晋葛洪在其所著《肘后方》中，首先记载用海藻酒治瘿病（甲状腺肿）以及用猪胰治消渴病（糖尿病）。东晋医家支法存对脚气病（维生素 B_1 缺乏病）很有研究，拟医方多条治疗。方中药物多含有维生素 B_1。以后孙思邈在支氏的基础上进一步认识脚气病为食米区疾病，并提出食用谷皮和米熬粥来预防该病。后来，《诸病源候论》记载了用羊治甲状腺肿，蟾酥治创伤，羚羊角治中风。《千金方》首用猪肝治夜盲症，"以脏补脏"的原则也就产生了。总之，当时食疗已被医家们充分重视，孙思邈在《千金翼方》中就强调"若能用食平疴，释情遣疾者，可谓良工，长年饵生之奇法，极养生之术也。夫为医者，当需先洞晓病源，知其所犯，以食治之，食疗不愈，然后命药。"他还引扁鹊的话说："不知食宜者，不足以存生也，不明药忌者，不能以除病也。"与此同时，在理论总结上，食疗开始逐渐从各门学科中分化出来，出现了专门论述食疗的专卷，标志食疗专门研究的开始。

1.《备急千金要方》

食疗经过前代的发展，到了唐朝集其大成，而出现了专著。孙思邈《千金方》中第二十六卷为"食治"专篇，强调以食治病，认为"夫为医者，当须先洞晓病源，知其所犯，以食制之，食疗不愈，然后命药"。除序论外，该篇分"果实、菜蔬、谷米、鸟兽"四门来叙述，是现存最早的营养疗法专篇。孙思邈对饮食养生非常重视，认为"安生治本，必资于饮食，不知食宜者，不足以存生也"。该书强调饮食有节，五味不可偏盛等，对于老年养生、妇幼养生、四时养生等也多有论述。

2.《食疗本草》

唐显庆时，孟诜所著的《食疗本草》问世。他搜集民间所传，医家所创，加以己见，集食物、药物于一书，成了我国第一本"食物疗法"专著。本书共收食物 227 种，分别介绍食物的性能、效用、烹调方法，以及进食原则等。

3. 其他有关食疗的著述

唐代昝殷著《食医心鉴》，约成书于唐大十年间。本书以食治方为主，共列有十五类食方。南唐陈士良所著《食性本草》，载食医诸方及五时调养脏腑之术，评者认为此书总集旧说，无甚新义。王焘的《外台秘要》载有多种食治疾病的方法。唐人对食物与药物的区分已有明确认识。

"食疗"形成专科，有了蓬勃的发展。南朝齐梁间的陶弘景总结前人本草，写成《本草经集注》，首创把药物分成八类，其中就有三类，即果、菜、米食属于食疗食物。

（四）营养学理论全面发展时期

宋代以饮食治病防病已很普遍，且有了进一步的发展和完善。皇家编纂的医学巨著，如《太平圣惠方》中，记载 28 种疾病都有食治方法。《圣济总录》专设食治一门，共有 30 条，详述各病的食治方法。这一时期，影响较大的代表著作有《饮膳正要》《寿亲养老新书》等。

1.《饮膳正要》

元代饮膳太医忽思慧（蒙古人）于天历三年（1330 年）著《饮膳正要》一书，开始从健康人的饮食方面立论。这是我国第一部有名的营养学专著，全书共三卷，它继承了食、养、医结合的传统，对每一种食品都同时注意它的养生和医疗效果，因此该书所载的基本上都是保健食品，且对所载各种食品，均详述其制作方法、烹调细则，实属难能可贵。它还记述了少数民族的食物，丰富了食药资源；强调妊娠食忌、乳母食忌、饮酒禁忌等；全书附有插图 20 多幅。

2.《寿亲养老新书》

宋神宗时（1085 年）陈直撰《寿亲养老新书》。这是一本老年疾病治疗保健学著作，记有食疗方剂 162 首，对老人的食治贡献甚大，强调老人尤应注重饮食养生，以食治病为养老之大法。此外，书中还记载了部分用于妇儿的食治方，如鲤鱼粥治妊娠胎动，鲍鱼羹治产妇乳汁不下，扁豆粥治小儿霍乱等。

（五）营养学进一步实践时期

明、清时期，对营养学的研究有了进一步发展，有关饮食保健的著作大量涌现。如《食物本草》《随息居饮食谱》《饮食须知》等，从不同角度对食物的性能、功用、主治、膳食结构等作了有实用价值的阐述。另外，如《救荒本草》等救荒和野菜类著作，扩大了食物的来源，这是营养学上的一大贡献。

1.《本草纲目》

明代李时珍的伟大著作《本草纲目》共载药 1 892 种，增加新药 347 种，其中不少是食物。有许多药是要经过生物变化才能制成的，如酥、乳腐等，大大丰富了食治食品的种类。他认为"盖水为万物之源，土为万物之母，饮资于土，……饮食者人之命脉也"。这说明人的健康长寿，必须注意饮食营养。书中记载有多种饮食物：食用水、谷类、菜类、鱼类、果品类、兽类等，还有药粥、健身酒类等，内容极其广泛，不胜枚举。

2.《随息居饮食谱》

清代王士雄的《随息居饮食谱》，成书于咸丰十一年（1861 年）。书的前序中谓："人以食为养，而饮食失宜或以害身命"，"颐生无玄妙，节其饮食而已。食而不知其味，已为素餐，若饱食无数，则近于禽兽"。该书强调了食养、调节饮食对生命的重要性。本书共载食物等 340味，论述其性味、主治、烹制甚详，是食疗著作中颇有影响的一本著作。

3.《老老恒言》

《老老恒言》为清代曹庭栋所撰，共五卷。前四卷为老年人日常起居寝食养生的方法，在参考前人经验的基础上，作者结合自己的养生实践经验，提出自己的观点。第五卷论述粥，并系统将粥分为上中下三品。在老年养生中重视保护脾胃的功能，认为"少食以安脾"，"粥食应养脾"，"食物有三化。一火化，烂煮也；一口化，细嚼也；一腹化，入胃自化也。老人惟借火化，磨运易即输精多"。书中记载粥谱 100 余种，从择米、择水、火候到食候等都有论述，如莲肉粥、藕粥、胡桃粥、杏仁粥等，均可供老年人食养或食疗选用。

4. 其他食疗著作

朱肃所撰的《救荒本草》大都为前人未经记载的可食植物，直接拓宽了人类利用植物的范围。鲍山曾备尝黄山的野蔬诸味，别其性味，详其调制，著《野菜博录》四卷，别具一格。此时，对热性病的食疗亦受到了人们的重视，如吴有性所著《温疫论》即有"论食"一节，如谓："时疫有首尾能食者，此邪不传胃，切不可绝其饮食，但不宜过食耳。有愈后数日微热不思食者，此微邪在胃，正气衰弱，强与之，即为食复。有下后一日，便思食，食之有味，当与之，先与米饮一小杯，渐进稀粥，不可尽意，饥则再与。"孟河费伯雄撰有《费氏食养》三书，即《食鉴本草》《本草饮食谱》及《食养疗法》。尤以"食养疗法"一词为费氏首先明确提出者。黄鹤辑的《粥谱·附广粥谱》共载药粥方二百多个，成为现存的第一本药粥专著。

（六）饮食营养学的现代发展

近年来，随着祖国医学的发展，中医饮食营养学也得到了相应的发展。由于人民生活水平的提高，在饮食生活方面对食养食疗也就提出了更高的要求，使得传统的饮食营养学又有了新的发展。在著作方面出现许多专业工具书，如食养食疗、保健医疗食品类书和辞书等。同时，大量科普书籍也相继问世。更引人瞩目的是，近年来中医食疗和食补开始进入医疗、护理、家政、航天乃至国防等行业方面，并取得不少科学成果。在中医教育方面，1976年国家正式批准成立中医养生康复专业，在本专业中设"中医饮食营养学"课程，从而使传统营养学术与技术得到延续与传播。现在，不少中医单位开展了食疗的临床工作，研制了药膳和疗效食品。个别中医院设立食疗科或食疗门诊，中医的传统保健食品也被广泛地推广应用。中医饮食营养学作为一门独立的学科，已经进入了一个新的历史发展时期。

第一章 食疗的基本知识

第一节 食疗的分类

食疗的分类庞杂繁多。学者们各抒己见，有的从食疗角度分类，有的从烹饪方法分类，有的从疾病应用方面分类，然而随着当代医学及食品工业的发展，药膳食疗的分类也在进一步细化。运用保健学来进行分类，更接近功能（作用）的分类方法，笔者认为比较合理。

一、保健类食品

这类食品是针对人体的不同情况，给予相应的食品膳食，从而达到健康机体和辅助治疗慢性疾病的功效。比如肥胖者可用减肥之品，消瘦者可用增肥食物，智力较差者可用增智、增力类药膳，视力欠佳者选用明目之品，耳不聪者可用耳聪药膳，要求美容乌发者可用相应的膳食。

二、预防类食品

春季气候易变，人们常罹患感冒，便可服用相应的预防类药膳加以预防；夏季易患腹泻，即可运用马齿苋粥防御；为防中暑，可用绿豆汤之类，发挥其既清热又防暑湿的功用；秋季干燥，呼吸道易感染，便可用百合、贝母、杏仁类膳食防御；冬季寒冷，可用当归黄芪羊肉药膳以御寒而增强机体抵抗力。

三、康复类食品

人在大病之后，机体衰弱，便可用扶正固本类药膳，促使早日康复，例如参芪类配方；若患有慢性病而气血两虚者，可用猪肚红枣羹或玫瑰花烤羊心等以促康复；平常表现有阳虚者，可食当归炖羊肉、良姜炖鸡肉等；阴虚表现者可用滋阴之品，如沙参玉竹粥之类，从而使机体转为健康状态。

四、治疗类食品

此类膳食是针对某种疾病而辨证施膳，以达到治疗或康复的目的。例如临床发现有营养不良患者，则可运用茯苓鲤鱼羹治疗，以补充优质蛋白，使血浆蛋白浓度很快提高到一定水平，从而达到消肿的目的。又如肺经虚寒咳嗽，可采用川贝杏仁豆腐清痰镇咳。若患胃肠热证而便秘者，选以黄芩膏茶清热通便润肠，收效不错。

此外，当代也有另一种"生物工程食品"，是利用生物技术开拓的新型营养食品。"天然保健食品"，传统药膳为主，辅以现代化加工而成的滋补性食品，可促进患者或第三状态者康复。"强力美容食品"，既可增强体质，又能保护皮肤健康，国外命名此类膳食为"健康膳食"。

第二节 食疗的原料选择

药食并用的食物是药膳原料的来源。据史书记载，汉代医圣张仲景所著的《伤寒杂病论》

一书中，用大枣为药物原料的处方就达 58 种之多。在明代大药学家李时珍的《本草纲目》中，在大枣条目下收有 19 种方剂，由此可见其药食并用的重要性了。

一、广义的药膳原料选择

凡是人们日常饮食所用的食物，通通属于药膳的可选原料，不论是五谷杂粮，或豆类、水果、干果、各类蔬菜，都可用作食疗和药膳的原料。此外动物类中的禽兽、家畜、水产海味皆在选料的范围之内。

二、狭义的药膳原料选择

在这类原料中往往牵涉到中草药类的药食并用之品，如山药，既属日常生活中常用的食品，又是药用的补肾健脾的良药。贝母、苦杏仁经过炮制，便成了祛痰镇咳的有效药膳了。阿胶是驴皮加工而成，配伍乌鸡肉则具有良好的补血、养血和美容的效果。综观中草药类的药食原料，不少于 200 余种，据研究表明常用的中草药，一般有 600 余种，其中 1/2 为食用之品。那么若将其配伍其他食物，加工成药膳，则其种类便相当可观和繁多了。

三、调料和饮料类原料

人们日常生活所用的糖、酒、油、盐、酱、醋等均属药膳的配料，尤其酒类，是制药膳必不可少的原料。各类原料配伍于药膳内的调味品，不仅能增加药膳的美味，并且可提高药膳的成品的功能，故而尤为人们所欣赏。蜂蜜、蔗糖都是制做药膳的调味品。此外非蔗糖类的甜味剂，如蛋白糖、甜叶菊等便是近代科学特制的新型调味品，实际运用于药膳中可以说大有为药膳增辉的效果。

第三节 食物的性能

食物的性能理论是前人在长期的生活与临床实践中对食物的保健和医疗作用的经验总结。古代医家把食物的多种多样的特性和作用加以概括，建立了食物的性能概念，并在此基础上建立了中医食疗理论。这一理论是与阴阳、五行、脏腑、经络、病因、病机、治则、治法等中医基础理论紧密地结合在一起的。

食物的性能，古代简称为"食性""食气""食味"等，和药物性能一致，也包括气（性）味归经、升浮沉降、补泻等内容。

一、食物的"性"

食物"气"或"性"与药性"四气"或"四性"说相一致。古人按寒、凉、（平）温、热对食物进行划分。历代中医食疗书籍所载的食性很多，如大热、热、大温、温、微温、平、凉、微寒、大寒等。食物性能方面的差异程度无明显界限。以常见的三百多种食物统计数字来看，平性食物居多，温热性次之，寒凉性更次之。从生活与临床应用食物的经验看，寒凉性质食物多属于阴性，具有滋阴、清热、泻火、凉血、解毒的作用。温热性质食物属于阳性，具有温经、助阳、活血、通络、散寒等作用。

二、食物的"味"

食物的"味"，即是指食物的主要味道，仍概括为"五味"，即酸（涩）、苦、甘（淡）、辛、咸。食物五味的作用与药物"味"的作用相一致，为酸收、苦降、甘补、辛散、咸软等。以常见三百多种食物统计数字来看，甘味食物具有补益和缓解疼痛、痉挛等作用，如蜂蜜、饴糖、桂圆肉、米面食品等；咸味食物具有泻下、软坚散结和补益阴血等作用，如盐、海带、紫菜、海虾、海蟹、海蜇、龟肉等；酸（涩）味食物具有敛汗、涩精、止泻、缩小便的作用，如乌梅、山楂、石榴、柿子等；辛味食物具有发散、行气、活血等作用，如姜、葱、蒜、辣椒、胡椒等；苦味食物具有清热、泻火、燥湿、解毒、降气等作用，如苦瓜、苦杏仁、橘皮、百合等。

此外，还有淡味食物，中医将之归于甘味食物范围，此类食物有渗利小便、祛除湿气等作用，如西瓜、冬瓜、茯苓、黄花菜、薏米等。

五味之外尚有"芳香"概念：指食物的特殊气味，芳香性食物以水果、蔬菜居多，如橘、柑、佛手、芫荽、香椿、茴香等食物。芳香性食物一般具有醒脾开胃、行气化湿、化浊辟秽、爽神开窍、走窜等作用。

各种食物所具有的味可以是一种，也可以兼有几种，这表明了食物作用的多样性。至于五味的阴阳属性，则辛甘属阳，酸苦咸属阴。

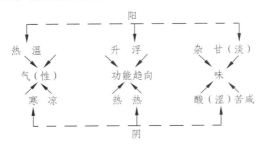

图 1.1　食物性、味、功能阴阳分类图

三、食物的归经

食物的"归经"也是食物性能的一个主要方面。归经显示某种食物对人体某些脏腑、经络、部位等的突出作用，它表明食物的重点选择性。实际上这是古人对食物作用选择性的认识，是食物作用的内在规律。中医还认为，食物的归经与"味"有一定的联系，正如《素问·至真要大论》所说："夫五味入胃，各归所喜……物化之常也。"一般情况下：

辛味食物归肺经，用辛味发散性食物（如葱、姜、芫荽等）治疗表证、肺气不宣咳嗽等症；

甘味食物归脾经，用甘味补虚性食物（如红枣、蜂王浆、山药等）治疗贫血、体弱等症；

酸味食物归肝经，用酸味食物（如乌梅、山楂等）治疗肝胆脏腑等方面疾患；

苦味食物归心经，用苦味食物（如苦瓜、绿茶等）治疗心火上炎或移热小肠等症；

咸味食物归肾经，用咸味食物（如甲鱼、昆布、海藻等）治疗肝肾不足、消耗性疾患（如甲亢、糖尿病等疾患）。

四、食物的升降浮沉

食物的升浮沉降性能与食物的气与味有密切关系。食物的气味性质与其阴阳属性决定食物的作用趋向。一般来说，质地轻薄、食性温热、食味辛甘淡的食物，其属性为阳，多具有升浮的作用趋向，具有发散、宣通开窍等功效，如香菜、薄荷能解表，治疗感冒，菊花、绿茶能清利头目，治疗头痛；反之，质地沉实，食性寒凉，食味酸苦咸的食物，其属性为阴，多具有沉降的作用趋向，具有清热、平喘、止咳、利尿、敛汗、止泻、补益等功效，如西瓜清热而治热病烦渴，冬瓜利尿而治小便不通，乌梅收敛而止泻痢等。根据三百多种常用食物统计数字表明，具沉降趋向的食物多于具有升浮趋向的食物。

五、食物的补泻

食物性能的"补"与"泻"的概念，一般是泛指食物的补虚与泻实两方面作用，这也是食物的两大特性。补性食物一般分别具有补气、助阳、滋阴、养血、生津、填精等功效；泻性食物一般分别具有解表、散热、开窍、辟秽（防疫）、清热、泻火、燥湿、利尿、祛痰、祛风湿、泻下、解毒、行气、散风、活血化瘀、凉血等功效。根据常用的三百多种食物统计数字分析，泻性食物多于补性食物。由此看来，中医营养手段不仅为补虚扶正，更大程度是为了泻实祛邪。

第四节　食物中的营养成分

每一种食物的营养价值大小取决于它所含营养成分（营养素）的多少。这些营养素主要包含蛋白质、糖、脂类、维生素、无机盐和水等 6 大类物质。每一个人每天都要从摄取的食物中获得各种必需的营养素，以保证身体健康的需要。所摄取的营养素不仅要种类齐全，而且数量也要充足，相互之间的比例又要适当，否则，将会对人体健康产生不良影响。食物中的各种营养素都有一定的生理功能，下面分类介绍一下各种营养素。

一、蛋白质

蛋白质是构成人体的重要原料，正常成人体中蛋白质约占体重的 17.5%。蛋白质的基本构成单位是氨基酸。已发现的氨基酸有 20 余种，其中有 8 种是人体本身不能合成或合成速度不快的氨基酸。由于这 8 种氨基酸只能由食物蛋白质提供，所以它们被称为"必需氨基酸"。其余氨基酸可以在人体内自己合成，被称为"非必需氨基酸"。

必需氨基酸：异亮氨酸、亮氨酸、赖氨酸、色氨酸、甲硫氨酸、苏氨酸、缬氨酸、苯丙氨酸。

非必需氨基酸：甘氨酸、脯氨酸、丙氨酸、谷氨酸、天门冬氨酸、酪氨酸、胱氨酸、丝氨酸等。

蛋白质是生命的物质基础，没有蛋白质就没有生命。蛋白质的主要生理功能表现在以下几方面。

（1）蛋白质是人体的重要构成物质，为机体提供生长发育和组织修复的材料。如软骨、韧带、肌腱、皮肤等结缔组织都以蛋白质作为主要成分。机体在生长发育期间需要增加许多新的细胞，这要靠蛋白质来组成新的细胞及新的组织。同时，身体各部分的旧细胞及组织，在不断地被消耗和被破坏，需要蛋白质随时修补。伤口的愈合与修复也需要蛋白质的参与。

（2）蛋白质参与体内重要生物活性物质的形成。人体内的各种化学反应几乎都是在生物活性物质——酶——的参与下进行的。所有的酶都是蛋白质。还有一部分激素，如生长激素、胰岛素、促甲状腺激素等，也都是由蛋白质或其衍生物构成的。

（3）供给能量。这并不是蛋白质在人体内的主要功能，只有当身体内的碳水化合物和脂肪供给的热量不足时，蛋白质才可能提供或释放部分热能以供身体所需。这种作用亦被称作"庇护作用"。人体每日所需的热能约有 10% ~ 15% 来自蛋白质。

（4）其他。蛋白质还具有增强人体免疫力、调节渗透压、维持血液正常酸碱度等功能。

能够供给人体必需氨基酸的食物主要来源于瘦猪肉、牛肉、鱼、虾、奶、蛋、禽类等动物性食物，以及豆类、谷类和坚果（如花生、核桃）等植物性食物。食物中蛋白质营养价值的高低，主要取决于食物蛋白质的氨基酸组成，即组成食物蛋白质的氨基酸种类、数量以及相互之间的比例。如果某种蛋白质的氨基酸比值越接近人体所需的比值，则其营养价值就越高。另一方面，蛋白质在人体中的消化吸收程度即蛋白质消化率和蛋白质吸收后被人体利用的程度即蛋白质的生理价值，也是蛋白质营养价值的重要指标。一般而言，鱼、蛋、奶的必需氨基酸品种较齐全，其蛋白质消化率及生理价值都较高。在自然界中，还没有发现一种动物或植物的蛋白质完全符合人体的需要，只有将多种食物蛋白质混合食用，才能互相取长补短，从而提高蛋白质的生理价值。日常饮食中的粗、细粮混食及荤、素搭配都是提高蛋白质生理价值的好方法，值得提倡。

二、脂　类

脂类是脂肪和类脂的总称。脂肪是甘油和脂肪酸的化合物——甘油三酯。类脂是磷脂、糖脂、胆固醇等的总称。

脂类在人体内有以下几种生理功能。

（1）供给热能。脂肪是产生热量最高的一种能源物质，1 克脂肪在体内可产生 37.656 千焦耳热能，是蛋白质或碳水化合物的 2.25 倍。积存的体脂是机体的"燃料仓库"，为能量的一种储存形式。

（2）供给必需脂肪酸。脂肪中有几种不饱和脂肪酸在体内不能合成，必须从食物中获取，称为必需脂肪酸，主要有亚油酸、亚麻酸和花生四烯酸 3 种。必需脂肪酸是人体生命活动必不可少的物质。它是构成体内组织细胞的成分，能促进身体的生长发育，增强微血管壁的完整性，减少血小板的粘附性，防止血栓形成。必需脂肪酸与精子形成、前列腺素的合成有密切关系；有保护皮肤的作用，可防止由放射线照射引起的皮肤损害；与胆固醇的代谢有密切关系，有助于防止冠心病的发生。

（3）构成身体组织。磷脂、胆固醇等类脂质是构成细胞的重要成分。

（4）促进脂溶性维生素的吸收。维生素 A、维生素 D、维生素 E、维生素 K 等不溶于水而溶于脂肪，当人体摄取脂肪时，食物中的脂溶性维生素也一同被吸收。

（5）维持体温和保护器官。皮下脂肪能防止体温大量向外排散，同时可以保护神经末梢、血管、内部器官，以及防止外界热量的侵入。此外，脂肪组织能支撑内部各器官，使其保持一定的位置。

（6）增加食欲。脂肪能增加食物的香味，同时能增加饱足功用，使食物在胃中停留时间较久，延缓饥饿的时间。但如果食入过多的脂肪，会使消化减慢，影响食欲，引起消化不良。如果体内储存脂肪过多，还会增加心脏与其他器官的负担，诱发冠心病、高脂血症等疾病。

各种食物中都含有不同量的脂肪。人们日常食用的动物性脂肪主要是动物体内储存的油脂，如猪油、牛油、羊油、肥肉等，还有乳汁、鱼肝油、蛋黄等。食用的植物性脂肪主要是植物的种子，如芝麻、棉籽、菜籽等，以及坚果（如花生、核桃、杏仁等）和豆类（如黄豆、黑豆等）。在上述脂肪来源中，以乳类及蛋类的脂肪最好，因为这些脂肪易于消化，且含有维生素 A 及维生素 D，营养价值甚高。一般植物油含有一种对人体有益的脂肪酸，这个特点是动物性脂肪所没有的，所以烹调用油最好用植物油。

三、碳水化合物

碳水化合物也叫糖类，是人体热能的主要来源。一般分为单糖、多糖、双糖三类。单糖易为人体吸收，主要包括葡萄糖、果糖和半乳糖。双糖类包括蔗糖、麦芽糖以及乳糖。多糖类是由较多葡萄糖分子组成的碳水化合物，不溶于水，包括淀粉、糊精、糖原（动物淀粉）、纤维素、半纤维素、果胶类等。

碳水化合物在人体内的主要功能有以下几方面。

（1）供给热能。碳水化合物是生命的燃料，1克碳水化合物在体内可产生16.736千焦耳热能。成人每日所需的总热量约有70%～80%来自碳水化合物。

（2）组成人体细胞组织。所有神经组织及细胞核中都含有碳水化合物。

（3）参与肝脏对毒物的解毒作用。肝脏中糖原贮存充裕时，能提高对酒精、四氯化碳、砷等有毒化学物质的解毒能力，从而有利于保护肝脏免受有害物质的伤害。同时碳水化合物还能提高对各种细菌感染引起的毒血症的解毒作用。

（4）防止酸中毒。如碳水化合物摄入量不足，或身体不能利用碳水化合物时（如患糖尿病），身体所需热能将大部分依赖脂肪供给。脂肪氧化不全时即产生酮体，多余的酮体积存在血液及组织中，即可发生酮症酸中毒。

（5）提供食物纤维。食物纤维包括有纤维素、半纤维素、木质素和果胶等。人体不能吸收纤维素。但纤维素能促进肠道蠕动，增进消化腺的分泌，有利于食物的消化和排泄，减少粪便在大肠停留的时间，从而减少中毒症和肠癌的发生。

（6）保护大脑，维持大脑正常功能。大脑内贮存的葡萄糖和糖原极少，脑功能活动复杂、频繁，需要的能量特别多，所以人体需要依靠血液循环随时供给葡萄糖，以维持大脑正常机能。

碳水化合物的来源主要靠植物性食物供给，动物性食物含量甚少。含碳水化合物最多的食物有各种糖和糖果、藕粉、菱粉等淀粉类以及谷类，如小米、高粱米等。豆类（如红豆、绿豆等）、根茎类食物（如马铃薯、红薯等）中碳水化合物的含量也较为丰富。

四、维生素

维生素是一种低分子有机化合物，在维持身体正常生长及调节机体生理机能方面，起着十分重要的作用。大多数维生素是机体内酶系统中辅酶的组成部分。维生素大多数不能在体内合成，又不能在体内充分贮存，故必须不断由食物供给。人体对它的需要量也不大，每日仅需要以毫克或微克计算就能满足机体的生理需要。

维生素的种类很多，通常分为脂溶性维生素与水溶性维生素两类。

脂溶性维生素溶于脂肪及脂肪剂，不溶于水，吸收后可贮存在体内，排泄量少，摄入过多可致中毒。它包括：维生素A、维生素D、维生素E、维生素K等。

水溶性维生素溶于水，排泄率高，一般不在体内蓄积，大量服用也很少发生中毒，主要包括：维生素B_1、维生素B_2、维生素B_3、维生素PP、维生素B_6、维生素C、维生素B_{12}等。

1. 维生素A

维生素A是脂溶性维生素，它包括动物性食物中的维生素A和植物性食物中的维生素A原——类胡萝卜素，类胡萝卜素在人体小肠黏膜内能变成维生素A。

维生素A的生理功能有以下几方面。

（1）促进人体生长发育。维生素A是维持正常生长发育所必需的。如果食物中缺乏维生素A，则会致使儿童发育迟缓，智力低下。

（2）参与视网膜内视紫质的合成，维持正常视觉功能，防止夜盲症。

（3）维持上皮组织的健康，增强对疾病的抵抗力。维生素A缺乏会出现上皮组织萎缩、皮肤干燥、脱屑、毛囊角化、形成棘状丘疹等现象，皮肤会变得粗糙。维生素A缺乏还可以使眼结膜上层角化，引发干眼症，甚至发生角膜软化、溃疡穿孔进而失明。

（4）促进骨齿健康。维生素A有帮助骨骼钙化的作用，还能促进牙齿釉质的发育，保持它的坚固。

（5）抗癌作用。维生素A缺乏时会增加对化学致癌物的易感性，因此摄取足够的维生素A

是预防癌症发生的好方法。它能够防止上皮组织发生肿瘤，并可抑制肿瘤细胞的生长和分化。

（6）维持正常的生殖功能。动物实验证明，食物中缺乏维生素 A，生殖能力明显降低，精子停止产生。孕妇膳食中如缺乏维生素 A，可能会导致先兆流产。

维生素 A 的主要来源是动物性食物，如动物的肝脏、蛋黄、牛奶、奶油、鱼肝油等；胡萝卜素的最主要来源是有色蔬菜和部分水果，如油菜、荠菜、雪里蕻、胡萝卜、番茄、豌豆苗、金针菜等。胡萝卜素在体内可以转变成维生素 A。

摄入过多的维生素 A 会引起中毒，如儿童长期每日服用维生素 A 制剂 10 万个国际单位以上就会中毒。中毒表现为头晕、头痛、厌食、腹泻、感觉过敏、皮肤粗糙、面部或全身发生鳞状脱皮、毛发脱落、肝脏肿大、肌肉僵硬等症状。及时停用维生素 A，症状会很快消失。

2. 维生素 D

维生素 D 主要包括维生素 D_2 及维生素 D_3。维生素 D_2 是由酵母菌、藻类植物中的麦角固醇经紫外线照射后转变而成的。维生素 D_3 是人体皮肤内的 7 - 脱氢胆固醇经日光紫外线照射后转变成的。一般成年人经常接触太阳光，在保证日常膳食的条件下是不会缺乏维生素 D 的。

维生素 D 能促进身体吸收和利用钙和磷来构成健全的骨骼和牙齿。如果维生素 D 不足，肠道吸收钙磷能力降低，儿童会发生佝偻病，孕妇和乳母则易患骨软化症或骨质疏松症。所以维生素 D 又被称作"抗佝偻病维生素"。

维生素 D 含量最丰富的食物是鱼肝油、动物肝脏和蛋黄。夏季动物奶中的维生素 D 含量也较为丰富。

3. 维生素 E

维生素 E 又名生育酚，它属于脂溶性维生素，耐热、酸、碱，对氧极为敏感，容易被氧化，是极有效的抗氧化剂。在正常烹调温度下，维生素 E 受到的破坏不大。其主要生理功能有：维持机体正常的生殖机能和胚胎发育、能促进人体新陈代谢、增强机体耐力、改善冠状动脉和周围血管的微循环，对延迟细胞衰老有一定作用。同时它还能提高机体的免疫反应。临床上常用维生素 E 来防治习惯性流产。

维生素 E 最丰富的来源是麦胚，在谷胚、蛋黄、豆类、坚果、绿叶蔬菜中也有一定含量。

4. 维生素 K

维生素 K 也属于脂溶性维生素，有耐热性，维生素 K 在正常的烹调过程中损失很少，但对光和碱很敏感，需避光保存。

维生素 K 是肝脏凝血酶原形成的必需物质，并与肝中其他凝血因子的合成有关。缺乏维生素 K 会使凝血过程发生障碍，使凝血时间延长。

新鲜绿叶蔬菜、肝、蛋类中都含有维生素 K，体内肠道菌也能合成维生素 K。

5. 维生素 B_1

维生素 B_1 又称硫胺素，易溶于水，不溶于脂溶性溶剂，是水溶性维生素。它在酸性环境中较稳定，在中性和碱性溶液中遇热很易被破坏。

维生素 B_1 在体内主要是构成脱羧酶的辅酶，参与碳水化合物、脂肪和氨基酸产能代谢作用。维生素 B_1 可维持神经、肌肉和循环系统的功能，还可以促进乙酸胆碱合成，并能抑制其分解，维持胃肠道的正常蠕动和消化腺的分泌功能。

维生素 B_1 的缺乏症是脚气病，最初的症状是易感疲乏、下肢无力、肌肉酸痛、头痛、失眠、烦躁、食欲减退，以后逐渐出现对称性周围神经炎。维生素 B_1 严重缺乏，还会出现脚气病性心脏病，产生心悸、气急、胸闷等症状，治疗不及时，会致水肿、心脏扩大，从而引起急性心力衰竭甚至死亡。

谷类、豆类和硬果类含有丰富的维生素 B_1。谷类的维生素 B_1 主要存在于谷皮和谷胚内，因而吃粗制的糙米和带麸皮的面粉能摄入较多的维生素 B_1。瘦猪肉与动物肝脏的维生素 B_1 含量也较为丰富，不失为维生素 B_1 的良好来源。

6. 维生素 B_2

维生素 B_2 也称核黄素，有苦味，在中性和酸性溶液中对热稳定，在碱性溶液中加热后会被破坏，还易被光特别是紫外线所破坏。

维生素 B_2 是机体内许多重要辅酶的组成成分，参与生物氧化过程，对氨基酸、脂肪酸和碳水化合物代谢起着重要作用，促进能量释放，以供细胞利用。还能促进生长发育，润泽皮肤，维持皮肤和黏膜的完整性。

人体一旦缺乏维生素 B_2 会发生代谢紊乱，出现口角炎、舌炎、唇炎和阴囊炎（俗称绣球疯）等一系列病症。

维生素 B_2 主要来源于动物食物，尤以内脏、蛋类、奶类等含量丰富；其次是豆类和新鲜蔬菜。啤酒是唯一含核黄素较多的饮料。

7. 维生素 PP

维生素 PP 包括两种物质，即烟酸（又称烟酸）和尼克酰胺（又称烟酰胺）。它是各种维生素中性质最稳定的一种维生素，溶于水，不易被酸、碱及热破坏，且不易被氧化破坏。

尼维克生酸素在体内以尼克酰胺的形式构成脱氢酶的辅酶，主要是辅酶Ⅰ及辅酶Ⅱ。这些辅酶在细胞生物氧化过程中起着重要的递氢作用，它们与碳水化合物、脂肪和蛋白质能量的释放有关。烟酸还能降低血胆固醇水平，扩张血管，维持皮肤、神经系统和消化系统的正常功能。

维生素 PP 缺乏会引发癞皮病，主要表现是出现皮炎、腹泻和痴呆等症状。所以维生素 PP 又被称为"抗癞皮病维生素"。烟酸广泛存在于动、植物中，其中含量最丰富的有酵母、花生、谷类、豆类及肉类。玉米中烟酸含量并不低，但不能被人体吸收利用。所以以玉米为主食的地区容易发生癞皮病。

8. 维生素 B_6

维生素 B_6 为水溶性维生素，易溶于水和酒精，对光和碱较敏感，对热和酸较稳定，但在高温下易迅速被破坏。

维生素 B_6 是很多酶系统的辅酶，参与体内大量的生理活动，特别是对蛋白质代谢起着重要作用。同时它也参与部分碳水化合物和脂肪代谢。另外，维生素 B_6 还有抗脂肝、调节神经系统、防治动脉硬化等作用。

缺乏维生素 B_6 能引起低色素贫血、皮炎，并有抽搐现象。所以临床上常以维生素 B_6 来治疗婴儿惊厥、妊娠呕吐。

维生素 B_6 存在于谷类及其外皮、豆类、蛋黄、肉类及酵母中。肠道细菌也能合成维生素 B_6。

9. 维生素 B_{12}

维生素 B_{12} 是一种含金属元素的维生素。它溶于水，能被强酸、强碱溶液破坏，并易被日光、氧化剂、还原剂所破坏。它可促进细胞的发育和成熟，参与碳水化合物、脂肪和蛋白质的代谢。如果机体缺乏维生素 B_{12} 会产生核巨红细胞性贫血（恶性贫血）、脊髓变性及消化道黏膜炎症。

动物的肝、肾、肉类中都含有维生素 B_{12}，其次为鱼、贝、蟹类、蛋类及干酪。肠道细菌也能合成维生素 B_{12}，但很难被吸收。

10. 维生素 C

维生素 C 呈酸性，缺乏时可致坏血病，故又名抗坏血酸。它在酸性溶液中比较稳定，易溶于水，遇热和碱会被破坏，与某些金属特别是铜接触时被破坏速度更快，因而在烹调过程中容易损失。

维生素 C 是一种活性很强的还原性物质，参与体内重要的生理氧化还原过程，是机体新陈代谢不可缺少的物质，能促使细胞间质的形成，维持牙齿、骨骼、血管、肌肉的正常功能，并可促进伤口愈合，能促使抗体的形成，提高白细胞的吞噬作用，增强人体的抵抗力。维生素 C 还有广泛的解毒作用。维生素 C 能对进入体内的化学毒物（如铅、苯、砷等）有解毒作用，并能阻断致癌物亚硝胺的形成。

缺乏维生素 C 的主要病变是出血和骨骼变化。维生素 C 缺乏会感到身体乏力、食欲减退，容易出血。小儿会出现生长迟缓、烦躁和消化不良、牙龈萎缩、浮肿、出血的现象。

维生素 C 的主要来源是新鲜的蔬菜和水果，酸味水果较无酸味水果的维生素含量要高。由于维生素 C 易受破坏，故烹调时间要短，并需减少其与空气的接触，以保证维生素 C 不致过多损失。

11. 叶酸

叶酸是水溶性维生素，在酸性环境中不耐热，在中性或碱性环境中耐热，易被日光破坏。

叶酸的主要生理功能是促进正常红细胞的再生。缺乏叶酸会出现核巨红细胞贫血、白细胞减少症及舌炎、腹泻、食欲缺乏等。

叶酸存在于动物肝、肾及酵母和绿叶蔬菜中，人体肠道细菌也能合成。

五、无机盐

无机盐又称矿物质，是构成人体组织的重要成分之一，约占成年人体重的 4%，包括了除碳、氢、氧、氮以外的其他各种元素。其中含量较多的元素有钙、磷、镁、钾、钠、氯、硫等，称为"常量元素"。还有一些含量极少的元素，如铁、锰、铜、碘、锌、钴、钼、硒、氟、铬等，被称作"微量元素"。

下面介绍几种重要的无机盐。

1. 钙

人体中的钙 99%存在于骨骼和牙齿中。钙是骨骼和牙齿的主要成分，能促进骨、牙的正常成长。对于一般软组织，钙也是基本的组成成分，并且是维持它们正常机能所不可缺少的物质。钙还是凝血的重要因素之一。机体的许多酶系统需要钙来激活。

人体缺钙，会患佝偻病和软骨病。血浆中含钙量若低于正常量的 10%，即会引起心跳加快、心律不齐、神经肌肉应激性加强、产生手足抽搐等现象。

食物中以虾皮、海带及乳制品含钙量最丰富，并且吸收率也高。植物性食物的绿叶菜和豆类也是钙的重要来源。动物性的来源较植物性的来源容易被身体利用，其中又以乳类为最佳。

2. 钾

钾是生命所必需的物质之一，它能维持细胞内渗透压及酸碱的平衡，促使糖原及蛋白质合成，并能维持神经、肌肉，特别是心肌的功能。还有一定的降压作用，所以有些早期较轻的高血压患者可进食含钾丰富的香蕉、橘子等，不用服药就可有效控制血压。

钾广泛存在于各类食物中，如水果、蔬菜、肉类、鱼类等。正常膳食者不易发生缺钾现象。

3. 磷

磷在体内占矿物质含量的 1/4。

磷是骨骼、牙齿和神经组织的重要成分，体内 80%以上的磷存在于骨骼和牙齿中。它还是核酸、磷脂和辅酶的重要成分。体内物质的储存、转移、代谢需磷的化合物作为桥梁。磷酸盐从尿中排出的量和形式，是机体调节酸碱平衡的手段之一。

含磷的食物较多。肉、禽、蛋、鱼、动物的肝脏、动物的肾脏、干酪、果仁、豆类和整粒谷物是磷的主要来源。

4. 钠

钠在人体中大部分存在于细胞外液中，是细胞外液中的主要阳离子，参与血浆容量、渗透压和酸碱平衡的调节和维持。另外有三分之一贮存于骨内无机盐中。钠能够维持正常神经肌肉的兴奋性，还是各种体液的组成成分。

人体一旦缺钠时会出现倦怠、肌无力、低血压、眩晕，甚至休克昏迷等现象。摄入过多钠则又易引起水肿、高血压，对于原本有心、肾病者更增加心、肾负担，使病情加重。故肝硬化、肾病、高血压、心力衰竭等病人要限制钠的摄入量。

富含钠的食物有食盐、酱油及盐腌制的咸菜、咸鱼、咸蛋等。

5. 镁

镁在人体内的含量为体重的 0.05%，其中约 60%的镁以磷酸盐和碳酸盐的形式存在于骨骼和牙齿中，所以镁是骨骼和牙齿的重要组成成分。镁还是体内多种酶的激活剂，激活多种酶从而参与机体新陈代谢。镁也是心血管系统的保护因子，维持正常心肌功能。人体内的镁与钙相互制约，从而保证了神经、肌肉兴奋与抑制的协调。

人体缺镁，会产生慢性呼吸障碍症候群、急性腹泻、慢性肾衰竭和蛋白质、热能营养供应不良等症，还会出现情绪不安、手足抽搐、心跳过速和心律不齐等症状。

富含镁的食物有虾米、紫菜、冬菜、蘑菇、燕麦及多种豆类。

6. 铁

成年人体内含铁量约为 3 ~ 5 克，其中约 70%存在于血红蛋白中，其余贮存于肝、脾及骨髓中。尽管人体内铁的含量很少，但它是人体极为重要的元素之一。它是血红蛋白的重要组成成分，又是细胞色素酶系统的组成成分。它参与主要的组织呼吸及生物氧化过程，帮助体内氧的运输。

人体内的铁含量不宜过多，若摄入过多，则会发生组织损坏、肝和脾功能障碍、皮肤色素沉着等病症。若人体长期缺铁或铁的吸收受到限制，又会产生缺铁性贫血。

含铁量较高的食品有动物肝脏、肉类、鱼类和某些绿叶蔬菜如白菜、菠菜、雪里蕻、油菜等。

7. 锌

人体所含微量元素中，除铁以外，锌的含量是最高的，在一切组织器官中均含有锌，而以骨骼、皮肤、毛发中锌的含量较高。锌参与酶的组成，并与 DNA（脱氧核糖核酸）、RNA（核糖核酸）的合成有密切关系；促进性器官发育，维持正常的性功能；促进创伤愈合、组织再生；与胰岛素活性有关。

人体缺锌可表现出生长停滞、性功能下降或第二性征及生殖器官发育不全、味觉减退、口腔溃疡、贫血以及创伤愈合不良等现象。严重缺锌的孕妇还会使胎儿发育畸形。

富含锌的食物有牡蛎、胰脏、肝脏、肉类、鱼类。整谷、粗粮（多存在于胚芽、麦麸中）、干豆、坚果、蛋中锌的含量也较高。

8. 铜

人体内所有组织中都含有铜，以肝、脑、心、肾中含量最多。铜是许多氧化酶的辅助因子，能加速血红蛋白合成，加速幼稚细胞成熟，增强机体防御功能，维持组织弹性，促使黑色素形成。

人体缺铜会导致贫血、中性粒细胞缺乏、血管脆性增加、白癜风、生长迟缓和情绪易于激动等症状。

一般食物中都含有铜。含铜较为丰富的食物有肝、肾、牡蛎、硬果类、葡萄干及干豆等。奶类含铜量甚少。

9. 碘

人体内约含 20 ~ 25 毫克的碘，其中绝大部分存于甲状腺中。碘主要用于合成甲状腺激素。甲状腺激素是维持身体正常代谢所必需的成分。它能调节细胞内的氧化速度，促进身体及智力发育，调节神经和肌肉组织的功能，维持正常的循环功能，参与各种营养素的代谢。

体内缺碘，会给甲状腺素的合成带来困难，使甲状腺组织代偿性增生，引发甲状腺肿大。孕妇缺碘会使胎儿生长迟缓，造成智力低下或痴呆，甚至会引发克汀病。

人体所需的碘，主要来源于饮水、食物和食盐。海洋中的海带、紫菜、海产鱼、虾、蟹和海盐都含有丰富的碘。

10. 氟

氟是构成骨骼和牙齿珐琅质的重要成分，有防龋齿及老年骨质疏松的功能。人体内的氟主要来源于饮水，常饮含氟量低于 0.5 毫克/升的水，易发生龋齿，老年骨质疏松。长期饮含氟量高的水（＞1.2 毫克/升），易发生氟斑牙，重者发生氟中毒、氟骨症。适宜人体饮用的水含氟量应为 0.5 ~ 1.0 毫克/升。氟的来源除水外，许多食物中都含有，其中以海产品及茶叶中含量最丰富。

11. 硒

硒属半金属元素，指甲中的硒含量最多。硒具有抗氧化作用，从而可以保护细胞膜、心肌和血管壁。缺硒时易出现心电图异常、微血管出血、心肌坏死和克山病等。所以硒对克山病有防治作用。硒还可以保护视力，并对汞、砷、镉、铅等有毒的重金属和黄曲霉素有拮抗及降低其毒性的作用。

硒来源于动物的肝脏、肾脏、海产品以及肉类。

12. 铬

铬是球蛋白代谢中不可缺少的元素，它协助胰岛素与细胞膜上的胰岛素受体发挥胰岛素的最大生理作用。铬还能改善糖代谢，降低血糖，控制血脂，对防止冠心病发生有重要意义。铬还能促进儿童生长发育，纠正贫血现象。铬缺乏时人体易患糖尿病、动脉粥样硬化等疾病。

铬的最好来源是啤酒酵母、肉制品、乳酪及全谷。

13. 锰

锰在体内含量极少，主要分布在肝脏、肾脏、皮肤、骨骼和肌肉中。锰参与骨骼形成和其他结缔组织的生长，并作为许多酶的激活剂，参与碳水化合物、脂肪、蛋白质和核酸代谢，还可以维持正常的生殖功能。

硬果、粗粮及干豆含锰量丰富。蔬菜及干鲜果中的含锰量也较多。

14. 钴

钴在人体内含量极少，约为 1.1 ~ 1.5 毫克。但它是维生素 B_{12} 的重要组成成分，对造血过程起着重要作用。此外，钴对于机体的物质代谢，亦起着重要的作用，如钴对组织呼吸过程有一定的抑制作用，特别对恶性肿瘤组织表现更为明显，甚至能因此而阻止恶性肿瘤的生长。

钴的来源是富含维生素 B_{12} 的食物，以动物的肝、肾、胰脏中的含量为最高。

六、水

水是人体的重要组成部分，人体的含水量占身体总重量的 60% 以上。儿童体内的含水量更高，约占 80%。这些水分在人体内的分布并不相同，肌肉中水分占 75%，血液、泪水、汗液中水含量达 90%，骨骼内的含水量也不少，约占 22%。

1. 水的生理作用

（1）水是人体细胞组织中最重要的成分，也是构成细胞不可缺少的物质，对保持组织细胞的正常生理解剖形态起重要作用。

（2）人体的很多生理活动，如消化、吸收、分泌、排泄，都一定要在有水的情况下才能进行。

（3）水可维持人体的内环境稳定，参与体温的调节。

（4）水是器官、关节及肌肉的润滑剂。

每人每日生理需水量，要以气候、温度、身体状况、工作条件而定。在普通的情况下每天约需 2.5 升。

2. 人体所需水分来源途径

（1）饮水。这是供给体内水需要的主要途径。每日水的摄入量应与体水排出量保持动态平衡。

（2）食物水。这部分水的来源随所进食物种类不同而各异。一般认为，蔬菜含水量为 70% ~ 90%，肉类为 40% ~ 70%，谷类为 8% ~ 10%，蛋类约 75%。

（3）内生水。内生水即人体摄入产热能营养素（碳水化合物、蛋白质、脂肪）后在人体内氧化代谢所产生的水。100 克碳水化合物能产生 55 毫升水，100 克脂肪产生 107 毫升水，100 克蛋白质可产生 41 毫升水。

第五节　饮食的作用

饮食的作用是由它自身固有偏性（性能）如"性""味""归经""升降浮沉"以及"补泻"等特性决定的。它体现在以下几个方面。

一、饮食的预防作用

身体早衰和疾病发生的根本原因就在于人体自身；人体正气旺盛，就能避免邪气的侵袭，就会保持健康状态，反之则发生疾病。一切有利于维护正气、抗御邪气的措施都能预防疾病；一切损害正气、助长邪气的因素都能引起疾病，从而导致早衰和死亡。预防思想是中医理论体系中的重要内容之一。

广义地说，所有关于饮食的保健措施都是以预防疾病、延年益寿为目的的。饮食对人体的滋养作用，本身就是一项重要的保健预防措施。合理安排饮食可保证机体的营养，使五脏功能旺盛、气血充实，恰如《内经》所言："正气存内，邪不可干。"现代研究证明，人体如缺乏某些食物成分，就会导致疾病。如缺少蛋白质和碳水化合物就会引起肝功能障碍；缺乏某种维生素就会引起夜盲症、脚气病、口腔炎、坏血病、软骨症等；缺乏某些微量元素，如缺少钙质会引起佝偻病，缺乏磷质会引起神经衰弱，缺乏碘会引起甲状腺肿大，缺乏铁质会引起贫血，缺少锌和钼则会引起身体发育不良等。而通过食物的全面配合，或有针对性地增加上述食物成分就会预防和治疗这些疾病。中医学早在一千多年以前，就有用动物肝脏预防夜盲症，用海带预防甲状腺肿大，用谷皮、麦麸预防脚气病，用水果和蔬菜预防坏血病等的记载。

除了从整体观出发的饮食全面调理和有针对性地加强某些营养食物来预防疾病外，中医学还发挥某些食物的特异性作用，直接用于某些疾病的预防。如用葱白、生姜、豆豉、芫荽等可预防感冒；用甜菜汁或樱桃汁可预防麻疹；用鲜白萝卜、鲜橄榄煎服可预防白喉；用大蒜可预防癌症；用绿豆汤预防中暑；用荔枝可预防口腔炎、胃炎引起的口臭症状；用胡萝卜粥可预防头晕等。

现代研究表明，中医所述的某些食物的预防保健作用确有科学道理。除了食物对人体整体的影响外，有的食物如大蒜能杀菌和抑制病毒，故可防治呼吸道感染和肠道传染病等。生山楂、红茶、燕麦能够降低血脂，故可预防动脉硬化。近年来，人们还主张用玉米粉粥预防心血管病，用薏苡粥预防癌症等。

食物对疾病的预防作用，也越来越受到国际医学界的重视。科学家们已经发现有很多食物能够预防各种疾病。如发现苦瓜、芦笋、马齿苋等有防癌抗癌的作用。另外，对于饮食习惯和饮食方法在疾病预防中的作用，也日益引起科学家们的关注。

二、饮食的滋养作用

《难经》中载："人赖饮食以生，五谷之味，熏肤（滋养肌肤），充身，泽毛。"说明我国在两千多年以前，已十分重视饮食的营养作用。

饮食的滋养是人体赖以生存的基础。一个人一生中摄入的食物要超过自己体重 1000～1500 倍，这些食物中的营养素（中医称为"水谷精微"）几乎全部转化成人体的组织和能量，以满足生命运动的需要。

中医学认识饮食对人体的滋养作用是从整体观出发的。它认为各种不同的食品分别可以入某脏某经，从而滋养脏腑、经脉、气血，乃至四肢、骨骼、皮毛等。饮食进入人体，通过胃的吸收，脾的运化，然后输布全身，成为水谷精微，而滋养人体。这种后天的水谷精微和先天的真气结合，形成人体的正气，从而维护正常的生命活动和抗御邪气（致病因素）。此外饮食还可形成维持机体生命的基本物质"精"。"精"藏于五脏，是脏腑功能活动和思维、意识活动，即"神"的基础。"气、精、神"为人体之三宝，生命之所系。而它们都离不开饮食的滋养。所以，战国时期的名医扁鹊曾经说："安身之本必资于饮食。不知食宜者，不足以存生。"

常用的食补方法，有平补法、清补法、温补法、峻补法四种。

（1）平补法有两种，一种是应用不热不寒、性质平和的食物进行补益，如多数的粮食、水果、蔬菜，部分禽、蛋、肉、乳类食物，如粳米、玉米、扁豆、白菜、鹌鹑、猪肉、牛奶等。另一种是应用既能补气，又能补阴的食物或既能补阳，又能补阴的食物进行补益。如山药、蜂蜜既补脾肺之气，又补脾肺之阴。如枸杞子既补肾阴，又补肾阳等。这些食物适用于普通人保健。

（2）清补法是应用滋而不腻、性质平和或偏寒凉的食物进行补益的方法，有时也以泻实性食物祛除实证，如清胃热，通利二便，加强消化吸收，推陈而致新，以泻中求补。常用的清补食物有萝卜、冬瓜、西瓜、小米、苹果、梨、黄花菜等，以水果、蔬菜居多。

（3）温补法是应用温热性食物进行补益的方法，适用于阳虚或气阳亏损，如肢冷、畏寒、乏力、疲倦、小便清长而频或水肿等症患者。常用的温补食物有核桃仁、大枣、龙眼肉、猪肝、狗肉、鸡肉、鳝鱼、海虾等。

（4）峻补法是应用补益作用较强、显效较快的食物来达到急需补益的目的的方法。此法的运用，应注意体质、季节、病情等条件，需做到既达到补益目的，而又无偏差。常用的峻补食物有羊肉、狗肉、鹿肉、鹿胎、鹿尾、鹿肾、甲鱼、鳟鱼、黄花鱼、巴鱼等。

三、饮食延缓衰老的作用

中医理论认为，生、长、壮、老、死，是人类生命的自然规律。生命的最终衰亡是不可避免的。但是，如注重养生保健，及时消除病因，使机体功能协调，就能使衰老延缓，所谓"延年益寿"还是可能的。

中医在应用饮食调理进行抗衰防老方面，除因时、因地、因人、因病之不同，做到辨证用膳，虚则补之，实则泻之外，还常注意对肺、脾、肾三脏的调理。因为这三脏在生命过程中，特别在机体与自然界的物质交换、新陈代谢过程中，起着极为重要的作用。早在两千年前，古人就认识到，肺"司呼吸"，"天气通于肺"，脾为"水谷之海""气血生化之源"，肾为机体的"先天之本"，因为"肾藏精"，"受五脏六腑之精而藏之"。临床实践表明，肺、脾、肾三脏的实质性亏损，以及其功能的衰退，常导致若干老年性疾患，如肺虚或肺肾两虚所致的咳喘，脾肺两虚的痰饮喘咳，脾虚或脾肺双虚的气短、倦怠、消化不良、营养障碍，肾虚腰酸腿疼、小便失常、水肿、低热、消瘦以及健忘、牙齿松动、须发早白或脱落等未老先衰的征象。

另外，从中医养生抗衰防老所确立的治则、治法来看，也多从补益肺、脾、肾方面入手。对历代保健医疗食谱中所含食物成分进行统计，发现其功效也以调补肺、脾、肾三方面为多。食补、食疗方中以抗衰老为主要功效，出现率较高。基本归肺、脾、肾三经方面的食物有以下品种：

扁豆、豌豆、薏苡、蚕豆、粳米、糯米、小米、稻米、大麦、黑大豆、荞麦、黄豆、小麦、核桃、大枣、栗子、龙眼、荔枝、莲子、山药、藕、芡实、桑葚、山楂、乌梅、落花生、百合、白果、杏仁、荸荠、梨、罗汉果、橄榄、黑芝麻、枸杞子、生姜、芫荽、萝卜、芋头、冬瓜、大蒜、西瓜、苹果、荷叶、枣仁、蜂蜜、橘皮、蘑菇、银耳、木耳、紫苏叶、茶叶、香椿、茼蒿、木瓜、韭菜子、南瓜、紫菜、海带、海藻、淡菜、海参、猪肤、牛乳、鹌鹑蛋、猪肝、牛肉、鹿肉、鹿胎、鹿鞭、鸡肉、鸭肉、鲤鱼、鲫鱼、鳝鱼、牡蛎肉等。

四、饮食的治疗作用

食物与药物都有治疗疾病的作用。但食物每人每天都要吃，较药物与人们的关系更为密切，所以历代医家都主张"药疗"不如"食疗"。古代医者如此想，也是如此做的。在治疗过程中，确实先以食疗，后以药疗。只有食疗不能取效时，才以药疗。古时人们称道能用食物治病的医生为"上工"。如《千金要方》中有这样一段记载："夫食能排邪而安脏腑，悦神爽志以资血气，若能用食平疴，适情遣疾者，可谓良工。"

饮食治疗作用有以下三个方面。

1. 补

补益脏腑。人体各种组织、器官和整体的机能低下是导致疾病的重要原因。中医学把这种病理状态称为"正气虚"，其所引起的病证称为"虚证"。根据虚证所反映的症状和病机的不同，还可分为肝虚、心虚、脾虚、肺虚、肾虚以及气虚、血虚等。主要表现为心悸气短、全身乏力、食欲缺乏、食入不化、咳嗽虚喘、腰膝酸软等。

中医主张体质虚弱或慢性虚证患者可用血肉有情之品来滋补。如鸡汤可用于虚劳，当归羊肉汤可用于产后血虚，牛乳饮用于病愈后调理，胎盘粉用于补肾强身，猪骨髓用于补脑益智，动物脏器用于滋补相应的脏腑等。

米面果菜等也有改善人体机能、补益脏腑气血的作用。如粳米可补脾，和胃，清肺；荔枝甘温能益血、益人颜色，身体虚弱、病后津伤都可用它来滋养调摄；花生能健脾和胃，滋养调气，营养不良、乳汁缺乏皆可用以补虚益气；黑芝麻有补血、生津、润肠、乌发的作用；银耳有益气生津等作用，可用于肺脾两虚、津亏阴虚体弱之人等。

2. 泻

泻实祛邪。外部致病因素侵袭人体，或内部功能的紊乱和亢进，皆可使人发生疾病。如果病邪较盛，中医称为"邪气实"，其证候则称为"实证"。若同时又有正气虚弱的表现，则是"虚实错杂"。此时既要针对病情进行全面的调理，又要直接去除病因，即所谓"祛邪安脏"。如大蒜治痢疾，山楂消食积，鳗鱼治肺痨，薏米祛湿，藕汁治咳血，赤豆治水肿，猪胰治消渴，蜂蜜润燥等。

有些食物有多方面的治疗作用，如鸡蛋除营养作用外，还有调节脏腑功能、清解热毒等作用。李时珍说："鸡子黄补阴血，解热毒，治下痢甚验。"

3. 调

调整阴阳。人体的生理机能只有在和谐、协调的情况下，才能得以维持，从而处于健康状态，免受病邪的侵袭。生活中，饮食得当则可起到维持阴阳调和的作用。另外，对因为阴阳失调所导致的疾病状态，利用饮食的性味也可进行调节。根据阴阳失调的不同情况，可有扶阳抑阴、育阴潜阳、阴阳双补等很多方法。如阳虚的人可用温补，选牛肉、羊肉、狗肉、干姜等甘温、辛热类食品补助阳气；而阴虚的人当用清补，选百合、淡菜、甲鱼、海参、银耳等甘凉、咸寒类食品养阴生津。

在日常生活中，偏热的体质或热性疾病，可选用性质属寒的食品。瓜果、蔬菜中性寒者偏多，如梨汁、藕汁、橘汁等，可用于清热、止渴、生津；西瓜、茶水等，可清热、利尿；萝卜、甘草可治外感喉痛；芫荽、荆芥能清热、解毒；赤小豆、白扁豆可清热除湿等。

偏寒的体质或寒性疾病，可选用性质属热的食品。调味品中性热者偏多，如胡荽面、姜糖汤可温中发汗；辣椒、生姜能通阳健胃；胡椒、茴香可治胃寒疼痛；小茴香和石榴皮煎服可用于治疗痢疾；葱白和生姜煎服可用于治疗风寒外感；大茴香炒焦研末，红糖调和，黄酒冲服可用于治疗疝气疼痛等。

五、历代本草文献所载具有保健作用的食物

聪耳（指增强或改善听力）类食物：莲子、山药、荸荠、蒲菜、芥菜、蜂蜜。

明目（指增强或改善视力）类食物：山药、枸杞子、蒲菜、猪肝、羊肝、野鸭肉、青鱼、鲍鱼、螺蛳、蚌。

生发（指促进头发的生长）类食物：白芝麻、韭菜子、核桃仁。

润发（指润发、美发）类食物：鲍鱼。

乌须发（指头发早白早黄者得以恢复）类食物：黑芝麻、核桃仁、大麦。

长胡须（指不生胡须的男性）类食物：鳖肉。

美容颜（指润肌肤、助颜色等）类食物：枸杞子、樱桃、荔枝、黑芝麻、山药、松子、牛奶、荷蕊。

健齿（指使牙齿坚固、白洁）类食物：花椒、蒲菜、莴笋。

轻身（指消肥胖）类食物：菱角、大枣、榧子、龙眼、荷叶、燕麦、青粱米。

肥人（指改善瘦人体质，增加体重）类食物：小麦、粳米、酸枣、葡萄、藕、山药、黑芝麻、牛肉。

增智（指益智、健脑等）类食物：粳米、荞麦、核桃、葡萄、菠萝、荔枝、龙眼、大枣、百合、山药、茶、黑芝麻、黑木耳、乌贼鱼。

益志（指增强志气）类食物：百合、山药。

安神（指使精神安静、利睡眠等）类食物：莲子、酸枣、百合、梅子、荔枝、龙眼、山药、鹌鹑、牡蛎肉、黄花鱼。

增神（指增强精神，减少疲倦）类食物：茶、荞麦、核桃。

增力（指健力、善走等）类食物：荞麦、大麦、桑葚、榛子。

强筋骨（指强健体质，包括筋骨、肌肉以及体力）类食物：栗子、酸枣、黄鳝、食盐。

耐饥（指使人耐受饥饿，推迟进食时间）类食物：荞麦、松子、菱角、香菇、葡萄。

能食（指增强食欲、消化等能力）类食物：葱、姜、蒜、韭菜、芫荽、胡椒、辣椒、胡萝卜、白萝卜。

壮肾阳（指调整性机能，使阳痿、早泄等复常）类食物：核桃仁、栗子、刀豆、菠萝、樱桃、韭菜、花椒、狗肉、狗鞭、羊肉、羊油脂、雀肉、鹿肉、鹿鞭、燕窝、海虾、海参、鳗鱼、蚕蛹。

种子（指增强助孕能力，也称续嗣，包括安胎作用）类食物：柠檬、葡萄、黑雌鸡、雀肉、雀脑、鸡蛋、鹿骨、鲤鱼、鲈鱼、海参。

第二章　食物的应用

　　食物指供人食用的天然物质。它可以提供人体必需的营养素，满足生理与心理方面的要求，如饱腹感和色、香、味、形的食欲享受感等，一般没有剂型、剂量、用量和用法方面的限制，如粮食、水果、蔬菜等。而食品指由食物加工而成的，便于食用的成品。其性质与食物是一样的，如粮食加工品、菜肴等。

　　传统保健医疗食品指按传统食品风味加工制作的具有一定保健医疗作用的食物加工品，又称"药膳""寿膳""御膳"等，是介于食品与药品之间的一种品类，既具有食品的性质，提供人体必要的营养素，又有一定的剂量要求。

　　近年来在国内外流行的滋补药膳，也多源于传统保健医疗食品，以菜肴为主体。这类食品是以滋补药为主，或以其他特定药物作为原料，按照一定的组方，经过精心炮制加工，再与特定的食物配合烹调而成。药膳建立在中医的理论基础上，符合中医的阴阳五行，辨证施治学说。它取药物之性，用食物之味，食借药力，药助食威，相辅相成，相得益彰的一种食疗方法。而且我国中药资源甚为丰富，为药膳提供了良好条件。仅在目前常用的五千种中草药药材中，可供作药膳食品的就有五百种左右，如冬虫夏草、天麻、人参、贝母、黄芪、山药、当归、白术、首乌、燕窝等。

第一节　五谷杂粮保健养生常法

　　《黄帝内经》中认为五谷即"粳米、小豆、麦、大豆、黄垂"，而在《孟子腾文公》中称五谷为"稻、垂、稷、麦、菽"，佛教中又称五谷为"大麦、小麦、稻、小豆、胡麻"。现在通常说的五谷杂粮，是指稻谷、麦子、高粱、大豆、玉米，而习惯地将米和面粉以外的粮食称作杂粮，所以五谷杂粮也泛指粮食作物。经研究发现，五谷杂粮不仅具有食用价值，还有着较高的药用价值。五谷杂粮是人类的主食，其中蕴涵的丰富营养有预防改善疾病的功效。专家建议，每人每天应保证足够的食用量，才能满足人体需求。下面，介绍一些五谷杂粮的常见养生法。

玉　米

【别名】苞谷、苞米、棒子。

【性味归经】平，甘。归脾、胃经。

【营养成分】玉米主要含有蛋白质、脂肪、糖类、钙、胡萝卜素、维生素、烟酸等。

【养生功效】玉米具有调中开胃、降脂利胆、补中益气、清肠化瘀的作用。

【食用方法】煮粥、煮饭、烧菜、做汤、制饼。

　　1. 玉米须汤：玉米须 75 克，山药 150 克。将山药去皮切成片状，与玉米须一同放入锅中，加水煎煮 30 分钟，取汁即可，每日 1 剂，分 2 次温服。本品对慢性胃炎、糖尿病、动脉硬化、高血压等疾病有治疗作用。

　　2. 玉米山楂红枣汤：玉米粒 150 克，山楂、红枣各 50 克，红糖 20 克，将几味一同放入锅中，加水煎煮 20 分钟，最后调入红糖即可佐餐食用。本品对高血压、高脂血症及更年期综合征有辅助治疗的作用。

3. 玉米面红薯粥：玉米面 150 克，红薯 100 克。先将一碗水放入锅内，待水沸后将预先洗净切成小丁块的红薯倒入锅内。再用一碗盛凉水，把玉米面放入碗内打成糊状，待锅中的红薯熟后倒入此玉米面糊，不断搅动，煮沸后即可食用。本品润肠通便，可防治动脉硬化，还有防癌抗癌的作用。

4. 玉米糁粥：玉米糁 100 克左右。煮玉米糁时注意多加水，直至玉米糁煮烂为止，以粥黏如冻为佳，早晚服用皆可。本品对于胃肠失调、小便短赤、尿道涩疼以及冠心病、动脉硬化等有一定的防治作用。

5. 玉米石榴皮散：玉米 500 克，石榴皮 120 克。将两味一同放入锅中，炒焦后研为末即可，每日服用 3 次，每次取 5 ~ 10 克，用温开水送服。本品可治疗黄疸。

6. 玉米冬瓜汤：玉米粒 150 克，冬瓜 400 克，食盐、味精各 1 克，葱花、姜末各 10 克，植物油 15 克。将冬瓜洗净后去皮切成小片，与玉米粒一同放入热油中，加葱花、姜末翻炒，后倒入清水，煮 10 分钟，最后调入食盐、味精即可，佐餐食用。本品可治疗糖尿病、动脉硬化、脂肪肝及高脂血等症。

☺温馨小贴士

　　玉米的保健功效是多方面的，如益智、降低胆固醇、预防心脑血管病等，但脾胃虚弱者不宜食用。

大 米

【别名】粳米、水稻、稻米。

【性味归经】平，甘。归脾、胃经。

【营养成分】大米主要含有碳水化合物、蛋白质、脂肪、膳食纤维、B 类维生素以及钾、钙、铁、镁、磷、硒等矿物质。

【养生功效】大米具有健脾养胃、补中益气、调和五脏、止渴止泄的作用。

【食用方法】煮粥、烧饭，还可制成米线。

1. 大米枸杞粥：大米 80 克，枸杞子 12 克。加水煮粥，早晚服食。本品有养肝肾、明目、健脾的作用，对糖尿病、阳痿、遗精、头晕、视力下降、肢体无力等病症有治疗作用。

2. 大米香菇饭：大米 150 克，香菇 50 克。香菇切丝，同米加水，蒸成饭。本品对慢性胃肠炎有辅助治疗的作用。

3. 大米海带饭：大米 150 克，海带 80 克，精盐 1 克。水发海带并切成细丝，与大米、精盐加水一同上锅蒸熟，正餐食用。本品可以防治高脂血症、动脉硬化、甲状腺肿大等病症。

4. 大米粥：大米 100 克，白糖 5 克，植物油 1 克，清水 1 000 克。文火煮粥，早晚服食。本品对脾胃虚弱、大便溏泄、发烧等症状有较好的辅助治疗作用。

5. 大米汤：大米 50 克。将大米炒焦后再加水煮沸，待米汤略稠时即可，单喝米汤。对婴幼儿吐乳、消化不良、孕妇产后体虚、腹泻、呕吐等症均有调理功效。

6.（外用）大米粉：大米 50 ~ 100 克，蜂蜜少许。将大米捣碎、研成粉，炒至焦黑，加少量蜂蜜，外敷患处，可以治疗皮肤肿痛、疮疡等症。

☺温馨小贴士

　　如果发现米粒上有黄斑，则表明米可能已被黄曲霉素污染，如不能淘洗干净则不宜食用。

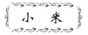

小 米

【别名】粟米、谷子。

【性味归经】凉，甘。归脾、胃、肾经。

【营养成分】小米主要含有碳水化合物、蛋白质、谷氨酸、脯氨酸、丙氨酸、蛋氨酸等，另外，小米中还含有较为丰富的矿物质及维生素，如钙、铁、磷、核黄素、烟酸等。

【养生功效】小米具有健脾和胃、滋阴养肾、安神补虚、除湿退热、通利小便的作用。

【食用方法】煮粥、烧饭，还可以制成年糕、酿醋、酿酒。

1. 小米山药糊：小米与淮山药等量，各炒黄磨细末，每次取适量煮糊食用。本品有健脾益胃的作用。

2. 小米红枣粥：小米 30 克，山药 10 克，红枣 10 克，清水 1 000 克。将三种主料放入锅中，加水熬煮成粥，每日早晚食用。本品适宜身体虚弱、脾虚腹泻者食用。

3. 小米粥：小米 50 克，清水 800 克。将小米放入锅中，加水，用文火煮制。每日早晚食用。经常服用小米粥，能够治疗发热、更年期综合征、糖尿病、小便不利等疾病，并对男性精子成活率低下具有辅助治疗作用。

4. 小米芝麻饼：小米面 100 克，麻酱 30 克，芝麻仁 20 克，食盐、姜粉各 2 克，植物油 9 克。先将小米面加姜粉和成面团，制成一个个坯子备用：芝麻仁炒熟后，碾成粗末，与食盐放在一起搅拌均匀备用；再把饼铛烧热，锅内底抹上植物油，将小米面团制成饼，放在饼铛中，均匀涂抹上麻酱，用小火煎，直至小米饼熟透，出锅前撒上芝麻仁即成。本品适宜冠心病、慢性胃炎、胃出血患者食用。

5. 小米丸子：小米 200 克，食盐 2 克。将小米磨成粉状，用水和成面，加适量食盐，制成小丸子，用水煮熟。每日服用 2～3 次，每次 10～15 克，连续服用 3～7 天即可。本品具有促进消化、滋阴养胃的作用，主治消化不良、呕吐等症。

6.（外用）小米糊：小米面 50 克、蜂蜜 8 克。用蜂蜜将小米面搅拌成稀糊状，外敷于患处。本品用于治疗烫伤、烧伤。

☺ **温馨小贴士**

小米的蛋白质和脂肪含量高于大米和白面。其滋补作用不亚于人参汤，而且不会上火。但小米不能与杏仁一起食用，否则会引起呕吐、腹泻等不良反应。

糯 米

【别名】江米、元米、黏稻米。

【性味归经】温，甘。归肝、肺、肾经。

【营养成分】糯米主要含有淀粉、蛋白质、脂肪和 B 类维生素等。

【养生功效】糯米具有补益中气、调和脏腑、益肺、暖胃、健脾、止咳、止泻的作用。

【食用方法】烧饭、煮粥、烧菜，除此之外，糯米还可以制成汤圆、粽子等。

1. 糯米佛手粥：糯米 50 克，佛手 15 克，白糖 10 克。将佛手洗净后切片，与糯米一同放入锅中，加水熬煮成粥，最后调入白糖即可，每日早晚食用。本品具有清热解毒、疏肝健脾的作用，适宜肝硬化患者食用。

2. 阿胶糯米粥：糯米 50 克，阿胶 15 克，清水 800 克，食盐 1 克。将糯米放入锅中，加水熬粥，待糯米粥即将出锅时放入阿胶，直至搅拌均匀即可，最后放入食盐调味。每日早晚食用。本品适宜女性月经不调、崩漏、白带异常者服用。

3. 糯米饼：糯米粉 200 克。将糯米粉倒入盆中，加温水和成面团，制成饼状，放入锅中烘熟即可。每日临睡前适量食用。本品对老年人小便频数具有治疗作用。

4. 桂圆糯米粥：糯米 100 克，桂圆 15 克。将糯米洗干净，加入 1 000 克水，用大火烧沸后转用小火熬煮，待粥半熟时加入桂圆肉，搅匀后继续煮至粥成。本品有补益心神、安神的作用。

5. 黑枣糯米团：糯米粉 200 克，黑枣 50 克，黑芝麻 30 克。先将黑枣在水中浸泡 1 小时左右，然后去核制成枣泥。把糯米粉用温水和成面团，黑芝麻放到锅中炒熟。再将糯米面团制成一个个面坯，包入黑枣泥。最后把制好的糯米团放入蒸锅中，蒸半小时，出锅时撒上黑芝麻即可。本品适宜肝炎以及心脑血管疾病患者食用。

6. 枸杞糯米粥：糯米 50 克，枸杞子 20 克，白糖 10 克。将糯米、枸杞子一同放入锅中，加水熬煮成粥，每日早晚服食。本品具有补益肝肾、预防疾病的作用，对脂肪肝、肝炎具有预防与治疗作用。

☺温馨小贴士

　　糯米制成的酒，可用于滋补健身和治病。糯米性黏滞，难于消化，不宜一次食用过多。老人食用糯米食品宜加热后食用。另外，小孩或病人更要慎用糯米。

黑 米

【别名】黑粳米、黑稻米。

【性味归经】温，甘。归肝、脾、胃经。

【营养成分】黑米主要含有蛋白质、氨基酸、钙、铁、硒、多种维生素和微量元素。

【养生功效】黑米有益气补血、暖胃健脾、滋补肝肾的作用。经常食用本品，能够治疗头晕目眩、须发早白、贫血以及腰膝酸软等症。

【食用方法】烧饭、熬粥。

1. 黑米花生汤：黑米 50 克，花生仁 30 克。将两味一同放入锅中，加水熬煮成粥即可，每日早晚食用。本品能够开胃健脾，对脾胃虚弱所致的食欲缺乏具有辅助治疗的作用。

2. 双米粥：黑米 100 克，白米 50 克。将两味一同放入锅中，加水熬煮成粥，每日早晚食用。本品具有润泽皮肤、滋润秀发的作用，适宜各类人群食用。

3. 黑米八宝粥：黑米 100 克，花生仁、薏米、核桃仁、蜂蜜各 15 克，黑芝麻、银耳各 5 克，红枣、冰糖各 10 克。先将黑米放入锅中，加水煮沸后，再放入花生仁、薏米、核桃仁、黑芝麻、银耳、红枣，待八宝粥即将出锅前，放入蜂蜜、冰糖，搅拌均匀即可，每日早晚服食。本品具有健胃、养血的作用，可治疗贫血、目眩、腰膝酸软等症状，长期食用本品还可延缓衰老、益寿延年。

4. 黑米桂花藕：黑米、莲藕各 500 克，糖桂花 30 克，白糖 100 克。将莲藕洗净后去皮，切去两头，把清洗干净的黑米填入莲藕的孔中，再把莲藕放入锅内，加水煮 30 分钟，取出后切成片状装盘，撒上糖桂花、白糖，隔水蒸 15 分钟即可，佐餐食用。本品具有清热解毒、补益肝肾的作用，对贫血、须发早白、内火旺盛等症有辅助治疗的作用。

5. 黑米莲子羹：黑米 200 克，莲子 50 克，红糖少许。将两味一同放入锅中，加水，先用武火烧开，再用文火煮 30 分钟，加适量红糖即可食用。本品有益心、补肾健脾的作用。

6. 黑米粥：黑米 50 克。将其放入锅中，加水熬煮成粥，每日早晚食用。本品具有补益肝肾、滋阴健胃的作用，适宜肾虚、贫血、气管炎、肝病等疾病患者服用。

紫 米

【别名】紫糯米、紫珍珠。

【性味归经】温，甘。归脾、胃经。

【营养成分】紫米主要营养成分含有蛋白质、脂肪、糖类、钙、铁、维生素和烟酸等。

【养生功效】紫米有滋阴津、健脾养血、安神定志的作用。

【食用方法】烧饭、熬粥、做糕。

1. 桃仁紫米糕：紫米 50 克，粳米 30 克，葡萄干 15 克，核桃仁 10 克，莲子 10 克。将以上几味清洗干净，先把紫米、粳米放入锅中，加水熬煮 15 分钟，然后放入葡萄干、核桃仁、莲子，煮至米烂即可，每日早晚食用。本品具有开胃健脾、滋阴益气的作用，适宜身体虚弱、食欲缺乏者服食。

2. 双米红枣粥：紫米 50 克，糯米 80 克，红枣 10 克，白糖 6 克。将紫米、糯米、红枣一同放入锅中，加水熬煮成粥，最后调入白糖即可，每日早晚食用。本品具有健脾养胃、益气养血的作用，对女性体质虚弱、贫血及营养不良等症有辅助治疗的作用。

3. 包菜紫米团：紫米 100 克，米饭 50 克，土豆小半个，胡萝卜半根，洋葱半个，卷心菜叶 4 片，五香粉、生抽、盐、绵白糖、料酒、油、油葱酥各适量。提前将紫米浸泡 2 小时，然后放入电饭锅中煮熟，和米饭一起拌匀（不要和米一起蒸）；将土豆、胡萝卜、洋葱去皮切丁，用水焯烫熟（水中放少许盐）；将卷心菜叶烫软；锅中放少量油，炒香洋葱丁，加料酒、盐、生抽，再加入胡萝卜丁和土豆丁，盛出备用。取菜叶大的保鲜膜平铺，上面放卷心菜叶，铺上一层紫米和米饭，再铺上洋葱丁、胡萝卜丁和土豆丁；包裹起来，上火蒸 5 分钟；装盘；将生抽、绵白糖、五香粉和少量水拌匀，大火煮滚后转小火，勾薄芡，最后撒上油葱酥，淋在包菜紫米团即可。本品具有健脾养血的作用。

4. 紫米八宝饭：紫米 150 克，薏苡仁 50 克，红豆、绿豆、黑豆、腰豆、花豆、刀豆各 30 克，食盐 2 克，植物油 5 克。将以上原料清洗干净，放入锅中，加水、食盐、植物油一同烧饭即可。本品具有健脾益气、滋阴养肝的作用，适宜肝病冠心病患者食用。

5. 紫米粥：紫米 50 克，白糖 10 克。将紫米放入锅中，加水熬煮成粥，最后调入白糖即可，每日早晚食用。本品具有安神养血的作用，对贫血、神经衰弱等症有辅助治疗的作用。

薏 米

【别名】薏苡仁、薏米仁、薏苡。

【性味归经】凉，甘、淡。归脾、胃、肺经。

【营养成分】薏米主要含有碳水化合物、脂肪、维生素 B_1、薏苡素、薏苡酯、氨基酸等。

【养生功效】薏米具有健脾除湿、补肺利尿、消肿排脓的作用，可治疗脾胃虚弱、食欲缺乏、水肿喘急等症。

【食用方法】煮粥、烧饭、做汤。

1. 薏米百合汤：薏米 50 克，百合 10 克，清水 1 000 克。将薏米、百合一同放入锅中，加水共煮，开锅后改用文火煨熟即可。每日早晚食用，连续服用 1～3 个月。本品可以治疗扁平疣、雀斑、湿疹、痤疮等皮肤病。

2. 薏苡木瓜汤：薏苡仁 30 克，木瓜 10 克，水煎服，连服一周。也可用薏苡仁 1 份，糯米 2 份煮粥服食，不但可治下肢痉挛，而且有暖身之效果，可治畏寒症。

3. 枸杞薏米粥：枸杞子 15 克，薏米 30 克，葡萄干 15 克，粳米 50 克，清水 1 000 克。将粳米、薏米、枸杞子一同放入锅中，加清水熬煮成粥，出锅前放入葡萄干即可。每日早晚食用。本品具有滋补肝肾、润肺止咳的作用，适宜水肿症、肠胃炎及咳嗽患者食用。

4. 薏苡茯苓粥：薏苡仁 60 克，糯米 20 克，白茯苓粉 20 克。先将薏苡仁、糯米入锅加水适量煮成稀粥，再放入茯苓粉搅匀煮熬，温热服食。本品有健脾补肺、祛湿、化痰、止咳的作用。

5. 薏米冬瓜煲：冬瓜 200 克，薏米、水发香菇各 15 克，葱花 10 克，姜末 10 克，鲜汤 500 克，植物油 20 克，水淀粉 10 克，味精 2 克，食盐 2 克。将冬瓜洗净后，去皮、去瓤子切成大块，然后放入锅中焯一下，控干水分备用。将薏米也放入锅中，加水煮熟，捞出备用。再将准备好的冬瓜放入蒸盆中，加薏米和鲜汤，文火蒸 30 分钟，取出后待用。将水发香菇切成小块，放入锅中爆炒，加入葱花、姜末等调味料，最后用水淀粉勾芡，淋在冬瓜上即可。本品能够清热解毒、利水降糖，适宜糖尿病患者食用。

6. 红枣薏米粥：薏米 50 克，红枣 10 克，糯米 500 克，清水 1 000 克。将糯米捣成粗末，将薏米及红枣同放入容器中，加水浸泡 2 小时，然后将三味一起放入锅中，加水熬煮成粥。每日早晚食用。本品对失眠惊悸具有治疗作用。

☺ 温馨小贴士

便秘者、尿频者、滑精者以及孕妇不宜食用薏米。另外，薏米性寒、凉，所以脾胃虚寒者不宜长期食用。

黍 米

【别名】黄米、黄糯。

【性味归经】温，甘。归胃、大肠、肺、脾经。

【营养成分】黍米主要含有蛋白质、碳水化合物、维生素，如钙、铁、磷、烟酸等。

【养生功效】黍米可补中益气，治弱痢、烦渴、吐逆、咳嗽、小儿鹅口疮、烫伤。

【食用方法】煮粥、蒸糕，磨成面食用。

1. 黍米粥：黍米 300 克，芸豆 50 克。将黍米淘洗干净，用开水浸泡 2～3 小时，将芸豆加适量水煮熟，后下入泡好的黍米，开锅后用文火熬 2 个小时即可食用。黍米性黏，要适时搅动。本品具有补中益气的作用。

2. 黍米油糕：黄米（黍米）面 500 克，食用油 50 克（实耗），红小豆 100 克，红枣 50 克，红糖 100 克，碱面少许。将黄米面拌入清水 200 克成湿块状，上笼蒸约半小时即成熟面，取出倒入盆内，手蘸凉水趁热拌匀揉光，在面团上抹少许食用油，备用；将红小豆、红枣洗净，加入清水 500 克，放碱面少许，小火焖煮，待红枣、红小豆煮烂后撤火，放入红糖，用手勺压成泥，即成馅心；手蘸食用油，揪一块面（约 50 克）揉圆后压扁，包上枣豆馅捏成球状，然后用手按成扁圆形，即成糕坯；锅上火加入食用油，烧热后将糕坯逐个下入，炸成金黄色捞出即成。

☺ **温馨小贴士**

　　本品可补中益气，但老人、儿童不宜多食。黍米黏滞难消化，不宜多食。火盛之人、生疮长疥之人慎食或忌食。

小 麦

　　【别名】淮小麦、麸、麦子。

　　【性味归经】凉，甘。归心、脾、肾经。

　　【营养成分】小麦主要含有淀粉、脂肪、蛋白质、钙、B 类维生素、维生素 E 以及胆碱、卵磷脂、精氨酸、麦芽酶、淀粉酶等。

　　【养生功效】小麦具有安神养心、除烦止渴、健脾止痢、益肾敛汗的作用，外用还能够起到止血消肿的作用。

　　【食用方法】小麦主要用于制面粉，可以做成面条、馒头、花卷等面食；另外，本品还可以酿酒。

　　1. 小麦通草汤：小麦 500 克，通草 60 克，水 1 500 克。将上三味同置锅中熬煮，煮至水剩 500 克时饮用。本品可治老人五淋、身热腹满。

　　2. 粳米小麦红枣粥：小麦、粳米各 50 克，红枣 10 克。将小麦清洗干净，放入锅中，加水煮熟，取其汤汁，加粳米和红枣熬成粥，每日早晚食用。本品具有安神、止汗、除烦的作用，可治疗失眠、神经衰弱、贫血、更年期综合征等疾病。

　　3. 黄桃鸡蛋饼：新鲜黄桃 500 克，面粉 150 克，鸡蛋液 50 克，白糖 50 克，植物油 300 克。将鸡蛋液中加入面粉和植物油，搅拌成稀糊，再把黄桃去皮，切成两半，锅中倒入植物油，待油热后，把黄桃挂糊放入锅中煎炸，直至黄桃块呈金黄色时捞出。然后将白糖和适量清水倒入锅内，熬成糖水，浇在黄桃上即可。本品具有增强免疫力、消食、健胃的作用，适宜肝炎、冠心病患者食用。

　　4. 小麦煎：小麦 30 克，柏子仁 12 克，夜变藤 9 克，清水 800 克。将前三种原料包入纱布中，然后置于锅内，水煎 30 分钟，取汁即可。每日 1 剂，分 2 次服用，本品主治肝肾阴虚引起的失眠症。

　　5. 炒小麦粉：面粉 500 克，白糖 20 克。将面粉炒至焦黄，加以白糖搅拌均匀即可。每日空腹服用 4 茶匙，用温水调下。连续食用 2~3 周。本品可治疗脾胃不适引起的腹泻、痢疾等症。

　　6. 甘麦大枣汤：小麦 30 克，甘草 15 克，大枣 4 枚，如常法煎服。本品可治疗精神恍惚，心情烦躁，睡眠不宁。临床常用来治疗精神病、妇女更年期综合征。

　　7. 麦冬小麦粥：山药（干）、小麦各 60 克，麦冬、粳米各 30 克。将山药、小麦、麦冬、粳米洗净，放入瓦锅内，加清水适量，武火煮沸后，文火煮至小麦熟烂即可。本品具有安心养神、除烦止渴的作用。

☺ **温馨小贴士**

　　优质小麦更易遭受病虫害，如小麦纹枯病、白粉病，蚜虫比常规品种发生早且重。未成熟小麦还可入药治盗汗等。另外，小麦皮可治疗脚气病。

大 麦

　　【别名】饭麦、糯麦、牟麦。

　　【性味归经】凉，甘、咸。归肝、脾经。

【营养成分】大麦主要含有淀粉、脂肪、蛋白质、钙、铁、磷、碳水化合物、淀粉酶、水解酶、纤维素、蛋白分解酶以及 B 类维生素等。

【养生功效】大麦具有和胃、宽肠、利水的作用，还可辅治食滞泄泻、小便淋痛、水肿、烫伤。

【食用方法】煮粥、做面包、做汤、酿酒、制茶。

1. 大麦茶：焦大麦 30 克，将其包入纱布中，置于保温杯内，加沸水冲泡，频频饮用。本品具有清热解暑的作用，适宜夏季饮用。另外，经常饮用大麦茶还能够治疗消化不良、食欲缺乏等症状。

2. 麦芽汤：生大麦芽 100 克，清水 800 克。先将生麦芽炒黄，然后加入清水煎汤饮用，每日分 3 次服用，连续服用 3～5 天。本品可以回乳。

3. 大麦陈皮粥：大麦 60 克，陈皮 10 克。将两味一同放入锅中，加水熬煮成粥，每日早晚食用。本品具有疏肝健脾的作用，适宜肝硬化患者服食。

4. 大麦面糊：大麦面 100 克，清水 500 克。将大麦面放入锅中，加水煮成稀糊状，不拘时服用。本品对脾胃气虚导致的噎嗝等症具有治疗作用。

5. 大麦甘草煎：大麦 50 克，甘草、百合、大枣各 10 克。将以上几味一同放入锅中，加水煎煮 30 分钟，取汁即可，每日 1 剂，分数次温服。本品能够安神定志，对肝、肾阴虚所致的神经衰弱症具有辅助治疗的作用。

6. 南瓜大麦粥：南瓜 200 克，大麦 150 克，白砂糖 60 克，红枣（干）15 克。大麦洗干净后，用水浸泡 2 小时，捞出沥干水，备用；南瓜去皮切丁；红枣洗净去核；锅中加入 1 500 克冷水，煮沸后放入大麦；以旺火熬煮，然后加入红枣，改以小火煮至大麦裂开；锅内加入南瓜丁，继续煮至大麦熟透，加入白砂糖拌匀，即可盛起食用。本品具有和胃利水的作用。

☺**温馨小贴士**

将大麦炒黑后，研成细末，用植物油搅拌均匀即可涂抹于患处，对烫伤、烧伤有很好的治疗作用。

莜 麦

【别名】玉麦、燕麦、裸燕麦。

【性味归经】寒，咸。归肝、脾、肺经。

【营养成分】莜麦主要含有蛋白质、脂肪、粗纤维、赖氨酸、亚油酸、碳水化合物、维生素和多种微量元素。

【养生功效】莜麦具有活血通脉、滋阴益津的作用。

【食用方法】可以煮粥和制面食。

1. 莲子莜麦粥：莜麦片 50 克，莲子 15 克，白糖 5 克。将三味材料一同放入锅中，加水熬煮成粥即可，每日早晚食用。本品能够安神催眠，适宜神经衰弱者、失眠者服食。

2. 牛奶莜麦粥：莜麦片 50 克，牛奶 150 克，白糖 30 克，食盐 1 克，黄油 5 克。将莜麦片放入锅中，加温水浸泡 30 分钟后，将其煮沸，最后加入牛奶、白糖、食盐和黄油煮 30 分钟，搅拌均匀。本品能够为人体补充能量、增加营养，主治婴幼儿营养不良症。

3. 茄子莜麦面：莜麦面 200 克，茄子 100 克，蒜泥 10 克，食盐 2 克，味精 1 克，香油 2 克。将莜麦面放入盆中，加水和面，擀成面条备用；茄子洗净后切成段放入盘中，加食盐、味精、蒜泥放入锅中，隔水将茄子蒸熟；最后把莜麦面条煮熟，与蒜泥茄子搅拌均匀，放味精、香油调味即可，做主食用。本品对高血压有辅助治疗作用。

4. 莜麦窝头：莜麦粉 200 克，面粉 100 克，酵母 3 克。将几味一同放入容器中，加水和面制成窝头，放入锅中隔水蒸熟即可，作主食用。本品对高血压、冠心病、糖尿病、脂肪肝等慢性疾病均有辅助治疗作用。

5. 凉拌莜麦面：莜麦面、葱段、蒜末、香菜、香油、味精、醋、酱油各适量。莜麦面用开水烫一下，然后用手将面揉匀，并搓成面条状；将搓好的面均匀摆放在锅壁（注意蒸锅壁上一定要抹油，以免粘锅）上，等水开了以后放入锅里蒸约 5～7 分钟；蒸好后拿出，分成一根根；放入葱段、蒜末、香菜、香油、味精、醋，酱油，拌匀即可食用。本品具有滋阴益津的作用。

6. 莜麦饼：莜麦面 300 克，黑芝麻、白糖各 100 克。将莜麦面与白糖混合在一起，加水和面，制成一个个饼坯子，放入蒸锅中蒸熟，出锅前撒上黑芝麻即可食用。本品能够降压降脂、润泽毛发。

7. 蒸莜麦卷：莜麦面 200 克，食盐 1 克。将两味放入盆中，用开水泼熟，先撕成小片，再用拇指卷成卷，放入蒸笼中蒸熟即可，做主食用。本品具有降血脂、降血糖等功效，适宜高血压患者、高脂血症患者及糖尿病患者服食。

> ☺ **温馨小贴士**
>
> 　　莜麦脂肪中含有大量亚油酸，它有降低血脂的作用。研究发现，每天吃适量的莜麦，可使人体血液中的胆固醇降低 3%，但本品不宜多食。

燕 麦

【别名】雀麦、野麦。

【性味归经】平，甘。归肝、脾、胃经。

【营养成分】燕麦主要含有淀粉、蛋白质、脂肪和维生素 B_1 等。

【养生功效】燕麦具有补益肝脾、滑肠催产、止血止汗的作用。

【食用方法】烧饭、煮粥、做面条。

1. 牛奶麦片粥：糙麦片、白砂糖各 100 克，牛奶 30 克，黄油 10 克，盐 1 克。将麦片入锅内，加 250 克水泡 30 分钟，用旺火烧开后，放入牛奶，再煮 10 秒钟下白砂糖、黄油、盐，煮 20 分钟至麦片熟烂，即可盛碗。本品适合 10～12 个月的婴儿食用。

2. 燕麦绿豆粥：燕麦片 100 克，绿豆 50 克，冰糖 10 克，清水 800 克。将绿豆清洗干净后放入锅中，加入清水进行熬煮，直至绿豆煮烂，再把燕麦片倒进锅内，最后放入冰糖，待冰糖溶化，即可出锅，每日早晚食用。本品对冠心病及便秘具有辅助治疗的作用。

3. 燕麦鸡蛋饼：燕麦面 100 克，小麦面粉 100 克，鸡蛋液 50 克，食盐 2 克，植物油 10 克。将燕麦面和小麦面一同放入容器中，加鸡蛋、食盐和适量清水进行搅拌，调成糊状即可；之后，将平底锅烧热，倒入少许植物油，待油五成热时，挑起适量面糊，平铺于平底锅中，然后翻面烘烤，直至鸡蛋饼成金黄色即可出锅。每日早晚食用。经常食用本品，能够调节肠胃，增进食欲。本品适宜慢性胃炎患者服用。

4. 蔬菜燕麦粥：燕麦米（燕麦仁）、油菜各适量。将燕麦米洗净，浸泡 8 小时左右，将燕麦米和油菜用水煮 1 小时，要耐心地煮到燕麦米开花即可食用。本品具有滋阴生津的作用。

5. 燕麦面包：燕麦面 200 克，面粉 200 克，葡萄干 150 克，酵母 5 克，食盐 2 克，白糖 5 克。先将白糖和酵母放入容器中，加水搅拌均匀，放置半小时左右。然后把燕麦面和面粉倒入盆中，加入食盐和酵母水，边倒边搅拌，直至和成面团，再将盆盖好，发酵半小时。最后将面团制成面包坯子，放入烤箱中烘烤，即将成熟时撒上葡萄干即成。本品适宜贫血患者服用。

6. 南瓜燕麦粥：南瓜 150 克，贡米、燕麦、大麦、糙米各 120 克，百合 50 克。将南瓜洗净蒸六成熟；将贡米、燕麦、大麦、糙米分别蒸八成熟；在南瓜有蒂一面的 1/3 处以齿状切开后去籽；将贡米、燕麦、大麦、糙米、百合搅拌均匀放入南瓜中，盖好蒸熟；食用时将南瓜均匀切开即可。本品具有补益肝脾的作用。

7. 燕麦面条：燕麦面 250 克，胡萝卜丝 50 克，黄瓜丝 30 克，香菜末 20 克，食盐 2 克，味精 2 克，米醋 3 克，香油 5 克。将燕麦面倒入容器中，加水和成面团，然后擀成面条，放入笼屉中蒸熟，最后调入胡萝卜丝、黄瓜丝、香菜末、食盐、味精、米醋和香油，搅拌均匀即可食用。本品适宜高血压、糖尿病、慢性肝炎、动脉硬化等患者食用。

8. 玉米燕麦粥：玉米粉 150 克，燕麦仁 100 克。将燕麦仁去杂质洗净，放入锅内，加水适量煮至熟而开花；将用冷水调成的稀玉米糊徐徐倒入煮熟的燕麦仁锅内，用勺不停搅匀，烧沸后改用小火稍煮，即可出锅。本品具有止血止汗的作用。

☺**温馨小贴士**

医学研究发现，早餐以燕麦粥为主食的儿童，其营养及智力都能得到均衡发展，而且患病率低。但是，本品性凉，难以消化，不宜多食。另外，本品有催产的作用，故孕妇不宜食用本品。

荞 麦

【**别名**】花荞、乌麦、三角麦、荞子。

【**性味归经**】凉，甘。归脾、胃、大肠经。

【**营养成分**】荞麦主要含有钙、铁、镁、芦丁、纤维素及维生素 B_2 等。

【**养生功效**】荞麦具有开胃消积、下气和肠、清热解毒、祛除湿热、祛风止痛的作用。

【**食用方法**】做汤、煮粥、制饼、做面条。

1. 荞麦糊：荞麦粉 50 克，食盐 1 克，清水 800 克。将荞麦粉放入锅中，加适量的清水煮成糊状，调入食盐即可。每日食用 2 次，连续 3~7 天即可。本品主治腹痛腹泻，以及各种皮肤病，如湿疹、风疹、痱子等。

2. 荞麦白糖水：荞麦 20 克，白糖 10 克。将两味一同放入锅中，加水煮汤，直至荞麦熟透即可，饮汤食麦。每日空腹服用 2 次，连续服用 5~7 日即可。本品对泌尿系统感染有辅助治疗的作用。

3. 荞麦面扒糕：荞麦面、胡萝卜、盐、酱油、醋、芝麻酱、芥末酱、干辣椒、蒜各适量。将胡萝卜切成丝加少许盐腌制几分钟；将蒜拍成泥，放入小碗中，加入芝麻酱、醋、酱油、盐、芥末酱调匀备用；将干辣椒放入锅中煸干，取出切碎，倒入少许热油制成辣椒油；取一器皿，放入荞麦面，加少许盐拌匀，用开水和面，上蒸锅蒸熟后取出切成片，摆在盘中，周围摆胡萝卜丝，浇上芝麻酱汁和辣椒油即可。本品具有祛除湿热、祛风止痛的作用。

4. 荞麦蔬菜粥：荞麦粉、嫩白菜各 50 克，水发香菇 20 克，麻油 15 克，清水 1 000 克，食盐 2 克，味精 2 克。将荞麦粉用沸水调成稀糊状，然后把白菜和香菇分别切成细丝备用。锅中倒入麻油，将白菜和香菇放入锅内，略加翻炒，然后倒入清水、食盐、味精，水烧开后将荞麦面糊调入锅中，直至煮熟即可。每日食用 2 次，连续 3~7 日即可。本品主要用于治疗消化不良、腹胀腹痛等症。

5. 将优质荞麦面放入锅中炒至微黄，放凉后加入红糖拌匀，开水送下，每次 10 克，每日 3 次。本品可治痢疾。

6. 荞麦饼：荞麦面 250 克。按照烙饼的方法，使用荞麦面制饼，作主食食用。本品具有祛湿热、解毒火的作用，对便秘、风湿病、关节炎、消化不良以及各种炎症有辅助治疗作用。

7. 毛豆荞麦粥：糙米 100 克，荞麦 50 克，毛豆 30 克，盐 1 克，素清汤适量。将糙米、荞麦淘洗干净，分别用冷水浸泡 2~3 小时；捞出沥干后下入锅内，加入素清汤和适量冷水，先用旺火烧沸，然后转小火煮至烂熟；煮粥的同时将毛豆仁取出洗净；放入另一锅内，加入适量冷水，煮熟备用；粥熬好时放入熟毛豆仁，加盐调好味，即可盛起食用。

8. 荞麦泥：荞麦 50 克，生川乌 15 克，白胡椒 9 克，烧酒 100 克。将前三味材料研成细末，用烧酒搅拌成泥状，然后包扎在脚心的涌泉穴上。本品对疝气有治疗作用。

☺ **温馨小贴士**
由于荞麦性凉，所以，脾胃虚寒者不宜过多食用。

红 豆

【别名】赤豆、赤小豆、红小豆、朱小豆。

【性味归经】微寒，甘、酸。归心、小肠经。

【营养成分】红豆主要含有淀粉、蛋白质、脂肪、纤维素 B、磷、钾、镁、钙、铁、硫氨酸、核黄素等。

【养生功效】红豆具有利水消肿、利湿退黄、活血排脓、清热解毒的作用。

【食用方法】煮粥、烧饭、做汤或制成各种红豆食品，如糕点、汤圆馅等。

1. 红豆粳米粥：红豆、粳米各 50 克，清水 800 克。将红豆与粳米同放入锅中，加水熬煮成粥，每日早晚食用。本品可治疗水肿、黄疸、痔疮以及妇女产后乳汁少等症。

2. 红豆红糖沙：红豆 100 克，红糖 50 克。将红豆煮至熟烂，然后碾成泥状，加以红糖搅拌均匀即可。本品可以作为糕点及汤圆等食品的馅。经常食用豆沙可以治疗痔疮、脚气、水肿、大便秘结等症。

3. 红豆汤：红豆 50 克，清水 1 000 克。将红豆放入锅中，加入适量清水，煮至红豆熟烂即可。每日食用 1 次。本品可治疗消渴、腹泻、小便不利、腹胀等症。

4. 红豆西米露：红豆 300 克，干西米 60 克，牛奶 200 克，冰糖 150 克。将红豆淘洗干净，加入开水（水量以浸没红豆为宜）浸泡 1 小时，之后将红豆煮烂。将干西米清洗干净，加清水浸泡 20 分钟。再将浸泡过的西米、冰糖和 300 克清水，与红豆同煮至烂。之后加入牛奶，再煮 5 分钟即可。本品具有利水消肿、清热解毒的作用。

5. 红豆冬瓜汤：红豆 50 克，带皮冬瓜 250 克。将红豆、带皮冬瓜洗净，入锅加水 800 克，大火烧开后待小火炖至酥烂，不加盐或糖。分 1~2 次服，连服 3 天。本品可辅助治疗肝硬化轻度腹水、慢性肾炎腹水。

6. 外用红豆：红豆 100 克，鸡蛋清 60 克。将红豆研为细粉，加以鸡蛋清（可将其换为温水或蜂蜜）搅拌成糊状，摊在纱布中，外敷于患处。本品可治疗痄腮、肿痛、丹毒之症。

☺ **温馨小贴士**
红豆具有利尿的作用，故尿频的人应注意少吃或不吃。被蛇咬伤者 2~3 个月内忌食。另外，红豆不宜与羊肉同食。

绿 豆

【别名】植豆、交豆、青小豆。

【性味归经】寒，甘。归心、胃经。

【营养成分】绿豆主要含有蛋白质、碳水化合物、脂肪、钙、磷、铁、胡萝卜素、核黄素、烟酸等。

【养生功效】绿豆具有清热解毒、消暑止渴、利尿消肿、止泄泻的作用。

【食用方法】煮粥、做汤、烧饭或制成各种绿豆食品，如绿豆糕、绿豆面、粉丝豆芽等。

1. 绿豆汤：绿豆 60 克，清水 1 500 克。将绿豆放入锅中，加清水煎汤，取汁不拘时间饮用。本品可以治疗中暑、水肿以及食物中毒或药物中毒等。

2. 绿豆莲藕汤：绿豆 50 克，莲藕 150 克，清水 1 000 克，白糖 5 克。先将莲藕洗净，然后去皮切成片状，与绿豆一起放入锅中，加水煮熟，出锅前调入白糖搅拌均匀即可。本品可治疗咯血、衄血、暑季发热、肺结核低热等症。

3. 绿豆银花汤：绿豆 100 克，金银花 30 克。先煮绿豆后下金银花，吃豆喝汤。本品可预防和治疗中暑、痱子、疮疖。

4. 绿豆鸡蛋羹：绿豆粉 50 克，鸡蛋液 100 克。将绿豆粉倒入鸡蛋液中，搅拌均匀，按照制作鸡蛋羹的程序将其蒸熟，即可食用。本品既能够调节食欲，还可以解砒霜等药毒。

5. 绿豆红豆汤：绿豆、红豆各 50 克，白糖 5 克，清水 1 000 克。将绿豆和红豆同放入锅中，加水熬煮成汤，最后调入白糖，即可饮汤吃豆。本品对小便不利、消化不良、皮肤风疹、荨麻疹等症具有治疗作用。

6. 绿豆白菜汤：绿豆 100 克，白菜心 2 个。先将绿豆煮熟，加入白菜心后，再煮 15 分钟，取汁服用，每日 2 次。本品可治初期腮腺炎。

7. 桂花绿豆糕：绿豆粉 200 克，白糖 150 克，桂花 20 克，清水 80 克。先将白糖放入一空碗中，加适量清水进行搅拌，而后倒入桂花、绿豆粉拌匀，调成膏状，装入模子中，上蒸笼蒸半小时左右即可佐餐食用。本品具有解暑利水的作用。

8. 绿豆马齿苋汤：绿豆 50 克，鲜马齿苋 100 克。先把绿豆加水煮烂，再加入马齿苋熬煮一会儿，喝汤吃豆。每日 2 次，连服几日。本品可治热痢与目赤肿痛。

☺温馨小贴士

　　绿豆属于寒性食物，脾胃虚寒的人不宜多食。绿豆汤容易变馊，饮用时最好能现煮即服，不宜放置时间过长。

黄 豆

【别名】大豆，嫩时称为毛豆。

【性味归经】温，甘。归脾、大肠经。

【营养成分】黄豆主要含有蛋白质、脂肪、碳水化合物、钙、铁、磷、卵磷脂、维生素 B、亚麻油酸、亚麻油烯酸、甘草苷和膳食纤维等。

【养生功效】黄豆具有健脾宽中、补脾益气、利大肠等作用。

【食用方法】炒菜、煮食、制豆腐、制腐竹、做豆浆等。

1. 黄豆汤：黄豆 50 克，香菜末 10 克，食盐 1 克，味精 2 克，香油 5 克。将黄豆放入盆中浸泡 1 小时，然后倒入锅中，加水煮 15 分钟后，加入香菜末，再煮 15 分钟即可，出锅前调入食盐、味精和香油，佐餐食用。本品具有健脾益胃、辛温解表的作用，适宜流感患者食用。

2. 黄豆黑芝麻糊：黄豆适量炒熟磨细粉，黑芝麻适量炒熟研细末，用时取黄豆粉 20 克，黑芝麻粉 15 克，加开水适量调成稀糊状即可服食，服用时也可酌加红糖调味。本品为营养滋补品，可用于气血两虚及病后体弱。每日早晚各 1 次。

3. 黄豆大枣粥：黄豆 40 克，优质大枣 7 枚，粳米或小米适量，共煮粥服食，每日早晚各

1 次，可增加营养。本品可治贫血。

4. 黄豆黄精煎：黄豆 40 克，黄精 15 克，水煎，每日一剂，分 2 次服，喝汤并食豆。本品可益气养阴、增加白细胞数量。

5. 黄豆糖茶：黄豆 500 克，红糖 200 克。将黄豆洗净，浸泡 12 小时，泡发后沥干；锅置火上，注水 2 000 克，在水煮沸后，加入黄豆，用小火熬至水余一半；加入红糖，继续用微火煨煮 3 小时，至黄豆酥软、入味即可。本品具有补脾益气的作用。

6. 炒黄豆：黄豆 150 克，葱花 20 克，酱油 5 克，食盐 2 克。将黄豆放入清水中浸泡 1 小时，然后放入炒锅中，用文火干炒，最后放入食盐、酱油和葱花调味，即可出锅，每日佐餐食用。本品能够促进骨骼发育、补充钙元素。

☺温馨小贴士
　　患有严重消化不良性溃疡、急性胃炎、肾炎、尿路结石以及糖尿病的患者，应少吃黄豆及豆制品。

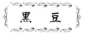

黑　豆

【别名】乌豆、马料豆、黑大豆、枣豆子。

【性味归经】平，甘。归脾、肾经。

【营养成分】黑豆主要含有蛋白质、氨基酸、碳水化合物、脂肪、胡萝卜素、维生素 B、烟酸等。

【养生功效】黑豆具有滋阴补肾、补血活血、利水下气等功效。

【食用方法】煮粥、炒菜、油炸或做豆豉。

1. 黑豆豆皮汤：黑豆、豆腐皮各 50 克，食盐 2 克，香油 5 克，味精 1 克。将黑豆、豆腐皮一同放入锅中，加水煮汤，出锅前调入食盐、味精、香油，搅拌均匀，即可饮汤食豆。连续食用 5 ~ 10 天。本品可以治疗气阴两虚所致的自汗、盗汗等症。

2. 黑豆大蒜粳米粥：黑豆 50 克，大蒜 20 克，粳米 100 克。将三味材料一同放入锅中，加适量清水，熬煮成粥，每日早晚食用。本品具有补肾的作用，适宜肾虚、阳痿以及贫血等症患者服食。

3. 黑豆甘草汤：黑豆 300 克，甘草 60 克，水煎服。本品可解百毒。

4. 黑豆鸡蛋粥：黑豆 150 克，鸡蛋 100 克，黑米 50 克，黑芝麻、冰糖各 30 克。将鸡蛋煮熟去壳备用；将黑豆、黑米、黑芝麻淘洗干净，放入锅内加入适量水，用武火烧沸后改用文火炖 35 分钟；加入冰糖、鸡蛋即可。本品具有滋阴补肾的作用。

5. 黑豆煎：黑豆 100 克，食盐 1 克。将黑豆、食盐一同放入锅中，加水煎煮 30 分钟即可，每日 1 剂，不拘时间食豆喝汤，连续服用 7 ~ 10 日。本品可治疗水肿，还具有乌黑毛发的作用。

6. 黑豆补骨脂散：黑豆 150 克，补骨脂 60 克，分别用盐水拌炒，两者碾为末和匀，分作 10 包，每日早晚各服 1 包，葱白煎汤送服。本品可治阳痿。老年人常服本品，有抗衰老的作用。

☺温馨小贴士
　　黑豆不宜过量食用，以免引起腹泻。脾虚腹胀及老年体弱者不宜炒食。

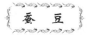

蚕　豆

【别名】佛豆、胡豆、仙豆、南豆、夏豆。

【性味归经】平，甘。归脾、胃经。

【营养成分】蚕豆主要含有蛋白质、碳水化合物、磷脂、胆碱、烟酸、钙、铁等。

【养生功效】蚕豆具有健脾益气、利水消肿、涩精止血、利脏腑的作用。

【食用方法】烧菜、煮粥或制作成蚕豆食品。

1. 蚕豆大蒜饮：蚕豆 60 克加水煮熟，加入大蒜瓣 30 克再煮 30 分钟，加入白糖 30 克，每日 1 次，连服 3 日。本品可治疗水肿。

2. 蚕豆汤：蚕豆 100 克，红糖 20 克，清水 1 000 克。将蚕豆、红糖一同放入锅中，加清水煎煮半小时，即可饮汤食豆。连续食用 5～7 日，可治疗肾虚水肿、慢性肾炎水肿等症。

3. 蚕豆饮：蚕豆 50 克，红糖 10 克，开水 30 克。将蚕豆磨成粉状，炒熟，然后与红糖一起放入容器中，加开水冲调，每日不拘时服用，可治疗身体倦怠、消瘦、大便溏稀等症。

4. 素炒蚕豆：新鲜蚕豆 200 克，葱花 10 克，姜末 10 克，食盐 2 克，味精 2 克，酱油 5 克，料酒 5 克，植物油 20 克。首先将新鲜蚕豆的外皮剥去，用清水洗净。然后向锅内倒入植物油，待油烧至六成热时，放入姜末和少量葱花炝锅，爆出香味后，把蚕豆、料酒、酱油一同放入锅中迅速翻炒，当蚕豆即将炒熟时，加食盐和味精，即可装盘，最后再撒上一些葱花，佐餐食用。本品具有清热除湿、益气养肝的作用，尤其适宜高脂血症和肝炎患者食用。

5. 蚕豆煨豆腐：蚕豆 50 克，豆腐 200 克，食盐 2 克，味精 2 克，酱油 5 克，料酒 5 克，葱花 10 克，姜末 10 克，植物油 20 克。将蚕豆放入容器中，以清水浸泡 1 小时备用。锅中倒入植物油，油热后用葱、姜炝锅，然后倒入蚕豆进行烹炒，待蚕豆炒至六成熟时，加入切好的豆腐以及酱油、料酒略加翻炒后，向锅内倒入适量清水，改用文火煨 10 分钟，出锅前加食盐、味精调味即可，佐餐食用。本品对慢性肝炎具有辅助治疗的作用。

6. 酥炸蚕豆：干制蚕豆 450 克，花椒盐 20 克，花生油 800 克（约耗 40 克）。把蚕豆放入水中泡发 24 小时左右，捞出沥水，在每个蚕豆上划上十字刀口，放在室外通风处晒一天；炒勺放中火上，倒花生油烧至六七成熟，放入蚕豆，炸至酥脆时捞出放盘内，撒上花椒盐，晾凉即成。本品具有涩精止血的作用。

☺ **温馨小贴士**

蚕豆不可一次服食过多，否则易引起腹胀。

芝 麻

【别名】油麻、脂麻、乌麻。

【性味归经】平，甘。归肝、肾、大肠经。

【营养成分】芝麻主要含有蛋白质、卵磷脂、脂肪油、芝麻素、芝麻酚、钙、铁、磷以及各种维生素。

【养生功效】芝麻具有滋养肝肾、润燥滑肠、补益肺气、安神益智的作用。

【食用方法】做汤、煮粥、烧菜、做酱或制成各种芝麻食品，如芝麻饼、芝麻糖等。

1. 芝麻粳米粥：黑芝麻 25 克，粳米 50 克。先将黑芝麻捣碎，然后与大米一起放入锅中，加水煮成粥，每日早晚食用。本品能够治疗眩晕、记忆力衰退、须发早白、肠燥便秘等症。

2. 芝麻卷心菜：卷心菜嫩心 350 克，芝麻 100 克，精盐、味精、花生油各适量。将芝麻去杂质，淘洗干净，放入锅内，用小火慢慢炒，当炒至芝麻发香时，出锅晾凉，碾压成粉屑状；将卷心菜心洗净，切成小段；炒锅上火，放入花生油烧热，先投入菜心炒 1 分钟，后加精盐，再用旺火炒至菜心熟透发软，放入味精拌匀，起锅装盘，撒上芝麻屑，拌匀即成。本品具有滋养肝肾、安神益智的作用。

3. 黑芝麻糊：黑芝麻 150 克，冰糖 80 克。将以上两味原料一同捣成碎末，然后用温开水调服，每日早晚食用即可。本品对须发早白、皮肤干燥、咳嗽等症均有缓解作用，经常食用还可以延缓衰老。

4. 黑芝麻大蒜末：黑芝麻 180 克，大蒜 20 克，蜂蜜 180 克。将黑芝麻炒熟研末，大蒜一头捣烂，同炼好的蜂蜜调匀，装在一个有盖的容器里，置阴凉干燥处，一个月后服用。每次取一茶匙，兑入温开水适量，服用，每日 2 次。本品可防治脑早衰与老年痴呆。

5. 芝麻小麦末：将黑芝麻 30 克、陈小麦 60 克，磨为粗末，加红糖适量煮熟，每日睡前服 1 次，坚持服且可治面神经麻痹。

6. 芝麻芸豆甜点：大芸豆 200 克，黑芝麻 100 克，白糖 50 克。先将芸豆洗净，放在容器中，加清水浸泡一天，然后放入锅中煮软、煮烂，压成泥状备用。再把黑芝麻放入锅中翻炒，炒出香味后，将其碾成粉末，放入白糖，搅拌均匀。而后取一块干净的屉布，用水浸湿后，平铺在桌上，然后把准备好的芸豆泥铺于屉布上，堆砌成块状，撒上一层芝麻，用刀切成若干小块，即可食用。本品具有养血、补益肺气的作用，尤其适宜神经炎、末梢神经麻痹患者食用。

☺ **温馨小贴士**

黑芝麻中油脂含量过高，易滑肠，大便溏泄者慎用或禁用。

第二节　叶类蔬菜保健养生常法

【别名】菘、黄芽菜、黄矮菜、白菜、结球白菜、花胶菜。

【性味归经】平，甘。归脾、胃、大小肠经。

【营养成分】大白菜主要含有蛋白质、脂肪、糖类、钙、磷、铁、多种维生素、胡萝卜素、核黄素、烟酸等。

【养生功效】大白菜具有利大小便、清热解毒、除烦止渴、消肿散瘀的作用。

【食用方法】烧菜、煮粥、做汤、做馅等。

1. 白菜豆腐汤：大白菜、豆腐各 100 克，粉丝 50 克，食盐、味精各 2 克，香油 5 克。将大白菜、豆腐切成大小相仿的块状备用；锅中倒入适量清水，先放粉丝熬煮，待粉丝化开、软烂后，放大白菜和豆腐，出锅前放入食盐、味精和香油即成。本品具有清热利水的作用，适宜胃病患者食用。

2. 栗子白菜：大白菜芯 900 克，栗子 500 克，清汤 250 克，食用油 800 克（实耗约 50 克），盐、味精各 7 克，料酒 25 克，湿淀粉 10 克，香油适量。将大白菜芯削去邦皮、抽筋顺切成条，清洗干净，用开水焯透后捞出冲凉，修成长短一致的条并理顺，整齐地放在盘子内，撒上 3 克盐，注入清汤 250 克上屉蒸 5 分钟；将栗子煮软去壳和内皮，稍微炒一下捞出来放在碗里，加些汤上屉蒸烂；将炒勺烧热注入食用油 45 克，把白菜稍炒几下，即加入清汤、料酒、盐、栗子（去汁）用小火烧一下，将白菜整齐地摆入盘内，再把汁调好味，加上味精用湿淀粉勾成稀芡浇在白菜上，淋上香油即成。本品具有消肿散瘀的作用。

3. 白菜绿豆饮：白菜根 30 克，绿豆芽 30 克。将两味一同放入锅中，加水煎煮 15 分钟，取汁即可，每日分 2 ~ 3 次饮用。本品具有清热解毒、利尿消肿的作用，主治外感风热、头痛、发热、口干等症。

4. 芥末白菜墩：大白菜 500 克，白糖 10 克，芥末 100 克，白醋 5 克，精盐 20 克，香油 10 克。将大白菜择洗干净，去掉尾部，将根部切成 4 厘米长的墩，下入开水中焯一下，控净水待用；将芥末放在碗中，用沸水冲开，并按一个方向搅动，同时加入白醋、精盐、白糖、香油；将调好的芥末汁，涂在白菜墩上，码在一个盘子里，上边再取一个盘扣上，置于屋内暖和的地方，第二天取出，码盘，即可食用。本品具有解腻通气的作用。

5. 麻酱白菜丝：大白菜 500 克，新鲜山楂 75 克，精盐 4 茶匙，芝麻酱 75 克，绵白糖 100 克，冷清汤 25 克。取用大白菜芯洗干净，甩干水分，切成细丝，加少许精盐揉一下，腌出水分后挤干，放入大碗里备用；将山楂洗干净，先切开剥去核，再切成薄片，放在大白菜丝碗里一边，撒上绵白糖 100 克左右；取小碗放芝麻酱，加冷清汤 25 克，化开成麻酱汁；把白菜丝装入树叶形盆里，迭上山楂片，淋上麻酱汁即可。本品具有清热解毒、除烦止渴的作用。

6. 芝麻白菜丁：白菜 1 000 克，芝麻 75 克，蒜末 15 克，盐 10 克，味精 3 克，花椒油 5 克。将白菜帮洗净切成块，用盐腌 1 小时后，控出盐水；把蒜末、味精、花椒油、熟芝麻拌入腌好的白菜丁；调拌均匀即成。本品具有通利大小便的作用。

☺**温馨小贴士**

气虚胃寒、大便溏泻者不可多食白菜。腐烂的大白菜和冻白菜易引起食物中毒，都不要食用。

小白菜

【别名】青菜、油白菜、菘菜、鸡毛菜、长梗菜。

【性味归经】平、微寒，甘。归肠、胃经。

【营养成分】小白菜主要含有矿物质、维生素、胡萝卜素、钙、铁等。

【养生功效】小白菜具有清凉减热、通利大便、除燥止咳的作用。

【食用方法】烧菜、煮粥、做汤。

1. 小白菜薏米粥：小白菜 250 克，薏米 50 克。将小白菜清洗干净，切成小段备用；锅内加入适量清水，将薏米煮成粥，后放入小白菜，待小白菜煮熟即可，每日早晚食用。本品能够开胃、利尿，尤其适宜慢性肾炎、浮肿、尿少等疾病患者食用。

2. 拌小白菜：小白菜 350 克，芝麻酱 8 克，精盐 3 克，辣椒油 10 克，味精 2 克，香油、醋 5 克。将小白菜择去黄叶，去根洗净，沥干水分，切成 3 厘米长的段，再用凉开水淘洗一遍，捞出沥干，装入盘内；取一小碗，加精盐和适量凉开水搅开芝麻酱；再往小碗内倒入辣椒油、香油、味精、醋，调拌均匀；将小碗内的调料倒在盛有小白菜的盘内，拌匀即成。

3. 小白菜豆腐羹：小白菜 250 克，豆腐 100 克，食盐、味精各 2 克，水淀粉 5 克，植物油 20 克。将小白菜清洗干净，切成丝状备用；将豆腐切成块状；锅内倒入植物油，将小白菜放入锅中翻炒，然后加入适量清水和豆腐煮汤，出锅前调入水淀粉收汁，用食盐、味精调味即可，佐餐食用。本品具有生津除燥、益气和中的作用，适宜身体虚弱、高血压、便秘等症患者食用。

4. 椒油小白菜：小白菜 300 克，料酒 10 克，大葱、花椒、姜各 5 克，香油 30 克，精盐 3 克，味精 2 克，淀粉（豌豆）5 克，素清汤适量。将小白菜洗净沥干水，均切成两段；锅内放入香油烧热，下花椒粒炸香，捞出花椒粒不用，将花椒油倒入碗内；锅内放素清汤烧热，下入白菜段、料酒、葱（切末）、姜（切末）、精盐、味精烧开；用湿淀粉 10 克（淀粉 5 克加水）勾芡，浇入花椒油即成。本品具有通利大便的作用。

☺温馨小贴士

　　脾胃虚寒、大便溏薄者，不宜多食小白菜。

空心菜

【别名】蕹菜、通菜、瓮菜、空筒菜、无心菜。

【性味归经】微寒，甘。归胃、膀胱经。

【营养成分】空心菜主要含有脂肪、蛋白质、糖类、粗纤维、胡萝卜素、氨基酸、钙、磷、铁等。

【养生功效】空心菜具有润肠通便、清热凉血、利尿解毒的作用。

【食用方法】烧菜、煮粥、做汤。

　　1. 空心菜烧三菇：空心菜150克，蘑菇、金针菇、草菇各30克，食盐、味精各2克，香油、酱油、料酒、米醋各3克，柏子仁15克，水淀粉6克，生姜、植物油适量。首先将柏子仁捣成粗末，用纱布包好，放入锅中加水煎汤备用；然后把蘑菇、金针菇、草菇、空心菜清洗干净，将空心菜切成段状备用；锅内倒入植物油，下蘑菇、草菇过油后捞出，然后再把空心菜炒熟控油备用；而后将酱油、米醋、香油、味精，烧热后与空心菜拌在一起装盘；炒锅内加油烧热，用生姜煸出香味，加酱油和柏子仁药汤，倒入三菇、料酒煸炒，出锅前调入食盐、味精、香油、水淀粉，淋在空心菜上即可，佐餐食用。本品具有减缓疲劳、增强体力、补肝开胃的作用，尤其适宜神经衰弱、消化不良者食用。

　　2. 清炒空心菜：空心菜700克，葱、蒜末各15克，精盐5克，味精2克，芝麻油5克，花生油25克。将空心菜择洗干净，沥干水分；炒锅置旺火上，加花生油烧至七成热时，煸葱、蒜、下空心菜炒至刚断生，加精盐、味精翻炒，淋芝麻油，装盘即成。本品有清热解毒的作用。

　　3. 空心菜拌花生仁：空心菜300克，花生仁（生）50克，芥末5克，芥末油5克，香油5克，盐3克，味精2克，白醋2克。将空心菜洗净，切成颗粒，放入沸水锅中焯熟晾冷；将花生仁入沸水锅内焯水；将芥末、芥末油、香油、盐、味精、白醋放入空心菜和花生仁中拌匀，装盘即成。本品具有利尿解毒的作用。

　　4. 空心菜辣椒丝：空心菜250克，红辣椒50克，大蒜头1个，食盐、味精、食用油各适量。将空心菜去叶留杆，洗净切段；将红辣椒洗净，去蒂籽，切细丝；将大蒜头拍碎；将炒锅置旺火上，加油烧热，倒入辣椒丝、空心菜杆，快速翻炒，将熟时下食盐、大蒜、味精，装盘即成。本品具有健脾益胃、增进食欲的作用。

　　5. 腐乳炒空心菜：空心菜300克，腐乳（白）50克，植物油15克，大蒜（白皮）10克，水淀粉适量。将空心菜洗干净，除去梗，择成小段备用；将白豆腐乳放入碗中压成泥，加入少许水淀粉调匀备用；锅中倒入植物油烧热，放入蒜蓉（大蒜捣碎）炒香，加入空心菜炒匀；再加入调匀的腐乳汁炒熟，盛入盘中即可。本品适用于咳嗽、心烦失眠、便秘、便血、痔疮、痈肿等病症。

　　6. 空心菜烩玉米：空心菜300克，玉米粒（鲜）200克，榨菜15克，盐5克，味精2克，辣椒节10克，色拉油20克，花椒2克，素清汤适量。将玉米粒洗净，放入沸水中焯一下；将空心菜茎根切颗，下沸水锅中焯一水备用；锅置旺火上，下油，将干辣椒节炒至粽红；下花椒、少许榨菜，炒香；倒入玉米、空心菜，烹入素清汤，加盐、味精，翻匀，起锅装盘即成。

☺温馨小贴士

空心菜焯水断生即可，不宜太熟，以免影响口感；也可根据口味的需要增加其他调料。体质虚弱、脾胃虚寒以及腹泻者不宜食用本品。

黄花菜

【别名】金针菜、萱草花、萱萼。

【性味归经】凉，甘。归心、脾、膀胱经。

【营养成分】黄花菜含有丰富的糖类、蛋白质、钙、磷、铁、胡萝卜素、维生素 C 等。

【养生功效】黄花菜具有清热利尿、凉血止血、安神明目的作用。

【食用方法】烧菜、做馅。

1. 炒黄花菜：包心菜 250 克，黄花菜 25 克，油、盐、味精各适量。先将木耳用冷水浸泡发好，包心菜洗净切成丝；铁锅置旺火上加入熟油，烧热后，倒入包心菜丝、黄花菜，用旺火急炒，七成熟时，加入食盐，拌匀起锅时调入味精即可。本品具有健胃、补脑、强身、生津补中的作用，适用于脘腹痞满、四肢倦息、形体消瘦等病症。

2. 三丝黄花菜：干黄花菜 50 克，水发香菇、冬笋、胡萝卜各 35 克，鲜汤、料酒、精盐、白糖、味精、湿淀粉、麻油、食用油各适量。将黄花菜浸入温水中泡软，拣去老梗洗净，沥干水；将水发香菇洗净切丝；将冬笋、胡萝卜洗净切丝；炒锅放油，烧至七成热，投入黄花菜和冬笋、香菇、胡萝卜丝煸炒，加鲜汤、料酒、精盐、白糖、味精，煸炒至沸，用小火焖烧至黄花菜入味，改旺火，用湿淀粉勾芡，淋上麻油即可起锅装盘。本品具有健脾益肺、清热利尿、化痰消肿的作用，可作为肺热咳嗽痰多、湿热壅滞、水肿、小便淋漓以及脾胃不足、体质虚衰、饮食不振等病症患者的食疗菜肴。

3. 黄花菜炒蛋：干黄花菜 250 克，鸡蛋 5 枚，葱花、姜丝、精盐、味精、料酒、花生油各适量。将干黄花菜温水浸泡，择洗干净，挤干水，码整齐，从中间切段；将鸡蛋打入碗内，加少许精盐、味精、料酒。用筷子搅拌均匀；炒勺烧热，注入花生油，把鸡蛋炒熟倒入盘内；勺内留底油，烧热投入葱花、姜丝煸炒后倒入黄花菜、鸡蛋，加少许料酒、精盐、味精，翻炒均匀，盛入盘中。本品具有健脾益胃，益气利尿的作用。

4. 豆腐金针汤：豆腐 150 克，黄花菜 50 克，生姜、葱头、味精、胡椒、食盐、素油各适量。先将豆腐切片，黄花菜水浸 30 分钟后置旺火上煮至沸，放入葱头、生姜、素油、胡椒、盐、豆腐，略煮一会儿放入味精调味，即可佐餐食用。本品具有补气活血、养血调经、通经下乳的作用。

5. 金针鸽蛋：鸽蛋 12 个，黄花菜 100 克，精盐 5 克，味精 2 克，料酒 15 克，香油、素清汤各适量。把黄花菜拣洗干净，用精盐、味精、料酒腌至入味，分成 12 份，分放在 12 个小酒盅内；然后将 12 个鸽蛋打入 12 个酒盅内，上笼蒸透，装入盘中；锅放火上，倒入素清汤，烧开；撇去浮沫加入精盐、料酒、味精，浇在盘内蒸好的鸽蛋、黄花菜上，淋上香油即成。本品具有安神明目的作用。

6. 凉拌黄花菜：黄花菜（干）500 克，葱花、盐各 3 克，香油 8 克，辣椒油 3 克。将干黄花菜放入水中仔细清洗后，捞出；锅中加水烧沸，下入黄花菜稍焯后，装入碗中；在黄花菜内加入香油、盐、辣椒油、葱花一起拌匀即可。本品具有清热利尿的作用。

☺温馨小贴士

黄花菜一般食用干品，不食新鲜者。新鲜金针菜含有秋水仙碱，可造成胃肠道中毒症状，故不能生食。但秋水仙碱易溶于水，食前可将鲜金针菜置于水中浸泡至少一小时，或用开水烫后挤其汁。干品金针菜，在蒸制晒干过程中，已破坏秋水仙碱，不会中毒。

马齿苋

【别名】马齿草、长命菜、安乐菜。

【性味归经】寒，甘酸。归心、肝、脾、大肠经。

【营养成分】马齿苋主要含有蛋白质、脂肪、糖类、粗纤维、钙、铁、磷、胡萝卜素、硫胺素、核黄素、烟酸、维生素 C、果酸等。

【养生功效】马齿苋具有清热解毒、利水通淋、凉血止血、抗菌杀虫的作用。

【食用方法】烧菜、做汤、做馅。

1. 马齿苋绿豆汤：马齿苋 100 克，绿豆 50 克。将马齿苋清洗干净，放入锅中，与绿豆一同煎汤即可，每日服用 2 次。本品具有清热解毒、杀菌止痢的作用，对内火旺盛以及腹泻等病症有治疗作用。

2. 马齿苋粥：鲜马齿苋 100 克，粳米 50 克，精盐、葱花、素油各适量。将马齿苋去杂洗净，入沸水锅内焯一下，捞出，切碎；油锅烧热，放入葱花煸香，放入马齿苋，精盐炒至入味，出锅待用；将粳米淘洗干净，放入锅内，加入适量水煮熟，放入马齿苋煮至成粥，出锅即成。本品具有健脾胃、清热解毒的作用。

3. 凉拌马齿苋：新鲜马齿苋 150 克，蒜泥 50 克，食盐、味精各 1 克，酱油 5 克，香油 5 克。将马齿苋清洗干净，切成小段，放入热水中烫一下，捞出后用清水冲洗掉黏液，装入盘中，加蒜泥、食盐、味精、酱油、香油搅拌后即可，佐餐食用。本品有清热解毒、消肿透疹的作用，对疮疡毒肿、白癜风及痢疾等病具有辅助治疗的作用。

4. 豆芽拌马齿苋：鲜马齿苋 150 克，鲜黄豆芽 150 克，白糖 6 克，醋、味精各 2 克，酱油 3 克，香油 15 克。将马齿苋菜摘去质老部分，洗净，沥水分；将黄豆芽去根脚，洗净；分别将马齿苋、黄豆芽入沸水中煮至断生，捞出，沥水，放入盘内；将白糖、酱油、醋、味精、香油兑成味汁，浇在马齿苋、黄豆芽盘内，拌匀，即成。本品具有清热解毒、利水通淋的作用。

> ☺ **温馨小贴士**
> 马齿苋不能与含有鳖甲的中药一起食用。

蒲公英

【别名】蒲公草、婆婆叮、黄花地丁等。

【性味归经】寒，苦、甘。归肝、胃经。

【营养成分】蒲公英主要含有矿质元素、维生素、β-胡萝卜素和多种氨基酸。

【养生功效】蒲公英具有清热解毒、消肿散结、利尿通淋等作用。

【食用方法】煮粥、炒食、凉拌。

1. 蒲公英黄瓜粥：新鲜蒲公英 30 克，黄瓜、大米各 50 克。先将黄瓜洗净切片，蒲公英洗净切碎；大米淘洗先入锅中，加水 1 000 克，如常法煮粥，待粥熟时，加入黄瓜、蒲公英，再煮片刻，即可食之。本品具有清热解暑、利尿消肿的作用，适用于热毒炽盛、咽喉肿痛、风热眼疾、小便短赤等病症。

2. 蒲公英银花粥：蒲公英 60 克，金银花 30 克，粳米 50~100 克。煎蒲公英、金银花，去渣取汁，再加入淘净的粳米煮粥。本品具有清热解毒的作用，适用于乳腺炎、肝炎、胆囊炎、扁桃体炎、眼结膜炎等。

3. 蒲公英地丁绿豆汤：蒲公英 30 克，紫花地丁 30 克，绿豆 60 克。将蒲公英、紫花地丁洗净，切碎，入沙锅加水煎熬，去渣取汁约 1 大碗，再放铁锅中同绿豆同炖成汤即成。本品具有清热解毒、凉血消肿的作用。

☺**温馨小贴士**
蒲公英性寒，故虚寒泄泻者忌用。

菠 菜

【别名】菠棱、菠棱菜、赤根菜、波斯草、鹦鹉菜、鼠根菜、角菜。

【性味归经】凉，甘、辛，无毒。归肠、胃经。

【营养成分】菠菜主要含有钙、磷、铁、维生素 E、蛋白质、脂肪、核黄素、胡萝卜素、维生素 C、纤维素等。

【养生功效】菠菜具有利五脏、活血脉、通胃肠、开胸膈、调中气、止烦渴、解酒毒、润肺的功能。

【食用方法】烧菜、煮汤、做馅、凉拌等。

1. 菠菜水萝卜：菠菜 300 克，水萝卜 100 克，辣椒油 10 克，酱油 5 克，醋 6 克，大蒜（白皮）5 克，盐 3 克。将菠菜择洗干净，切成小段，用沸水烫一下；将水萝卜洗净削皮，切成细丝；把蒜切成末，和其他调料一起拌入菠菜段、水萝卜丝，拌匀装盘即成。本品具有通胃肠、开胸膈的作用。

2. 菠菜粥：菠菜、大枣各 50 克，粳米 100 克。将粳米、大枣洗净，加水熬成粥，熟后再加入菠菜煮沸即可。本品具有健脾益气、养血补虚的作用，常用于治疗缺铁性贫血。

3. 芥末拌菠菜：菠菜 500 克，芥末油 5 克，香油 10 克，盐 3 克。将菠菜择洗干净，切成 1.5 厘米长的段，放入开水锅内焯熟捞出，入凉开水过凉装盘，加入调料，拌匀即可。本品具有安神、养血的作用。

4. 上汤菠菜：菠菜 400 克，草菇 100 克，枸杞子、大葱、姜、盐、大蒜（白皮）各 5 克，味精 3 克，胡椒 1 克，上汤适量。将菠菜洗净；将葱、姜洗净均切成丝；将大蒜去皮洗净剁成蒜蓉；锅中加水，将菠菜焯水，捞出装盘；锅中加上汤，加配料和调味料，烧开，倒在菠菜上即可。本品具有降低血脂和血糖的作用。

5. 茯苓菠菜汤：菠菜 200 克，石斛、茯苓、葱白、生姜各 10 克，沙参 6 克，食盐、味精各 2 克，香油 5 克，植物油 15 克。先将石斛、茯苓、沙参放入药锅中煎汤备用；然后把菠菜、葱白、生姜分别切成段状和小片，把菠菜放入热水中焯一下备用；锅内倒入植物油，加入生姜、葱白焆锅，爆出香味后，挑去生姜，倒入食盐、药液和清水，待水烧沸后放菠菜，出锅前调入味精、香油即可。本品具有生津益胃、滋阴清热的作用，主治肺结核、水肿症等疾病。

6. 奶香菠菜：菠菜 300 克，奶酪 50 克，奶油 10 克，盐 2 克，胡椒粉 1 克，黑胡椒粒 2 克。将菠菜洗净，切成小段；将菠菜放入加了少许盐的沸水中略焯；再用冷水过凉，沥干后待用；将奶油放进平底锅，用中火煮化，再放入菠菜拌炒，放入盐与胡椒粉调味；盛盘；上桌前，再撒上少许黑胡椒粒即可。本品具有利五脏、活血脉的作用。

☺**温馨小贴士**
大便泻泄者、结石者、婴幼儿不可多食菠菜。在烹饪前，先将菠菜放在开水里烫 3 分钟再捞出，这样可以去除菠菜中的大部分草酸。

香 菜

【别名】芫荽、香荽、盐荽、胡菜、漫天星。

【性味归经】温，辛。归肺、胃经。

【营养成分】香菜主要含有水分、维生素 C、钙、胡萝卜素、磷、镁、铁、烟酸、蛋白质、脂肪、碳水化合物、矿物质等。

【养生功效】香菜具有开胃消食、发汗透疹、行肌理气、祛风解毒的作用。

【食用方法】烧菜、做汤、凉拌。

1. 香菜竹叶汤：香菜 30 克，竹叶 6 克，韭菜籽 10 克。分别将香菜、竹叶、韭菜籽清洗干净，放入锅中，加水煎汤即可。每日 2 次，温服。本品对健忘、记忆力减退具有辅助治疗的作用。

2. 黄豆芫荽汤：黄豆 10 克，芫荽 30 克。先将黄豆浸泡，洗净，加适量水煎煮 15 分钟后，再加入芫荽，继续煎 15 分钟即成。本品具有辛温解表、健脾益胃的作用，可预防和辅助治疗流行性感冒。

3. 胡萝卜香菜荸荠汤：胡萝卜 200 克，荸荠 100 克，香菜 150 克。将以上三物分别洗净，切碎，同时煎煮即成。本品具有祛风透疹、清热生津、止咳消胀的作用，可辅助治疗麻疹透发不畅、咽干咳嗽、消化不良等病症。

4. 香菜米汤：香菜 10 克，饴糖 5 克，粳米 50 克。将香菜洗净，沥水，切成小段或切碎，与饴糖放在一个碗内；将粳米淘洗干净，加水 2 碗熬成粥，滤出米汤，再把米汤倒入香菜、饴糖碗内，加盖，隔水蒸至饴糖溶化即可。本品具有散风寒、解邪毒的作用，适用于小儿受凉感冒者食之。

5. 凉拌香菜：鲜香菜 150 克，生姜 15 克，红椒 2 只，精盐、香油各适量。将前三者洗净，沥水；将生姜、红椒均切丝，再用温开水浸泡香菜、姜丝、红椒丝 30 分钟后，沥干水装盘，加入精盐、香油适量拌匀即可。本品具有开胃醒脾、和中理气的作用，适用于食欲缺乏、脾胃不和等病症。

6. 芫荽汤：鲜芫荽 150 克，风栗（干板栗）150 克。分别将芫荽、风栗洗净，然后切碎，入锅煎煮即可。本品具有透发痘疹的作用，适用于小儿水痘之症。

> ☺ **温馨小贴士**
>
> 香菜不宜与补药一起食用，也不能与白术、牡丹皮同服。另外，胃溃疡、脚气肾炎、淋病等患者忌用。

芹 菜

【别名】旱芹、香芹、胡芹、药芹。

【性味归经】凉，甘、苦。归肝、胃经。

【营养成分】芹菜主要含有水分、钙、铁、磷、蛋白质、脂肪、碳水化合物、矿物质、芹菜素、维生素 C、挥发油。

【养生功效】芹菜具有平肝清热、祛风利湿、醒脑养神、调经的作用。

【食用方法】做汤、烧菜、煮粥、做馅。

1. 芹菜粳米粥：芹菜 40 克，粳米 50 克，葱白 5 克，食盐 1 克，味精 2 克，花生油 5 克。将芹菜清洗干净，切成小段备用。锅中倒入花生油，待油烧热后，放葱白炝锅，炒出香味，再加入粳米、水、食盐煮制，直到米粥快熟时，倒入芹菜、味精略煮片刻即成。每日早晚食用。

本品具有清热止血、通利大小便的作用。

2. 芹菜小汤：芹菜 150 克，奶油 50 克，牛奶 150 克，面粉、食盐各适量。将芹菜洗净去叶切段，用 150 克水煮开，并将食盐、奶油及 2 匙面粉调入牛奶内，一并倒入芹菜汤中，一滚即成。本品具有益胃养阴、止血通淋的作用，糖尿病、小便出血、小便淋痛者均可常食。

3. 糖醋芹菜：芹菜 500 克，糖、醋、盐、香油各适量。将嫩芹菜去叶留茎洗净，入沸水焯过，茎软时，捞起沥干水，切寸段，加糖、盐、醋拌匀，淋上香油，装盘即可。本品具有降压、降脂的作用，高血压病患者可常食。

4. 芹菜拌千丝：芹菜 250 克，豆干 300 克，葱白、生姜、精盐、味精、花生油各适量。将芹菜洗净切去根头，切段；将豆干切细丝，葱切段，生姜拍松；炒锅置旺火上，倒入花生油，烧至七成热，下姜、葱煸过加精盐，倒入豆干丝再炒 5 分钟，加入芹菜一齐翻炒，味精调水泼入，炒熟起锅即成。本品具有降压平肝、通便的作用，适用于高血压、大便燥结等病症。

5. 芹菜拌花生：芹菜 100 克，胡萝卜 80 克，花生米 60 克，八角、花椒各 3 克，桂皮 4 克，姜片 6 克，食盐 1 克，米醋 3 克，味精 2 克，香油 3 克。先将八角、花椒、桂皮、姜片一同包入纱布中；锅中注入适量的清水，把花生米、调味包、食盐倒入锅中，将花生煮熟备用；分别将芹菜和胡萝卜清洗干净，切成大小相当的小段，再把其投入沸水中焯一下。最后把芹菜、胡萝卜、花生米一起装盘，加盐、醋、味精、香油搅拌后即可。本品具有降低血脂、降低血压、开胃消食的作用，适宜心脑疾病患者食用。

6. 芹菜玉米笋：芹菜 150 克，玉米笋 50 克，香菇 20 克，葱花、姜末各 5 克，食盐、味精各 2 克，植物油 20 克，酱油、料酒各 5 克。将香菇用清水泡发，切成小块；将玉米笋切成细条；将芹菜加工成与玉米笋大小相仿的形状。在锅内倒入油，油热后，将葱花、姜末一同倒入锅内爆出香味，然后放芹菜、玉米笋、香菇及其他调味品，略加翻炒即可出锅。本品具有健脾养胃、益气补心的作用，尤其适宜冠心病及肿瘤病患者食用。

☺ **温馨小贴士**

人们在吃芹菜时，往往有单吃茎的习惯，其实这是一种错误的食用方法。芹菜叶中的维生素含量高于茎，所以还是茎叶一起服食比较好。

甜 菜

【别名】牛皮菜、石菜、光菜红、恭菜。

【性味归经】凉，甘、苦。归肝、脾、肾经。

【营养成分】甜菜主要含有维生素、蛋白质、甜菜碱、皂角苷、碘、钙、磷、铁、镁、钠等。

【养生功鼓】甜菜具有清热解毒、化瘀止血的作用。

【食用方法】烧菜、做汤。

1. 拌甜菜泥：甜菜 250 克，鲜橘皮 25 克，食盐、味精各 1 克，胡椒粉 2 克，白糖、米醋各 3 克。先将橘皮清洗干净，放入沸水中烫 3 分钟左右，然后剥去橘皮上的白色肉皮不用，剩余部分切成碎末；另将甜菜清洗干净，放入锅中煮软，捞出后捣成泥状，装入碗中，最后撒上准备好的橘皮末、白糖、食盐、味精、米醋、胡椒粉，搅拌均匀即可，佐餐食用。本品具有活血化瘀的作用，能够防止血栓形成。

2. 甜菜粳米粥：取新鲜甜菜 200 克，洗净切碎，或捣汁，加入粳米 100 克，同入沙锅，加水 1 000 克，煮成菜粥，每日 2 次温服。本品可治小儿麻疹透发不畅、热毒下痢等症。

3. 素炒甜菜：甜菜 250 克，食盐、味精各 1 克，酱油、料酒各 5 克，葱花、姜末各 6 克，植物油 25 克。将甜菜洗净后切成丝状备用；锅内倒入植物油，用葱花、姜末炝锅，然后放甜菜及调味料，迅速翻炒后即可出锅，佐餐食用。本品具有清热解毒的作用，适宜内火旺盛、发烧患者食用。

4. 甜菜拌黄瓜：甜菜 300 克，黄瓜 200 克，香菜 20 克，生姜 3 克，精盐、味精、醋、香油各适量。将甜菜洗净后，入滚水中焯过，捞入冷开水中过凉，切细丝；将黄瓜洗净切丝，香菜洗净切段，生姜去皮切丝，加入精盐、味精、醋、香油，拌匀即成。本品具有宽肠通便、驱虫解毒的作用，适宜于习惯性便秘者、小儿虫积者食之。

☺**温馨小贴士**

肾结石、胆结石、糖尿病患者忌食甜菜。另外，甜菜叶含草酸，如与豆腐同煮食，易形成草酸钙，影响钙质吸收。

韭 菜

【别名】起阳草、壮阳草、草钟乳。

【性味归经】温，辛，微酸。归肝、胃、肾经。

【营养成分】韭菜主要含有水分、钙、铁、磷、蛋白质、脂肪、维生素 C、挥发油、硫化物、纤维素等。

【养生功效】韭菜具有温肾助阳、补肝养胃、行气散瘀、固涩敛汗、止血通便的作用。

【食用功效】烧菜、煮粥、做馅等。

1. 韭菜粳米粥：韭菜 50 克，粳米 50 克，食盐 1 克，植物油 15 克，味精 1 克，生姜 3 克。首先将韭菜洗净，切成小段备用；锅内倒入植物油，用生姜爆出香味后，加水、粳米、食盐，待粥即将煮熟前，放入韭菜，再略煮片刻，调入味精即可，每日早晚食用。本品具有温中补虚、暖胃助阳的作用，适宜身体虚弱、食欲缺乏者食用。

2. 韭菜炒蛋丝：韭菜 500 克，鸡蛋 4 枚，盐、芥末、酱各适量。将韭菜嫩芽拣净，洗后细切，用开水焯一下；再将鸡蛋打入碗中，用筷子搅匀。锅置中火上，油热后下鸡蛋，摊一层薄薄的蛋皮，取出细切，然后韭菜与鸡蛋丝拌匀，加盐、芥末、酱即可。本品具有滋阴润肠、益气通便的作用，老年体虚恶寒或肠燥便秘者可常食之。

3. 奶汁韭菜：韭菜 600 克，牛奶 250 克。将韭菜叶洗净，切碎，绞汁；将韭菜汁和牛奶搅匀后放火上煮沸，水煎内服，每日服 2 次。本品具有降逆止呕，补中益气的作用，适应于噎膈、反胃、食道癌等病症。

4. 韭菜炒桃仁：韭菜 400 克，核桃仁 350 克，食盐、芝麻油各适量。将核桃仁除去杂质，放入芝麻油锅内炸黄；将韭菜洗净，切成长 3 厘米的段；将韭菜倒入核桃锅内翻炒，加食盐少许，煸炒至熟透即成。本品适宜于肾亏腰痛、肺虚久咳、动则气喘、习惯性便秘之人食用。

5. 土豆丝炒韭菜：土豆（黄皮）350 克，韭菜 100 克，盐 4 克，味精 2 克，姜丝 10 克，花椒 1 克，植物油 30 克。将土豆洗净去皮，先切成均匀的片，再切成均匀的丝，放清水中洗去淀粉，沥净水；将韭菜择洗干净，切成略短于土豆丝的段；锅内加油烧热，放入姜丝炸香，放入土豆丝、花椒翻炒，至土豆丝微熟；放入韭菜段，撒入精盐、味精，快速炒匀，出锅装盘即成。本品具有行气散瘀、固涩敛汗的作用。

☺**温馨小贴士**

韭菜含粗纤维较多，不易被胃肠消化吸收。如果一次食入太多，由于粗纤维对于肠道的刺激，可使肠蠕动增强，引起腹泻。

莼 菜

【别名】屏风、水葵、水芹、马蹄草、缺盆草。

【性味归经】寒，甘。归肝、脾经。

【营养成分】莼菜主要含有蛋白质、氨基酸、维生素 B_{12}、亮氨酸、谷氨酸、天门冬素等。

【养生功效】莼菜具有清热解毒、利水消肿、下气止呕的作用。

【食用方法】烧菜、做汤等。

1. 莼菜汤：新鲜莼菜 150 克，食盐 1 克，味精 0.5 克。将莼菜清洗干净放入锅中，加适量清水煮汤，出锅前调入食盐和味精，搅拌均匀即可，佐餐时饮用。经常食用本品，可以治疗慢性胃炎和胃溃疡。

2. 三丝莼菜汤：莼菜 300 克，冬笋、香菇（鲜）、蘑菇（鲜）各 50 克，番茄、油菜各 40 克，香油 15 克，盐、味精各 2 克，花生油 25 克，姜、料酒各 1 克，素清汤适量。将莼菜用沸水浸泡后捞出沥干；将香菇、蘑菇、冬笋（煮熟）切成细丝，将番茄、油菜洗净切成相应的片；炒锅放油 25 克，烧成五成热，加入素清汤、莼菜、冬笋、香菇、蘑菇、番茄烧开后加入精盐、姜、料酒、味精，投入油菜略烧一下，加入香油即可。本品具有利水消肿的作用。

3. 莼菜冬笋羹：莼菜 250 克，冬笋、榨菜各 15 克，盐 2 克，味精 1 克，香油 5 克，鲜清汤适量。先将莼菜择去杂质，清水洗净，取刀切成段；再将冬笋去壳洗净，榨菜用温水泡一泡，清洗，分别切成丝，放入盘中，待用；把煮锅刷洗干净，在锅中放入鲜清汤，武火烧沸，加入冬笋丝、榨菜丝，取盖儿盖锅；再煮沸后，加入莼菜，煮 15 ~ 20 分钟，加入精盐、味精调味，出锅装进大碗内，淋上香油即成。本品具有清热解毒、利水消肿的作用。

4. 豆腐莼菜汤：莼菜、豆腐各 200 克，食盐 1 克，味精 0.5 克，姜末 15 克，香油 5 克。将莼菜清洗干净，切成段状；豆腐切片备用；锅内倒入适量清水，水开后加入姜末、豆腐，煮 3 分钟左右，然后放莼菜略煮片刻，出锅前用食盐、味精、香油调味即可，佐餐食用。本品对黄疸、胃溃疡、疮痈毒肿等症具有治疗作用。

☺ **温馨小贴士**

莼菜不宜长时间贮存，不宜过多食用。脾胃虚寒、大便溏泻者应慎用或忌用本品。

芥 菜

【别名】雪菜、雪里蕻、黄芥、春不老、霜不老。

【性味归经】温，甘、辛。归肝、胃、肾经。

【营养成分】芥菜主要含有蛋白质、脂肪、糖类、粗纤维、胡萝卜素、维生素 B、烟酸、硫氨酸、钙、磷、铁等。

【养生功效】芥菜具有温中利水、宣肺化痰、解表利尿的作用。

【食用方法】煮粥、烧菜、做汤。

1. 芥菜莲子汤：芥菜 80 克，莲子 30 克，红糖 20 克。将芥菜切成大片或者块状，然后将三味材料一同放入锅中，加水煎煮，取汁服用。每日 1 剂，分 2 次煎服。本品具有安神养心的作用，主治心烦、心悸之症。

2. 芥菜炒豆芽：芥菜 100 克，黄豆芽 400 克，食盐、味精各 2 克，酱油、料酒各 5 克，清水 150 克，植物油 20 克，葱花、姜末各 5 克。将芥菜清洗干净后，切成粗末，黄豆芽洗净控干水分备用。锅内倒入植物油，先下葱花、姜末炝锅，然后将黄豆芽和芥菜一同放入锅中煸炒片刻，倒入酱油、料酒、食盐、清水，待豆芽、芥菜软烂后，用味精调味即可出锅，佐餐食用。

本品对头晕、乏力、烦躁等症状具有治疗作用。

3. 甘薯芥菜汤：甘薯 380 克，芥菜 300 克，黄豆 75 克，姜 2 片，盐、色拉油各适量。将甘薯去皮洗干净，切厚块；将芥菜和黄豆洗净。煲滚适量水，放入甘薯、芥菜、黄豆、色拉油和姜片，水滚后改慢火煲约 90 分钟，下盐调味即成。本品具有宣肺化痰、解表利尿的作用。

☺ **温馨小贴士**

芥菜不宜采取腌制的方法加工，加为腌渍的芥菜会产生亚硝酸盐，此类物质在人体聚积过多，易诱发癌变。

荠 菜

【别名】荠、护生草、枕头草、清明草、香田荠、鸡脚菜、菱角草。

【性味归经】凉，甘。归脾、肝、膀胱经。

【营养成分】荠菜主要含有蛋白质、脂肪、糖、粗纤维、胡萝卜素、核黄素、烟酸、精氨酸、天冬氨酸、维生素 C 等。

【养生功效】荠菜具有健脾利水、明目止血、和胃清肝的作用。

【食用方法】煮粥、烧菜、做汤。

1. 荠菜粳米粥：粳米 50 克，荠菜 50 克。将荠菜清洗干净，切成碎末备用；粳米洗净后放入锅中，加水熬煮成粥，待米粥即将熟时，放荠菜煮熟即可，每日早晚食用。本品具有清肝明目、健脾止血的作用，适宜肝阳上亢、肝火旺盛者食用。

2. 荠菜豆腐羹：嫩豆腐 200 克，芽菜 100 克，胡萝卜、水发冬菇、竹笋各 25 克，水面筋 50 克，葱、姜末各 10 克，清汤、盐、湿淀粉、香油、味精、食用油各适量。将嫩豆腐、水发冬菇、胡萝卜、竹笋及面筋均匀切成小丁，芽菜洗净去杂，切成细碎状；炒勺上火放油，烧至七成熟时放入葱、姜，加入清汤、盐，投入嫩豆腐丁、冬菇丁、胡萝卜丁、笋丁、面筋丁、芽菜，小火炖煮半小时，加味精，用湿淀粉勾芡，淋上香油，起锅装入大汤碗即成。此羹浓稠滑爽、鲜美细嫩，有清热利水、降低血压的作用，可用作高血压、高血脂、冠心病、动脉硬化、肾炎水肿、乳糜尿等病症患者的营养保健及辅助治疗的汤菜。

3. 荠菜鸡蛋汤：荠菜 240 克，鸡蛋 2 枚，盐、味精各适量。将荠菜洗净放沙锅内，加清水适量，煎一段时间，打入鸡蛋，加入盐、味精稍煮，盛入碗中即成。此汤清淡爽口、甘美鲜香，具有清肺明目降压，补心安神益血的作用，适宜于高血压、动脉硬化病人食用，常人也可食之。民间习用本汤治疗虚劳发热、乳糜尿等病症。

4. 荠菜马齿苋汁：荠菜 500 克，马齿苋 500 克。将两味材料一同放入锅中，以温开水浸泡 30 分钟，然后取出切成碎末，放入榨汁机中，压榨汁液；最后把取得的汤汁放入锅中，用文火煮沸即可，每日早晚饮用。本品具有清热解毒的作用，对急性前列腺炎、尿路感染、慢性肠炎等症有辅助治疗的作用。

5. 甘草煨荠菜：荠菜 500 克，甘草 6 克，姜末 10 克，桔梗 20 克，豆腐皮 15 克，植物油 20 克，食盐 2 克，味精 1 克，汤适量。将姜末入油锅翻炒，有香味后倒入荠菜、甘草、桔梗、豆腐皮，加汤，烧开后改用中火煨 20 分钟，最后调入食盐、味精即可，佐餐食用。本品具有宣肺化痰、开胃利膈的作用，适宜咳嗽痰多者食用。

6. 荠菜饺子：面粉 800 克，荠菜 1 500 克，虾皮 50 克，精盐、味精、酱油、葱花、花生油、香油各适量。将荠菜去杂，洗净切碎，放入盆中，加入虾皮、精盐、味精、酱油、葱花、花生油、香油，拌匀成馅；将面粉用水和成软硬适度的面团，切成小面剂，擀成饺子皮，包馅成饺，下沸水锅煮熟，捞出装碗。本食品皮软馅嫩、风味独特、营养丰富，具有清热解毒、止血降压的作用，对高血压、眼底出血、眩晕头痛、吐血、肾炎水肿等病有一定疗效。

☺温馨小贴士

荠菜有解除便秘的作用。眼睛红肿、疲劳时，用荠菜煎汤冲洗，效果颇佳。但荠菜不宜久煎煮。另外，阴盛偏寒、脾肾阳虚者也要少食荠菜。

油 菜

【别名】青菜、寒菜、胡菜、芸薹、薹菜、菜心。

【性味归经】凉，辛。归脾、胃经。

【营养成分】油菜主要含有蛋白质、脂肪、糖类、粗纤维、胡萝卜素、烟酸、钙、磷、铁以及多种维生素等。

【养生功效】油菜具有清热解暑、散痛消肿的作用。

【食用方法】烧菜、做汤、凉拌等。

1. 油菜炒香菇：油菜150克，水发香菇100克，食盐、味精各2克，料酒5克，葱花、姜末各6克，植物油20克。将油菜切成段备用，锅内倒入植物油，先放入葱花、姜末炝锅，然后把香菇、油菜一同倒入锅中，加料酒、食盐进行翻炒，出锅前加味精搅拌均匀即可。本品能够健脾开胃、生津止渴，适宜内热实盛及肝病患者食用。

2. 清炒油菜：油菜500克，菜油、精盐各适量。将油菜洗净切成3厘米长段。锅烧热，下菜油，旺火烧至七成热时，下油菜旺火煸炒，酌加精盐，菜熟后起锅装盘。本品具有活血化瘀、降低血脂的作用，适宜于高血压、高血脂等患者食之。

3. 凉拌油菜：油菜250克，酱油3克，食盐、味精、白糖各2克，白胡椒1克。将油菜清洗干净后，切成条状，放入盘子中，加入食盐腌渍半小时，然后用清水将油菜表面的盐冲洗干净，控干水分后，加酱油、味精、白糖、白胡椒，搅拌均匀即可，佐餐食用。本品具有清热解毒、润肠通便的作用，适宜腹痛以及心脑血管疾病患者食用。

4. 油菜拌豆腐丝：油菜100克，豆腐皮50克，白糖5克，盐3克，香油5克，味精1克，碱2克。将油菜叶洗干净，放沸水锅中，见颜色变深绿即捞出，用清水投凉，沥水；将油菜叶切成3.5厘米长的细丝，放入盘内；再将豆腐皮放入锅内加适量清水，加入少许食碱，置于火上烧沸数分钟，晾凉后，切成3.5厘米长的细丝，放菜丝盘内，加入盐、白糖、香油、味精，拌匀即可。本品具有清热解毒的作用。

5. 明珠油菜心：鹌鹑蛋300克，油菜心300克，番茄1个，淀粉（玉米）4克，姜、葱、汤、油各适量。将鹌鹑蛋洗净，煮熟，去壳，将大的一端切齐；将番茄切4瓣，去籽；将姜去皮洗净切片，葱去皮切段；油菜心去掉老帮，将根部修削整齐，用刀对破两瓣，清洗干净，用开水焯熟，清水泡凉；将番茄和油菜心装盘；锅内油烧热，下姜片、葱段炒出香味，加汤稍煮，去姜片、葱段，放入鹌鹑蛋，然后下水淀粉，勾芡，浇在盘内即成。本品具有活血化瘀、利肠止血的作用。

6. 油菜烧腐竹：油菜200克，腐竹50克，食盐、味精各2克，葱花、姜末各5克，酱油、料酒各6克，植物油20克。先将腐竹放入容器中，加清水浸泡1小时。然后把油菜切成段状备用；锅内倒入植物油，油热后，用葱花和姜末炝锅，然后放腐竹和油菜，加食盐、酱油、料酒均匀翻炒，出锅前加入味精调味即可，佐餐食用。本品具有清热退肿、润肠通便的作用，适宜热症以及心脑血管疾病患者食用。

苋 菜

【别名】苋、清香苋、红苋菜、野刺苋、米苋、人旱菜。

【性味归经】凉，微甘。归肺、大肠经。

【营养成分】苋菜主要含有蛋白质、脂肪、糖类、粗纤维、胡萝卜素、烟酸、钙、磷、铁以及多种维生素等。

【养生功效】苋菜具有清热解毒、除湿止痢、通利大小便、凉血止血的作用。

【食用方法】烧菜、煮粥、做汤等。

　　1. 苋菜粳米粥：苋菜 80 克，粳米 100 克，葱花 5 克，植物油 10 克，食盐、味精各 1 克。将苋菜洗净切成小段备用；锅内倒入植物油，油热后放葱花、苋菜迅速煸炒，然后放入粳米，加入清水煮粥，出锅前用食盐、味精调味即可，每日早晚食用。本品适宜身体虚弱者经常食用。

　　2. 凉拌苋菜：苋菜 500 克，大蒜 5 克，盐、香油、味精各适量。将苋菜洗净，放入沸水中焯一下捞出；将大蒜捣成泥状，将焯好的苋菜放入盘中，放蒜泥、盐、香油、味精，拌匀即可。此菜清淡凉爽，具有开胃助食的作用，适用于胃纳不佳、饮食不香、脘腹痞满等病症。

　　3. 冰糖绿豆苋菜粥：绿豆 90 克，苋菜 100 克，大米 100 克，冰糖 20 克。把绿豆洗净，去杂质；将苋菜洗净，切 5 厘米长的段，冰糖打碎；将大米淘洗干净；把大米、绿豆一同放锅内，加水 500 克；把锅置武火上烧沸，再用文火炖煮 1 小时，加入苋菜、冰糖，煮熟即成。本品具有通利大小便、凉血止血的作用。

　　4. 苋菜炒蚕豆：苋菜（紫）500 克，蚕豆 250 克，大蒜 20 克，盐 3 克，花生油 25 克。将苋菜洗净沥水；将蚕豆去壳，蒜头去皮；炒勺置旺火上，放花生油烧热，放入蚕豆略炒；加蒜瓣炒熟，下苋菜、精盐炒至出水，装盘即可。本品具有清热解毒的作用。

　　5. 苋菜豆腐汤：苋菜 250 克，豆腐 100 克，大蒜 5 克，食盐 1 克，味精 0.5 克，植物油 15 克。将苋菜切成小段，放入开水中烫一下，控干水分备用；将豆腐切成块状，大蒜捣成蒜泥待用；锅内倒入植物油，油热后放蒜泥，爆出香味后，放豆腐块，加食盐，加盖焖 1 分钟，然后再加清水，烧开后放入苋菜，略煮片刻即可出锅，出锅前用食盐、味精调味。本品具有清热解毒、润燥生津的作用，适宜火盛便秘者食用。

蕨 菜

【别名】龙头菜。

【性味归经】寒，甘。归胃、肠经。

【营养成分】蕨菜主要含有粗蛋白、粗脂肪、膳食纤维、胡萝卜素、氨基酸、维生素及微量元素等。

【养生功效】蕨菜具有清热安神、利尿解毒、活血化瘀的作用。

【食用方法】炒菜、凉拌。

　　1. 凉拌蕨菜：蕨菜 450 克，豆腐丝 50 克，蒜末 5 克，调料适量。将蕨菜用清水浸泡后切成段，放入沸水中焯一下，投凉，控干水分，放入小盆中备用；将豆腐丝、蕨菜放入小盆内，再将准备好的蒜末放入，加调料拌匀，装盘即可。本品具有顺气化痰，清热通便的作用。对于食膈、气膈、肠风热毒等病症有一定疗效。

2. 脆皮蕨菜卷：鲜蕨菜 100 克，鲜蘑菇 30 克，面包渣 200 克，鸡蛋 4 枚，葱花、姜末各 20 克，色拉油、精盐、味精、花椒油、麻油、湿淀粉、面粉各适量。将蕨菜洗净切成末，鲜蘑菇洗净切丁，放入碗内，加入精盐、味精、葱花、姜末、花椒油、麻油拌成馅；将鸡蛋磕入碗内，加入湿淀粉调匀，用手勺摊成 12 个小圆皮，剩下的鸡蛋糊待用；把蛋皮从中间一切两半，卷上馅成卷，蘸上面粉后，再蘸上剩下的鸡蛋糊，最后蘸上面包渣待用；锅内放色拉油，烧至五成热时，将卷下锅炸成金黄色捞出沥油，码盘上桌即成。本品具有健脾益胃，润肺化痰的作用，适用于虚劳羸瘦、胃呆食少、体倦、肠风热毒、咳嗽有痰等病症。常人食之可补髓填精，强健体魄。

3. 四色蕨菜：鲜蕨菜 100 克，水发香菇、柿椒、冬笋各 50 克，生姜 15 克，精盐、味精、料酒、清汤、胡椒粉、湿淀粉、香油、食用油各适量。将鲜蕨菜切段，入沸水中稍焯片刻，然后用冷水过凉；将香菇、柿椒、冬笋、生姜均切成细丝，冬笋丝入沸水中焯熟备用；炒勺置旺火上，加油烧至六成热时，依次投入蕨菜、香菇丝、冬笋丝、柿椒丝、生姜丝，煸炒出来，加精盐、料酒和清汤炒匀，稍后撒上胡椒粉、味精，淋入湿淀粉和香油，颠翻拌匀，出勺装盘即可。本品具有滋阴润燥、和胃补肾的作用，适用于肠风热毒、瘦弱干咳、脾虚腹胀、胃气上逆等病症。

4. 芝麻蕨菜：蕨菜 500 克，花生仁（生）、芝麻各 50 克，盐 5 克，味精 1 克。用盐水将蕨菜泡 3 小时，然后再用清水漂洗 5 次，切成 3.5 厘米段；将蕨菜段下入开水锅中焯一下，然后捞出沥干水分，放入凉水中过凉待用；将花生仁、芝麻分别炒熟，晾凉后压成细面，加少许盐和味精拌均匀，即成花生芝麻盐；将蕨菜捞出沥干水分，加入调好的花生芝麻盐，调拌均匀即可装盘。本品具有清热安神的作用。

5. 蒜泥蕨菜：蕨菜 600 克，大蒜（白皮）40 克，盐 3 克，味精 2 克，醋 10 克，香油 15 克。将大蒜去皮，洗净，捣成蒜泥；将蕨菜择洗干净，切成 3 厘米长的段；投入开水锅中煮透，捞出沥干水分，晾冷后放入盘中，加盐、味精、蒜泥、醋、香油调拌均匀即可。

☺**温馨小贴士**
蕨菜性味寒凉，脾胃虚寒者慎用，常人亦不宜多食。

茼 蒿

【别名】蒿菜、蓬蒿、菊花菜。

【性味归经】温，甘涩。归肝、肾经。

【营养成分】茼蒿主要含有氨基酸、挥发油、脂肪、蛋白质、矿物盐以及多种维生素。

【养生功效】茼蒿具有健脾益胃、消食开胃、化痰通便的作用。

【食用方法】烧菜、做汤、生食。

1. 冬菇扒茼蒿：茼蒿 300 克，冬菇（鲜）50 克，植物油 20 克，大葱 5 克，大蒜（白皮）10 克，盐 2 克，香油 1 克，淀粉（玉米）5 克，料酒 10 克，食用油适量。将茼蒿洗净，切段，放入开水中焯一下，沥干；将冬菇洗净，切小片；将葱、蒜洗净，葱切段，蒜切片；锅中放食用油烧热至七成热，爆香葱段、蒜片，下冬菇翻炒；倒入料酒及少量水，放入茼蒿段煸炒至熟，加盐调好味；用水淀粉 10 克（淀粉 5 克加水）勾芡，淋入香油即可。本品具有化痰通便的作用。

2. 拌茼蒿：先将 250 克茼蒿洗净，入滚开水中焯过，再以麻油、盐、醋拌匀即成。本品具有健脾胃、助消化的作用，对于胃脘痞塞、食欲缺乏者有良好的辅助治疗作用。

3. 蒜泥茼蒿：茼蒿 250 克，大蒜 3 瓣，味精、食盐、香油适量。将茼蒿洗净，切 3 厘米的长段，大蒜捣烂为泥备用，锅内放入清水煮开，茼蒿下锅开水焯 3 分钟捞出，将蒜泥、味精、食盐、香油同时放入，搅拌均匀盛盘即可。本品具有消食开胃的作用。

4. 茼蒿烧豆腐：茼蒿 200 克，豆腐 100 克，食盐、味精各 2 克，葱花、姜末各 6 克，白糖 3 克，料酒 5 克，植物油 20 克。将茼蒿切成段备用；将豆腐切成块状；锅内倒入植物油，用葱花、姜末炝锅，然后放入豆腐、料酒翻炒，再加入适量清水，稍煮片刻，待豆腐即将熟时，加茼蒿、食盐、白糖，搅拌均匀，出锅前用味精调味即可，佐餐食用。本品对高血压、冠心病等疾病有辅助治疗作用。

5. 蓬蒿汁：茼蒿 250 克，笋、香菇各 50 克，豆粉、色拉油、盐各适量。取新鲜茼蒿洗净剁碎，捣取汁；将汁水拌生豆粉勾稀芡；将笋、香菇洗净，切作小丁；清水煮沸后下笋丁、香菇丁，改小火烧 10 分钟，加盐，倒入茼蒿汁勾稀的豆粉，使成浅腻状，再浇上色拉油即成。本品具有安心神、养脾胃的作用，心烦不安、便秘口臭者可常食。

☺温馨小贴士
茼蒿辛香滑利，胃虚泄泻者不宜多食。

甘 蓝

【别名】蓝菜、西土蓝、包心菜、洋白菜、卷心菜、圆白菜。
【性味归经】平，甘。归脾、胃经。
【营养成分】甘蓝主要含有蛋白质、脂肪、葡萄糖、胡萝卜素、纤维素、烟酸、黄酮醇、钙、铁、磷以及多种维生素。
【养生功效】甘蓝具有健胃养肾、通络壮骨、补脑益智、润肠通便的作用。
【食用方法】烧菜、煮粥、做汤。

1. 甘蓝粳米粥：甘蓝 100 克，粳米 50 克，葱花 5 克，姜末 3 克，植物油 20 克，食盐 1 克，味精 0.5 克。将甘蓝清洗干净，切成细丝备用；锅内倒入植物油，油热后放入葱花、姜末炝锅，爆出香味后，放入甘蓝略炒片刻，再加入粳米、清水熬煮成粥，出锅前用食盐、味精调味即可，每日早晚食用。本品具有补肾的作用，适宜肾虚、气短、乏力者食用。

2. 酸辣甘蓝：甘蓝（包心菜）500 克，蒜泥、葱花、胡椒、精盐、辣椒油、油各适量。将洗净的甘蓝切成 3～4 厘米的细长条，放入滚开水中焯一下取出，配上蒜泥、葱花、胡椒、精盐、辣椒油，然后把熬开的熟油倒入拌和即成。本品具有开胃增食、去腻解毒的作用，适用于脘腹痞满、不欲饮食、口中黏腻等病症。

3. 甘蓝柠檬：甘蓝叶 250 克，柠檬 1 个，蜂蜜适量。甘蓝叶加水煮，刚熟捞起；柠檬榨汁加适量蜂蜜拌匀，再和煮熟的甘蓝叶调和，一天分数次吃，连吃 15～20 天。本品具有促进溃疡愈合的作用，适用于胃及十二指肠溃疡患者食用。

4. 甘蓝炒番茄：甘蓝 250 克，番茄 200 克，葱花、精盐、味精、酱油、食用油各适量。先将番茄用开水稍烫，去皮切块；将甘蓝洗净切片；油锅烧热后，放葱花煸香，加甘蓝炒至七成熟，投入番茄，略炒，再加入精盐、酱油烧至入味，点入味精拌匀即成。本品具有益气生津的作用，适用于身体疲乏、心烦口渴、不欲饮食等病症。常人食之，能防病抗病，健壮身体。

5. 奶油炒甘蓝：甘蓝 500 克，奶油 75 克，盐 4 克，胡椒粉 2 克。把甘蓝去根和老叶，洗净，切成 2 厘米见方的块，用开水烫一下，捞出投凉，控干水；锅洗净，放火上，倒入奶油，下甘蓝块，炒至微黄色；撒上盐与胡椒粉拌匀即可出锅。本品具有通络壮骨、补脑益智的作用。

6. 甘蓝滑蛋：生鸡蛋 3 个，紫甘蓝 50 克，花生油 20 克，盐 8 克，味精 5 克。将甘蓝清洗干净，切丝，鸡蛋打散搅匀；烧锅下花生油，放入甘蓝丝、鸡蛋液，放少许盐、味精炒熟，出锅摆盘即可。本品具有通络壮骨、补脑益智的作用。

☺温馨小贴士

　　甘蓝含有粗纤维，且质硬，故脾胃虚寒、泄泻以及小儿脾弱者不宜多食。

香　椿

【别名】香椿头、香椿芽、香椿叶。

【性味归经】凉，苦。归肺、胃、大肠经。

【营养成分】香椿主要含有蛋白质、脂肪、糖类、胡萝卜素、维生素、粗纤维、钙、磷、铁等。

【养生功效】香椿具有除热燥湿、收敛止血、止泻止痢、杀虫解毒的作用。

【食用方法】凉拌、生食。

1. 香椿拌豆腐：香椿 50 克，豆腐 200 克，食盐、味精各 1 克，香油 10 克。先将豆腐切成小块放入盘中，撒上食盐腌制片刻；将香椿清洗干净后，放入开水中烫一下，切成碎末，放在豆腐上，加入盐、味精、香油搅拌均匀即可。本品能够清热解毒、补益虚损，对浅表性胃炎、口舌生疮等症具有治疗作用。

2. 油炸香椿叶：鲜香椿叶 250 克，素油 500 克，面粉、盐各适量。将鲜香椿叶洗净切碎，用适量面粉、盐和水调成糊状；然后起油锅，用勺将面糊下入油锅，炸黄后捞出即可食用。本品具有收敛止血的作用。

3. 竹笋香椿：鲜净竹笋 200 克，嫩香椿头 500 克，精盐、鲜汤、味精、湿淀粉、麻油、食用油各适量。将竹笋切成块；将嫩香椿头洗净切成细末，并用精盐稍腌片刻，去掉水分待用；炒锅烧热放食用油，先放竹笋略加煸炒，再放香椿末、精盐、鲜汤用旺火收汁，点味精调味，用湿淀粉勾芡，淋上麻油即可起锅装盘。本品具有清热解毒、利湿化痰的作用，适用于肺热咳嗽、胃热以及脾胃湿热内蕴所致的赤白痢疾、小便短赤涩痛等病症。

4. 煎香椿饼：面粉 500 克，腌香椿头 250 克，鸡蛋 3 枚，葱花、料酒、油各适量。将香椿切成小段，用水将面粉调成糊，加入鸡蛋、葱花、料酒，和切段香椿拌匀；平锅放油烧热，舀入一大匙面糊摊薄，待一面煎黄后翻煎另一面，两面煎黄即可出锅。本品具有健胃理气、滋阴润燥、润肤健美的作用，适用于体虚、毛发不荣、四肢倦怠、大便不畅等病症。

5. 拌香椿：嫩香椿 250 克，精盐、麻油各适量。将香椿去老梗洗净，下沸水锅焯透，捞出洗净，沥水切碎，放盘内，加入精盐，淋上麻油，拌匀即成。本品具有清利湿热、宽肠通便的作用，适用于尿黄、便结、咳嗽痰多、脘腹胀满、大便干结等病症。

☺温馨小贴士

　　香椿不宜与猪肉同食，也不适宜脾胃虚寒者食用。另外，本品不宜过量食用，否则会令人神昏。

第三节　根茎类蔬菜保健养生常法

在我国现存最早的医学文献《黄帝内经》中，根据五行学说，在人体则以五脏为中心，五色与五脏相配。不同的脏腑，各有不同的作用。红色主心，所属蔬菜有红豆、胡萝卜、番茄等；绿色主肝，所属蔬菜有黄瓜、苦瓜、荷兰豆以及其他绿色蔬菜；黄色主脾，所属蔬菜有南瓜、红薯、黄豆等；白色主肺，所属蔬菜有白薯、土豆等；黑色主肾，所属食物有黑豆等。

蔬菜是人类不可缺少的食物，它富含人体需要的维生素、矿物质及消化系统必需的粗纤维等，它能够促进身体发育，为机体补充营养，预防各种疾病。蔬菜分根茎类和叶类蔬菜。以下分别介绍其保健常用方法。

菜 花

【别名】花菜、椰菜、花椰菜。

【性味归经】平，甘。归肾、脾、胃经。

【营养成分】菜花主要含有钙、磷、铁、各种维生素、糖类、蛋白质、脂肪等。

【养生功效】菜花具有润肺止咳、健脾胃、生津止渴、利湿的作用。

【食用方法】烧菜、做汤、煮粥。

1. 菜花粳米粥：菜花、粳米各50克，食盐1克，植物油10克。将菜花洗净后掰成小块，放入热油中翻炒片刻，然后注入清水、粳米熬煮成粥，出锅前调入食盐即可，每日早晚食用。本品有健脾消食的作用，对消化不良症具有辅助治疗的作用。

2. 绿菜花白糖煎：绿菜花100克，白糖10克。将绿菜花放入锅中，加水煎煮30分钟，出锅前调入白糖即可，佐餐食用。经常食用可预防、治疗流行性感冒。

3. 凉拌绿菜花：绿菜花200克，食盐、味精各1克，香油5克，米醋3克。将绿菜花洗净后放入热水中焯一下，控干捞出后装盘，调入食盐、味精、香油、米醋即可，佐餐食用。本品具有清热解毒、增强免疫力的作用。

4. 素炒菜花：菜花300克，食盐、味精各1克，料酒3克，葱花、姜末各5克，植物油20克。将菜花洗净后掰成小块，放入热水中焯一下，捞出备用；锅内倒入植物油，油热后用葱花、姜末炝锅，然后放入菜花及调味品，翻炒均匀即可，佐餐食用。本品具有清热解毒、润肺止咳、增进食欲的作用，适宜内热火旺、咳嗽痰多、食欲缺乏者食用。

5. 红烩菜花：菜花500克，胡萝卜150克，蒜25克，醋10克，精盐5克，番茄酱125克，胡椒粒10粒，洋葱75克，香叶1片，芹菜50克，干辣椒20克，糖50克，油适量。将菜花拆成小朵，用盐水浸泡5~10分钟（杀死幼虫），然后洗净，用沸水煮烫5分钟左右，捞出并控去水分，将胡萝卜、芹菜、洋葱洗净，分别切成片、段、丝；先用热油炒洋葱丝，炒到微黄时放香叶、胡椒粒、干辣椒、胡萝卜片、番茄酱，再继续炒到油呈红色时，放水调匀，再放入煮烫过的菜花和芹菜段，沸后放盐、糖、醋，蒜调好口味，移文火上再微沸10分钟，倒入耐酸器皿内，凉后即可食用。本品具有健脾消食、增加食欲的作用，适宜消化不良、食欲缺乏者服食。

6. 香菇烧菜花：菜花300克，水发香菇30克，食盐2克，味精1克，植物油20克。将香菇切成小块；将菜花洗净后掰成块状，放入热水中焯一下，捞出后备用；锅内倒入植物油，油热后放入菜花、香菇、食盐一同翻炒，再注入适量清水，略烧片刻，放入味精即可，佐餐食用。本品有健脾养胃、益气补虚的作用，适宜脾胃虚弱、食欲缺乏者食用。

☺温馨小贴士

菜花不宜与猪肝同食，因为菜花纤维中的醛糖酸基与猪肝中的铁、锌等微量元素反应，会降低人体对这些元素的吸收；另一方面，猪肝中的铜、铁元素会使菜花中的维生素C氧化为脱氢抗坏血酸，从而失去原来的功能。

甘薯

【别名】白薯、红薯、番薯、山芋、地瓜。

【性味归经】平，甘。归脾、胃、大肠经。

【营养成分】甘薯含有蛋白质、脂肪、粗纤维、钙、磷、铁、胡萝卜素、维生素 C、葡萄糖、维生素 B$_1$、麦芽糖等。

【养生功效】甘薯具有活血凉血、益气生津、通利大便、补脾胃的作用。

【食用方法】烧菜、烤制、油炸、煮粥等。

1. 甘薯粳米粥：甘薯 100 克，粳米 50 克。将甘薯洗净去皮，切成小块，放入锅中与粳米一同煮至烂熟即可，每日早晚食用。本品具有补益脾胃、生津润燥、解毒消痈的作用，适宜脾胃虚弱、身体虚弱者食用。

2. 甘薯生姜煎：甘薯 500 克，生姜 10 克，清水 1 000 克。将前两味材料清洗干净，切成小块，一同放入锅中，加入清水，煎煮 30 分钟，取汁即可，每日 1 剂，分 3 次温服。本品对湿热型黄疸具有辅助治疗的作用。

3. 甘薯糖水：甘薯 500 克，白糖 50 克，生姜片 10 克。将甘薯去皮后，切成小块，放入锅中，加适量的清水，煮半个小时左右，待其变软后，调入白糖、生姜片，继续煮 5 分钟即可，餐后食用。本品对老年人便秘、产后妇女便秘者具有缓解作用。

4. 拔丝甘薯：甘薯、白糖、油各适量。将甘薯削皮后以滚刀法切块；将切块的甘薯放锅中炸熟，炸好后放置一边待用；再将锅中放入糖（勿有水）。把糖烧融后，糖会慢慢变成焦糖色，此时放入一点点水；把刚刚炸好的甘薯放入有焦糖的锅中拌匀即可食用（食用时可先浸一下冷水，焦糖会变脆）。本品具有益气生津、补脾胃的作用。

5. 甘薯排：甘薯 250 克，白糖 150 克，鲜奶油 100 克，鸡蛋液 50 克，黄酒 10 克，香料 5 克，冰糖 8 克，面粉 100 克。将甘薯煮熟后去皮，捣烂呈泥状备用；并将白糖、鲜奶油、鸡蛋液、黄酒、香料放入容器中，进行搅拌，后放入甘薯泥和匀备用；然后将面粉和成面团，制成一个个面皮，把甘薯料铺在面皮上，入烤箱烘烤，熟后撒上冰糖碎屑即可佐餐食用。本品适宜习惯性便秘患者长期食用。

6. 甘薯茯苓饼：甘薯 400 克，榨菜 30 克，香菜、植物油各 20 克，茯苓粉、荸荠、水发香菇、饼干粉、胡萝卜各 50 克，食盐、味精各 2 克。将甘薯、荸荠捣成泥状，并将榨菜、香菜、水发香菇、胡萝卜切成小丁，然后将所有原料混合在一起，加水和成面团，制成一个个坯子，压成饼，放入油锅中，炸至金黄即可。本品具有健胃消食、扩张血管、降低血压的作用，适宜高血压、冠心病患者食用。

☺**温馨小贴士**

有些人吃甘薯之后有胃灼热、反酸等现象，这是因为甘薯中含有一种叫"气体酶"的成分，可使胃肠道产生大量的二氧化碳气体。遇到这种情况要一次少食，和咸菜一同吃，可以减少这些症状。生了黑斑病、腐烂变质的甘薯有毒，千万不可食用。

马铃薯

【别名】洋芋、土芋、土豆、山药蛋、地蛋。

【性味归经】平，甘。归脾、胃、大肠经。

【营养成分】马铃薯主要含有水分、碳水化合物、钾、维生素 C、磷、蛋白质、钙、硒、铁、胡萝卜素、龙葵碱以及维生素 B 等。

【养生功效】马铃薯具有健脾益气、和胃调中、缓急止痛、通利大便的作用。

【食用方法】烧菜、煮粥或制成各种食品，如薯片、薯条等。

1. 马铃薯饮：马铃薯 250 克洗净捣烂，加冷开水适量绞汁，每日早晚空腹饮用一杯，连服 3 周左右，同时忌服有刺激性的食物。本品可治胃、十二指肠溃疡。

2. 马铃薯山药汤：马铃薯 50 克，山药 30 克，麦芽 20 克，陈皮 10 克。将马铃薯、山药清洗干净，切成块状，然后把所有材料一同放入锅中，加适量的清水煎煮 30 分钟，取汁饮用。每日 1 剂，分 2 次温服。本品对失眠、心悸具有缓解作用。

3. 马铃薯烧豆腐：马铃薯 150 克，豆腐 100 克，食盐、味精各 2 克，酱油、料酒各 4 克，葱花、姜末各 3 克，植物油 20 克。将马铃薯、豆腐分别切成大小相似的块状备用；锅内倒入植物油，油热后放入马铃薯、豆腐略炸片刻捞出；再将油锅烧热，投入葱花、姜末，放入马铃薯、豆腐、清水及各种调味料，烧制一会儿即可出锅，佐餐食用。本品具有安神养心、健脾益气的作用，适宜冠心病、皮肤干燥者食用。

4. 蒸马铃薯：选大个马铃薯 1 个，中间挖一个小洞，放入独头蒜一个，蒸熟后服用，每日早晚 2 次，连服半个月。本品可治神经衰弱、贫血、癔症等引起的头晕。

5. 马铃薯兑三汁：马铃薯 250 克，橘汁 50 克，生姜汁 10 克。将马铃薯放入榨汁机中，加适量清水搅拌，取其汁液与生姜汁、橘汁调和在一起，频频饮用。本品有驱散胃寒的作用，对恶心呕吐有治疗作用。

6. 酸辣土豆丝：马铃薯 200 克，食盐、味精各 2 克，酱油、料酒、白糖、干辣椒各 3 克，米醋 4 克，植物油 20 克。将马铃薯洗净后去皮，切成丝状备用；锅内倒入植物油，油热后放干辣椒炒出香味，再将准备好的马铃薯丝放入锅中，加食盐、料酒、酱油、白糖、米醋均匀翻炒，出锅前加味精调味即可，佐餐食用。本品具有开胃健脾的作用，适宜冠心病及肠道疾病患者食用。

☺温馨小贴士

  马铃薯有一种叫"龙葵素"的有毒物质，当阳光照射或保存不好时，马铃薯皮肉变绿，发芽时，龙葵素的含量就会增加，人吃了这种马铃薯轻者口干、呕吐，重者引起中毒，麻痹、抽筋等症状，因此，发绿或生芽的马铃薯不宜食用。

萝 卜

【别名】白萝卜、莱菔、罗服、土酥。

【性味归经】凉，甘。归肺、脾、胃经。

【营养成分】萝卜主要含有水分、蛋白质、维生素 C、钙、磷、碳水化合物、铁、木质素、莱菔脑、胆碱等。

【养生功效】萝卜具有消化积滞、清热利尿、解毒化痰、定喘止咳的作用。

【食用方法】烧菜、做汤、煮粥。

1. 萝卜粥：白萝卜适量，小米或粳米 100 克，如常法煮成稀粥，早晚温热服食。本品具有消食行滞、祛痰止咳等功效，最宜于肥胖、痰多者服用。

2. 红白萝卜汤：红萝卜、白萝卜各 100 克，食盐、味精各 2 克。将红、白萝卜清洗干净，切成细丝放入锅中，加适量清水煮汤，出锅前调入食盐、味精即可佐餐食用。本品对感冒、流行性感冒具有辅助治疗的作用。

3. 萝卜紫菜汤：萝卜 100 克，紫菜 10 克，陈皮 8 克。将萝卜洗净后，与陈皮、紫菜一同放入锅中，加水煮 30 分钟，即可饮汤食菜，每日早晚食用。本品具有清热解毒、利尿生津的作用，尤其适宜甲状腺肿大的患者食用。

4. 萝卜浓茶饮：白萝卜 60 克，浓茶 1 杯，蜂蜜 30 克，三者兑在一起搅匀，隔火蒸熟顿服，一日 2 次。本品可治细菌性痢疾。

5. 凉拌萝卜丝：胡萝卜、白萝卜各 100 克，香菜 50 克，姜丝 10 克，酱油 3 克，食盐、味精各 1 克，米醋 2 克。将胡萝卜、白萝卜和香菜洗干净，切成丝状装盘，加以食盐、味精、酱油、米醋等调味料搅拌均匀即可佐餐食用。本品对高血压、心脏病等疾病具有辅助治疗的作用。

☺温馨小贴士

　　甲状腺功能减退症患者忌食白萝卜。服何首乌、地黄药物时忌食白萝卜，服用补血药、补气药时最好也不要服食白萝卜，以免影响疗效。

胡萝卜

【别名】黄萝卜、红萝卜、胡萝菔、金笋。

【性味归经】平，甘。归肺、脾、胃经。

【营养成分】胡萝卜主要含有水分、胡萝卜素、维生素 C、钙、磷、糖类、蛋白质、维生素 A 等。

【养生功效】胡萝卜具有清热解毒、润肠通便、健胃消食、利胸膈、益五脏、止泻明目的作用。

【食用方法】生食、烧菜、做汤、煮粥。

1. 胡萝卜粥：胡萝卜适量，大米或小米 100~200 克，如常法煮粥服食。本品有健胃、助消化的作用。

2. 胡萝卜汁：胡萝卜 300 克，食盐 1 克。将切好的胡萝卜放入锅中，加食盐和适量的清水，煎煮 30 分钟，直至胡萝卜煮烂，取汁饮用。每日 1 剂，分 3 次服用。本品对小儿消化不良具有治疗作用。

3. 胡萝卜汤：胡萝卜 200 克，香菜 20 克，食盐 2 克，味精 1 克，香油 3 克，植物油 10 克。先将胡萝卜切片，香菜切成小段，锅内倒入植物油，油热后放胡萝卜翻炒片刻，然后注入清水，放香菜，出锅前用食盐、味精、香油调味即可，佐餐饮用。本品对高血压、高脂血症、高血糖等疾病具有辅助治疗的作用。

4. 炒三丁：胡萝卜 100 克，青豆 100 克，马铃薯 100 克，食盐、味精各 2 克，酱油、料酒各 5 克，葱花、姜末各 6 克，植物油 20 克。将三味主料清洗干净，胡萝卜、马铃薯切成丁，锅内倒入植物油，油热后放葱、姜炝锅，后倒入三丁，加调料翻炒，出锅前调入味精即可，佐餐食用。本品具有开胃健脾、补益中气的作用，尤其适宜水肿症、消化不良、夜盲症患者食用。

5. 凉拌胡萝卜：胡萝卜 100 克，芹菜 100 克，食盐、味精各 1 克，米醋 3 克，白糖 3 克，香油 3 克。将胡萝卜、芹菜切成细丝，放入沸水中焯一下装盘，最后加入调味料搅拌均匀即可，佐餐食用。本品适宜高血压、心脏病患者食用。

6. 胡萝卜炒黄瓜：胡萝卜 200 克，黄瓜 200 克，食盐、味精各 2 克，酱油、料酒各 5 克，葱花、姜末各 5 克，植物油 20 克。先将胡萝卜和黄瓜切成片状，锅内倒入植物油，油热后用葱、姜炝锅，然后放入胡萝卜、黄瓜及调味料翻炒片刻即可装盘，佐餐食用。本品对高血压、高脂血症、糖尿病、动脉硬化等疾病有辅助治疗的作用。

☺温馨小贴士

　　胡萝卜不宜与含维生素 C 的食物同时食用，因为胡萝卜中含有一种维生素 C 分解酶，同时食用或烹调时，可使这些食物中所含的维生素 C 遭到氧化而丧失殆尽，如山楂、橘子、番茄、辣椒等。

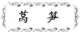

莴笋

【别名】莴菜、香乌笋、莴苣、生菜、千金菜。

【性味归经】微寒，甘、苦。归脾、胃、肺经。

【营养成分】莴笋主要含有水分、磷、铁、钙、维生素C、胡萝卜素、蛋白质、碳水化合物以及B类维生素等。

【养生成分】莴笋具有清热凉血、通乳利尿的作用。

【食用方法】烧菜、做汤、凉拌。

1. 炒莴笋：莴笋500克，植物油30克，精盐4克，花椒10粒，葱花3克，酱油适量。将莴笋去掉笋叶和皮，洗净，从笋的斜面切成3厘米长的薄片放入盆中，用开水烫一下，用凉水过凉，控干水分；炒锅置于火上，放入植物油烧热，放入花椒，炸至九成熟，将花椒取出，放入葱花稍炸，随即放入莴笋，翻炒均匀后，加入酱油、精盐，炒拌均匀，即可出锅。本品具有清热凉血的作用。

2. 炝拌莴笋：莴笋500克，香油15克，酱油20克，干辣椒25克，盐3克，味精5克，花椒5克。将莴笋去皮后切成5厘米长、1厘米宽的长条，用盐拌匀；莴笋腌1小时，控去水分，盛入盆内，拌上味精；将干辣椒切成短节；将勺置火上，注油烧热后，下入花椒炸糊捞出，加入辣椒炸到紫黑色；再加入酱油，浇在莴笋上，调味，即成。本品具有清热利尿的作用。

3. 核桃拌莴笋：莴笋300克，核桃仁20克，盐3克，鸡精2克，香油5克。将莴笋去皮洗净，切成厚片，在每片中间连刀竖切一个口，使之保持不断；将核桃仁切成条，坐锅点火放清水，将核桃仁嵌入莴笋片中可；把莴笋片再放入器皿，加入精盐、香油、鸡精拌匀即可。本品具有健脑、清热凉血的作用。

4. 豉香莴笋：莴笋200克，色拉油10克，葱汁、姜汁、大蒜（白皮）、姜各3克，豆瓣酱10克，大葱5克，盐、胡椒粉各2克，料酒8克，白砂糖、味精各1克，香油、豆豉各适量。将莴笋洗净切成片，用少许盐、葱姜汁、料酒、味精拌匀入味；葱洗净切花；姜洗净切末；大蒜捣碎；锅内倒油烧热，放入豆豉、豆瓣酱、葱花、蒜泥、姜末爆香，锅中倒水烧开；放入盐、胡椒粉、白糖、味精烧成豉香汁，盛入碗中备用；锅内到油烧热，放入莴笋片炒熟，倒入调好的豉香汁，淋上香油即可。本品具有通乳的作用。

5. 腐乳汁莴笋：莴笋500克，淀粉（玉米）10克，色拉油75克，腐乳汁50克，香油15克，精盐3克，味精2克，白砂糖2克。把莴笋去叶，去皮洗净，切成长7厘米、宽1.5厘米、高1厘米的长方条，放入水中煮至八成熟，捞出待用；炒锅放火上，倒色拉油加热，投入莴笋条翻炒几下；随之放入水、精盐、白砂糖、腐乳汁，烧透加味精；用水淀粉勾芡，淋上香油即可装盘。本品具有清热凉血的作用。

☺ **温馨小贴士**

莴笋性凉，脾胃虚寒者不可食用本品。另外，莴笋不宜大量食用，否则会令人眼花，尤其是有眼疾的患者，更不宜食用本品。

芦笋

【别名】龙须菜、石刁柏。

【性味归经】寒，甘。归肺、胃经。

【营养成分】芦笋主要含有维生素、叶酸、核酸、芦丁、天门冬酰胺、甘露聚糖等。

【养生功效】芦笋具有健脾益气、生津润燥、滋阴止渴、解毒防癌的作用。

【食用方法】烧菜、做汤、凉拌或制成罐头等食品

1. 芦笋胡萝卜蜜：将胡萝卜 300 克，绿芦笋 200 克，芹菜 100 克，柠檬 60 克，苹果 400 克切块入榨汁机中，酌加冷开水榨制成汁，然后用蜂蜜调味，即可饮用。本品可预防及治疗痛风。

2. 芦笋烧玉米：芦笋 200 克，玉米 100 克，莲子 50 克，食盐、味精各 1 克，料酒、水淀粉各 3 克，植物油 20 克。将芦笋清洗干净切成小段备用；锅内倒入适量的植物油，油热后放入芦笋，加料酒、食盐迅速翻炒后注入适量的清水，烧 3 分钟左右后捞出装盘；然后把莲子、玉米一同放入锅中，加水、食盐、味精烧熟，最后用水淀粉勾芡，淋在芦笋上即可。本品对慢性肝炎、盗汗、自汗、便秘、高脂血症、慢性支气管炎等疾病有治疗作用。

3. 炖芦笋冬瓜：冬瓜 300 克，罐头芦笋 250 克，葱末、姜丝、盐、味精、淀粉各适量。将冬瓜洗净切成长条块，入沸水中烫透，用凉水浸泡沥水，然后与芦笋、盐、葱、姜一起入锅炖 30 分钟，放入味精，勾芡即可。本品有清热利水、滋补健身、减肥的作用。

4. 芦笋炒荠菜：芦笋 250 克，荠菜 100 克，食盐、味精各 1 克，水淀粉 3 克，植物油 20 克。将芦笋、荠菜清洗干净，切成小段；锅内倒入植物油，油热后将芦笋、荠菜放入锅中，迅速翻炒后注入适量的清水、食盐和味精，烧沸后用水淀粉勾芡即可佐餐食用。本品对高血压、便血、吐血等症具有辅助治疗的作用。

5. 百合芦笋汤：百合 150 克，芦笋 100 克，盐 3 克，味精 1 克。将百合掰成瓣，撕去内膜；将芦笋洗净切成段；将百合用精盐揉捏后洗净，加适量清水煮至七成熟，然后加入芦笋，用味精调味即可。本品具有生津止渴、滋阴润燥的作用。

6. 芦笋炖豆腐：豆腐 400 克，芦笋 200 克，豆腐皮 80 克，水发木耳 10 克，水发香菇 15 克，食盐、味精各 2 克，白糖、酱油、水淀粉各 3 克，植物油 20 克。将豆腐、芦笋、水发木耳及香菇切成大小相仿的块状备用；锅内倒入植物油，油热后先将豆腐皮放入锅中，油炸至金黄色，捞出，然后切成条状，与豆腐、芦笋、木耳、香菇与调料一同放入锅中，加水炖煮 30 分钟，待汤汁即将熬尽时，调入适量酱油，用水淀粉勾芡即可，佐餐食用。本品对慢性胃炎、消化性溃疡、溃疡性结肠炎、痔疮等症有治疗作用。

☺温馨小贴士

芦笋不可存放时间过久，也不可生食。

竹 笋

【别名】竹芽、竹胎、竹萌、竹肉。

【性味归经】寒，甘。归肺、胃经。

【营养成分】竹笋主要含有水分、磷、钙、纤维素蛋白质、碳水化合物、氨基酸等。

【养生功效】竹笋有清热消痰、生津益气的作用

【食用方法】烧菜、做汤或制成各种罐头、食品。

1. 冬笋粥：冬笋 100 克，粳米 50 克。将冬笋切块，粳米淘洗干净，二者同煮，熟后即可食用。本品有通大便、消热痰之效。

2. 油辣佛手笋：冬笋 1 000 克，花生油 100 克，盐 8 克，白砂糖 3 克，味精 1 克，辣椒油 15 克，香油 10 克，花椒 7 克。将冬笋剁掉头部老蔸，剥去外壳，削去内皮，下入开水锅内煮熟，再用冷水凉透，用刀一切两开，由笋尖向头部片成薄片，但不要片断，片的深度为五分之四，五分之一连着，再切成丝即成佛手形；将花生油烧热，下入佛手笋，炸去水分，呈黄色时捞出，锅内另放香油，下入花椒炸一下不要捞出，再下入炸好的佛手笋以及上列调料，稍焖，

收干汁晾凉，装盘后淋上香油即成。本品可生津溢气。

3. 枸杞烧竹笋：嫩枸杞头 300 克，竹笋 30 克，食盐、味精各 2 克，料酒、白糖各 3 克，姜末 5 克，植物油 20 克。先将枸杞头清洗干净备用；竹笋切成细丝，与枸杞头、姜末一同放入热油中烹炒，后加入调味料搅拌均匀，即可出锅，佐餐食用。本品对身体瘦弱、面色无华等症状有改善作用。

4. 冬笋烧草菇：冬笋 300 克，草菇 100 克，水淀粉 15 克，食盐、味精各 2 克，植物油 20 克。将冬笋洗净后切成薄片备用；草菇清洗干净后，与冬笋一同放入热油中，加调味料翻炒，起锅前用水淀粉勾芡即可，佐餐食用。本品具有增进食欲的作用，对腹胀、癌症、便秘等疾病有辅助治疗的作用。

5. 红烧笋豆：冬笋 450 克，毛豆 350 克，香油、白砂糖各 10 克，白酱油、酱油、葱段各 15 克，八角 1 克，姜片 3 克。将毛豆洗净后，沥干；笋去壳煮熟切丝，备用；将砂糖、白酱油、酱油、八角、葱、姜倒入锅中煮开，加入黄豆和笋丝，烧滚后，转小火，慢煮半小时，即成；洒上香油，冷食热食均可。本品具有清热消痰的作用。

6. 碧绿笋尖：莴笋、春笋各 200 克，姜末 3 克，香油 2 克，葱油 5 克，鸡精 1 克，盐 3 克。将莴笋、春笋分别洗净切片；然后放入沸水中略焯，捞出过凉，沥干水分；将莴笋、春笋混合，加入姜末、香油、葱油、鸡精、盐拌匀盛盘即可。本品具有增进食欲、生津益气的作用。

☺温馨小贴士

竹笋不可与豆腐同食，同食易生结石；不可与羊肝同食，同食令人目盲；不宜与鹧鸪肉同食，同时令人腹胀。月经前后也不宜食用本品。

山 药

【别名】淮山药、长山药、野山薯、玉延、薯蓣。

【性味归经】平，甘。归脾、肺、肾经。

【营养成分】山药主要含有水分、钙、磷、消化酶、维生素 C、碳水化合物等。

【养生功效】山药具有健脾润肺、养心安神、固肾益精、补虚益气、益智健脑的作用。

【食用方法】烧菜、做汤、煮粥。

1. 山药蔬菜饼：水 1 杯，面粉 1 杯，山药 150 克，圆白菜 30 克，金针菇 40 克，胡萝卜 30 克，豌豆苗 4 克，鸡蛋 2 个，奶油 10 克、盐 1/4 茶匙。将圆白菜、金针菇、胡萝卜、豌豆苗洗净，切丝；鸡蛋打散；山药去皮，入蒸锅蒸软，压成泥状备用；面粉过筛，先加水搅拌，再加入山药泥拌匀后盖上湿布，在室温下静置 1～2 小时；平底锅加热，放奶油，倒入山药泥面糊成四方饼状，其上加入蔬菜丝、鸡蛋液及盐；待底部凝固后翻面，以小火煎至两面呈金黄色即可。本品可预防及改善便秘。

2. 山药粳米粥：山药 50 克，粳米 50 克。将山药清洗干净，刮去皮，切成块状，然后与粳米一同放入锅中，加水熬煮成粥即可，每日早晚食用。本品具有健脾益气、强壮身体的作用，适宜脾胃气虚、中气不足、身体虚弱者食用。

3. 山药鸡蛋汤：山药 50 克，鸡蛋液 100 克，食盐 2 克，味精 1 克，香油 3 克。将山药去皮洗净切成小块，锅内倒入清水，水沸后放入山药块，略煮片刻撒入鸡蛋液，出锅前用食盐、味精、香油调味即可。本品具有增进食欲、滋补身体的作用，适宜身体虚弱者食用。

4. 拔丝山药：淮山药 500 克，桂花卤 2 克，冰糖 75 克，熟花生油 1 000 克。山药刮去皮切滚刀块；冰糖碾碎成面儿。勺内注入油烧至五成热，放入山药炸至金黄，皮脆里熟，倒入漏勺内。勺内留油少许，放入冰糖面和一匙清水，加桂花卤熬糖，待糖汁表面的大气泡变小，糖色变为浅红色时，马上将炸过的山药倒入勺中搅动，用糖汁将山药包均，倒入涂油的盘中，迅速上席即可。另上凉开水一小碗。本品具有固肾益精、养心安神的作用。

5. 炒山药泥：山药 500 克，金糕 50 克，熟花生油 60 克，白糖 150 克。将山药刷干净，放在笼屉内，用旺火蒸熟（约 20 分钟），取出晾凉后剥去外皮，用刀碾成细泥；将金糕切成菱形小片或其他花样，把炒勺放在旺火上，放入花生油、山药泥，加白糖炒透装盘，码上金糕片即成。本品具有益智健脑的作用。

6. 蒸山药饼：山药 500 克，面粉 100 克，核桃仁、果汁、蜂蜜、白糖各 50 克，植物油 40 克，豆粉 30 克。将山药去皮蒸熟捣成泥状，与面粉一起和成面团，制成饼状，上面撒核桃仁、果汁，入蒸锅蒸 20 分钟，然后将蜂蜜、白糖、植物油、豆粉放入另一锅中，用中火熬成糖料淋在蒸好的山药饼上，即可佐餐食用。本品对消渴、遗精、白带过多等症具有辅助治疗的作用。

> ☺温馨小贴士
>
> 　　单服、久服、多服山药有时可产生气壅、腹中胀闷等现象，这时可配用少量陈皮，以理气消胀。

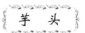

芋　头

【别名】芋根、芋魁、芋艿、土芝、蹲鸱。

【性味归经】平，甘、辛。归胃、大小肠经。

【营养成分】芋头主要含有淀粉、脂类、钙、磷、铁、蛋白质、维生素 B_1、维生素 B_2 等。

【养生功效】芋头具有调中补虚、消痈散结、活血去痰、健胃利尿的作用。

【食用方法】烧菜、制饼等。

1. 蜜汁红芋：红芋 1 000 克，蜂蜜 200 克，冰糖 125 克。选红芋洗净去皮，削成两头尖的块；沙锅加水、放冰糖入火上熬化，再放入红芋、蜂蜜，烧开后改小火焖 1 小时；汤汁浓缩后，将红芋装盘，浇上原汁即成。本品具有调中补虚的作用。

2. 芋头粳米粥：芋头 250 克，粳米 30 克，食盐、味精各 2 克，葱白 3 克，植物油 6 克。将芋头去皮切成小块备用；锅内倒入植物油，油热后放入葱白爆出香味，然后下食盐、芋头块、粳米，加适量的清水熬煮成粥，出锅前调入味精即可，每日早晚食用。本品具有益气宽肠、健脾补肾的作用，对脾肾亏虚导致的身体虚弱者具有很好的补养作用。

3. 茄汁香芋卷：芋头 250 克，豆腐衣 2 张，生粉 500 克，番茄沙司 50 克，糖 3 小匙，盐少许，油适量。将芋头煮熟，豆腐衣剪成长 10 厘米、宽 4 厘米的长方形；芋头揉成泥，加盐、糖调味，用豆腐衣包卷好，拍粉，下油炸好，淋番茄沙司即可。本品具有健胃利尿的作用。

4. 拔丝芋头：芋头 500 克，芝麻 10 克，白糖 200 克，清油 750 克（实耗 100 克）。先把芋头洗净去皮，切成滚刀块或菱形块，放盘内待炸；芝麻拣去杂质后待用；炒勺置火上，烧好后倒入清油 750 克，烧至六成熟时，将芋头块放入，两次炸熟上色（呈金黄色）滗漓出油；将炒勺内油倒出，留余油 15 克，将白糖 200 克放锅中、不停地搅动，使糖受热均匀熔化，但火不宜太大，等糖液起小针尖大小的泡时，迅速将炸好的芋头块倒入，撒上芝麻，颠翻均匀后，盛盘即可。本品对癌症及淋巴结核有治疗的作用。

5. 芋头砂仁饼：芋头 400 克，砂仁 20 克，水发香菇 15 克，鸡蛋液 50 克，饼干粉 30 克，植物油 50 克，食盐、味精各 2 克，酱油 5 克。将芋头放入锅中，蒸烂后绞成泥状，与砂仁、香菇末、鸡蛋液、饼干粉以及食盐、味精、酱油混合在一起，制成一个个饼，放入油锅中，炸至金黄即可。本品能够调中补气、强壮身体、止痛消炎，适宜消化不良、身体虚弱者食用。

6. 红糖芋头散：芋头 1 000 克，红糖 250 克。将芋头洗净切片，在锅内煅灰研末，与红糖和匀，每次服用 50 克，每天服 3 次。本品有利尿消肿的作用，可治慢性肾炎。

魔芋

【别名】鬼芋、星芋、鬼头、蒟头、琦蒻、蛇六谷。

【性味归经】寒，辛。归脾、胃、肺经。

【营养成分】魔芋主要含有葡萄糖甘露聚糖、淀粉、钙、铁、蛋白质、纤维素、维生素、氨基酸等。

【养生功效】魔芋具有化痰散结、养阴润肺、消肿化瘀、清心安神的作用。

【食用方法】烧菜、做汤或制成各种加工品。

1. 魔芋方剂：魔芋、枸杞根、鸭跖草各 30 克，七叶一枝花 15 克。将魔芋放入水中，煎煮 2 小时左右，然后加入枸杞根、鸭跖草、七叶一枝花继续煎煮 30 分钟，取汁即可，每日 1 剂，顿服。本品对鼻咽癌具有辅助治疗的作用。

2. 素炒魔芋：魔芋 350 克，植物油 15 克，大葱、姜 5 克，盐 3 克，味精 1 克，白砂糖 2 克，淀粉（玉米）5 克。将包装中的魔芋取出洗净，切丝；葱姜洗净分别切段、丝备用；锅内倒油烧热，放入姜丝、葱段炒香；然后加入魔芋丝、盐、味精、白糖炒入味，用水淀粉勾芡即可。本品可养心润肺、清心安神。

3. 蒸魔芋：魔芋 400 克，食盐 1 克，味精 0.5 克，葱花、姜丝各 5 克。将魔芋去皮清洗干净，切成片状，放入清水中浸泡 3 天，这一过程中每日需换水 2～3 次；然后将其置于炭火上烘烤，烤至四成熟后，放入蒸锅中，加食盐、味精、葱、姜，蒸至软烂即可，佐餐食用。本品对心脑血管疾病具有辅助治疗的作用。

4. 泡菜魔芋：魔芋 300 克，泡菜 50 克，泡辣椒、姜、淀粉、清汤、精盐、味精、蒜苗、油各适量。将魔芋洗净，切成 5 厘米长、8 毫米见方的条；泡菜切成 4 厘米长、5 毫米见方的条；泡辣椒去蒂切成马耳朵形；姜切成薄片；淀粉加水调匀成湿淀粉备用；锅放在旺火上，倒入菜油烧至五成热时，加入姜片、泡辣椒、泡菜炒香；倒入清汤少许，用大火烧开，烧出泡菜的味道，再加入魔芋条、精盐，烧至魔芋入味；加入味精、蒜苗推匀，用湿淀粉勾成薄芡，收汁装盘即成。本品有消肿化瘀的作用。

5. 酸菜魔芋：魔芋 250 克，酸菜 150 克，素清汤 20 克，姜、蒜、泡红椒、葱、淀粉、油、豆瓣各适量。将姜、蒜切片；泡红椒、葱切成马耳朵形；淀粉加水适量调匀成水淀粉备用；将酸菜切成 2 厘米长的节；将魔芋切成 4 厘米长、2 厘米宽的条，放入沸水汤锅烫一下后捞起；炒锅放在火上，倒油加热，放入姜、葱、蒜、泡红椒、酸菜、豆瓣，炒至呈红色时；倒入素清汤 20 克，放入魔芋，烹调料，烧熟入味，勾芡收汁后起锅装盘即成。本品有化痰散结、清心润肺的作用。

6. 青椒魔芋丝：青椒 120 克，魔芋 300 克，精盐、味精、淀粉、色拉油各适量。将青椒洗净，切成丝；魔芋头洗净切成丝；精盐、味精、淀粉、水调成汁备用；色拉油倒入锅里烧热，放入青椒丝和魔芋丝煸炒；浇入调好的味汁，炒熟即可。本品具有健胃养心的作用。

蔓 菁

【别名】九英菘、菜根、芜菁、诸葛菜、大头菜、火芥。

【性味归经】平，甘。归脾、胃、肺经。

【营养成分】蔓菁主要含有蛋白质、维生素、脂肪、糖类、淀粉、萝卜、无机盐等。

【养生功效】蔓菁具有温脾胃、益中气、利水解毒的作用。

【食用方法】烧菜、煮汤、凉拌。

1. 腌蔓菁：蔓菁 600 克，盐 1/2 汤匙，糖 1/2 汤匙，白醋 1/2 碗，辣椒少许。将蔓菁去皮切三块，再切成 1 厘米厚，然后切 1 厘米小段，并在小段中间切成薄片扇状，用盐腌 4 小时，再加入糖、白醋搅拌，撒上辣椒放置冰箱，隔天即可食用。本品具有利水解毒的作用。

2. 鲜榨蔓菁汁：蔓菁 500 克，将其洗净后切成块状，放入榨汁机中，榨取汁液倒入杯子内即可，每日 1 剂，不拘时饮用。本品具有清热解毒、润肺止咳的作用，对儿童咳嗽具有辅助治疗的作用。

3. 凉拌蔓菁：蔓菁 300 克，食盐 2 克，味精 1 克，辣椒油 5 克。将蔓菁洗净后切成片状，放入沸水中焯一下，捞出后装盘，调入食盐、味精、辣椒油搅拌均匀即可，佐餐食用。本品能够健脾温胃、利尿解毒，适宜脾胃虚弱、水肿等患者食用。

4. 炝拌蔓菁：蔓菁 400 克，食盐、味精各 1 克，白糖、米醋各 3 克，花椒 5 克，植物油 10 克。先将蔓菁洗净后切成丝状，放入沸水中焯一下装盘备用；锅内倒入植物油，油热后将花椒放入锅中，炸出香味后，捞出花椒粒不用，将花椒油浇在蔓菁上，再放入食盐、味精、白糖、米醋等，搅拌均匀即可佐餐食用。本品具有滋补益气、降脂减肥的作用，适宜肥胖症患者食用。

5. 辛辣蔓菁：辣椒粉 20 克，蔓菁 300 克，食盐、味精各 1 克，料酒 4 克，葱花 5 克，植物油 20 克。将蔓菁洗净后切成片状；锅内倒入植物油，油热后放葱花炝锅，再放辣椒粉、蔓菁、料酒爆炒，最后调入食盐、味精即可，佐餐食用。本品能够健脾燥湿、解毒利尿，适宜食欲缺乏、水肿等患者食用。

6. 蔓菁炒米饭：蔓菁 300 克，米饭 200 克，青豆 100 克，食盐 2 克，味精 1 克，葱花 5 克，植物油 20 克。将蔓菁洗净后切成丁，青豆洗净备用；锅内倒入植物油，油热后用葱花炝锅，再放入蔓菁、青豆迅速翻炒后加入米饭、食盐、味精搅拌均匀，即可出锅。本品能够开胃健脾、清热解毒，适宜食欲缺乏、身体虚弱、内火旺盛、炎症感染者食用。

☺ 温馨小贴士

日常适量吃些蔓菁，可健脾胃、益中气。但本品不宜过量食用，否则会令人气胀。

莲 藕

【别名】莲菜、藕、光旁。

【性味归经】凉，甘。归脾、胃、心经。

【营养成分】莲藕主要含有水分、碳水化合物、维生素 C、钙、磷、蛋白质、维生素、矿物质、天门冬素、儿茶酚、氧化酶等。

【养生功效】莲藕具有清热解毒、生津止渴、凉血止血、滋阴养阴的作用。

【食用方法】烧菜、做汤、凉拌。

1. 莲藕冬瓜汤：冬瓜 1 000 克，生藕 500 克。将二者洗净切片，加水适量煮汤服，每日 2 次。本品可治尿路感染与尿路结石。

2. 生莲藕汁：鲜莲藕 250 克，地黄 15 克，葡萄汁 50 克，蜂蜜 20 克。将鲜莲藕清洗干净，切成小块，放入榨汁机内，压榨汁液备用；将地黄放入锅中，加清水煎取药汁，与莲藕汁、葡萄汁混合在一起，调入适量的蜂蜜，搅拌均匀即可饮用，每日 1 剂，分 2 次温服。本品能治疗泌尿系统感染。

3. 萝卜拌莲藕：莲藕 400 克，红、白萝卜各 80 克，红椒丝少许，盐 1 勺，细糖、白醋各 3 匙。将莲藕洗涤，削去外皮，切薄片，浸入水中；将红、白萝卜切 3 厘米长的条状，用盐腌拌软化，取出莲藕，滴干水分，和红、白萝卜一起调料腌拌均匀，切少许红椒丝点缀，腌 4 小时即可。本品具有滋阴养阴的作用。

4. 糖醋莲藕：莲藕 250 克，麦冬 4 克，白莲子、蘑菇各 100 克，番茄酱 15 克，葱白 10 克，食盐、味精各 2 克，白糖、米醋各 3 克。先将莲藕洗净去皮，切成片状；白莲子放入锅中隔水蒸熟；然后把麦冬放入锅中，加清水煎取药汁后备用；将白糖、米醋、食盐、味精、番茄酱放入容器内，调为酱汁，锅内倒入白莲子、莲藕、葱白、药汁，烧至莲藕片熟透，最后用酱汁调味即可，佐餐食用。本品具有清肺止咳、止血化瘀的作用，适宜身体虚弱、食欲缺乏、慢性胃炎患者食用。

5. 红油莲藕片：莲藕 150 克，辣椒（红、尖）5 克，大蒜（白皮）5 克，香菜 5 克，白砂糖 1 克，辣椒油 10 克，香油 5 克，盐 2 克，味精 1 克。先将莲藕洗净后去皮，切成薄片，浸泡在冷水中；辣椒去蒂、洗净，香菜洗净，均切成末；大蒜剥去蒜衣，洗净，拍碎剁成蒜末；锅中放水烧开，放入藕片，烫煮约 3～4 分钟后捞出，沥干水分，待凉备用；最后将莲藕、辣椒、蒜、香菜及调味料（白糖 1 克、辣椒油 10 克、香油 5 克、盐 2 克、味精 1 克）搅拌均匀，浸腌大约 40 分钟左右，待其入味后即可食用。本品具有清热解毒、凉血止血的作用。

6. 炸莲藕片：莲藕 250 克，面粉 50 克，水淀粉、鸡蛋液各 30 克，植物油 50 克。将莲藕洗净切片备用；然后把面粉、水淀粉、鸡蛋液放入一容器中，加适量的清水，搅拌成糊状；锅内倒入植物油，油热后取莲藕片挂糊放入油中，炸至金黄色即可，佐餐食用。本品对胃肠病具有辅助治疗的作用。

☺**温馨小贴士**
　　阴盛偏寒、脾肾阳虚者不宜食用莲藕。莲藕富含鞣质，煮制时不宜用铁器。

芥 蓝

【别名】苤蓝、玉蔓青、早白、撇拉。

【性味归经】平，甘。归肝、胃经。

【营养成分】芥蓝主要含有蛋白质、脂肪、碳水化合物、钙、磷、铁、维生素 B_1、维生素 B_2、维生素 C 和多种氨基酸。

【养生功效】芥蓝具有清热解毒、消散积食、凉血通淋等作用。

【食用方法】凉拌、烧菜、做汤或腌制成咸菜。

1. 芥蓝粳米粥：芥蓝 100 克，粳米 50 克，食盐 1 克，味精 1 克，葱花 3 克，植物油 10 克。将芥蓝洗净后切成小丁，锅内倒入植物油，油热后用葱花炝锅，再放入芥蓝略炒，后注入适量清水，加粳米熬煮成粥，调入食盐、味精即可，每日早晚食用。本品能够增进食欲、清热利尿，适宜发热及胃病患者食用。

2. 剁椒芥蓝：芥蓝 300 克，泡椒 35 克，植物油 30 克，葱末 5 克，盐 3 克，味精 1 克。将芥蓝择洗干净切末；泡椒剁碎待用；炒锅置中火上，下植物油适量，烧热后下葱末炒香，投入芥蓝末翻炒，加盐和适量清水，待芥蓝末渐渐变软后，下泡椒和味精，翻炒均匀即可出锅。本品具有健脾开胃的作用。

3．芥蓝拌萝卜：芥蓝 250 克，胡萝卜 50 克，青萝卜 40 克，食盐 2 克，味精 1 克，白醋 3 克，白糖 3 克，香油 2 克。分别将芥蓝、胡萝卜、青萝卜洗净切成段状或丝状，装入盘中，撒上食盐腌制半小时，倒掉渗出的水分后，加以味精、白糖、白醋等调料搅拌均匀即可，佐餐食用。本品能够清热解毒、下气宽中、化痰止咳，适宜咳嗽痰多、内火旺盛、消化不良者食用。

4．清炒芥蓝：芥蓝 250 克，姜 1 块，麻油 2 大匙，米酒少许，低钠盐适量。将芥蓝洗净后，切段；姜去皮切丝；麻油入锅，下姜丝、芥蓝翻炒，加入其他调料，起锅即可。本品具有消散积食的作用。

5．芥蓝炒香菇：芥蓝 250 克，水发香菇 100 克，食盐、味精各 1 克，料酒 3 克，植物油 20 克。将芥蓝洗净后放入沸水中烫一下；锅内倒入植物油，油热后放香菇略炒片刻，再放入芥蓝、料酒、食盐烹炒，出锅前调入味精即可，佐餐食用。本品具有生津止渴、理气化痰、清热解毒的作用，对癌症、肿瘤患者有辅助治疗的作用。

6．金银蛋泡芥蓝：芥蓝 400 克，咸蛋、松花蛋各 1 只，蒜头少许，盐、味精、素清汤、油、生粉各适量。将芥蓝焯水、调味、装盘；将咸蛋、松花蛋均切成小块；起油锅，放入蒜头炸至呈金黄色捞出；锅内加素清汤，放入蒜头、咸蛋、松花蛋，另加盐和味精，煮滚，勾芡，淋油，加入芥蓝即可。本品具有凉血通淋的作用。

☺ 温馨小贴士
　　脾胃虚寒、大便泻泄者不适宜食用芥蓝。

【别名】重迈、强瞿、蒜脑薯、白百合。

【性味归经】微寒，甘。归心、肺经。

【营养成分】百合主要含有水分、蛋白质、钾、胡萝卜素、维生素、碳水化合物、果胶质等。

【养生功效】百合具有清心安神、养阴润肺的作用。

【食用方法】烧菜、煮粥、做饭。

1．百合紫菀汤：百合 60 克，款冬花 20 克，紫菀 15 克，冰糖 60 克。将百合清洗干净后，掰成小瓣，与款冬花、紫菀、冰糖一同放入锅中，加适量清水煎煮 30 分钟后，取汁饮用即可，每日 1 剂，早、晚各饮用一次。本品主治心烦口渴、肺燥咳嗽、咽喉疼痛等症。

2．百合炖香蕉：百合 15 克，去皮香蕉 2 根，冰糖适量。将以上三者加水同炖。每天服用 1 次。本品具有养阴清肺、生津润燥的作用。

3．百合炒西芹：西芹 150 克，百合 100 克，食盐、味精各 2 克，料酒 5 克，植物油 20 克。将西芹、百合洗净后，分别切成段状和小块，放入热油中，加调料迅速煸炒，出锅前用味精调味即可，佐餐食用。本品具有清热解毒、生津润燥的作用，适宜高血压、冠心病、发热、便秘等症患者食用。

4．百合羹：百合 20 克，桑叶 9 克。将百合去衣，加桑叶所煎出的汁，合煮为羹，每日食 1 小碗。本品具有养阴清肺、生津润燥的作用。

5．百合蒸南瓜：老南瓜约 600 克，鲜百合 100 克，白糖适量。将老南瓜挖囊去皮洗净，纵向切成薄片，皮的方向朝下置于碗内，有助于保持瓜形；将鲜百合洗净后放入南瓜中，加入白糖，放入蒸笼蒸熟即可。本品具有养阴润肺的作用。

6．百合银耳粥：百合 100 克，银耳（干）15 克，枸杞、冰糖各 30 克。将半百合一片片摘下，洗净，沥干；将银耳、枸杞分别泡软，沥干；将银耳去蒂，用手撕成大小适中的块状，放入锅内加水淹满，中火煮约 15 分钟，加入枸杞再煮 5 分钟，再加入冰糖煮化，放入百合略煮 1

分钟，即可马上熄火。本品具有清心安神的作用。

☺温馨小贴士
　　脾胃虚寒、溃疡、便溏者忌服百合。

洋 葱

【别名】洋葱、玉葱、球葱、圆葱、胡葱、洋葱。

【性味归经】温，辛。归心、脾、胃经。

【营养成分】葱头主要含有水分、钙、磷、铁、锌、蛋白质、碳水化合物、维生素 C、维生素 B、挥发油、硫化物等。

【养生功效】葱头具有行气宽中、宣肺化痰、提神健体、散瘀解毒的作用。

【食用方法】烧菜、做汤、凉拌。

1. 葱头粥：葱头 50 克，粳米 50 克，食盐 1 克，味精 0.5 克。将葱头洗净后切成小块，与粳米一同放入锅中，加入盐、味精，加适量清水煮粥，每日早晚食用。本品对痢疾具有较好的治疗作用。

2. 葱头拌番茄：葱头 100 克，番茄 300 克，花生油 10 克，香油 5 克，盐 3 克，醋 5 克，白糖 10 克，胡椒粉 2 克。将番茄洗净放入开水中烫一下，剥皮；纵向切成两半，再横向切片码在盘内；将葱头洗净，一切两半，放在锅中烫一下，即刻捞出，晾凉后切成细丝，放在番茄片上；撒上精盐和胡椒粉腌数分钟；锅置火上烧热，加花生油，待热后加入醋和白糖调成汁，浇在番茄上，淋上香油即可。本品可减肥瘦身，健脾开胃。

3. 葱头煎蛋饼：鸡蛋 150 克，葱头（白皮）50 克，牛奶 15 克，青椒 15 克，红椒 15 克，黄油 25 克，盐 2 克，胡椒粉 2 克，色拉油 100 克，茄汁适量。将青椒、红椒、葱头均洗净，切丝；蛋白搅打至浓厚，再加入蛋黄拌匀，煎盘内加色拉油 45 克，高火加热 4 分钟；倒入青椒、红椒、洋葱爆香，加入精盐、胡椒粉、茄汁拌匀；圆形盘中加色拉油 45 克，高火 5 分钟；倒入蛋汁，煎成一块厚蛋皮，加入所有料，再加黄油，高火半分钟即可，可与酸奶同吃。本品可健脾开胃。

4. 炝葱头：葱头 500 克，干辣椒数根，花椒、盐、白糖、醋、酱油、味精、水淀粉、菜油各适量。将葱头去老皮，洗净后切片待用；干辣椒切 1.8 厘米长的节；用碗将盐、白糖、醋、酱油、味精、水淀粉兑成味汁。炒锅置火上，放菜油烧至六成热时，下辣椒和花椒炸呈棕色，即放入葱头片约炒 2 分钟，烹下味汁，汁收浓起锅即成。本品具有发散风寒的作用，能够预防各种感冒。

5. 葱头炖豆腐：葱头 150 克，豆腐 300 克，食盐、味精各 2 克，酱油、料酒各 5 克，葱花、姜末各 5 克，花椒、大料、小茴香、桂皮各 3 克，水淀粉 5 克，植物油 20 克。将葱头、豆腐分别切成块状备用：锅中倒入植物油，油热后放葱头、豆腐及料酒、酱油、食盐，翻炒均匀后，加适量清水，放入其余调味品及清水炖制 10 分钟，出锅前调入淀粉即可，佐餐食用。本品对高脂血症、脂肪肝、高血压、冠心病、糖尿病等疾病有治疗作用。

6. 醋浇葱头片：葱头 400 克，精盐、麻油、醋各适量。将葱头去老皮后洗净，切薄片，入沸水中略烫，捞起再用冷开水淋冷，滤干水装盘；用冷开水溶化精盐，浇在葱头上，加麻油、醋调匀，即可食用。本品具有疏解肌表、醒脾悦胃的作用，适宜于外感风寒头痛，鼻塞食欲缺乏等病症。

☺温馨小贴士
　　肺结核、胃溃疡及十二指肠溃疡者不宜食用本品。

慈 姑

【别名】茨菇、慈菇、借菇、剪刀草、燕尾草、地栗。

【性味归经】凉，甘、辛。归心经。

【营养成分】慈姑主要含有蛋白质、碳水化合物、脂肪、钙、磷、铁、氨基酸、维生素 C、维生素 B、磷等。

【养生功效】慈姑具有行血通淋、润肺止咳、清热解暑等作用。

【食用方法】烧菜、做汤。

1. 慈姑汤：慈姑 200 克。将慈姑清洗干净，切成小块，放入锅中，加入适量清水，煮汤即可，佐餐食用。本品对前列腺炎、前列腺肥大及食物中毒、药物中毒等有治疗作用。

2. 慈姑木耳汤：慈姑 320 克，木耳（干）40 克，姜片 5 克，盐 3 克，素汤适量。将慈姑削去皮，洗净切厚片；木耳用清水浸至发大，约需 1 小时，洗净，撕成小块，放入开水中煮 5 分钟，捞起用清水冲洗，滴干水；爆香慈姑及木耳、姜片，加盐调味，用素汤煲开，慢火煲约 30 分钟至慈姑、木耳软透，即可。本品具有润肺止咳的作用。

3. 慈姑炖豆腐：慈姑 150 克，豆腐 200 克，食盐、味精各 1 克，酱油、料酒各 3 克，葱花、姜末各 3 克，植物油 20 克。将慈姑、豆腐分别清洗干净，切成大小相仿的块儿；锅内倒入植物油，用葱花、姜末爆出香味，然后放入慈姑和豆腐及各种调料翻炒，搅拌均匀即可出锅。本品具有清热解毒、开胃健脾的作用，适宜高血压、冠心病、胃炎、动脉硬化等症患者食用。

4. 炒慈姑：慈姑 600 克，白糖、精盐、酱油、香油各适量。将慈姑洗净，去皮，沙锅中用木炭火煮，熟时捞起，用冷开水漂洗；锅烧热，下香油，待油五分热时，倒入慈姑煸炒，酌加白糖、精盐、酱油，拌炒均匀即可装盘。本品具有散热消结的作用，可用于防治恶疮肿毒、肿瘤包块等。

5. 蜜蒸慈姑：慈姑 7 枚，蜂蜜 30 克，米泔水适量。将慈姑洗净，去皮捣烂，用蜂蜜、米泔水调和均匀，撒在饭上，蒸熟趁热服食。本品具有润肺止咳、清胃除热的作用，适用于肺燥干咳、咽痒、咯血者食用。

☺**温馨小贴士**

　　慈姑不宜多食，多食则发肠风痔漏，使人干呕，损牙齿，失颜色，皮肉干燥等；孕妇慎食。

【别名】茭笋、茭瓜、菇、菇手、高瓜（淮安）。

【性味归经】寒，甘。归肺、脾经。

【营养成分】茭白主要含有蛋白质、脂肪、糖类、维生素 B_1、维生素 B_2、维生素 C、烟酸、钙、磷铁等。

【养生功效】茭白具有除烦清热、解毒止渴、通利大小便、催乳降压的作用。

【食用方法】烧菜、腌制、做馅、做汤等。

1. 茭白豆芽汤：茭白、黄豆芽各 200 克，食盐、味精各 2 克，香油 3 克。分别将茭白、豆芽清洗干净，把茭白切成丝状，两味一同放入锅中，加清水煮汤，出锅前调入食盐、味精、香油，即可饮汤食菜，佐餐食用。本品对热病烦渴、小便不利患者有辅助治疗的作用。

2. 麻辣茭白：茭白 250 克，红辣椒少许，色拉油、芝麻酱、酱油、精盐、白糖、味精、素清汤、水淀粉、麻油各适量。将茭白洗净切成滚刀块，炒锅放在旺火上，加入色拉油，烧至油锅边冒泡时，把茭白放入炸 1 分钟左右，捞出沥去油，然后倒出锅中余油，锅置于旺火上，把茭白放入，加入红辣椒、芝麻酱、酱油、精盐、白糖、味精和素清汤，在小火上烧 1 分钟左右，淋入水淀粉勾芡，再加入麻油即成。本品具有开胃和中的作用，适用于食欲缺乏、口淡乏味等病症。

3. 茭白芹菜汤：茭白、芹菜各 30 克，食盐、味精各 2 克。将前两味材料清洗干净，切成小段一同放入锅中，加适量清水煮汤，出锅前用食盐、味精调味即可，佐餐食用。本品对便秘患者有辅助治疗的作用。

4. 茭白炒蛋：茭白 250 克，鸡蛋 3 枚，精盐、味精、油、素清汤各适量。将茭白去皮切成 3 厘米长的细丝，鸡蛋去壳入碗中，加入精盐、味精调匀；将炒锅放在旺火上，倒油烧至六成热，放入茭白丝，随即搅动颠翻 2 次，放入精盐、素清汤，待熟盛入盆中；把炒锅仍置旺火上。加入色拉油，待油五成热，把蛋倒入锅内，同时将炒过的茭白一同放入炒拌，使茭白丝和蛋松碎，即成。本品具有开胃解酒的作用，适宜于食欲不佳者及酒醉者食用。

5. 油焖茭白：茭白 200 克，食用油、酱油、盐、糖、味精、麻油各适量。将茭白切条块，长约 4 厘米、宽约 1.5 厘米。旺火热锅，加入食用油约 250 克，将烧至六成热，下茭白炸约 1 分钟，滤去油，加入酱油、盐、糖、味精，再烧 1～2 分钟，淋上麻油即可出锅。本品具有解酒开胃的作用，能促进食欲，解除酒毒。

☺温馨小贴士
    茭白不能与豆腐一起食用，否则易形成结石。滑精者、腹泻者以及月经前后的女性不宜食用本品。

第四节　菌藻地衣类食物保健养生常法

【别名】香蕈、香信、香菌、冬菇。

【性味归经】平，甘。归肝、胃、肾经。

【营养成分】香菇主要含有蛋白质、碳水化合物、钾、核黄素、烟酸、钙、铁、锰、磷等。

【养生功效】香菇具有健脾益气、补中和胃的作用。

【食用方法】烧菜、做汤。

1. 香菇小米粥：水发香菇 50 克，小米 100 克，食用碱面 3 克。将香菇切成小丁，与小米一同放入锅中，加适量的清水将其煮开，然后放入碱面再煮 30 分钟即可，每日早晚食用。本品具有降脂降压、健脾益胃的作用，适宜脂肪肝、高血压患者食用。

2. 香菇榨菜汤：香菇 5 个，榨菜、冬笋各 50 克，酱油 25 克，麻油少许。将香菇用水泡发，将榨菜、冬笋、香菇均切成细丝，汤烧开后入锅，煮沸片刻，放入麻油、酱油即成。本品可健脾益胃。

3. 香菇桃仁汤：鲜香菇 500 克，鲜桃仁 200 克，素清汤 250 克，精盐、料酒、白糖、淀粉各适量。先将鲜桃仁上锅蒸熟备用；取素清汤加精盐、料酒、白糖适量，下锅煮沸，再加入熟桃仁和鲜香菇共煮熟，用淀粉勾芡即可。本品具有润肠通便、健脾益气的作用，可辅助治疗便秘，食欲缺乏等。

4. 香菇炖豆腐：豆腐250克，水发香菇50克，食盐、味精各2克，酱油、料酒各5克，葱花、姜末各3克，植物油20克。将香菇洗净，豆腐切成块备用；锅内倒入植物油，油热后放葱、姜炝锅，后放豆腐、香菇及调味品、清水，加盖用小火稍炖片刻即可出锅，佐餐食用。本品具有清热解毒、补益肝肾的作用，尤其适宜黄疸型肝炎患者食用。

5. 鲜冬菇炒笋丝：鲜冬菇50克，鲜冬笋200克，食用油、葱、盐各适量。将冬笋去皮，冬菇洗净，二者切丝备用；热锅加油，入冬菇、冬笋丝煸炒，加适量葱、精盐，熟透即可上盘。本品具有升清降浊的作用，适用于中焦气滞、食欲缺乏、脘腹胀满等症患者食用。

6. 松子仁烧香菇：水发香菇8朵，松子仁150克，食用油150克，素清汤200克，味精、黄酒、盐、酱油、姜汁、水淀粉各少许。香菇洗净去蒂，切片，放沸水中焯透捞出；松子仁去皮，用刀拍打，使其烂而不碎。炒锅置旺火上，加入食用油烧热，将松子仁倒入炸一下，再下香菇、味精、盐、黄酒、酱油、姜汁、清汤烧制，待菜熟透入味，用水淀粉勾芡，起锅盛入盘内。本品具有补中和胃的作用。

7. 炒双冬：冬笋500克，干香菇50克，酱油、白糖各20克，香醋15克，盐、湿生粉各10克，植物油25克，素清汤150克。将冬笋去壳洗净切成滚刀块，锅上旺火，油烧热，把泡发香菇与冬笋块一同入锅，颠翻数次，投入调料和汤，勾芡，待冬笋熟透无麻涩感，汤汁稠浓即成。本品具有健脾益气的作用。

☺温馨小贴士
香菇享有"食用菌皇后"的美称，不仅味美，而且营养丰富。常食香菇，对提高机体免疫力、预防癌症的发生大有益处，但脾胃湿寒、中焦湿滞者不宜食用本品。

平　菇

【别名】侧耳、蚝菌、冻菌、北风菌、鲍鱼菌、耳菇。
【性味归经】平、甘。归肠、胃经。
【营养成分】平菇主要含有脂肪、糖类、粗纤维、无机盐、维生素 B_1、磷、铁、烟酸等。
【养生功效】平菇具有益神开胃、化痰理气的作用。
【食用方法】炒菜、凉拌。

1. 清蒸平菇：平菇500克，蒜3瓣，酱油、鸡粉、胡椒粉、油、盐各适量。把平菇洗净，撕成大块，控干水，蒜切片备用；把平菇放入碗中，加水、油、鸡粉、胡椒粉、盐、酱油制料，放旺火上蒸20分钟即可。本品具有益神开胃的作用。

2. 平菇菜心鲜：平菇、嫩青菜心各250克，精盐1克，植物油50克，素清汤50克。把鲜平菇去根蒂，洗净，切块，嫩菜心洗净，切段，控水。锅上火，放植物油烧热，倒入菜心，平菇煸透，添清汤，放精盐，盖上锅盖，烧至入味时，出锅装盘即成。本品具有化痰理气的作用。

3. 糖醋平菇：鲜平菇500克，糖125克，醋50克。将平菇洗净去柄蒂，在开水中焯熟，压去水分，在平盘内摆成花朵形，淋上糖醋汁，蒸10分钟即可。本品具有化痰开胃的作用。

4. 平菇炒蛋：鲜平菇200克、鸡蛋4只、素油、胡椒粉、盐、味精、小葱适量。将平菇处理后，切成细丝，小葱切段，待油锅在旺火烧热后，把平菇丝、葱段一起下锅，加入精盐、胡椒粉、味精后翻炒几次，出锅待用。将鸡蛋打散，加适量精盐、味精搅匀，倒入热油炒熟，再加入好的平菇丝，翻炒数次即成。本品具有益神理气的作用。

5. 蒜烧平菇：新鲜平菇500克，蒜1头，酱油2汤匙，绍酒1汤匙，胡椒粉、盐、淀粉、鸡粉、油各适量。把平菇洗净，撕成大片，投入沸水中烫透，取出挤干水分。蒜切片待用；起油锅，在油温热时，下蒜片爆香，烹入绍酒、酱油，加鸡粉和适量水，随即下平菇、盐、胡椒粉，烧开，转用小火慢烧，把平菇烧透入味，勾入水淀粉即成。本品具有益神开胃、化痰理气的作用。

金针菇

【别名】金钱菇、金菇、朴菇、黄耳蕈、冻菌、构菌。

【性味归经】温，辛，有小毒。归脾、胃经。

【营养成分】金针菇主要含有脂肪、粗纤维、蛋白质、维生素、胡萝卜素、氨基酸等。

【养生功效】金针菇具有利胆舒胆、补益胃肠、祛风湿的作用。

【食用方法】烧菜、做汤、凉拌。

1. 炒金针菇：金针菇250克，黄瓜丝、笋丝各40克，大豆油35克，绍酒20克，油、绍酒、盐、味精、麻油、姜片各适量。将金针菇一切为二，与笋丝一起用沸水焯烫一下，取出，沥干水分；将油烧热，下入姜炝锅，加绍酒、盐、味精，再撒上金针菇、黄瓜丝、笋丝，翻拌均匀，点入麻油即可。本品具有安神健脑、补虚养心的作用，适宜心脑血管疾病患者食用。

2. 肉苁蓉烧金针丝：肉苁蓉25克，粉丝100克，金针菇60克，豆腐皮50克，白菜150克，冬笋50克，榨菜30克，食盐、味精各2克，酱油、料酒各4克，白糖3克，植物油适量。将豆腐皮、白菜、冬笋分别切成丝状备用；再把肉苁蓉放入锅中，加水煎取药液；锅内倒入植物油，油热后放豆皮丝、白菜丝、笋丝、榨菜迅速地翻炒，然后注入药汤、酱油、料酒、白糖、盐及粉丝，烧20分钟左右，待以上主料烧烂后，加入金针菇及味精，焖烧3分钟即可，佐餐食用。本品具有滋补身体、缓解疲劳的作用，对阳痿、腰膝酸软等症有治疗作用。

3. 金针菇麻辣豆腐：金针菇50克，豆腐8块（约400克），火锅料、油各适量。将金针菇用冷水浸开，豆腐切成小方块；锅内注油烧熟起烟，即刻倒入火锅料、豆腐，翻炒数次，加入金针菇焖熟即可。本品具有健脾开胃、促进食欲的作用，适用于脘腹胀满、饮食减少、体倦肢弱等症患者食用。

4. 辣味金针菇：金针菇200克，香菜25克，辣椒油15克，盐5克，蒜泥、味精、胡椒粉适量。把金针菇洗净，用开水烫一下，捞出挤净水分，切段装盘。香菜洗菜洗净，切段，放在金针菇上面，加入调料调味。本品具有清热解毒、生津止渴的作用，适宜各种炎症、糖尿病患者食用。

5. 青椒金针菇：金针菇400克，青椒3个，葱丝、盐、酱油、油、胡椒粉各适量。将金针菇洗净，青椒去蒂、切段。烧半锅清水，烧开后熄火，将金针菇倒入烫20秒，取出沥干水分后装盘。将少量油倒入锅中加热，待油烧热，将青椒段、葱丝倒入锅中炒香后关火，装盘，趁热将油淋在金针菇上，再拌入盐、酱油、胡椒粉即可。本品具有健脑的作用。

6. 金针菇炒蛋：金针菇50克，鸡蛋100克，花生油60克，大蒜（白皮）3克，盐、酱油各2克。蒜头去衣拍扁剁碎；金针菇切去老根，洗净沥干水；鸡蛋打入碗里，加1克盐，用筷子搅匀；烧热锅，加50克油烧热，放入打好的蛋液，用小火慢煎至蛋液底部凝固；然后翻面再煎15秒，便可将蛋饼捞起；添入10克油，加蒜蓉爆香，倒入金针菇炒几下；加入煎好的鸡蛋，快速翻炒打散蛋饼；炒至金针菇变软后，加2克酱油和2克盐，即可上桌。本品具有补益胃肠的作用。

☺**温馨小贴士**

　　金针菇具有预防癌症及心血管疾病的作用，但长期食用才会有显著效果。腐烂变质的金针菇切忌食用。每次食用量不可太多，根据各人的情况适量食用。

蘑　菇

【别名】鸡足蘑菇、蘑菇蕈、洋蘑菇、肉蕈、蕈子。

【性味归轻】凉，甘。归胃、大肠经。

【营养成分】蘑菇主要含有水分、蛋白质、硒、钾、磷、烟酸、钙、铁、维生素 C、核黄素、硫胺素等。

【养生功效】蘑菇具有开胃理气、解毒化痰、止吐止泻的作用。

【食用方法】烧菜、做汤、凉拌。

1. 蘑菇泥：腌蘑菇 150 克，葱头、植物油、胡椒粉、葱花、柠檬汁、精盐各适量。将腌蘑菇洗一下，沥干后剁碎；葱头切碎用植物油锅稍炒一下，晾凉。将腌蘑菇末、葱头末、精盐倒入碗内拌匀，加胡椒粉、葱花、柠檬汁即可。本品适用于慢性肝炎。

2. 炸蘑菇：蘑菇 200 克，奶粉、面粉、饼干粉各 50 克，酵母 3 克，食盐、味精、白糖各 2 克，米醋 5 克，植物油 50 克。将蘑菇切成片状放入容器中，加白糖、食盐、米醋、味精腌制 30 分钟；将奶粉、饼干粉、酵母、面粉一同放入碗中，加水搅成面糊备用；锅内倒入植物油，油热后取适量的蘑菇，挂上面糊放入锅中炸至金黄即可，佐餐食用。本品能够健胃益气、镇痛止泻、化痰止咳，适宜食欲缺乏、腹泻、咳嗽痰多者食用。

3. 蘑菇炒香菇鲜笋：蘑菇 450 克，水发冬菇 200 克，面粉 800 克，熟笋丝 150 克，植物油 1 000 克（约耗 40 克），精盐、鲜汤、白糖、香油、味精、湿淀粉各适量。将蘑菇、水发冬菇洗净后切成丝。炒锅烧热后放入植物油，烧至八成热时，投蘑菇丝、熟笋丝、冬菇丝煸炒，加精盐、白糖、鲜汤烧透，再加味精，用湿淀粉勾芡，淋入香油拌匀，即成三丝馅心。将面粉加入水适量，搅拌成面浆。炒锅烧热，用油滑锅后，放入面浆，摊成厚薄均匀的圆皮子，约摊 12 张。将皮子包上三丝馅心，即为锅饼。将炒锅烧热，放入植物油烧至六成热时，将锅饼下油锅炸，炸时不能翻动，只能用铁勺不断地将油浇在锅饼上面，炸至两面呈金黄色，捞起沥油，放在干净的面板上，用刀在饼面上轻轻拍一下，使馅心铺到四周的角上，然后切成几块，整齐地放在盘中即可。本品可防癌，减少癌症化疗反应。

4. 番茄炒蘑菇：鲜蘑菇 400 克，番茄 200 克，植物油、白糖、精盐、味精、料酒各适量。将鲜蘑菇洗净，去根，入沸水锅中略焯后捞出，沥干水。炒锅上中火，放入植物油烧热，下番茄片炒透，放入鲜蘑菇、白糖、料酒、精盐、味精和水烧沸，然后将锅移于小火烧入味即可。本品适用于慢性肝炎。

5. 蘑菇炒锅巴：蘑菇 200 克，锅巴 100 克，冬笋 25 克，荸荠 25 克，党参 18 克，水淀粉、姜末各 5 克，食盐 2 克，味精 1 克，料酒 3 克，植物油 20 克。将党参放入锅中，加水煎取药汁备用；把蘑菇、锅巴、荸荠、冬笋分别切成片；锅内倒入植物油，然后放入锅巴，炸后捞出；再放入姜末、蘑菇、冬笋、荸荠及食盐、味精、料酒、党参液，烧沸后用水淀粉勾芡，淋在炸好的锅巴上即可，佐餐食用。本品具有滋补强壮身体、调中止渴的作用，适宜身体虚弱、食欲缺乏、糖尿病、更年期综合征等患者食用。

6. 白菜心炒蘑菇：白菜心 250 克，蘑菇 200 克，植物油、精盐、葱花、姜末、蒜泥、味精各适量。将蘑菇洗净，入沸水锅中焯一下捞出，一切两片；将白菜心洗净，沥干水，切成薄片。炒锅用旺火加热，加植物油、姜末、蒜泥、葱花爆香，倒入白菜片煸炒至六成熟时，下蘑菇、精盐、味精炒熟即可。本品适用于慢性肝炎。

7. 蘑菇炒菜梗：蘑菇 250 克，青菜梗 200 克，植物油、湿淀粉、酱油、精盐、味精、香油各适量。将青菜梗洗净，沥干水，切成段；将蘑菇放水中煮一下，捞出用冷水晾凉，切去蒂根，划上网形花刀。炒锅用旺火加热，倒入植物油烧至五成热时，倒入青菜梗炒片刻，捞起沥干油。再将青菜梗入锅，加入少量水和精盐，沸后用小火焖烧至青菜梗熟，放入味精，用湿淀粉勾芡，起锅装盘；将净锅加适量水，放入蘑菇、酱油，用中火烧沸后改用小火，翻炒至汤汁稠浓，装盘，在青菜梗周围淋上香油即可。本品具有减肥强身的作用。

草　菇

【别名】花菇、苞脚菇、秆菇、麻菇、贡菇、家生菇。

【性味归经】平，甘。归胃、大肠经。

【营养成分】草菇主要含有水分、脂肪、蛋白质、碳水化合物、维生素 A、维生素 C、膳食纤维等。

【养生功效】草菇具有护肝健胃、降血压、降胆固醇的作用。

【食用方法】炒菜、凉拌。

1. 咖喱草菇：草菇 500 克，西兰花菜 250 克，水、姜、牛奶、咖喱粉、盐、糖、鸡精、水淀粉、椰汁各适量。将西兰花洗净切成小朵，放入滚水中煮熟转至青绿色，捞起用清水浸冷；水 4 杯、姜一片煮沸，放入一匙盐、少半匙糖，然后放西兰花煮沸，捞起沥干水，摆在盘里；将草菇切成小块，放入沸水中煮沸，捞起摆在盘周围；油锅慢火略爆；咖喱粉半匙，加入少量鸡精，用水淀粉勾芡成糊状，加入多半杯罐头椰汁，待沸后再加少半杯牛奶及少半匙糖搅匀，倒在蔬菜上即可。本品有开胃解毒、生津止渴的作用。

2. 番茄草菇：番茄 10 个（约 1000 克），油菜叶 10 片，草菇 450 克，食用油、料酒、酱油、白糖、素鲜汤、味精、香油、淀粉各适量。将油菜叶洗净焯水，捞出抹上香油，摆在盘中；将番茄去皮，切去根部挖出内瓤开口朝下，码在油菜叶上；将草菇洗净下四成熟的油中略炒，再加料酒、酱油、白糖、素鲜汤、味精煸炒，勾芡后装入番茄内即可。本品具有降低胆固醇的作用。

3. 草菇炖豆腐：豆腐 500 克，草菇 20 克，竹笋 15 克，油菜心 25 克，盐 3 克，酱油 20 克，味精 2 克，绍酒 10 克，淀粉（豌豆）10 克，麻油 5 克。将竹笋去壳去皮后洗净切片；将油菜心择洗干净；淀粉加水适量调匀成湿淀粉约 20 克；将豆腐切成 4 厘米长、2 厘米宽、1 厘米厚的块，放在锅内，加清水、少许精盐，用文火炖 10 分钟后，捞出沥干水；锅置火上，放入麻油，烧热后下绍酒、酱油，再放入各料，加水用文火炖熟，加盐、味精拌匀出锅即可。本品具有护肝养胃的作用。

4. 素食八珍汤：草菇、冬笋、猴头菇、冬菇、水发银耳、胡萝卜、豆苗各 50 克，食盐、味精各 2 克，香油 10 克。将除豆苗以外的各种主料切成丝状，放入锅中，加清水煮 20 分钟左右，后放入食盐、味精，撒上豆苗，略煮片刻，出锅后淋上香油即可，佐餐食用。本品具有清热解毒、生津止渴、开胃健脾的作用，适宜食欲缺乏、高血压、脂肪肝、高脂血症、冠心病等患者食用。

5. 素炒草菇：水发草菇 500 克，植物油 25 克，酱油 50 克，盐、味精各适量。先将干草菇放在水中浸 4 小时，草菇膨大变软后，用刀切去根蒂，再切片，洗净菇片后置开水中煮 15 分钟，捞起备用。将食油置炒锅内烧热，把菇片投入锅中用旺火炒 10 分钟，加入盐、味精、酱油翻拌，并加入少许清水调节锅温，熟后装盘。本品具有护肝健胃的作用。

6. 百花草菇：草菇 250 克，蘑菇 12 朵，水发银耳 12 朵，菜心 12 棵，红萝卜 1 根，素清汤、食用油、料酒、精盐、味精、生粉等各适量。将草菇、蘑菇洗净，分别入开水锅烫一下，捞起沥干；红萝卜剖成几朵梅花形；炒锅食用油烧热，放入草菇、蘑菇翻炒数下，加入素清汤，再加精盐、味精，沸后捞起；原锅放入银耳，烧好后捞起；另取锅放水烧开，放入菜心焯一下，捞起沥干。将烧好蘑菇放在盘中间；再按 1 棵菜心、1 朵草菇间隔排放在蘑菇周围，在两棵菜心之间的草菇外弦放 1 朵银耳，并在银耳上放 1 朵红萝卜梅花。炒锅加入素清汤，倒入原汤汁，再加适量料酒、精盐、味精烧开，勾薄芡，起锅装入盘中即成。本品有开胃解毒、生津止渴的作用。

☺ **温馨小贴士**

人们常将草菇与其他食品或中药配伍食用，以防治或辅助治疗多种疾病。但草菇性凉，脾胃虚寒者不宜多食。

猴头菇

【别名】猴头、猴头菌、菜花菌、刺猬菌。

【性味归经】平，甘。归脾、胃、肾经。

【营养成分】猴头菇主要含有蛋白质、脂肪、糖类、粗纤维、胡萝卜素、维生素 B、钙、磷、铁等。

【养生功效】猴头菇具有利五脏、助消化、补虚损的作用，对消化不良、神经衰弱、胃溃疡也有很好的治疗作用。

【食用方法】烧菜、做汤、凉拌。

1. 竹笋猴头菇：猴头菇 300 克，竹笋 300 克，味精 2 克，盐 8 克，菜籽油 20 克，姜、大葱各 10 克。将猴头蘑入锅中焯透后捞出晾凉，挤干水分；切片装入蒸碗，调好味，上笼蒸好，取出扣入盘中；鲜笋去衣洗净切成 0.2 厘米厚的片，入锅煮透，捞出；摆于圆盘四周，挂上白汁即可。本品对神经衰弱、身体虚弱者有治疗作用。

2. 铁板猴头菇：猴头菇 200 克，青豆角 100 克，酸菜片 15 克，红萝卜 20 克，香菇 8 克，姜片 3 克，芹菜 5 克，调味料 3 克。将香菇爆香，加入姜片，炒香后倒入剩余材料，加入少许水，煮 5 分钟后勾芡即供用；烧红铁板、撒芹菜、淋热油倒入各料、听到嗞嗞声即可。本品具有利五脏，助消化的作用。

3. 白芍猴头菇：白芍 30 克，猴头菇 50 克，腐竹 60 克，葱白 5 克，生姜 3 克，食盐、味精各 2 克，酱油、料酒、白糖、米醋各 3 克，水淀粉 5 克，香油 4 克，植物油 20 克。将猴头菇切成片状，腐竹切成小段备用；白芍放入锅中，加水煎取药汁待用；锅内倒入植物油，油热后放葱、姜，后放猴头菇、腐竹及料酒、食盐、白糖、白芍汁、其他调料及清水略烧片刻，出锅前调入味精、水淀粉、香油即可。本品具有消炎止痛的作用，适宜肠炎、胃及十二指肠溃疡患者食用。

4. 红烧猴头菇：猴头菇 250 克，素清汤、料酒、酱油、精盐、味精、色拉油、香油、湿淀粉各适量。将猴头菇用热水泡软捞出，挤去水，去根蒂，再用开水泡发，挤去水，从根部向上切成片，放碗内加素清汤后上笼蒸熟。炒锅加油烧热，放入料酒、精盐、味精、酱油、素清汤、猴头菇片，烧熟后用湿淀粉勾芡，再加入热色拉油、香油，翻炒出锅装盘即可。本品可用于治疗慢性胃炎。

5. 三色猴头菇：干猴头菇 4 朵，莴笋 1 根，青、红椒各 2 个，素清汤 500 克，绍酒 15 克，盐 3 克，糖 15 克，蚝油 5 克，油适量。用剪刀略剪去猴头菇表面的细毛后用水浸泡 2 小时；反复用清水攘洗浸泡后的猴头菇，切掉其根部后，切成薄片；将莴笋去皮洗净后切片；将青红椒去蒂去籽洗净后切片；将猴头菇片放入碗中，倒入 400 克清汤，调入绍酒、盐和糖，入锅蒸 1 小时；蒸好后倒掉猴头菇碗中的汤汁，留猴头菇片备用；倒油入锅，大火加至七成热时，放入莴笋片和青红椒片，翻炒几下；放入猴头菇片，倒入剩余的 100 克清汤，大火煮 5 分钟，调入蚝油和少许糖，翻炒均匀，待汤汁收干即可。本品具有利五脏、助消化、补虚损的作用。

6. 沙锅猴头菇：水发猴头菇 800 克，干贝 50 克，冬笋 100 克，腐竹 80 克，清汤、葱、姜、精盐、料酒、色拉油各适量。将水发猴头菇挤干水，切成片；干贝去筋，洗净；冬笋用刀拍松，切成块；腐竹洗净，切成段。将腐竹、冬笋、干贝分别下入开水锅中焯透捞出，放入沙锅内烧热，加油，烧至六成热时，下入猴头菇、腐竹、冬笋等调好味，滑熟即可食用。本品适合消化不良、身体虚弱者服用。

☺ **温馨小贴士**
病后、产后有脾胃虚寒、中焦虚滞者不宜食用猴头菇。

牛肝菌

【别名】大脚菇、白牛头、黄乔巴、炒菌。

【性味归经】温，甘。归肝、肾经。

【营养成分】牛肝菌主要含有蛋白质、脂肪、粗纤维等。

【养生功效】牛肝菌具有清热解烦、养血和中、祛风散寒、舒筋和血、补虚提神等作用。

【食用方法】炒菜、涮锅、做汤。

1. 炒牛肝菌：牛肝菌、辣椒、花生油、盐、味精、蒜各适量。将黄牛肝菌洗净，切成片；将蒜去皮洗净切成小片，干辣椒去蒂去籽切成长段；锅置火上，注入花生油烧至三成热时，将蒜片与干辣椒下锅稍炸一下；旺火热油放入黄牛肝菌与蒜、辣椒爆炒，放入盐、味精起锅。本品对脾胃虚弱的患者有很好的辅助治疗作用。

2. 牛肝菌蒸饭：牛肝菌 15 克，香米 150 克，橄榄油 10 克，盐 3 克，葱花 5 克。将牛肝菌用温水泡发后切小片；米洗净加适量泡菌水，放入牛肝菌，拌入橄榄油和盐，上锅蒸熟。出锅撒上葱花即可。本品具有养血补气的作用。

3. 香味牛肝：菌白牛肝菌（干）150 克，青椒 15 克，红椒 15 克，姜 5 克，大蒜（白皮）5 克，豆瓣酱 15 克，胡椒粉 2 克，料酒 15 克，味精 1 克，盐 2 克，植物油 20 克。将青、红椒分别洗净后去蒂去籽，切菱形片；牛肝菌罐头打开，在沸水中焯一下，翻炒片刻；加姜、蒜，豆瓣酱、水、牛肝菌，用中火烧热至开锅；加盐、味精、胡椒粉、料酒翻炒均匀后，加青红椒丝略炒后盛出即可。本品具有养血和中、追风散寒的作用。

4. 三丝牛肝菌：牛肝菌 150 克，红椒 1 个，荷兰豆 100 克，盐 3 克，鸡精、香油各少许。将牛肝菌用温水泡发后洗净，切丝；荷兰豆和红椒洗净后分别切成丝；将牛肝菌丝、荷兰豆丝、红椒丝分别放沸水中烫熟捞出，用凉水浸凉，沥干水分；把牛肝菌丝，荷兰豆丝和红椒丝放在碗里，加盐、鸡精和香油搅拌均匀。本品具追风散寒、舒筋和血、补虚提神的作用。

☺ **温馨小贴士**
脾虚腹泻者不宜食用牛肝菌。

银耳

【别名】雪耳、白木耳、白耳子。

【性味归经】平，甘。归肺、胃经。

【营养成分】银耳主要含有钙、磷、铁、烟酸、核黄素、硫胺素、多糖、蛋白质、碳水化合物等。

【养生功效】银耳具有养胃生津、滋阴润肺、补益虚损的作用。

【食用方法】烧菜、做汤、凉拌。

1. 菇腐银耳汤：豆腐 250 克，蘑菇（鲜）100 克，银耳（干）10 克，盐 5 克，味精 2 克，酱油 3 克，香油 5 克。将银耳用清水泡发后去根；蘑菇洗净去根蒂；豆腐切成块；将豆腐块、蘑菇和银耳一起放入锅中，加入适量的清水，置旺火上烧沸；用小火炖至蘑菇烂熟；撒入精盐和味精，淋入酱油和香油；再略炖片刻即成。本品具有益气补血、滋阴润肺、生津止渴的作用，适宜冠心病、癌症、贫血症患者食用。

2. 银耳莲子羹：银耳、红枣各 10 枚，莲子 6 克，冰糖适量。将银耳水发后，去根部泥沙及杂质，放入碗中；红枣洗净去核，放入碗中备用；锅上火，加入适量清水，放入银耳、莲子、红枣烧锅；待银耳、莲子、红枣熟后，加入冰糖调味，盛入碗中即可。本品具有滋阴、润肺、养胃的作用。

3. 冬瓜银耳发菜羹：冬瓜 300 克，冬笋、冬菇、胡萝卜、黄瓜、水发银耳、豆腐、青豆各 50 克，水发发菜 20 克，食盐、味精各 2 克，水淀粉 5 克，植物油 20 克，姜末适量。将冬瓜去皮剁成碎末备用；把冬笋、冬菇、胡萝卜、黄瓜、豆腐切成小丁，放入开水中烫一下；发菜洗净后备用；锅内倒入植物油，油热后放姜末，然后倒入所有原料和调料，加适量清水，水开菜熟后用水淀粉勾芡即可。本品具有清热利水、解暑减肥的作用，适宜水肿、肥胖者食用。

4. 银耳龙眼粳米粥：水发银耳、龙眼肉各 20 克，粳米 50 克，冰糖 5 克。将龙眼、银耳及粳米一同放入锅中，加适量清水熬煮成粥，出锅前调入冰糖，搅拌均匀即可，每日早晚食用。本品具有滋阴清热、安神养心的作用，对肝炎及失眠症有较好的治疗作用。

5. 薏米银耳羹：薏米 150 克，水发银耳 50 克，白糖、糖桂花、湿淀粉各适量。将薏米用温水浸泡，洗净；水发银耳去杂洗净，撕成小片；锅中加冷水，放入银耳、薏米一起炖煮，待薏米熟透，加入白糖煮沸。用湿淀粉勾成稀芡，加糖桂花搅匀即成。本品具有润肤健美、益寿、滋阴润肺、养胃生津的作用。

6. 银耳樱桃羹：银耳 50 克，樱桃 30 克，桂花、冰糖适量。先将冰糖溶化，再加入银耳煮 10 分钟左右，再加入樱桃、桂花煮沸即可。本品具有补气养血、白嫩肌肤的作用。

☺温馨小贴士

风寒咳嗽、大便溏泻者慎用银耳。另外，服用时，要选取干品，不可食用鲜银耳。

黑木耳

【别名】云耳、耳子、黑菜、木娥、木茸、树鸡。

【性味归经】平，甘。归胃、肾经。

【营养成分】黑木耳主要含有蛋白质、碳水化合物、钙、铁、磷、烟酸、核黄素、胡萝卜素、磷脂等。

【养生功效】黑木耳具有健脾益胃、润肠通便、活血散瘀、解毒散结的作用。

【食用方法】烧菜、做汤、凉拌。

1. 黑木耳汤：黑木耳 30 克，鹿角胶 8 克，冰糖 15 克。先将黑木耳用温水泡开洗净放入锅内，加水适量文火煮熟，再加入鹿角胶与冰糖，分 2 次服食。本品具有益气补肾的作用。

2. 木耳拌冰糖：黑木耳 20 克，冰糖 10 克。将黑木耳放入清水中泡发，撕成小块后放入盘中，再将冰糖用温水泡化，把冰糖水淋在黑木耳上，搅拌均匀即可，佐餐食用。本品具有健脾养胃、润肠通便、益气补血的作用，适宜高血压、肠燥便秘者食用。

3. 黑木耳红糖饮：黑木耳 30 克，红糖 30 克。先将黑木耳用温水泡发，洗净撕成小朵，放入沙锅，加水适量，大火煮沸后，改用文火煮 30 分钟，木耳熟透时加入红糖，至红糖溶化，喝汤吃木耳。本品可治缺铁性贫血，对胃癌伴有贫血患者尤为适宜。

4. 素烧双耳：黑木耳、白木耳各 20 克，葱段 3 克，食盐 2 克，白糖、白醋各 3 克，植物油 5 克。将两种木耳一同放入清水中浸泡 30 分钟，然后过沸水焯一下，捞出后切成小块，装盘备用；锅内倒入植物油，油热后放葱段，炒出香味后捞出葱段不用，加食盐、白糖、白醋制成调味汁，烧沸后将其淋在木耳上，搅拌均匀即可，佐餐食用。本品具有生津止渴、降脂降压、补虚养心的作用，适宜冠心病及癌症患者食用。

5. 黑木耳蘑菇饮：黑木耳 10 克，蘑菇适量，盐 2 克，生姜 10 克，水煎煮，喝汤吃木耳与蘑菇。本品可治疗糖尿病。

6. 木耳炒卷心菜：卷心菜 250 克，水发木耳 100 克，色拉油、姜丝、精盐、酱油、白糖、米醋、香油、湿淀粉各适量。将卷心菜洗净，撕成片状；黑木耳洗净，撕碎备用；锅上火，加油烧热，下姜丝煸香，放入卷心菜、黑木耳及清水适量，大火快炒，加入精盐、酱油、白糖，翻炒入味后用湿淀粉勾成薄芡，烹入米醋，淋入香油即成。本品具有开胃健脾、活血化瘀、消积散结的作用。

7. 木耳柿饼汤：黑木耳 6 克，柿饼、红糖各 50 克。将所有材料同置锅中，加水适量，煮汤食。本品具有活血祛瘀的作用。

☺ **温馨小贴士**

黑木耳有抗血小板凝结的作用，凡患有支气管扩张、咯血、呕血、便血、胃及十二指肠溃疡者，最好不要食用黑木耳。

发 菜

【别名】毛菜、争菜、地毛菜、龙须菜、海菜、仙菜。

【性味归经】平，甘。归肺、胃经。

【营养成分】发菜主要含有蛋白质、碳水化合物、钙、铁、碘、藻胶、藻红等。

【营养功效】发菜具有清理肠胃、化痰止咳、去油解腻的作用。

【食用方法】烧菜、做汤。

1. 发菜腐皮汤：豆腐皮 100 克，菠菜 100 克，冬笋 30 克，发菜（干）20 克，料酒 5 克，素油 5 克，盐 3 克，味精 2 克，素清汤适量。将发菜用清水浸泡，见软泡透时取出拣去杂物，洗净用清水过凉，挤干水分；将豆腐皮撕去边梗，用刀切成菱形片，再用清水洗净；冬笋切成薄片；菠菜心洗净，分放盘内；汤锅上火，舀入素清汤煮沸，放入菱形豆腐皮、发菜、笋片、菠菜心；再加入料酒、精盐，见沸后用漏勺捞起，放入汤盆内；再将锅内浮沫撇尽，加入精盐、味精、素油，起锅倒入汤盆即成。本品对失眠多梦、便秘等症有辅助治疗的作用。

2. 发菜丸子：发菜、金针菇各 20 克，白萝卜丝、小白菜叶各 30 克，豆腐 400 克，淀粉 30 克，生姜 5 克，大葱 10 克，食盐、味精各 2 克。先将发菜放入水中浸泡 20 分钟，与葱、姜一同放入锅中，加水煮5分钟后捞出备用；再把豆腐捣成烂泥状，加淀粉、食盐、味精和发菜，搅拌均匀，制成小丸子，放入蒸锅中蒸熟；然后把丸子、白萝卜、金针菇、小白菜叶一同放入锅中，加水煮熟，调入味精即可，佐餐食用。本品具有化痰止咳、解毒利尿、促进消化、解除油腻、降低血压的作用，适宜咳嗽痰多、消化不良及高血压患者食用。

3. 萝卜凉拌发菜：发菜50克，辣椒20克，红萝卜500克，百合50克，食盐、味精各1克，酱油、米醋各3克，花椒粉、胡椒粉各0.5克，香油10克、香菜末5克。将红萝卜、辣椒切成丝，放入盐水中浸泡10分钟；百合放入沸水中焯一下，捞出后备用；然后把红萝卜、辣椒、百合与发菜一同放入盘中，加以上调料搅拌均匀即可，佐餐食用。本品对咳嗽痰多、冠心病、肿瘤等症有辅助治疗的作用。

4. 发菜炖竹荪：干竹荪60克，水发发菜120克，水发香菇、冬笋各50克，胡萝卜、水发腐竹各80克，熟面筋4克，料酒、香油、精盐、味精、胡椒粉、素鲜汤、姜末各适量。将干竹荪用温水浸泡软，洗净，沥干水，切成斜刀块；胡萝卜去皮、根，切成块；冬笋、水发香菇洗净，切成片；水发发菜洗净，缠绕成球形；熟面筋平切成小块；水发腐竹洗净，切成段。炒锅上旺火，倒入开水烧沸，下竹荪块焯透捞出，控干水。炒锅上旺火，放入香油烧热，下姜末爆香，倒入素鲜汤烧沸，下香菇片、熟面筋块、腐竹段、冬笋片、味精、精盐、料酒、胡萝卜块、胡椒粉炒匀，略烧几沸，放入发菜球，汤汁再沸时，出锅装盘即可。本品适用于糖尿病患者食用。

5. 发菜多味羹：冬瓜300克，冬笋、冬菇、胡萝卜、黄瓜、水发银耳、豆腐、青豆各50克，水发发菜20克，食盐、味精各2克，水淀粉5克，植物油20克，姜末、淀粉各适量。将冬瓜去皮剁成碎末备用；把冬笋、冬菇、胡萝卜、黄瓜、豆腐切成小丁，放入开水中烫一下；发菜洗净后备用；锅内倒入植物油，油热后放姜末，然后倒入所有原料，加适量清水，水开菜熟后用水淀粉勾芡即可。本品具有清热利水、解暑减肥的作用，适宜水肿、肥胖者食用。

☺温馨小贴士

发菜属于高钙食品，所以结石症患者不宜食用。

第五节　瓜茄类蔬菜保健养生常法

黄　瓜

【别名】胡瓜、王瓜、刺瓜。

【性味归经】凉，甘。归脾、胃、小肠经。

【营养成分】黄瓜主要含有水分、磷、维生素C、蛋白质、碳水化合物、脂肪、铁、钙、葫芦素等。

【养生功效】黄瓜具有生津止渴、利水消肿、清热解毒的作用。

【食用方法】烧菜、做汤、凉拌。

1. 紫菜黄瓜汤：黄瓜150克，紫菜15克，海米、精盐、酱油、味精、香油、清汤各适量。先将黄瓜洗净切成菱形片状，紫菜、海米亦洗净；锅内加入清汤，烧沸后，投入黄瓜、海米、精盐、酱油，煮沸后撇浮沫，下入紫菜，淋上香油，撒入味精，调匀即成。本品具有清热益肾之功效，适用于妇女更年期肾虚烦热患者食之。

2. 鸡蛋炒黄瓜：黄瓜200克，鸡蛋液80克，料酒、葱花、姜末各4克，食盐、味精各2

克，植物油 20 克。将黄瓜切成片状备用；锅内倒入植物油，油热后用葱、姜炝锅，后放入鸡蛋液，将其炒至半熟后，放入黄瓜以及调味料，翻炒片刻即可出锅，佐餐食用。本品具有清热解毒、滋补身体的作用，适宜发热、各种炎症及食欲缺乏、身体虚弱者食用。

3. 山楂汁拌黄瓜：嫩黄瓜 5 条，山楂 30 克，白糖 50 克。先将黄瓜去皮瓤及两头，洗净切成条状；山楂洗净，入锅中加水 200 克，煮约 15 分钟，取汁液 100 克；黄瓜条入锅中加水煮熟，捞出；山楂汁中放入白糖，在文火上慢熬，待糖融化，投入已控干水的黄瓜条拌匀即成。本品具有清热降脂、减肥消积的作用，肥胖症、高血压、咽喉肿痛者食之有效。

4. 荸荠炒黄瓜：黄瓜 300 克，荸荠 25 克，滑石 10 克，葱白 5 克，牛奶 50 克，植物油 50 克，面粉 10 克，白糖 3 克，味精 1 克，食盐 2 克。将黄瓜洗净切成斜段备用；荸荠切片，葱白切段；锅内倒入适量植物油，油热后把黄瓜放入锅中，略炸片刻后捞出；然后把面粉、牛奶、白糖、滑石、味精放入一容器中，加清水调成芡汁；再将油锅烧热，然后倒入黄瓜、荸荠、葱白，略加翻炒，出锅前勾入牛奶芡汁即可，佐餐食用。本品具有消炎退热、止泻、利尿的作用。

5. 糖醋黄瓜片：黄瓜 500 克，精盐、白糖、白醋各适量。先将黄瓜去籽洗净，切成薄片，精盐腌渍 30 分钟；用冷开水洗去黄瓜的部分咸味，水控干后，加精盐、糖、醋腌 1 小时即成。本品具有清热开胃、生津止渴的作用。

6. 蜂蜜黄瓜煎：黄瓜 500 克，蜂蜜 100 克。将黄瓜清洗干净，切成块状放入锅中，加入适量的清水煮 10 分钟，后调入适量的蜂蜜，搅拌均匀即可，喝汤吃黄瓜。本品对小儿夏季暑热具有治疗作用。

7. 银丝黄瓜：黄瓜 300 克，粉丝 150 克，大蒜（白皮）5 克，盐 3 克，醋 5 克，酱油 4 克，白砂糖 6 克，味精 2 克，香油 5 克。将黄瓜洗净削皮，用刀拍碎，切成块，装在碗内；蒜头捣成末，拌入黄瓜内，撒上适量精盐，腌渍片刻；坐锅点火倒水，水沸后放入粉丝，煮开捞出，用冷水过凉，沥干水分，装盘待用；将腌过的黄瓜去汁，倒在粉丝上，加入酱油、醋、白糖、味精、香油拌匀，装盘即成。本品具有生津止渴、利水消肿的作用。

☺温馨小贴士

凡脾胃虚寒、瘦弱者慎食黄瓜。黄瓜忌与水果同食，如果同时服用，黄瓜中含有的维生素 C 分解酶可分解和破坏水果中的维生素 C。

苦 瓜

【别名】凉瓜、癞瓜、红羊、癞葡萄、红姑娘、锦荔枝。

【性味归经】寒，甘。归心、脾、胃经。

【营养成分】苦瓜主要含有蛋白质、脂肪、糖类、粗纤维、维生素 C、钙、磷、铁等。

【养生功效】苦瓜具有清热解毒、明目清心的作用。

【食用方法】烧菜、凉拌。

1. 凉拌苦瓜：苦瓜 300 克，白糖、米醋各 3 克，食盐 2 克，味精 1 克。将苦瓜洗净后挖去瓤和籽，切成片状放入盘中，加食盐腌渍 2 小时后，冲掉盐渍，用白糖、味精、米醋搅拌均匀即可，佐餐食用。本品具有清热解毒、祛暑、明目、生津止渴的作用，适宜糖尿病、高脂血症、冠心病等慢性病患者食用。

2. 苦瓜拌芹菜：苦瓜、芹菜各 150 克，芝麻酱、蒜泥各适量。先将苦瓜去皮、瓤，成细丝，用开水烫一下，再用凉开水过一遍，沥掉水分，然后将芹菜、苦瓜同拌，加入作料调匀即可。本品具有凉肝降压的作用，适用于肝阳上亢之高血压患者食用。

3. 苦瓜散：苦瓜籽 300 克。将苦瓜种子炒熟后，研磨成粉末，晾晒 1 个月后即可服用，每日 3 次，每次取 5 克，用 10 克黄酒送服。本品对阳痿遗精患者有辅助治疗的作用。

4. 柿子椒炒苦瓜：柿子椒 150 克，苦瓜 250 克，食盐、味精各 1 克，酱油、料酒、白糖各 3 克，葱花、姜末各 5 克，植物油 20 克。将柿子椒、苦瓜分别清洗干净，切成丝状；锅内倒入植物油，油热后放葱、姜，再放入苦瓜、柿子椒及调味料，搅拌均匀翻炒片刻即可出锅，佐餐食用。本品具有开胃健脾、清热去火的作用，适宜食欲缺乏、发热、高血压患者食用。

5. 苦瓜茶：苦瓜 1 个，绿茶适量。将苦瓜上端切开，挖去瓤，装入绿茶，把瓜挂于通风处阴干；将阴干的苦瓜，取下洗净，连同茶切碎，混匀，每取 10 克放入杯中，以沸水冲泡饮用。本品具有清热解暑、利尿除烦的作用，适用于中暑发热、口渴烦躁等病症。

6. 干烧苦瓜：苦瓜 750 克，青椒 25 克，榨菜 15 克，植物油 50 克，味精 2 克，盐 6 克，料酒 15 克。将青椒洗净切粒；榨菜剁末；把苦瓜开边，去瓤洗净，斜切成薄片；苦瓜放入滚油锅中，炒至半熟；放下青辣椒、榨菜，炒干；加盐、味精调味，溅料酒即可起锅。本品具有明目清心的作用。

☺ 温馨小贴士

　　脾胃虚寒者慎用或忌用苦瓜。补钙者不宜多食苦瓜，因为苦瓜中含有较多的草酸，草酸容易和食物中的钙结合，生成难以溶解的草酸钙，妨碍机体对钙的吸收。同理，苦瓜不能与钙剂和含钙高的食物同时服用。

冬　瓜

【别名】白瓜、枕瓜、水芝、地芝。

【性味归经】微寒，甘、淡。归肺、大小肠、膀胱经。

【营养成分】冬瓜主要含有水分、钾、维生素 C、钙、磷、蛋白质、糖类、胡萝卜素、核黄素、烟酸等。

【养生功效】冬瓜具有利水消肿、清热解毒、消痰止渴的作用。

【食用方法】烧菜、做汤、凉拌做馅。

1. 冬瓜菠菜羹：冬瓜 300 克，菠菜 200 克，姜、葱、油、素清汤、盐、酱油、味精、淀粉各适量。先将冬瓜去皮、瓤，洗净切成方块，菠菜择好洗净，切成 4 厘米长的段，姜切薄片，葱切段；然后将炒锅放火上，加油烧热，投入葱花，接着加入葱段、姜片、菠菜、冬瓜块，翻炒几下，加素清汤，煮沸约 10 分钟，加入盐、酱油、味精，最后倒入淀粉汁调匀即成。本品具有补虚消肿、减肥健体的作用，适用于妇女妊娠水肿、形体肥胖者食用。

2. 三鲜冬瓜汤：冬瓜 500 克，水发冬菇、罐头冬笋各 100 克，素清汤 1 000 克，精盐、菜油各适量。将冬瓜削去皮，去瓤洗净，切成 0.5 厘米厚的片，冬笋切成 0.2 厘米厚的片，冬菇去蒂，片成薄片；锅洗净置旺火上，倒入菜油烧至七成热时，放入冬瓜微炒，掺入素清汤。将冬瓜煮至快熟时，下冬笋片、冬菇片同煮至冬瓜变软，加入精盐调味起锅即可。本品具有利尿消肿的作用。适用于急性肾炎初期。

3. 冬瓜粳米粥：冬瓜 200 克，粳米 50 克，食盐、味精各 1 克，葱花 5 克，植物油 10 克。将冬瓜去皮清洗干净，切成小块；锅内倒入植物油，油热后用葱花炝锅，后倒入冬瓜略加翻炒，再倒入粳米和清水，熬煮成粥，出锅前调入食盐、味精即可佐餐食用。本品具有清热利水、生津止渴的作用，适宜水肿、咳嗽、痰多者食用。

4. 冬瓜银耳羹：冬瓜 250 克，银耳 30 克，油、汤、盐、味精、黄酒各适量。先将冬瓜去皮、瓤，切成片状；将银耳水泡发，洗净；锅放火上加油烧热，把冬瓜倒入煸炒片刻，加汤、盐，烧至冬瓜将熟时，加入银耳、味精、黄酒调匀即成。本品具有清热生津、利尿消肿的作用，适宜于高血压、心脏病、肾炎水肿等患者服食。

5. 素炒冬瓜：冬瓜 500 克，食盐 2 克，味精 1 克，料酒 3 克，葱花、姜末各 3 克，植物油 20 克。将冬瓜洗净后，去皮切成薄片；锅内倒入植物油，油热后用葱、姜爆出香味，放入冬瓜片，后调入食盐、味精、料酒略加翻炒便可出锅，佐餐食用。本品具有清热解毒、利尿消肿的作用，适宜发热、水肿症患者食用。

6. 冬瓜炒蒜苗：冬瓜 300 克，蒜苗 100 克，油、盐、味精各适量。先将蒜苗洗净，切成 2 厘米长的段，冬瓜去皮、瓤，洗净，切成片状；再将炒锅放置火上，加油烧至六成热，投入蒜苗略炒，再放冬瓜片，待炒熟后，加盐适量，最后加味精起锅装盘。本品具有利肺化痰的作用，适用于肺中有痰、肺气不利致咳嗽气喘等疾病患者食用。

☺温馨小贴士
　脾胃虚寒、久病体虚、大便泻泄、阴虚者慎食冬瓜。

丝 瓜

【别名】天丝瓜、丝罗瓜、蛮瓜、绵瓜、布瓜、纯阳瓜、天罗、倒阳菜。

【性味归经】凉，甘。归脾、胃经。

【营养成分】丝瓜主要含有蛋白质、脂肪、淀粉、糖类、维生素、胡萝卜素、皂苷、瓜氨酸、钙、磷、铁等。

【养生功效】丝瓜具有清热解毒、凉血化痰、通经络的作用。

【食用方法】烧菜、做汤。

1. 丝瓜番茄汤：丝瓜 500 克，番茄 2 个，葱花、胡椒粉、细盐、味精、食用油、素清汤各适量。先将番茄洗净，切成薄片，丝瓜去皮洗净切片；锅中放油烧至六成热，加入素清汤 500 克烧开，放入丝瓜片、番茄片，待熟时，加胡椒粉、细盐、味精、葱花调匀起锅。本品具有清解热毒、消除烦热的作用。

2. 丝瓜大米粥：丝瓜 100 克，大米 50 克，食盐 1 克，味精 0.5 克，葱花 5 克，植物油 10 克。将丝瓜清洗干净，去皮切成小块，锅内倒入植物油，油热后用葱花炝锅，后倒入丝瓜略炒，再放大米和清水煮成粥，熟后调入食盐、味精即可，每日早晚食用。本品具有清热解毒、凉血通经的作用，适宜月经不调、肝炎及各种炎症患者食用。

3. 炒丝瓜：丝瓜 250 克，油、精盐各适量。先将丝瓜去皮洗净切片，锅置火上，放油少许，烧至六成热，倒入丝瓜煸炒，待丝瓜熟时加精盐少许即成。本品具有清热利湿、化痰止咳的作用。

4. 木耳丝瓜汤：丝瓜 400 克，干茅根 100 克，水发木耳 50 克，葱白 10 克，食盐 1 克，味精 1 克，植物油 20 克。将干茅根放入锅中，加水煎煮药汤备用；把丝瓜清洗干净，去皮切成块状；木耳切丝。锅内倒入植物油，油热后用葱白炝锅，后倒入丝瓜、木耳及茅根汤，略煮片刻，出锅前加入盐、味精即可，佐餐食用。本品具有生津止渴、利尿通淋的作用，适宜咳嗽、气喘及水肿等患者饮用。

5. 竹荪莲子丝瓜汤：丝瓜 500 克，莲子 50 克，竹荪（干）25 克，竹笋 50 克，精盐 4 克，味精 2 克，素清汤 400 克。将干竹荪用清水发好洗净，剪去两头，切成斜刀块，放在清水中浸泡；鲜莲子放入沸水锅中焯 5 分钟，去莲衣后捞出，洗净用清水浸泡后去莲心；嫩丝瓜刮去外皮，去瓤切成菱形片；将汤锅置于旺火上，倒入清水烧沸，下入竹荪块、莲子、笋片、丝瓜片煮半小时捞出，放入汤碗内；将精盐、味精、素清汤放入另一锅内，煮沸出锅，盛入放竹荪块、丝瓜片、莲子、笋片的汤碗内即可。本品具有凉血化痰的作用。

6. 丝瓜酿豆腐：丝瓜 500 克，卤水豆腐 150 克，素清汤、盐、鸡精、葱花、香芹末、姜片、水淀粉各适量。丝瓜去皮，切成小段儿，用挖核的工具去掉瓜芯；豆腐加盐、鸡精、葱花调成泥；把豆腐泥灌入到丝瓜内；蒸锅水开后，把丝瓜放一平盘内，上火蒸 5 分钟，滗去汤水；另炒勺内放姜片、素清汤，开后水淀粉勾芡，放少许盐、鸡精调味。将芡汁淋在蒸好的丝瓜上，撒上香芹末儿，上桌。本品具有凉血化痰、通经络的作用。

7. 香菇烧丝瓜：丝瓜 500 克，香菇 15 克，花生油 20 克，香油 15 克，精盐 6 克，味精 2 克，姜 3 克，水淀粉 20 克，料酒各适量。将香菇水发后捞出，原汁放一旁沉淀，然后倒在另一个碗内备用，香菇片去根洗净；丝瓜去皮，顺长一劈两半，切成片，用开水稍烫过凉；姜片剁成细末，用水泡上，取用其汁；将炒锅置于火上，放入花生油，用姜汁一烹，放入料酒、香菇汤、精盐、味精、香菇、丝瓜，开后淋入水淀粉勾芡，放入香油，翻炒即成。本品具有清热解毒的作用。

☺温馨小贴士

丝瓜嫩者寒滑，过食亦能滑肠作泻。脾胃虚寒、慢性胃炎及妇女经期前后不宜食用丝瓜。

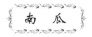

南 瓜

【别名】麦瓜、番瓜、饭瓜、北瓜、倭瓜、金瓜。

【性味归经】温，甘。归脾、胃经。

【营养成分】南瓜主要含有水分、钾、胡萝卜素、维生素 C、钙、磷、蛋白质、铁、门冬素、精氨酸等。

【养生功效】南瓜具有补中益气、消炎止痛、解毒杀虫、化痰平喘的作用。

【食用方法】烧菜、煮粥、做汤或制成各种南瓜食品，如糕点、南瓜饼等。

1. 南瓜汤：南瓜 200 克，绿豆 50 克，食盐、白糖各 2 克，味精 1 克。先将南瓜去皮切成薄片备用；绿豆放入清水中浸泡 2 小时；然后把两味一同放入锅中，加入适量的清水煎煮 30 分钟，出锅前加食盐、味精、白糖等调味品即可。本品具有清热利尿的作用，尤其适宜冠心病、高血压及水肿患者食用。

2. 南瓜百合粥：南瓜 1 个（约 300 克），精香米、糯米各 100 克，百合、桂圆肉、红枣、莲子各 20 克，白糖、盐各少量。将红枣、莲子用冷水浸泡 20 分钟，莲子去心，洗净备用；南瓜去蒂、去籽，洗净切丁。将糯米、香米洗净后置锅中加水烧开，放入南瓜丁和红枣、莲子，用文火煮 20 分钟后，揭开锅用勺顺时针搅动片刻，再放入百合、桂圆肉煮 10 分钟，然后放入白糖，再加少量盐以免过于甜腻。本品可作肥胖及神经衰弱者食疗之用，也可作为日常养生健美之品。

3. 炸南瓜丸子：南瓜、白糖各 100 克，面粉、饼干粉各 50 克，番茄酱、香菜末各 20 克，淀粉、五香粉各 30 克，食盐、味精各 2 克，植物油 50 克。将南瓜清洗干净切成大块，放入蒸锅中蒸烂，后将其搅拌成泥状，与各种原料和在一起，搅烂备用；锅内倒入植物油，油热后将准备好的馅料制成一个个丸子，放入锅中炸熟。配以番茄酱即可佐餐食用。本品具有补益中气、调理脾胃的作用，适宜身体虚弱、食欲缺乏者食用。

4. 青椒南瓜：南瓜 500 克，青椒 100 克，盐、油各适量。将南瓜洗净削去外皮，去除瓜瓤后切成粗丝；青椒洗净，去蒂去籽，切成粗丝；将南瓜用少量盐腌两分钟，用水漂一下，沥干水待用；炒锅洗净，置旺火上，放油烧至七成热，下甜椒丝、盐微炒，下南瓜丝炒几下，至南瓜断生即可起锅。本品具有补益中气的作用，适宜高脂血症、动脉硬化及冠心病患者。

5. 南瓜饭：南瓜 200 克，粳米 150 克，食盐 2 克，植物油 10 克。将南瓜清洗干净，切成块状，放入热油中，加食盐翻炒至六成熟，捞出后与粳米一同放入锅中，煮饭即可。本品味道香甜可口，能够滋补强壮身体，尤其适宜体质虚弱者食用。

6. 南瓜饼：南瓜、澄粉、糯米粉、红豆馅各适量。将南瓜去皮、切片，蒸熟、凉透、打成泥状，加澄粉、糯米粉和成柔软均匀南瓜面团，醒 10 分钟。再将面团分成小块，每块放手中摊平，放一小块红豆馅做成元宵大小形状，用牙签压出瓜状线条，拇指和食指轻轻一捏，然后，在顶部放一小块"瓜把"面。此刻，一个活脱脱小南瓜就做好了，放锅内蒸 15 分钟，或放入锅内炸熟也行。本品可强壮身体，尤其适宜体质虚弱者食用。

☺**温馨小贴士**
　　南瓜不可与含维生素 C 的蔬菜、水果一起食用，以免上火生痰。另外，脚气、支气管哮喘等患者不宜食用本品。

菜 瓜

【别名】越瓜、梢瓜、羊角瓜、生瓜、白瓜。

【性味归经】寒，甘。归胃、肠经。

【营养成分】菜瓜含有丰富的矿物质钙、磷、铁以及糖、柠檬酸和少量的维生素。

【养生功效】菜瓜具有利小便、解热毒的作用，用于烦热口渴、小便不利等症。

【食用方法】烧菜、做汤等。

1. 双椒菜瓜：菜瓜 300 克，辣椒（青、尖）50 克，红辣椒 50 克，洋葱 30 克，盐 5 克，料酒 15 克，鸡精 3 克，生抽 20 克，辣椒酱 30 克，姜 5 克，大蒜 4 克，淀粉（玉米）4 克，植物油 50 克。将菜瓜去皮、籽，洗净切成片，蘸上淀粉待用；青椒、红椒去籽、蒂，洗净切成菱形块；姜、蒜切细末待用；洋葱去干皮，切片；锅点火放植物油，烧至四成热时放入菜瓜片，待两面煎至变色后捞出，再放入洋葱片、姜末、蒜末，炒出香味时烹入料酒，放入盐、鸡精、辣椒酱，放入生抽、青椒、红椒、菜瓜片翻炒均匀，出锅即可。本品具有除烦渴、利小便的作用。

2. 麻辣菜瓜块：菜瓜 350 克，花椒粉 5 克，辣椒粉 10 克，味精 3 克。将菜瓜洗净切成块，用沸水烫一下，放入盆内；将菜瓜加入花椒粉、辣椒粉、味精拌匀，装盘即成。本品具有利小便的作用。

3. 菜瓜咸蛋汤：菜瓜 500 克，咸鸭蛋 200 克，紫菜（干）20 克，粉丝 50 克。将菜瓜洗净，去瓤、籽，切片。咸鸭蛋煮熟后去壳切片；紫菜浸透洗净；粉丝放入冷水内浸透泡发；锅内添水，放入菜瓜片煮片刻，再放入咸鸭蛋、粉丝略煮，加入紫菜即可。本品具有清热毒的作用。

☺**温馨小贴士**
　　菜瓜性凉，凡脾胃虚寒者不宜服用。

葫 芦

【别名】长瓜、天瓜、瓠瓜、匏瓜、蒲瓜、壶卢、腰舟。

【性味归经】平，甘、淡。归肺、胃、膀胱经。

【营养成分】葫芦主要含有水分、蛋白质、脂肪、碳水化合物、粗纤维、钾、钠、钙、磷、核黄素、烟酸等。

【养生功效】葫芦具有利水消肿、清热解毒、润肺止咳、通淋散结、生津止渴的作用。

【食用方法】烧菜、做汤。

1. 葫芦蜂蜜汁：嫩葫芦大约 500 克，蜂蜜 50 克。将葫芦清洗干净，捣成泥状，取其汁液倒入杯中，再调入蜂蜜搅拌均匀即可，每日 2 次，每次饮用 30 克。本品对高血压、尿路结石等症有辅助治疗的作用。

2. 蒜泥拌葫芦：西葫芦 200 克，蒜泥 30 克，木耳（水发）25 克，香油 2 克，盐 3 克，味精 1 克，醋 5 克。将西葫芦洗净去皮、瓤，切条，与黑木耳一同放入开水锅中焯熟，捞出沥水；黑木耳泡发洗净后切丝；将西葫芦条、黑木耳装入盘中，加入盐、味精、醋、蒜泥、香油拌匀即可。本品具有利水消肿、清热解毒的作用。

3. 西葫芦鸡蛋：西葫芦 250 克，鸡蛋液 100 克，食盐、味精各 2 克，葱花、姜末各 4 克，料酒 3 克，植物油 20 克。将西葫芦去皮切片；锅内倒入植物油，油热后放鸡蛋液、葱花、姜末翻炒，后放西葫芦，加入调味料，略炒片刻即成，佐餐食用。本品具有滋补、强壮身体的作用，适宜水肿症、各种炎症患者及身体虚弱者食用。

4. 糖醋西葫芦丁：西葫芦 450 克，柿子椒 35 克，白糖 100 克，白醋 40 克，盐 2 克，香油 10 克。将西葫芦顺长切成 1 厘米粗细的条，然后再改切成 1 厘米的丁；柿子椒洗净去蒂、籽后也切成 1 厘米见方的丁；将两丁同放一大碗内用适量精盐拌匀，腌 30 分钟后，滗出水分；炒勺放少许清水加白糖，少量精盐，上火烧开；使糖、盐完全溶化后淋入香油和白醋搅匀倒碗内晾凉；将凉后卤汁浇在两丁上拌匀盖严，腌渍 40 分钟即可。本品具有润肺止咳、通淋散结的作用。

5. 葫芦苋菜汤：嫩葫芦 100 克，苋菜 80 克，面筋 30 克，食盐、味精、酱油、胡椒粉各 2 克，米醋、香油各 3 克。将葫芦切成片状；苋菜切段；把三味主料一同放入锅中，加适量清水煮 10 分钟，起锅前调入调味品即可佐餐食用。本品具有清热解毒、祛火消暑的作用，在夏季饮用能够预防中暑。

6. 瓜仁西葫芦：西葫芦 500 克，瓜子仁、松子仁各 50 克，盐、鸡精、姜、葱、水淀粉、酒泡枸杞、油、素清汤各适量。将西葫芦洗净去皮切成片，姜切片，葱切丝；松子仁、瓜子仁过油炸香待用；坐锅点火倒入油，至油温三成热时下姜片、葱丝炒香，再放入西葫芦炒匀，加素清汤，再依次放入盐、鸡精，大火炒至西葫芦变软时勾芡，倒入泡好的枸杞，撒上松子仁、瓜子仁即可出锅。本品具有利水消肿、生津止渴的作用。

☺温馨小贴士

脾胃虚寒者，忌服食。

番 茄

【别名】西番李子、番茄、洋柿子、番柿、狼桃。

【性味归经】微寒，甘、酸。归脾、胃、肝经。

【营养成分】番茄主要含有水分、糖类、脂肪、钙、磷、铁、苹果酸、柠檬酸、维生素 C、维生素 B、胡萝卜素、蛋白质等。

【养生功效】番茄具有生津止渴、凉血平肝、健胃消食、增进食欲的作用。

【食用方法】烧菜、做汤、凉拌。

1. 番茄鸡蛋汤：番茄 100 克，鸡蛋 2 个，冬笋 25 克，葱末、姜末、精盐、味精适量，湿淀粉 10 克，花生油 25 克，芝麻油 3 克。将番茄洗净去皮，切成小块，放入瓷碗内；将鸡蛋磕入碗内，搅匀；将冬笋洗净切成长 4 厘米、宽 3 厘米的薄片。锅置火上加入花生油烧至七成热，放入葱、姜、精盐爆香，加入番茄煸炒，加水 250 克，煮沸 5 分钟。放入冬笋片续煮 5 分钟，将鸡蛋液放入锅成散花状，用湿淀粉勾芡，加入味精，淋芝麻油，即可出锅。本品具有生津止渴、助消化的作用，常食之，可强壮身体，防病抗病。

2. 番茄土豆汁：番茄 500 克，马铃薯 250 克，卷心菜 100 克。将以上三味材料清洗干净，一同放入榨汁机内，压榨汁液即可，每日饮用 2 次，每次 200 克。本品对胃溃疡具有辅助治疗的作用。

3. 牛奶番茄：番茄 250 克，鲜牛奶 200 克，鲜鸡蛋 3 枚，精盐、白糖、花生油、胡椒粉、淀粉各适量。先将番茄洗净，切块待用；淀粉用鲜牛奶调成汁，鸡蛋煎成荷包蛋待用；鲜牛奶汁煮沸，加入番茄、荷包蛋煮片刻，然后加入精盐、白糖、花生油、胡椒粉调匀即成。本品具有健脾和胃，补中益气的作用，适用于年老体弱，脾胃虚弱者食用。

4. 凉拌番茄：番茄 400 克，白糖 10 克。将番茄清洗干净，切成块状装入盘中，撒上白糖搅拌均匀即可，佐餐食用。本品具有清热解毒、生津止渴的作用，尤其适宜坏血病患者食用。

5. 番茄烧菜花：番茄、菜花各 200 克，食盐、味精各 2 克，料酒 3 克，白糖 5 克，葱花、姜末各 4 克，植物油 20 克。将番茄、菜花洗净后切成小块，菜花放入沸水中焯一下备用；锅内倒入植物油，油热后用葱、姜炝锅，后倒入番茄、菜花及调味料炒熟即可，佐餐食用。本品具有健胃消食、增进食欲的作用，适宜食欲缺乏、脾胃不适者食用。

6. 番茄烧丝瓜：豆腐 200 克，丝瓜 150 克，番茄 100 克，食盐、味精各 1 克，料酒、白糖各 3 克，姜末 5 克，植物油 20 克。将丝瓜、番茄、豆腐分别清洗干净，切成块状；锅内倒入植物油，油热后用姜末炝锅，后放入丝瓜、料酒炒熟，然后加入番茄、豆腐烧煮片刻，倒入其余调味品即可出锅，佐餐食用。本品具有清热解毒的作用，尤其适宜咽喉炎患者食用。

☺ **温馨小贴士**

番茄最好不要与黄瓜同食，以免黄瓜中的某些成分破坏番茄中的维生素 C。另外，未成熟的番茄含有毒性的番茄碱，吃后会出现头晕、恶心、呕吐、全身疲乏无力等症状。

茄 子

【别名】昆仑瓜、草鳖甲、矮瓜、落苏、吊菜子。

【性味归经】凉，甘。归脾、胃、大肠经。

【营养成分】茄子主要含有水分、蛋白质、维生素 C、钙、磷、铁、胡萝卜素、维生素 P、皂苷等。

【养生功效】茄子具有清热利尿、活血散瘀、凉血止血的作用。

【食用方法】烧菜、凉拌、做汤。

1. 酱茄子：茄子 400 克，甜面酱、植物油各 30 克，酱油 3 克，水淀粉 10 克，味精 1 克，食盐 2 克，白糖、葱花、姜末各 5 克。将茄子去皮切成片状，放入锅中油炸至金黄色，捞出后备用；再将油锅烧热，放入葱花、姜末，然后把甜面酱倒入锅内，加入适量的清水搅拌均匀，再放茄子及其他调味料，烧熟后用水淀粉勾芡即成，佐餐食用。本品对跌打扭伤、皮肤溃疡等症有辅助治疗的作用。

2. 冰蜜茄丁：茄子 400 克，番茄酱 50 克，葱头、柠檬片各 20 克，葱花、白醋各 5 克，芹菜丁 25 克，蜂蜜 10 克，胡椒粉 3 克，食盐 2 克，植物油 20 克。将茄子、葱头切成小丁备用；锅内倒入植物油，油热后放入茄子丁，将其炸至金黄色捞出；再将芹菜丁、葱花、葱头丁放入锅内，翻炒片刻后加入番茄酱和茄子丁，后倒入少许清水。炖煮 10 分钟，再加入白醋、蜂蜜、柠檬片、胡椒粉，待汤汁收浓后放入食盐，搅拌均匀即可，晾凉后放入冰箱冷藏，佐餐食用。

本品具有健脾开胃的作用，适宜脾胃虚弱、食欲缺乏者食用。

3. 地三鲜：土豆 1 个，茄子 2 个，青椒 1 个，油、酱油、糖、盐、葱花、蒜蓉、生粉、素清汤各适量。将茄子和土豆去皮，切成滚刀块；将青椒掰成小块；锅中倒入多一些的食用油，七成热时，先将土豆块放入，炸成金黄色，略显透明时捞出备用；再将茄子倒入油锅，炸至金黄色，加入青椒块即一起捞起；以少量热油爆香葱花及蒜蓉，加素清汤、生抽、糖、盐、酱油、茄子、土豆和青椒块，略烧，加入生粉大火收汁即可。本品具有活血散瘀的作用。

4. 酱爆茄豆：茄子（紫色细长的那种）500 克，嫩青豆 150 克，甜面酱 25 克，葱末、姜末、蒜末各 5 克，绍酒、盐、糖、味精、油各适量。将茄子切成滚刀块（约 1 厘米厚）；青豆洗净，放在加了盐的沸水中煮熟；起油锅，锅中放油 5 汤匙，油热后，先爆香葱末、姜末、蒜末，再放入茄子煸炒至褐黄色，烹入绍酒；将茄子拨开，使锅中留出空隙，放入甜面酱，炒出香味，再放入青豆、白糖、盐、味精炒匀，使酱汁均匀包裹在茄子上即可。本品具有清热利尿的作用。

5. 怪味茄丝：茄子（紫皮、长）300 克，香菜 10 克，大蒜（白皮）、大葱、姜、醋、香油、芝麻酱各 5 克，辣椒油 20 克，白糖 10 克，味精 2 克，酱油 10 克，盐、白芝麻、花椒面各 1 克。将茄子削皮，切成 3 厘米长的丝，洗净；锅置火上，放入水，烧开，把茄丝下入煮熟，捞出放入冷水盆中过凉，再滗干水备用；将芝麻酱用酱油调开，再放入辣椒油、白糖、米醋、味精、酱油、盐等调料拌匀，成为调味汁；香菜洗净切成小段，葱、姜、蒜洗净切剁成末；把香菜、葱、蒜、姜放入调味汁中拌匀，再放入熟芝麻、花椒面，最后把茄丝倒入拌均匀装盘即可。本品具有清热活血的作用。

6. 梅干菜蒸茄子：茄子 750 克，梅干菜 100 克，植物油 1 000 克（实耗 50 克），精盐 2 克，味精 4 克，姜、蒜子各 10 克，香葱 5 克，干椒粉 20 克，蒸鱼豉油适量。将茄子切成 1 厘米见方的条；梅干菜洗净，挤干水分；姜、蒜切末，香葱切花；净锅置火上。放入植物油，烧至六成热时，下入茄子，炸至金黄色后捞出，整齐地摆在蒸钵内，排成形；锅内留底油，烧热后下姜末、蒜末、干椒粉、盐、味精和梅干菜煸香，盖在茄子上，淋上蒸鱼豉油，上笼蒸约 10 分钟，取出扣于盘中，撒上葱花即可。本品具有利尿、活血的作用。

☺ **温馨小贴士**

茄子性寒凉，脾虚胃寒、子宫脱垂等患者不宜食用。过老的茄子一般不要食用，以免出现毒副作用。

第六节　豆类蔬菜保健养生常法

【别名】南扁豆、小刀豆、茶豆、树豆。

【性味归经】平，甘。归脾、胃经。

【营养成分】扁豆主要含有蛋白质、脂肪、糖类、粗纤维、胡萝卜素、烟酸、维生素、钙、磷、铁、锌等。

【养生功效】扁豆具有健脾调中、清热解毒、和中消暑的作用。

【食用方法】烧菜、做馅、榨汁。

1. 扁豆粳米粥：白扁豆 20 克，粳米 50 克，白糖 3 克。将扁豆清洗干净，掰成小段，用清水浸泡一夜后，与粳米一同放入锅中，加水煮粥，出锅前用白糖调味即可，每日早晚食用。本品具有健脾和胃、去暑化湿的作用，适宜脾胃虚弱、不思饮食、呕吐腹泻者食用。

2. 焖扁豆：扁豆 300 克，大蒜 10 克，食盐、味精各 2 克，酱油、料酒各 4 克，植物油 20 克。将扁豆洗净掰成小段，锅内倒入植物油，油热后放入扁豆、料酒迅速地翻炒，然后放大蒜、食盐、味精、酱油、料酒及适量的清水，焖烧 30 分钟即可，佐餐食用。本品能够滋补强壮身体、清热解毒，适宜水肿症、脚气病、消化道癌症、宫颈癌等疾病患者食用。

3. 椒油扁豆：扁豆 250 克，花生米 100 克，红萝卜 1~2 根，菜花 200 克，花椒 1 大匙，酱油 1 小匙，白醋、糖各 2 大匙，盐少许，油、香油各 1 大匙。将扁豆去筋切小段，红萝卜切菱形厚片，菜花撕成小朵，均入滚水中烫 5 分钟后捞出盛盘，花生米煮 15 分钟后捞出沥干，剥去外衣也放入盘中。烧热调味料油和香油，放下花椒以小火炸香，倒入酱油 1 小匙、白醋、糖，待滚即熄火，挑去花椒粒后倒入装扁豆的盘中，拌和均匀放置 1 小时后即可食用。本品具有清热解毒的作用。

4. 麻酱扁豆：扁豆 400 克，麻酱 50 克，蒜泥 15 克，精盐 5 克。将扁豆掐去两头，撕去两边的老筋，洗净，用刀切成段，在开水中烫一下，放入凉水中浸泡；将扁豆沥干水分，放入盘中，加入精盐、麻酱、蒜泥拌匀即可。本品具有和中消暑的作用。

5. 芝麻扁豆：扁豆 500 克，味精 2.5 克，芝麻仁 10 克，香油 15 克，精盐 3 克。将炒锅小火烧热，倒入芝麻仁焙炒至色黄并出香味时，倒出晾凉；将扁豆撕去筋，切齐两头，再切成 6 厘米长的段，洗净，放开水锅内烫至熟透并呈绿色时，捞入用沸水烫过的平盘中，撒入精盐、味精，拌匀稍腌，使扁豆入味，再加入芝麻仁和香油拌匀，码入 24 厘米盘中即成。本品具有健脾调中的作用。

☺**温馨小贴士**

药用生扁豆研末一定要慎重。食用扁豆种子与鲜白扁豆荚时一定要煮熟，以免中毒。有出血症状的患者慎食或不食扁豆。

芸 豆

【别名】四季豆、唐豆、玉豆、菜豆、白豆。

【性味归经】寒，苦，辛。归肝、脾、肾经。

【营养成分】芸豆主要含有水分、蛋白质、脂肪、钾、钠、钙、镁、磷、碳水化合物、粗纤维等。

【养生功效】芸豆具有利尿消肿、清热解毒、抗癌的作用。

【食用方法】烧菜、做汤、做饭。

1. 红枣芸豆粥：粳米 50 克，芸豆 30 克中，红枣 20 克。将以上三味材料一同放入锅中，加入适量清水熬煮成粥，每日早晚食用。本品对食道癌、胃癌及胃肠道疾病均有辅助治疗的作用。

2. 土豆芸豆汤：芸豆 300 克，土豆（黄皮）500 克，胡萝卜 50 克，洋葱（白皮）30 克，香叶 3 克，盐 3 克，植物油 20 克，胡椒适量。把泡好的芸豆煮软；然后放入用油轻炒过的胡萝卜和葱头、土豆、胡椒、盐、香叶，并加水继续煮汤至熟即成。本品具有清热解毒的作用。

3. 油焖芸豆：芸豆 500 克，花生油 40 克，大葱 20 克，大蒜（白皮）20 克，香油 10 克，味精 2 克，盐 3 克，料酒 5 克，清汤适量。将芸豆择洗干净，掰成 3 厘米长的小段；炒勺放在中火上，倒花生油烧至四成热，放入芸豆；当芸豆微微皱缩时，用漏勺快速捞出控净油；勺内留底油 20 克左右，放旺火上烧热，加入葱蒜末炸出香味，加入清汤、料酒、精盐烧沸，倒入芸豆翻炒片刻；撒上味精，淋上香油，颠翻出勺即成。本品具有利尿消肿的作用。

4. 茄子炒菜豆：茄子 2 条，菜豆 500 克，盐 1/2 小匙，素清汤适量。将茄子洗净切滚刀块，放在清水中，避免表面变黑；将菜豆洗净，去除头尾，切成长段备用；锅内加入 2 大匙油，烧热后放入茄子、菜豆一起炒香，再加入盐、素清汤焖煮至熟即可。本品具有清热解毒、抗癌的作用。

5. 芸豆蒸糕：芸豆 300 克，芝麻 100 克，白糖 80 克。将芸豆放入蒸锅中，隔水蒸至烂熟，取出后将其捣成泥备用；再将炒锅烧热，后倒入芝麻及白糖，均匀翻炒；取一块纱布，将准备好的芸豆泥均匀地铺在纱布上，垒成 3 ~ 5 毫米高的块状，撒上芝麻白糖，用刀切成小块即可佐餐食用。本品具有补益气血、健脾通络的作用，适宜冠心病及神经炎患者食用。

☺温馨小贴士

　　在食用芸豆前将其煮透，以免引起食物中毒。

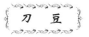

刀　豆

【别名】刀豆子、大刀豆、马刀豆、挟剑豆。

【性味归经】温，甘。归脾、胃、大肠经。

【营养成分】刀豆主要含有蛋白质、淀粉、脂肪、糖类、维生素、胡萝卜素、烟酸、钙、磷等。

【养生功效】刀豆具有温中下气、通利肠胃、温肾助阳、抗癌症的作用。

【食用方法】烧菜、做汤、熬粥。

1. 刀豆乌荠汤：刀豆 30 克，乌梅 5 克，荠菜花 40 克。先将刀豆、乌梅一同放入锅中，加适量的清水煎煮 20 分钟，后放入荠菜花，再煎 20 分钟，滤出药液即可。每日 1 剂，分 2 次温服。本品对肾炎、膀胱癌及尿血等症有辅助治疗的作用。

2. 刀豆橄榄半夏饮：刀豆壳 25 克，咸橄榄 5 克，半夏 9 克。将三味材料一同放入锅中，加适量清水煎煮 30 分钟，滤汁即可，每日 1 剂，分 2 次温服。本品可以治疗膈食呕吐、不能吞咽之症。

3. 香芋炒刀豆：香芋 50 克，刀豆 150 克，甜面酱适量，酱油、糖各少许，油适量。将香芋切条，起油锅烧至六成热，加入刀豆、香芋干炸，倒出沥干后加入调味料炒香，勾芡即成。本品具有温肾助阳、抗癌症的作用。

4. 圆白菜刀豆汤：圆白菜 500 克，刀豆 250 克，辣椒油 3 克，香油 2 克，酱油 4 克，大葱 5 克。取鲜包心菜撕成片，刀豆撕掉筋；将包心菜、刀豆同下大沙锅，注满清水，置炭火上煨煮 2 小时，减文火再煨 1 小时，即移锅上桌；食时另备蘸料，碟中以辣油、香油、酱油、葱（切）花调匀。本品具有温中下气的作用。

5. 干煸刀豆：刀豆 400 克、大蒜头 4 个，油 30 克，生抽 7 克，糖 8 克，盐 1 茶匙，清水 30 克。将刀豆清水浸泡 10 分钟洗净，沥干水，去掉两头，摘成 3 厘米长的段备用；大蒜头用刀背拍松，去掉外皮后切成末备用；锅中倒油，烧五成热后加入蒜末，炒到刀豆变嫩绿色后加入适量清水，然后调入生抽、糖、盐后翻炒均匀后盖锅盖小火焖 10 分钟左右；刀豆已经软而熟时开大火，炒干锅里的水分，起锅盛出食用。本品具有温肾助阳、抗癌症的作用。

☺温馨小贴士

　　经临床证明，刀豆对治疗癌症患者的脾胃虚寒、暖气呃逆等症效果良好。但胃溃疡及十二指肠溃疡患者不宜食用本品。

豌 豆

【别名】青豆、雪豆、寒豆、毕豆、胡豆。

【性味归经】平，甘。归脾、胃经。

【营养成分】豌豆主要含有蛋白质、硫氨酸、钙、铁、烟酸、核黄素、脂肪、碳水化合物等。

【养生功效】豌豆具有利尿退热、和中益气、健脾和胃、生津止渴、解疮毒的作用。

【食用方法】烧菜、做汤、熬粥。

1. 豌豆粳米粥：粳米 50 克，豌豆、胡萝卜各 30 克，食盐 1 克，味精 0.5 克。将豌豆、胡萝卜清洗干净，胡萝卜切成丁，然后把两味与粳米一同放入锅中，加水煮成粥，出锅前调入食盐、味精即可，每日早晚食用。本品具有清热解毒、调和脾胃的作用，适宜食欲缺乏、水肿症、脚气病等患者食用。

2. 茭白炒豌豆：豌豆 150 克，茭白 150 克，盐 2 克，味精 3 克，淀粉（玉米）3 克，香油 5 克，植物油 25 克。将豌豆入沸水焯熟，冷水过冷沥干；茭白切丁，入沸水焯过；炒锅置中火上烧热，下油烧热，放入豌豆和茭白丁略炒，加水 50；沸后，加盐、味精、湿淀粉勾芡，淋香油后出锅。本品具有利尿退热、和中益气的作用。

3. 豌豆泥：新鲜豌豆 400 克，核桃仁、莲藕粉各 30 克，白糖 3 克。先将豌豆煮烂并捣成泥状；莲藕粉放入碗中，加水调成稀糊状备用；核桃仁炒熟切成细末；锅内倒入适量的清水，水开后放白糖、豌豆泥，搅拌均匀，后放入莲藕粉、核桃仁，拌匀即可，每日早晚食用。本品具有益气调中、补肾健胃的作用，对脾胃不和、腰膝酸痛、食欲缺乏、小便不利等症有治疗缓解的作用。

☺温馨小贴士

豌豆含有植物凝集素，可提高机体免疫力。但胃溃疡及十二指肠溃疡、周期性麻痹、白癜风等病患者不宜食用本品。

豇 豆

【别名】羊角、角豆、长豆、腰豆、浆豆。

【性味归经】平，甘。归脾、肾经。

【营养成分】豇豆主要含有水分、蛋白质、脂肪、碳水化合物、粗纤维、钙、镁、磷、铁、锌、硒、胡萝卜、硫氨酸、核黄素、烟酸等。

【养生功效】豇豆具有健脾利湿、补肾益精、生津止渴的作用。

【食用方法】烧菜、做汤、腌制等。

1. 豇豆大米粥：豇豆 50 克，大米 50 克。将豇豆清洗干净切成小段；与大米一同放入锅中，加入适量清水熬煮成粥即可，每日早晚食用。本品对遗精、女性月经不调及更年期综合征等疾病均有辅助治疗作用。

2. 豇豆冬瓜汤：豇豆 100 克，冬瓜 400 克，食盐、味精各 2 克。先将豇豆清洗干净，放入清水中浸泡 1 小时；冬瓜去皮切成小块备用；再将两味一同放入锅中，加适量的清水煮至冬瓜、豇豆熟透，调入食盐、味精即可。本品能够清热利尿，适宜肾炎所致的腰痛、浮肿者食用。

3. 素炒豇豆：豇豆 300 克，食盐、味精各 1 克，酱油、料酒各 3 克，葱花、姜末各 5 克，植物油 20 克。将豇豆清洗干净切成段状，锅内倒入植物油，油热后用葱、姜炝锅，然后放入豇豆及其他调味品，翻炒均匀即可出锅，佐餐食用。本品能够生津止渴、健脾固肾，适宜食欲缺乏、糖尿病、白带过多、腹泻呕吐等症患者食用。

4. 青椒豇豆：豇豆 400 克，青椒 4 个，盐、鸡粉、水淀粉、油各适量。把豇豆洗净，切 3 厘米左右的段；青椒去蒂，去籽后切成粗丝；炒锅置旺火上，将油烧至七成熟，放入青椒丝炒出香味，加少许盐炒匀，再倒入豇豆同炒；加入小半杯水，加鸡粉焖一会儿，用水淀粉勾芡起锅即成。本品具有补肾益精的作用。

5. 红油豇豆：豇豆 250 克，红油 20 克，香油 10 克，独蒜一个，盐、味精适量。将豇豆去头去尾洗净，切成 5 厘米长的段；蒜剁末；锅中加水烧沸，下豇豆段、盐，烧沸后煮约三分钟；捞出后用清水冲凉，沥干水分，放盐拌匀；将味精、蒜末放在红油里拌匀制成味汁；将豇豆段整齐地摆在盘子中，上桌前浇上红油味汁，再淋上香油即可食用。本品具有健脾利湿、补肾益精的作用。

☺**温馨小贴士**

不宜大量食用豇豆，否则会引起腹胀。气滞便结者禁用本品。

白 豆

【别名】白小豆、饭豆。

【性味归经】平、甘、咸。归脾、肾经。

【营养成分】白豆主要含有碳水化合物、脂肪、膳食纤维等。

【养生功救】白豆具有益气、补肾、健脾的作用。

【食用方法】煮粥、做饭、炒食。

1. 白豆粳米粥：粳米 300 克，白豆 50 克，水适量。将白豆洗净浸泡一夜；锅置火上，加适量水，入白豆煮沸，加洗净的粳米同煮，煮至熟烂即可食用。本品具有益气健脾的作用。

2. 焖白豆：白豆 250 克，赤小豆、青豌豆各 50 克，洋葱 100 克，香叶 2 克，番茄酱 25 克，精盐 3 克，胡椒粉 2 克，白葡萄酒 150 克。将白豆、赤小豆洗净，加水浸泡一夜；洋葱切成末；锅内注入适量清水，放入白小豆、青豌豆煮沸，加入洋葱、番茄酱、精盐、胡椒粉和香叶，用小火焖；不时搅动，至豆子软烂，再入精盐、胡椒粉和白葡萄酒调好口味；煮微沸 2 分钟即可出锅。本品可益气补肾。

3. 白豆沙拉：白豆、红腰豆各 100 克，青红椒 2 个，洋葱 1 个，红酒、醋、橄榄油、糖各适量。将白豆、红腰豆洗净煮熟；青红椒和洋葱分别切成 3 厘米见方的小块；将适量红酒、醋、橄榄油、糖混合调成汁，与其他原料拌匀即可。本品具有补肾健脾的作用。

☺**温馨小贴士**

豇豆、蚕豆、豌豆、白豆，这四豆同属小杂粮食品，其性平和，日常适量食用，可保健益寿。

第七节　水果类食物保健养生常法

水果是膳食结构中不能缺少的一部分，它对我们的健康和对疾病的预防具有很大的裨益。水果中含有非常丰富的营养成分，主要是碳水化合物、维生素和矿物质，还有有益于人体健康的生物活性物质，经常吃水果可明显降低患上肿瘤等疾病的危险。水果中含有许多抗氧化成分，可延缓细胞的衰老，而水果中的维生素也是人体维生素的主要来源。水果的营养作用是其他任何食物都无法取代的。水果还有它独特的功用，如多数水果中含有各种有机酸，能刺激消化液分泌。另外，多数水果含有维生素 C 和维生素 E，具有润泽皮肤的作用，无疑是众多爱美女性的必选食品。

苹　果

【别名】频婆、平波、天然子、柰。

【性味归经】凉，甘。归脾、胃、肺、大肠经。

【营养成分】苹果主要含有水分、碳水化合物、果糖、蔗糖、葡萄糖、蛋白质、铁、硫胺素、胡萝卜素、核黄素、烟酸等。

【养生功效】苹果具有益气和脾、生津润肺、除烦止渴、收敛止泻的作用。

【食用方法】生食、烧菜、做汤或加工成苹果酱、苹果干等食品。

1. 糯米苹果盏：苹果、糯米、陈皮、糖各适量。将苹果煮六分熟，挖空芯部备用；糯米先泡开，放入苹果中；再在苹果中加入陈皮和糖；一起上锅蒸熟透，即可食用。本品可用于润颜悦色、消除胃胀气、改善食欲缺乏。

2. 苹果菠萝生姜汁：1 厘米生姜根，1/2 个苹果，1/3 个大的菠萝。将生姜和菠萝去皮，将苹果洗净，然后切成块。将菠萝切成可榨汁的薄片；先将生姜榨汁，再将苹果和菠萝榨汁。将所榨的汁混合并搅拌直到起泡；做好后立即饮用。本品具有滋阴润燥、清热解毒、生津止渴的作用，适宜恶心、呕吐、食欲缺乏者食用。

3. 苹果蜜汁：苹果 500 克，凉开水 100 克，蜂蜜 15 克。将苹果切成块状，放入榨汁机中，榨取苹果汁倒入杯中，在倒入适量的纯净水和蜂蜜，搅拌均匀即可，不拘时饮用。本品具有清热解毒、滋阴润燥的作用，适宜内火旺盛、大便秘结者饮用。

4. 苹果炖芦荟：苹果 500 克，芦荟 200 克，白糖 30 克，冰糖 15 克。将青苹果削皮，去核洗净，切成小块；将芦荟去刺，去皮洗净，切成条状，撒上糖腌 1 小时。水烧开后将青苹果块、芦荟条和冰糖倒入锅中，用小火加盖炖至酥软即可。本品具有益气和脾、生津润肺的作用。

5. 苹果炒饭：白米饭约 150 克，富士苹果 1 个，素火腿 3 片，番茄 1 个，青豆、玉米粒少许，芹菜 1 根，植物油、盐、味精各适量。苹果洗净、切丁，用盐水泡过、捞起、沥干水备用。番茄洗净、切小块；素火腿切小块，芹菜去叶、洗净、切小丁，备用；起热锅，放 1 小匙油，将芹菜丁炒香，加入苹果丁、番茄、素火腿、芹菜及青豆仁、玉米粒、调味料翻炒后，再放进熟米饭，以大火迅速炒匀，即可起锅食用。本品具有除烦止渴、收敛止泻的作用。

6. 胡萝卜苹果汁：胡萝卜 4 个，苹果 2 个。将胡萝卜擦洗干净，将苹果洗净；先将胡萝卜榨汁，然后再将苹果榨汁。混合、搅拌，并立即饮用。本品具有生津润肺、除烦止渴的作用。

☺**温馨小贴士**

脾胃虚寒者不宜多食。常人也不可一次服食过多，多食令人腹胀。苹果不宜与海鲜一同食用，否则会导致腹痛、腹泻、恶心、呕吐等不良反应。

芒　果

【别名】庵罗果、檬果、蜜望子、香盖。

【性味归经】凉，甘、酸。归胃、小肠经。

【营养成分】芒果主要含有糖、蛋白质及钙、磷、铁等。

【养生功效】芒果具有益胃止呕、解渴利尿的作用。

【食用方法】生食、榨汁、做菜。

1. 芒果茶：芒果 2 枚，白糖适量。将芒果洗净去皮、核，切片放入锅内，加入适量水，煮沸 15 分钟，加入白糖搅匀即成，代茶频饮。本品具有生津止渴的作用，是慢性咽喉炎、声音嘶哑患者的食疗佳品。

2. 芒果陈皮汤：未成熟的芒果 2 ~ 3 个，陈皮半个。将芒果洗净，切开晒干，与陈皮共置沙锅中，慢火煲汤，煲 2 小时后取食，分 2 ~ 3 次服完。本品具有清肺化痰、解毒散邪排脓的作用，用作肺脓疡患者的辅助食疗有良效。

3. 芒果果酱：芒果 1 200 克，麦芽糖 300 克，细砂糖 160 克，柠檬 1 个。柠檬洗净榨出果汁备用；芒果去皮去核后切成大块状备用；将切好的芒果果肉放进耐酸的锅子中，加入柠檬汁用中火煮滚；转成小火并加入麦芽糖继续熬煮，熬煮时必须用木勺不停地搅拌；待麦芽糖完全溶化后便可加入细砂糖，继续拌煮至酱汁呈浓稠状即可。本品具有解渴利尿的作用。

4. 芒果色拉：熟透的芒果 3 只，水 500 克，糖 250 克，四合一香料（桂皮，丁香花蕾，肉豆蔻，黑胡椒）10 克。芒果去皮，切片，待用。将糖，四合一香料和水混合煮开，加盖，浸泡。将芒果片置于平底锅上，摊开，用糖水浸没，煮沸后冷却，让芒果片浸渍片刻。把芒果片装入汤盆内。用漏勺过滤卤汁，浇淋在芒果片上，即成。本品具有益胃止呕、解渴利尿的作用。

☺温馨小贴士

吃芒果最好将其切成小块再放到口中，避免芒果接触口部外周或脸部。芒果叶或芒果汁可使过敏体质的人引起皮炎，芒果叶及种子均含有氯氰酸，误食可引起中毒。饱饭后不可食用芒果。芒果不可与大蒜等辛辣食品同食。

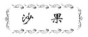

沙 果

【别名】文林果、花红果、联珠果、林檎、五色来等。

【性味归经】平，酸、甘。归心、肝、肺经。

【营养成分】沙果含有水分、蛋白质、脂肪、碳水化合物、粗纤维、钙、磷、铁、胡萝卜素、钾、钠、镁等。

【养生功效】沙果具有止渴生津、消食化滞、涩精的作用。

【食用方法】生食、煮粥、榨汁。

1. 沙果汤：沙果（半熟者）10 枚。将沙果洗净后切片，放入锅中，加水 1 000 克，煮取 500 克。每次服 1 碗，1 日 2 次，连果带汤，空腹时服下。本品具有和胃化滞、止泻痢的作用，适用于肠炎或痢疾引起的腹痛、腹泻。

2. 沙果芡实汤：新鲜沙果 50 克，芡实 30 克。将沙果洗净切开，加入芡实，再加水 3 碗，共煎煮成汤 1 碗，分 2 次 1 日服完。本品具有涩精止遗的作用，适用于男子遗精滑泄之病症。

3. 沙果汁：沙果 3 枚。将沙果洗净后，去核捣烂，绞取其汁。每日 2 次，每次 1 克。本品具有化积滞、止泻痢的作用，适用于小儿泻痢之病症。

4. 醋和沙果米：沙果 5 枚，白醋 50 克。将沙果洗净切开晾晒，烤干后研磨为细米状颗粒，加入白醋调匀即成。每服 1 匙，1 日 2 次。本品具有行气止痛、化痰散结的作用，适用于小儿瘰病及羸瘦等病症。

☺温馨小贴士

沙果涩敛，不宜多食；脾弱气虚者不宜食。

草　莓

【别名】大草莓、草杨梅、红莓、地莓。

【性味归经】凉，甘、酸。归脾、胃、肺经。

【营养成分】草莓主要含有水分、氨基酸、蔗糖、果糖、葡萄糖、柠檬酸、苹果酸、果胶、胡萝卜素、维生素、烟酸等。

【养生功效】草莓具有生津止渴、健胃中、益气养血、利尿抗癌的作用。

【食用方法】生食、烧菜或制成饮料等。

1. 奶油草莓：鲜草莓 500 克，奶油 50 克。将草莓去叶清洗干净，放入容器中，用勺子将其捣烂，加入奶油搅拌均匀即可，佐餐食用。本品具有开胃健脾、生津止渴等作用，对食欲缺乏、烦渴等症有治疗缓解的作用。

2. 冰糖蒸草莓：草莓 250 克，冰糖 50 克。将草莓去叶洗净后放入盘中，加冰糖后入蒸锅，隔水蒸 15 分钟左右即可，佐餐食用。本品具有滋阴清热、生津止渴、止咳化湿的作用，适宜肝病、动脉硬化及冠心病患者食用。

3. 草莓山楂饮：草莓 50 克，山楂 30 克，荷叶 12 克，冬瓜皮、冬瓜子各 15 克。将以上几味材料清洗干净，一同放入锅中，加适量的清水煮 30 分钟，取汁即可，每日 1 剂，分 2 次温服。本品对高脂血症具有辅助治疗作用。

4. 草莓酸奶饮：草莓 100 克，酸奶 250 克。将草莓洗净后捣烂，与酸奶搅拌在一起食用即可，不拘时食用。本品具有开胃健脾、生津止渴的作用，对食欲缺乏、高血压等疾病有辅助治疗作用。另外，本品还具有较好的美容养颜作用，适宜女性经常服食。

> ☺ 温馨小贴士
>
> 　　草莓不宜长时间存放。草莓中所含丰富的维生素 C 在体内可阻断强致癌物质亚硝胺的生成，破坏癌细胞增生时产生的特酶活性，使已开始癌变的细胞逆转为正常细胞。但脾胃虚寒、大便溏稀者不宜食用此品。

杨　梅

【别名】朱红、树梅、圣生梅、白蒂梅。

【性味归经】温，甘、酸。归肝、胃经。

【营养成分】杨梅主要含有水分、蛋白质、脂肪、碳水化合物、粗纤维、钙、钠、镁等。

【养生功效】杨梅具有生津解温，和胃消食的作用。

【食用方法】生食、制酒、蒸糕。

1. 杨梅甜酒：新鲜杨梅 100 克，白糖 50 克。杨梅洗净后加入白糖，共同捣烂放入瓷罐中，自然发酵 1 周后成酒，用纱布滤汁（若甜度不够可加适量白糖），再入锅中煮沸，停火冷却后，装瓶密封保存。越陈久则越好，随量饮用。本品具有清解暑热、去泻止泄的作用，可用于预防中暑及治疗暑热泄泻。

2. 杨梅蒸糕：杨梅 20 枚，面粉 50 克，鲜奶 250 克，白糖 250 克，鸡蛋 4 枚，素油 200 克。杨梅用淡盐水洗净，榨取杨梅汁，取容器一个，倒入面粉、白糖、鲜奶，打入鸡蛋，再加入素油、杨梅汁及适量清水，搅拌均匀，制成稀稠适中的糊状物；容器上笼，蒸约 45 分钟至熟透后取出，放凉后切块，再放入电烤炉，烤至金黄色时取出，装盘即成。本品具有生津止渴、开胃消食、通利肠腑的作用，适用于津伤烦渴、食欲缺乏、消化不良、肠腑积滞及久病体虚等病症。无病者食之可强壮身体。

3. 杨梅蜜饮：杨梅 2 000 克，蜂蜜适量。将杨梅去杂洗净，捣烂滤出汁水，放沙锅内烧沸，加入适量蜂蜜和水再煮沸即成。本品具有生津润燥、补中和胃的作用，对于肺燥干咳、虚劳久咳、痢疾、腹痛等病症有一定辅助食疗效果。

4. 盐腌杨梅：杨梅若干，食盐适量。杨梅洗净后，用食盐腌制备用，越久越好。用时取数颗泡开水服。本品具有理气消积、除胀的作用，适用于食积不化，胃肠胀满等病症。

5. 杨梅香蕉汤：香蕉 250 克，杨梅 100 克，白砂糖 150 克。将香蕉去皮，切成 1 厘米见方的小丁；将锅洗净，放火上，添入清水，下入白砂糖，糖化水沸时，撇去浮沫；加上杨梅，放入香蕉丁，待丁漂起，起锅盛入汤盆内即成。本品具有健脾开胃、清热去火的作用。

6. 杨梅绿豆粥：糯米 150 克，绿豆 50 克，杨梅 30 克，白砂糖 15 克。糯米、绿豆淘洗干净，用冷水浸泡 3 小时，捞出，沥干水分；杨梅漂洗干净；锅中加入约 2 000 克冷水，将糯米和绿豆一同放入，先用旺火烧沸；用小火煮至米花、豆烂；加杨梅、白砂糖搅拌均匀，盛入碗中即可。本品具有清热解毒的作用。

☺ **温馨小贴士**

杨梅不可与生葱同食。另外，本品不宜多食，多食令入上火发热、生痰发疮。

桃 子

【别名】桃实、桃。

【性味归经】温，甘、酸。归肺、脾经。

【营养成分】桃子主要含有水分、碳水化合物、葡萄糖、果糖、蔗糖、木糖、维生素 C、挥发油、果胶、苹果酸、柠檬酸、铁等。

【养生功效】桃子具有益气养血、活血消积、润肠通便、滋阴生津的作用。

【食用方法】生食、烧菜或制成桃汁等。

1. 桃仁粳米甜粥：桃仁 10 ~ 15 克，粳米 50 克，白糖适量。将桃仁捣烂如泥，加清水研磨成汁后，滤去渣，与粳米同煮为稀粥，加入白糖调味。本品具有活血祛瘀、消肿止痛的作用，适用于因瘀血停滞引起的妇女闭经、瘀血肿痛、胸胁刺痛、高血压、冠心病等病症。

2. 炸桃片：黄桃 750 克，鸡蛋 5 枚，面粉、白糖、牛奶各适量，香草粉少许，花生油 500 克。将桃洗净，削皮去核，劈成片状，放入碗内，加白糖稍腌；鸡蛋打破，分别取蛋黄、蛋清、牛奶、鸡蛋黄、面粉、香草粉、白糖一起放入盆中，再加适量清水，搅匀成糊状；将抽打成泡沫状的鸡蛋清倒入牛奶糊内，搅拌均匀；锅放火上，加入花生油烧热，把桃片拌匀牛奶糊后放入油锅中，炸至熟透，呈黄色时捞起，装入盘内，趁热撒上糖即成。本品具有养胃生津、滋阴润燥的作用，适用于胃阴不足、津伤口燥、肺燥咳嗽、咽痛声哑、便秘及虚损等病症。

3. 蜜桃干片：新鲜桃子 30 个，蜂蜜 80 克，白糖 10 克。桃子洗净，剖成两半，去核后晒干；将晒好的桃干放入瓷盆，拌上蜂蜜、白糖，再将瓷盆盖密放入锅内，隔水用中火蒸 2 小时；蒸好后冷却，装瓶备用。每次饭后食桃干片 1 ~ 2 块，桃蜜半匙，温开水冲淡服食。本品具有益肺养心、生津活血、助消化的作用。肺病、心血管病患者食之大有益处。

4. 清蒸蜜桃：大桃子 400 克，蜂蜜 40 克。将桃子的核挖去，其中填入蜂蜜，放入蒸锅中，隔水蒸 20 分钟即可，不拘时食用。本品具有滋阴润燥、生津止渴、美容养颜的作用，适宜肠燥便秘、口干、发烧患者食用。

5. 新鲜桃花蜜：新鲜桃花 50 克，蜂蜜 500 克，白糖 2 匙。春季采集蜂蜜，与桃花搅拌 5 分钟，使之均匀；之后在上面覆盖一层白糖，密封，盖紧，置阴凉处 10 天后即可饮用。每日 1 ~ 2 次，每次一匙，开水冲服（弃桃花瓣）。本品具有养五脏、除水湿、通大小便等作用，适用于浮肿、腹水、脚气足肿、小便不利、大便干结等病症。

6. 牛奶鲜桃饮：鲜桃 200 克，牛奶 250 克，白砂糖 10 克，冰块适量。将鲜桃洗净，去皮，用榨汁机榨取桃汁于杯中；然后加入牛奶、白糖、冰块，搅拌匀即可。本品对治疗骨质疏松症有很好的辅助作用。

☺ **温馨小贴士**

桃子性温味甘，一次不宜过多食用，以免引起腹胀。另外，桃子不宜与龟肉、鳖肉、苍术、白术等同食。

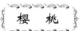

樱 桃

【别名】含桃、莺桃、荆桃、朱果、家樱桃。

【性味归经】温，甘。归脾、胃经。

【营养成分】樱桃主要含有水分、蛋白质、脂肪、化合物、灰分、粗纤维、胡萝卜素、核黄素、钠、钙等。

【养生功效】樱桃具有调中补脾、祛风除湿、润肤利咽的作用。

【食用方法】生食、烧菜、榨汁。

1. 樱桃甜汤：鲜樱桃 2 000 克，白糖 1 000 克。樱桃洗净，加水煎煮 20 分钟后再加白糖继熬一、二沸后停火备用。每日服 30 ~ 40 克。本品具有促进血液再生的作用，可用于辅助治疗缺铁性贫血。

2. 蜜汁樱桃：樱桃脯 30 克，鸭梨 250 克，青梅 30 克，蜂蜜 30 克，白糖 50 克，香油 10 克。先分别将樱桃脯、青梅切成碎末备用；再将鸭梨洗净切成丁，放入热水中烫一下，取出后装盘；另取一只锅，加入清水、蜂蜜、白糖、香油熬成糖汁，将其与樱桃脯、青梅碎末一同淋在鸭梨丁上即可，佐餐食用。本品具有滋阴润肺、清热止咳的作用，适宜咳嗽、痰多者以及冠心病患者食用。

3. 樱桃乳酸果汁：酸樱桃 15 颗，乳酸饮料 60 克，糖水、冰水、碎冰各适量。樱桃洗净去核，与其他用料一起放入果汁机中搅拌 30 秒，倒入杯中，装食即可。本品具有润肤利咽的作用。

4. 樱桃银耳：银耳 30 克，红樱桃脯 20 克，冰糖适量。银耳用温水泡发后去掉耳根，洗净，上蒸笼蒸约 10 分钟；汤锅加清水放入冰糖，微火溶化后放入红樱桃脯，再用旺火烧沸，起锅倒入银耳碗内即成。本品是瘫痪、四肢不仁、风湿腰腿痛、体质虚弱、面色黯淡、软弱无力、关节麻木患者的食疗佳品。糖尿病患者忌食。

5. 樱桃酱：樱桃 1 000 克，白砂糖、柠檬汁各适量。选用个大、味酸甜的樱桃，洗净后分别将每个樱桃切一小口，剥去皮，去籽；将果肉和白砂糖一起放入锅内，上旺火将其煮沸后转中火煮，撇去浮沫涩汁，再煮；煮至黏稠状时，加入柠檬汁，略煮一下，离火，晾凉即成。本品具有调中益气、生津止渴的作用，适用于风湿腰膝疼痛、四肢麻木、消渴、烦热等病症。

6. 樱桃拌藕梨：樱桃 50 克，鲜莲藕 200 克，鸭梨 100 克，白糖 50 克，琼脂 30 克，冰糖 100 克。先将莲藕、鸭梨洗净去皮，分别切成片状和块状备用；再把莲藕片放入碗中，加白糖腌渍 20 分钟；同时取一只小锅，锅内放入适量的清水，加冰糖、琼脂，熬成糖浆后备用；把莲藕片从碗中取出，卷起鸭梨块，制成一个个小卷，装入盘中，点缀上樱桃，浇上糖浆即可，佐餐食用。本品具有滋阴清热、凉血化瘀的作用，适宜更年期综合征、妊娠水肿者食用。

☺ **温馨小贴士**

　　樱桃性温热，不宜多食；热性病及虚热咳嗽者忌食；樱桃核仁含氰苷，水解后产生氢氰酸，药用时应小心中毒。

猕猴桃

【别名】木子、阳桃、杨桃、藤梨、猕猴梨、奇异果。

【性味归经】寒，甘、酸。归脾、胃经。

【营养成分】猕猴桃主要含有维生素 C、钙、镁、钾、钠、铁、蛋白质、脂肪、有机酸等。

【养生功效】猕猴桃具有清热解毒、润肠益气、生津止渴、利尿通淋的作用。

【食用方法】生食、烧菜、榨汁。

　　1. 猕猴桃羹：猕猴桃 200 克，苹果 1 只，香蕉 2 只，白糖、湿淀粉各适量。将上述材料切成小丁同煮，煮熟后加白糖、湿淀粉。本品具有清热解毒、生津止渴的作用。

　　2. 猕猴桃西米粥：猕猴桃 200 克，西谷米、白砂糖各 100 克。先将西谷米洗净，浸泡 30 分钟后沥干，待用；再将猕猴桃去皮核，用刀切成豆粒大小的丁块；然后在锅中加入清水 1000 克，放入西谷米、桃肉丁和白砂糖，置火上烧开，稍煮即成。本品具有滋补强身、解热止渴、利水通淋的作用，适用于食欲缺乏、消化不良、高血压、肝炎、烦热、消渴、黄疸、石淋、痔疮、咽喉疼痛、坏血病等症。

　　3. 猕猴桃酱：鲜猕猴桃 1 000 克，白糖适量。将二者煮好后，将果肉捣成泥状。每次食用 20 克，1 日 3 次。本品具有清热通淋、养阴生津的作用。

　　4. 猕猴桃苎麻汤：猕猴桃根 60 克，苎麻根 30 克。将两味材料一同放入锅中，加水煮 30 分钟，取汁饮用，每日 1 剂，分 2 次温服。本品对尿路感染、水肿等症具有治疗作用。

　　5. 蛋酥猕猴桃：猕猴桃 500 克，精面粉、白糖各 200 克，鸡蛋 2 枚，花生油 1 000 克。将猕猴桃切片，油置火上烧至七成热；猕猴桃逐片挂面糊下锅，炸至金黄色，淋上糖液即可食用。本品具有健脾利湿、益心养阴的作用。

　　6. 猕猴桃野葡萄煎：猕猴桃根、野葡萄根、水杨梅根各 30 克，半边莲、半枝莲、白茅根各 15 克。将以上几味原料一同放入锅中，加水煎煮 30 分钟，取汁即可，每日 1 剂，分数次温服。本品对食管癌有辅助治疗的作用。

☺ **温馨小贴士**

　　脾胃虚寒者慎服猕猴桃。本品不宜过多食用，否则会引起腹泻。食用鲜品时宜选用熟透的猕猴桃服用。

西瓜

【别名】水瓜、寒瓜、夏瓜。

【性味归经】寒，甘。归心、胃、膀胱经。

【营养成分】西瓜主要含有水分、碳水化合物、果糖、维生素 C、钙、钾、磷、粗氨酸、苹果酸等。

【养生功效】西瓜具有清热解暑、除烦止渴、通利小便的作用。

【食用方法】生食、烧菜、榨汁等。

　　1. 西瓜冰糖饮：西瓜瓤 200 克，冰糖 10 克。将西瓜瓤切成块状，与冰糖一同放入盘中，置于蒸锅内，隔水蒸 20 分钟即可，不拘时食用。本品对气管炎具有治疗作用。

2. 决明瓜皮饮：取西瓜皮 50 克，草决明 9 克。将两味材料一同放入沙锅中，加水煎煮 30 分钟，取汁即可，每日 1 剂，不拘时间代茶饮用。本品对高血压症有辅助治疗的作用。

3. 西瓜酒：西瓜 1 个，葡萄干若干。挑选好西瓜，洗净擦干，挖掉一半西瓜瓤；将若干葡萄干放进，将盖封得越严越好；放在阴凉处 10 多天，西瓜酒即成。本品具有清热解暑、除烦止渴的作用。

4. 西瓜蒜仁散：西瓜 1 个，大蒜 200 克，砂仁 100 克，黄泥适量。将西瓜顶部打开一个小口，取出瓜瓤不用，填入砂仁、大蒜，用黄泥密封，晒干后再烘干，然后去掉黄泥，将西瓜连同砂仁、大蒜一起研成散即可，每日 2 次，每次 5 克，用温开水送服。本品能够治疗腹水鼓胀之症。

5. 西瓜炒蛋：西瓜瓤 500 克（黄色最佳），鸡蛋 5 枚，素油 100 克，精盐适量。将鸡蛋打入碗内，西瓜瓤切成丁，用干净纱布包裹西瓜瓤丁，略挤去部分水分，然后放进盛有鸡蛋的碗内，加入精盐并调匀备用；炒锅放火上，倒入素油并烧热，放入调好的鸡蛋瓜丁糊，炒熟即成。本品具有滋阴润燥、清咽开音、养胃生津的作用；肺虚久咳、咽痛失音、热病烦躁、胃燥口干、小便短赤及高血压病、糖尿病患者宜食用；阴虚燥热体质者，宜常食之，为滋润清燥保健之佳肴。

6. 西瓜绿豆粥：大米 120 克，绿豆 100 克，西瓜瓤 150 克。把绿豆用清水泡 4 小时。西瓜瓤切成丁。大米淘净，与绿豆同入锅，加水，旺火烧沸后用小火熬成粥，拌入西瓜瓤，煮沸即可。本品具有清热利尿、消暑止渴、祛瘀降压的作用，对暑热、动脉硬化、高血压、便秘、牙龈炎、口腔炎、咽喉炎、高血脂和身体虚胖者有疗效。

☺**温馨小贴士**

　　脾胃虚寒、大便泻泄、糖尿病患者不宜食用西瓜。西瓜可消暑解渴，但一次不宜食用得过多，以免引起腹胀、腹痛。此外，更不要吃生西瓜或变质的西瓜，以防伤胃招病。

甜 瓜

【别名】香瓜、甘瓜、果瓜、小瓜、熟瓜。

【性味归经】寒，甘。归心、胃、膀胱经。

【营养成分】甜瓜主要含有蛋白质、脂肪、碳水化合物、钙、磷、铁、胡萝卜、硫胺素、核黄素、烟酸、抗坏血酸等。

【养生功效】甜瓜具有解暑解渴、通利小便的作用。

【食用方法】生食、烧菜、榨汁。

1. 甜瓜果汁：甜瓜 100 克，苹果、鸭梨各 50 克。将甜瓜、苹果、鸭梨分别清洗干净，去皮后，将果肉切成小块，放入榨汁机中，压榨果汁即可，每日不拘时饮用。本品具有润肺止咳、清热解毒、美容养颜的作用，适宜咳嗽、气喘者饮用。

2. 瓜蒂绿豆散：甜瓜蒂干品 0.6 克，干绿豆 3 克。将上两味共同研为细末，用温开水送服，必要时，可连续用数次，直至呕吐。本品具有催吐的作用，适宜于风热痰涎、宿食停滞于胃之病症。

3. 甜瓜西米露：甜瓜 200 克，西米 70 克，白糖 10 克。将西米放入清水中浸泡半小时后倒入锅中，加水煎煮 20 分钟，晾凉备用；把甜瓜对半切开，挖去果肉不用，将果皮做容器，盛入煮好的西米，最后用白糖调味即可，不拘时服食。本品能够减肥降脂、美容养颜，尤其适宜女性肥胖者食用。

4. 甜瓜子煎：新鲜甜瓜子 30 克，白糖 50 克。先将甜瓜子捣烂，加水 200 克，大火煮沸，加入白糖，改小火续煎 10 分钟，待温饮用，每日 2 次。本品具有清热排脓、杀虫的作用，适用于肺痈、肠痈、蛔虫、丝虫等病症。

5. 甜瓜苹果萝卜汁：甜瓜、苹果各 300 克，胡萝卜 150 克。将甜瓜、苹果、胡萝卜分别清洗干净，去皮切成块状，放入榨汁机中压榨果汁即可，每日 1 剂，分 2 次饮用。本品可治疗面部色斑、粉刺等皮肤病。

6. 甜瓜冰淇淋：甜瓜瓤 50 克，冰淇淋 100 克。将甜瓜瓤切成小丁；冰淇淋在常温中放置 10 余分钟，待其融化后，调入甜瓜丁，搅拌均匀即可，晚餐后食用。本品具有解暑止渴、通利小便、美容养颜的作用，适宜夏季食用。

7. 番茄甜瓜汁：番茄 400 克，甜瓜 500 克，柠檬 20 克，冰块适量。番茄洗净，切成小块；甜瓜洗净，去籽，也切成小块；柠檬去皮，果肉切块；把番茄块、甜瓜块、柠檬块放到榨汁机中榨取汁液；搅打均匀后倒入杯子中，加入凉开水和冰块即可。本品具有利尿、清热解毒的作用。

☺温馨小贴士

凡脾胃虚寒、腹胀便溏者忌服；出血及体虚患者不可服瓜蒂；不宜与田螺、螃蟹、油饼等共同食用。

木 瓜

【别名】宣木瓜、铁脚梨、贴梗海棠。

【性味归经】温，酸。归肝、脾经。

【营养成分】木瓜主要含有蛋白质、脂肪、水分、膳食纤维等。

【养生功效】木瓜具有和胃化湿、舒筋活络的作用。

【食用方法】生食、煮粥。

1. 木瓜粥：鲜木瓜 1 个（剖开 4 半）或干木瓜片 20 克，加水 200 克，煎至 100 克，去渣取汁，入粳米 50 克，白糖少许，再加水 400 克左右，煮为稀粥，分 2 次温热服食。本品具有舒筋活络的作用，适宜于夏令伤暑、吐泻。

2. 木瓜烧风尾菇：新鲜木瓜 200 克，鲜风尾菇 250 克，白糖 20 克，酱油、料酒各 20 克，花生油 800 克，盐、味精、湿淀粉各适量。将鲜木瓜刨去果皮，切成长 4 厘米、宽 1 厘米、厚 0.5 厘米的薄片；风尾菇洗净，切成大小为 3 厘米×4 厘米的斜刀片，以盐水浸 1 分钟捞出备用；炒锅放火上，倒入花生油，烧至八成熟，倒入木瓜片稍炸捞起备用；原炒锅中花生油倒出，酌留底油，倒入风尾菇，拨炒几下，再倒入木瓜片、白糖、酱油、料酒及适量清水，煮 5 分钟后，以湿淀粉勾芡，调入味精，装盘即成。本品具有健脾开胃、化食止泻、祛湿舒筋的作用，适宜于慢性关节炎、消化不良性泄泻、肌肉风湿挛痛等病症。

3. 冰糖木瓜：新鲜木瓜 200 克，冰糖 30 克。先将木瓜刨去外皮，切成 1 厘米见方的木瓜丁；将木瓜丁、冰糖同放入瓦罐中，加入适量清水，以文火炖 30 分钟，待温服食，每日 1 次。本品具有清热润肺的作用，适用于肺热干咳、虚热烦闷等病症。

4. 素丝木瓜：鲜木瓜 300 克，豆百叶 200 克，茭白笋 100 克，青椒 50 克，花生油 50 克，葱白、姜、盐、白糖、香醋、味精、麻油各适量。将木瓜削去外皮，茭白笋刨去外皮，与豆百叶一起切成长为 5 厘米的细丝备用；青椒去蒂，姜去皮，洗净，与葱白一齐切成细丝；炒锅置火上，倒入花生油，烧热，投姜、青椒、葱白丝翻炒几下，再倒入木瓜、茭白笋、豆百叶丝，调入精盐、白糖、香醋，加适量清水，焖 10 分钟，淋上麻油，调入味精，装盘即成。本品具有健脾开胃的作用，可供胃痛、消化不良等患者食用，亦能减肥。

5. 木瓜当归饮：木瓜 30 克、当归 25 克，加水一碗煎至半碗，去渣，一日 3 次，略加热以黄酒送下。也可用木瓜煎汤熏洗。本品可治贫血而致的腓肠肌痉挛。

香 蕉

【别名】甘蕉、蕉子、蕉果。

【性味归经】寒，甘。归肺、胃、大肠经。

【营养成分】香蕉主要含有水分、碳水化合物、钾盐、维生素 C、蛋白质、钙、磷等。

【养生功效】香蕉具有清热解毒、生津止渴、润肠通便、解酒毒、降血压的作用。

【食用方法】生食、烧菜、煮粥等。

　　1. 香蕉粥：新鲜香蕉 250 克，冰糖、粳米各 100 克。先将香蕉去皮，切成丁状；粳米淘洗干净，用清水浸泡 2 小时后捞出沥干；将锅放火上，倒入 1 000 克清水，加入粳米，用旺火煮沸，再加入香蕉丁、冰糖，改用小火熬 30 分钟即成。本品具有养胃止渴、滑肠通便、润肺止咳的作用，适宜于津伤烦渴、肠燥便秘、痔疮出血、咳嗽日久及习惯性便秘、高血压、动脉硬化等患者食用，无病者食之可强身健体、补脾润肺。

　　2. 香蕉百合冰糖饮：香蕉 200 克，百合 50 克，银耳 20 克，冰糖 50 克。将香蕉去皮切成小块；百合、银耳也分别掰成与香蕉大小相仿的块状，然后把以上几味原料一同放入锅中，加适量的清水煎煮 30 分钟，即可出锅，每日不拘时饮汤食蔬果。本品具有滋阴清热、安心除烦的作用，适宜心烦、失眠、便秘者食用。

　　3. 香蕉橘子汁：新鲜香蕉、橘子各 100 克，蜂蜜 30 克。先将香蕉去皮并捣烂成泥，橘子洗净捣烂取汁；将橘子汁混入香蕉泥中，再加入蜂蜜并调匀即可饮用。每日 2 次，连服数日。本品具有清热解毒、润肠通便、止咳化痰的作用，可用于治疗虚火上炎、大便秘结、痰多咳嗽等病症。

　　4. 银耳煮香蕉：银耳 40 克，香蕉 200 克，冰糖 10 克。将银耳泡发后撕成小块备用；香蕉去皮切成块状；将三味材料一同放入锅中，加适量的清水煎煮 30 分钟即可，不拘时食用。本品具有滋阴清热、润肠通便的作用，适宜便秘、血虚者食用。

　　5. 香蕉土豆泥：香蕉 200 克、土豆（黄皮）50 克、草莓 40 克，蜂蜜 20 克。香蕉去皮，用汤匙捣碎；土豆洗净，去皮，移入锅中蒸至熟软；土豆取出压成泥状，放凉备用；将香蕉泥、土豆泥合用，摆上草莓，淋上蜂蜜即可。本品具有润肺醒酒、滋阴润燥、清热降压的作用。

　　6. 油炸香蕉夹：香蕉 1 000 克，花生油 1 000 克，豆沙馅 125 克，鸡蛋清 150 克，白糖 150 克，京糕 100 克，淀粉适量。先将香蕉去皮，切成长方形片，京糕碾成泥备用；香蕉片铺平，用京糕泥抹匀香蕉片的三分之一，并在上面盖一片香蕉片，抹上一层豆沙馅，再盖上一层香蕉片，然后用手将其轻轻压实，即成香蕉夹；鸡蛋清放入碗内，用筷子沿一个方向不断搅动成泡沫状，再加入淀粉拌成蛋清糊；将锅置火上，加入花生油，烧至六成热后，把香蕉夹放入蛋清糊中挂糊，投入锅中，炸成金黄色捞出，摆入盘内，撒上白糖即成。本品具有健脾胃、润肠燥的作用，适宜于脾胃虚弱、饮食减少、肠燥便秘、痔疮出血等病症，高血压、动脉硬化症患者食用亦有较好的辅助治疗作用。

菠 萝

【别名】凤梨、黄梨、番菠萝。

【性味归经】温，甘。归胃、肾经。

【营养成分】菠萝主要含有蛋白质、脂肪、粗纤维、钙、磷、铁、胡萝卜素、烟酸、维生素等。

【养生功效】菠萝具有生津止渴、解暑除烦、利水消肿、健脾益肾、健胃消食的作用。

【食用方法】生食、烧菜、榨汁等。

1. 菠萝莴笋：莴笋 500 克，菠萝（罐装）200 克，白糖 100 克，白醋 5 克，精盐、味精、清水各适量。莴笋去皮、叶、根、洗净后，切成梳子背块，用开水烫熟，控干，再放精盐稍腌片刻，入凉开水中漂洗一次，沥净水分，盛入盘内；菠萝切成小丁盛碗内，放入糖水（白糖预先用少许凉开水化开）、白醋、味精拌匀，置冰箱内镇凉后，浇在莴笋块上，即成。本品具有生津止渴的作用。

2. 菠萝冰莲汤：莲子 250 克，冰糖 200 克，菠萝 150 克，樱桃 50 克，碱面少许，桂圆适量。汤锅内放入清水，置旺火上烧开，放入碱面、莲子，煮开后，点少许冷水再煮片刻，等能捏动莲子皮时捞出，用清水漂洗净碱味，除去莲子皮，捅掉莲芯；将莲肉放入碗内，上笼用旺火蒸至软烂；桂圆切末，菠萝切片；汤锅置火上，放入冰糖、清水（750 克），煮至冰糖溶化，放入莲子、菠萝、樱桃、桂圆烧开即成。本品具有解暑除烦、利水消肿的作用。

3. 菠萝蜂蜜饮：菠萝肉 120 克，蜂蜜 30 克。将菠萝肉放入锅中，加适量的清水煎煮 15 分钟，最后调入蜂蜜，搅拌均匀，取汁即可，每日 1 剂，分 2 次饮用。本品对支气管炎具有辅助治疗的作用。

4. 菠萝杏仁冻：菠萝罐头 500 克，甜杏仁 100 克，白糖 250 克，冻粉适量，杏仁精少许。将甜杏仁用开水稍泡后，捞出去皮剁碎，磨成浆，过滤去渣；菠萝切成小片状；冻粉放入碗中，加入适量清水，上蒸笼蒸化后取出，过滤去渣；将锅放火上，倒入杏仁浆，加入冻粉，用旺火煮沸，然后放入杏仁精，搅匀后盛入碗内，晾凉后装入冰箱冷冻；将锅洗净放火上，加入适量清水、白糖，煮沸后装入盆中，晾凉放入冰箱冷冻，然后取出待用；将杏仁冻切成菱形块，放入冰糖水中，撒入菠萝片即成。本品具有润肺止渴、养胃生津的作用，适用于肺虚燥咳、胃燥津伤；口干口渴、暑热烦渴、大便燥结及慢性气管炎、咽炎等病症，无病者食之，有滋补强壮之功。

5. 菠萝蛋卷：鸡蛋 4 个，菠萝 50 克，奶粉 1 匙，细盐微量，植物油 50 克，水淀粉 1 克，番茄沙司少许。把菠萝沥干水分，切成绿豆般大小的小碎丁；把奶粉用清水调匀成奶液；先将鸡蛋搅打散成蛋液，然后加入菠萝、奶液、盐、淀粉，搅匀；将铁锅烘热，用油晃匀；倒入鸡蛋的混合液，煎至凝结，翻身，在一面涂匀番茄沙司，再将这鸡蛋"饼"卷拢起来，煎至金黄色，出锅；将鸡蛋"饼"再用刀切成小卷或鸡蛋角。

☺温馨小贴士

食用菠萝时，宜将菠萝切块用盐开水浸泡 10～30 分钟再食用。消化道溃疡、肝、肾病及血液凝固功能不全者不宜食用本品。

柿 子

【别名】米果、猴枣。

【性味归经】寒，甘、涩。归脾、肺、大肠经。

【营养成分】柿子主要含有糖、钙、维生素、胡萝卜素、铁、蛋白质、瓜氨酸、果胶、烟酸、碘等。

【养生功效】柿子具有润肺止咳、化痰软坚、健脾止血、生津清热的作用。

【食用方法】生食、烧菜或制成柿饼等食品。

1. 大米柿饼粥：柿饼60克，粳米50克。将柿饼去蒂后切成小丁，与粳米一同放入锅中，加水熬煮成粥，每日早晚食用。本品具有润肺止咳、生津止渴、开胃清热的作用，适宜咳嗽、烦渴、糖尿病患者食用。

2. 柿子黑豆汤：新鲜柿子1只，黑小豆30克，盐少许。柿子洗净去柿蒂，切成柿丁，黑小豆洗净，二者同放入瓦罐中，加清水300克，食盐少许，共煎20分钟后沥出汤汁，趁热饮用，每日1剂。本品具有清热止血的作用，可用于治疗尿血、痔疮出血等病症。

3. 柿饼肉桂茶：柿饼20克，姜25克，松子仁15克，白砂糖20克，桂皮适量。将生姜去皮切成薄片；生姜放入锅中，加入4杯水煮30分钟，加入桂皮继续熬熟；煮好后捞出生姜和桂皮，汤汁加白糖熬至糖完全溶化，熄火；柿饼去蒂，在温热的汤汁中浸泡3个小时；泡柔软的柿饼连汤汁盛在茶碗里，最后撒上松子做装饰即可。本品能够治疗干咳、久咳等症。

4. 酿柿子：新鲜脱涩柿子8个，菠萝100克，葡萄干、核桃仁、蜜枣各50克，奶油、白糖各200克。将柿子洗净，去蒂、皮、核后，切成柿丁，核桃仁切碎，菠萝洗净去皮切成碎丁备用；以上三味与蜜枣、葡萄干一起放入盆内，加入白糖并拌匀，然后将奶油均匀挤在上面即可食用。本品具有润肺止咳、养胃生津、补气养血的作用，适宜于阴虚干咳、胃燥口渴、大便秘结、气血虚弱等病症，健康人食之可强身健体、增强抗病能力。

5. 柿子汁：未成熟柿子2只。将柿子洗净，去柿蒂、皮、核，捣烂后绞取柿汁，加入50克的温开水并搅匀，每日饮用2次。本品具有清热平肝的作用，可治疗地方性甲状腺肿、高血压等病症。

6. 夹心柿饼：取柿饼6只，青黛18克，绿豆沙15克。先将柿饼去蒂洗净，上笼蒸30分钟，取出，待冷却后，去除柿核，逐个纳入青黛和豆沙，再上笼蒸5分钟，每晚睡前服1个，连服6天。本品具有清肺止咳、凉血止血的作用，适用于肺热咳嗽、痰中带血等病症。

> ☺ **温馨小贴士**
>
> 　　柿子不宜空腹食用，因为柿子容易和胃酸结合凝结成块滞留胃里，形成不易消化的植物团，引起"胃结石"。柿子最不宜与海味同时服食，因为柿子含有较多的鞣质，同时服用会降低海味蛋白质的营养价值。

山　楂

【别名】红果、山里红、胭脂果。

【性味归经】微温，酸、甘。归脾、胃、肝经。

【营养成分】山楂主要含有碳水化合物、钙、铁、磷、蛋白质、脂肪、胡萝卜素、硫胺素、烟酸、苹果酸、维生素等。

【养生功效】山楂具有活血化瘀、消食化积、驱虫的作用。

【食用方法】生食、烧菜、煮粥或制成各种山楂制品，如山楂糕、糖葫芦等。

1. 山楂蜜：山楂200克，白果30克，栗子100克，白糖80克，蜂蜜20克，桂花酱10克，香油10克，植物油适量。将山楂去核，与白果、栗子一同放入沸水中煮几分钟后捞出，然后再将几味一同放入蒸锅中蒸熟；锅内倒入香油、油热后放白糖，炒至糖变成红色，注入适量的清水，加蜂蜜、山楂、栗子、白果，煮沸后用小火熬至汤汁黏稠，调入桂花酱即可，佐餐食用。本品具有健脾开胃、补益肾肺的作用，适宜消化不良、腹泻、痢疾及咳嗽者食用。

2. 山楂蒸薯珠：熟红薯250克，蛋清5个，红糖30克，山楂糕20克，青梅20克，色拉油、糯米粉、面粉各适量。将熟红薯揭皮去丝，加糯米粉、面粉适量，和红糖搅成面团，再蘸色拉油做成大豆般大小的珠子。做完后，放油锅里炸黄捞出，沥去余油，装盘内；蛋清打入碗内，用筷子打成满碗白沫。打好后，倒在珠子上盖严，高低不等，薄厚不均；山楂糕、青梅切成丁，在上边任意排成花草，原盘上笼用大火蒸5~6分钟即成。本品具有益气力、降血脂的作用。

3. 山楂荷叶茶：山楂30克，荷叶15克。将两味一同放入锅中，加适量清水煎煮20分钟，取汁即可，每日1剂，不拘时代茶饮用。本品具有舒肝解郁、清热活血的作用，适宜慢性肝炎患者饮用。

4. 山楂银菊饮：山楂、银花、菊花各10克。将山楂拍碎，与银花、菊花共同放入杯中代茶冲饮，为一日量。本品具有活血化瘀、消食化积的作用。

5. 山楂橘皮饮：生山楂、橘皮、荷叶各20克，生薏苡仁10克。将以上几味共研细末，入暖水瓶中用沸水冲泡，一日饮完。本品具有活血化瘀的作用。

6. 山楂糕烧豆腐：山楂糕100克，豆腐400克，葱末、姜末、蒜末各4克，食盐、味精各1克，酱油、米醋、白糖各3克，湿淀粉5克，植物油20克。将山楂糕、豆腐分别切成小块，放入锅中炸至金黄色捞出；再将油锅烧热，加葱、姜、蒜、山楂糕、豆腐及各种调味品，注入适量的清水，待主料熟透时，用水淀粉勾芡即可出锅，佐餐食用。本品具有消食、止泻的作用，可以用于食欲缺乏、消化不良、脘腹胀满等症。

☺**温馨小贴士**

山楂不宜用铁锅熬煮，以免引起中毒。山楂不宜与胡萝卜同时服用。因为胡萝卜含有维生素C分解酶，如同时服用，会加速维生素C的氧化，破坏山楂所含维生素C的生理活性，使山楂的营养保健功能降低。

荔　枝

【别名】离支、丹荔、丽枝。

【性味归经】温，甘、酸。归脾、肝经。

【营养成分】荔枝主要含有水分、碳水化合物、维生素C、钙、铁、磷、果酸等。

【养生功效】荔枝具有健脾止泻、生津止渴、理气止痛、固肾缩尿、养肝补血的作用。

【食用方法】生食、榨汁、烧菜等。

1. 荔枝苹果鲜汁：荔枝100克，苹果250克，蜂蜜，冰水。苹果洗净，削皮去核，切块；荔枝去壳、去核取肉，荔枝、苹果和冰水一起放入果汁机中，搅拌成果汁，再加入蜂蜜，拌匀即可。本品对贫血、更年期综合征有治疗缓解作用。

2. 荔枝粥：干荔枝肉50克，山药、莲子各10克，粳米100克。先将干荔枝肉、山药、莲子洗净，加水适量共煮，至莲子软熟，再加入粳米，煮成粥。每日1次，作晚餐食用。本品具有健脾补肾的作用。

3. 荔枝菠萝汁：荔枝200克，菠萝300克，香蕉200克，白糖20克。将以上三种水果去皮，一同放入锅中，加水煎煮20分钟，调入白糖搅拌均匀即可，每日不拘时饮汤、食果。本品适宜高血压、冠心病、脂肪肝、高脂血症患者服用。

4. 荔枝爆丝瓜：荔枝、丝瓜、盐、色拉油、鸡精各适量。将荔枝去皮、去核，丝瓜切片；坐锅点火，倒入清水，待水开后倒入荔枝焯一下捞出；坐锅点火放入色拉油、荔枝翻炒，加入丝瓜片、盐、鸡精炒熟即可。本品具有理气止痛的作用。

5. 扁豆荔枝煎：荔枝干、扁豆各 20 克。将两种材料一同放入锅中，加适量清水煎煮 30 分钟，取汁即可。每日 1 剂，分 2 次温服。本品对脾虚腹泻具有治疗作用。

> ☺ **温馨小贴士**
>
> 吃荔枝不宜过量，空腹更不能多食，否则会使人头晕、出汗、乏力、恶心、呕吐等现象。阴虚火旺者慎服荔枝，脂肪肝、糖尿病等患者也不宜食用本品。

甘　蔗

【别名】干蔗、竿蔗、糖梗。

【性味归经】寒，甘。归脾、肺经。

【营养成分】甘蔗主要含有水分、碳水化合物、蛋白质、脂肪、钙、磷、铁、氨基酸、柠檬酸、苹果酸、草酸等。

【养生功效】甘蔗具有滋阴润燥、和胃止呕、清热解毒、通利二便的作用。

【食用方法】生食、烧菜、煮粥等。

1. 甘蔗高粱米粥：甘蔗 500 克，高粱米 80 克。将甘蔗洗净后去皮切成小块，放入榨汁机中取汁备用；把高粱米放入锅中，加水熬煮成粥，出锅前调入甘蔗汁，搅拌均匀即可，每日早晚食用。本品对哮喘症具有辅助治疗的作用。

2. 甘蔗荸荠煎：甘蔗 1 根，鲜荸荠 250 克。将甘蔗切段，与鲜荸荠入锅煎煮，熟而食之。本品具有清热消炎、生津止渴的作用，适用于发热后期之心烦口渴和低烧不退，还可预防流感。

3. 甘蔗莲藕汁：甘蔗、白莲藕各 500 克。将甘蔗去皮切成块状，放入榨汁机中，压榨果汁备用；白莲藕去皮切碎，装入碗中，用甘蔗汁腌渍半天，再榨取白莲藕汁即可，每日 1 剂，分 3 次饮用。本品具有清热利尿的作用，对泌尿系统感染有辅助治疗的作用。

4. 甘蔗萝卜马蹄饮：甘蔗 750 克，马蹄 500 克，胡萝卜 500 克，冰糖适量。将甘蔗切成 10 厘米的段，再从中间切成 4 块（对切）；将马蹄洗净，直接拍碎；胡萝卜洗净、去皮，切成块状；接着将所有材料放入锅中，加水煮 1 小时，最后加入适量的冰糖调味即可。本品具有清热解毒、通利二便的作用。

5. 甘蔗三味饮：甘蔗 500 克，白茅根 60 克，马齿苋 30 克，阿胶 20 克。将甘蔗去皮切成块状，放入榨汁机中榨取果汁备用；把白茅根、马齿苋一同放入锅中，加适量的清水煮 40 分钟，滤去药渣不用，再将药汤煮沸，兑入甘蔗汁，烧沸后，调入阿胶，搅拌均匀即可，每日 1 剂，分 2 次温服。本品对肾炎、尿血、尿道炎、膀胱炎、肺结核等症有辅助治疗的作用。

6. 甘蔗山药糊：淮山 60 克蒸熟捣烂，加入甘蔗半碗，同蒸熟食用。本品具有补脾润肺、止咳化痰的作用，适用于慢性支气管炎久咳、肺结核咳嗽、脾虚久咳气喘等症。

> ☺ **温馨小贴士**
>
> 甘蔗不宜长时间存放，以免毒变。脾胃虚寒及中满、滑泻者慎用或少用甘蔗。

柠　檬

【别名】梦子、里木子、药果、宜母子、黎檬子。

【性味归经】微寒，极酸。归肝、胃经。

【营养成分】柠檬主要含有柠檬酸、苹果酸、钙、铁、磷、糖类、烟酸、维生素、挥发油等。

【养生功效】柠檬具有生津止渴、安胎祛暑的作用。

【食用方法】生食、榨汁、烧菜等。

1. 糖渍柠檬：鲜柠檬 500 克，冰糖 250 克。将柠檬洗净，去皮、核，切块，放入沙锅中加入冰糖，浸渍一日至糖浸透，以小火煎至水分将干时停火，待凉后再拌入冰糖少许，装瓶备用。呕吐时取 1~2 汤匙服食。本品具有消食生津、安胎止呕的作用，可治疗妊娠食少、恶心呕吐及食欲缺乏、口干口渴等病症。

2. 柠檬红茶饮：柠檬 10 克，红茶 3 克。将红茶放入杯中，加适量的沸水冲泡，然后放入柠檬片，加盖焖 20 分钟即可，每日不拘时饮用。本品具有生津止渴、利尿解毒、减缓疲劳的作用，适宜水肿、烦渴者饮用。

3. 柠檬速溶饮：鲜柠檬 500 克。取鲜柠檬果肉切碎，以洁净纱布绞取汁液；先以大火，后改以小火，慢慢熬煮成膏，装瓶备用。每次 10 克，以沸水冲化，每日饮用 2 次。本品具有祛暑除烦、生津止呕的作用，可治疗中暑呕恶，口渴烦躁等病症。

4. 芹菜柠檬汁：芹菜（连叶）30 克，柠檬 1/2 个，苹果 1 个，盐少许，冰片 1~2 片。芹菜选用新鲜的嫩叶，洗净后切段，将其与去皮的柠檬、苹果全部放进压榨器中榨汁。随喜好加入少许盐与冰片。本品具有生津止渴的作用。

5. 柠檬荸荠饮：柠檬 10 克，荸荠 30 克。将柠檬和荸荠去皮后放入锅中，加适量清水煎煮 30 分钟，取汁即可，每日 1 剂，不拘时频繁饮用。本品具有降压的作用，对高血压症具有辅助治疗的作用。

6. 柠檬冰果：柠檬 5 只，蜂蜜 1/2 杯，水 3/4 杯。将柠檬榨成汁；碗中放入榨好的柠檬汁和蜂蜜，加入水搅拌；倒入平底模具，放入冰箱冷冻 1~2 小时；冻住后取出搅拌，如此重复 3~4 次。本品具有生津止渴的作用。

☺ **温馨小贴士**

　　柠檬因为太酸而不适合鲜食，可以榨汁或配菜食用。柠檬有健脾消食的作用，但胃溃疡、胃酸过多患者不宜过多食用。患有龋齿的人和糖尿病患者忌食本品。

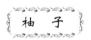
柚 子

【别名】壶柚、文旦、壶柑。

【性味归经】寒，酸。归肺、胃经。

【营养成分】柚子主要含有水分、蛋白质、脂肪、碳水化合物、粗纤维、钙、磷、铁、钾、钠、镁等。

【养生功效】柚子具有健胃、润肺、补血、清肠、利便的作用。

【食用方法】生食、榨汁等。

1. 柚子茶：熟柚子 1 只，绿茶 100 克。将柚子顶部平切下一块，取出果肉，装进绿茶，然后盖顶包扎，置阴凉处 1 年以上，可取茶叶开水冲服。本品具有行气消食止痛的作用，能防治腹痛、腹泻及消化不良诸症。

2. 柚皮炖橄榄：柚皮 15 克，橄榄 30 克。将柚皮洗净切碎，放入锅内加水 700 克，煮熟后去渣取汁，约 500 克；投入洗净的橄榄，置陶瓷盛器内，用旺火蒸至橄榄熟透，即可随意服食。1 日服完。7 日为一疗程。本品具有和中安胃、降逆止呕的作用，适用于肝胃不和型妊娠呕吐及腹胀、暖逆诸病症。

3. 蜂蜜柚子饮：柚子 1 只，冰糖 200 克，蜂蜜 150~200 克。柚子洗净；用削皮工具刮下薄薄的皮；将柚子皮切成细丝；果肉用食品加工机打成泥；将打好的果肉泥及汁放入不锈钢锅中；再放入切好的柚子皮丝加半杯至一杯清水、200 克冰糖，熬制 1~2 个小时；晾凉后，可根据自己的需要拌入 150～200 克蜂蜜，装入干净瓶子里，冷藏保存即可。本品具有行气消食的作用。

☺ 温馨小贴士

太苦的柚子不宜多吃。如果一次食柚量过多，不仅会影响肝脏解毒，使肝脏受到损伤，而且还会引起其他不良反应，甚至发生中毒，出现包括头昏、恶心、心悸、心动过速、倦怠乏力、血压降低等症状。

橘 子

【别名】黄橘、红橘、橘实。

【性味归经】温，甘、酸。归肺、胃经。

【营养成分】橘子主要含有水分、碳水化合物、葡萄糖、果糖、蔗糖、维生素 C、钙、磷、柠檬酸、有机酸等。

【养生功效】橘子具有开胃理气、生津止渴、止咳润肺的作用。

【食用方法】生食、榨汁等。

1. 橘子凉拌蔬菜：橘子罐头、圆白菜、豆芽、芝麻油、酱油、裙带菜各适量。将橘子罐头的汤汁倒掉，沥干；将圆白菜切成细丝，豆芽菜去根须，裙带菜切碎，全部材料都用热水烫过，以滤网沥干水分；将橘子、圆白菜、豆芽、裙带菜放入料理盆中，搅拌均匀，再以芝麻油和酱油调味。本品具有止咳润肺的作用。

2. 橘皮红枣茶：红枣 15 克，干橘皮 3 克。将红枣和干橘皮洗净后，一同放入杯中，加适量沸水泡，加盖焖 10 分钟即可，每日 1 剂，不拘时频繁冲服。本品具有消食化积的作用，对消化不良症具有辅助治疗作用。

3. 鲜榨橘子汁：橘子 500 克，白糖 5 克，将橘子去皮放入榨汁机中，压榨果汁，取适量的橘汁倒入杯中，加少许凉开水冲泡，调入白糖搅拌均匀即可，每日不拘时饮用。本品对烦渴、食欲缺乏、咳嗽等症均具有治疗和缓解的作用。

4. 橘饼杏仁川母煎：橘饼 15 克，杏仁 9 克，川贝母 3 克，冰糖 20 克。将前三味主料一同放入锅中，加适量的清水煎煮 30 分钟，然后放入冰糖，直至其溶化，取汁即可，每日 1 剂，分 3 次温服。本品具有祛痰平喘的作用，对支气管哮喘具有辅助治疗的作用。

5. 水晶橘子：橘子瓣 300 克，金糕条 40 克，青梅 30 克，白糖 120 克，洋粉 20 克，清水适量。用旺火将清水、白糖、洋粉煮沸后，倒入盆内；将橘子瓣、金糕条、青梅片倒入洋粉汁中，冷却后，入盘，放入冰箱中即可。本品具有开胃理气、生津止渴、止咳润肺的作用。

☺ 温馨小贴士

橘子性温，多食容易使人生痰上火，可致目赤、牙痛、咽喉痛，还可引起皮肤黄斑。另外，橘子不宜与萝卜、牛奶、螃蟹等同食。

橄 榄

【别名】青子、忠果、青果、山榄、橄榄子。

【性味归经】平，甘、涩、酸。归肺、胃经。

【营养成分】橄榄主要含有蛋白质、脂肪、碳水化合物、钙、磷、铁、抗坏血酸、挥发油等。

【养生功效】橄榄具有清热润肺、生津止渴、消积醒酒、解毒利咽的作用。

【食用方法】生食、烧菜。

1. 橄榄萝卜茶：葱白 10 克，芦根 20 克，萝卜 30 克，青橄榄 8 克。将以上几味研磨成粗

106

末包入纱布中，再把纱布包置于保温杯内，用适量的沸水冲泡，加盖焖 15 分钟即可，每日 1 剂，不拘时频繁饮用。本品具有润肺行气、健脾利水的作用，适宜水肿、肾炎患者饮用。

2. 榄菜炒冬笋：鲜冬笋 1 000 克，榄菜 50 克，红尖椒 50 克，植物油 1 000 克（实耗 50 克），精盐 5 克，味精 3 克，酱油 3 克，姜、蒜子各 5 克，湿淀粉 10 克，素清汤 100 克，香油少许。将冬笋剥去壳，削干净，切成滚刀块；红尖椒去蒂，切成 2 厘米长的段；姜、蒜子切末；净锅置旺火上，放入植物油，烧至七成热时，下入冬笋块过油，炸至金黄色时，倒入漏勺沥干油；锅内留底油，烧热后下入姜末、蒜末、红尖椒段、榄菜煸香，再放入冬笋块，加精盐、味精、酱油炒匀，倒入素清汤，稍焖入味，再用旺火收浓汤汁，勾芡，淋上香油，出锅装盘即可。本品具有润肺行气、健脾利水的作用。

3. 苏叶姜葱橄榄汤：紫苏、生姜各 10 克，葱白 15 克，新鲜橄榄（连核）50 克，盐少许。将各用料洗净共置锅内，水适量，文火煮 10 ~ 15 分钟，加盐少许调味，去渣，趁热饮汤。本品具有解毒利咽的作用。

4. 橄榄沙拉：红心橄榄 1 罐，新鲜柳橙 1 个，青苹果 1 个，盐、水各适量。将柳橙、青苹果分别洗净备用，柳橙切开将汁榨出后过滤去籽备用，将盐、水搅拌均匀，青苹果切丁去籽，泡过盐水立即捞起滤干备用；将红心橄榄由罐中取出滤干水分，再与青苹果丁、柳橙汁同时放入容器，并拌均匀入味后，再放入冷藏约 30 分钟后，即可取出盛入盘中食用。本品具有清热润肺的作用。

5. 拌橄榄菜：橄榄菜心 300 克，精盐、味精各 4 克，白糖 0.5 克，麻油 15 克。橄榄菜心根部修成橄榄形，入开水锅焯一下，盛盘晾开，加入盐、味精、麻油、白糖拌一下，晾冷后改刀，整齐装盆。本品具有生津止渴的作用。

☺温馨小贴士

　　橄榄除供鲜食外，还可制成各种加工品。橄榄有抗病毒作用，但不可过食，过食有生热之弊。

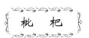

枇 杷

【别名】琵琶果、金蛋、金丸。

【性味归经】凉，甘、酸。归肺、脾、肝经。

【营养成分】枇杷主要含有水分、脂肪、糖、蛋白、纤维质、果胶、维生素、钠、钾、铁、钙、磷等。

【养生功效】枇杷具有止咳止渴、润肺下气的作用。

【食用方法】生食、烧菜或制成各种食品。

1. 雪梨枇杷蜜：雪梨 6 个，枇杷叶 5 片，蜜糖 5 汤匙，南杏 10 粒，蜜枣 2 粒，砂纸 1 张。先将 5 个雪梨切去 1/5 做盖，再把梨肉和梨芯挖去；把枇杷叶、南杏和蜜枣洗净，放进梨内；余下的 1 个梨削皮、去心、切小块，将所有梨肉和蜜糖拌匀，分放入每个雪梨内，盖上雪梨盖，放在炖盅里，封上砂纸，以小火炖 2 小时，即成。本品具有止咳止渴的作用。

2. 枇杷银耳羹：新鲜枇杷 150 克，银耳 10 克，冰糖 30 克。银耳用温水泡发，洗净，入碗内加水蒸熟；枇杷去皮核，切成小片，锅内放清水烧开，下银耳，待沸放入枇杷片和冰糖，糖溶化后烧沸，装入汤碗。本品具有滋补润肺、生津止咳、下气的作用，可作为热伤肺阴、咳嗽、咳痰不畅或肺燥咳嗽、肺结核病的食疗之品，也可作为癌症患者辅助治疗菜肴。

3. 枇杷桑叶菊花粥：枇杷叶 15 克，桑叶 10 克，菊花 10 克，粳米 60 克，冰糖适量。将药材用布包好，加 200 克水煎煮成 100 克。将药液加入粳米煮成的粥中，再加冰糖调味即可。

本品对肺结核具有辅助治疗的作用。

4. 豆茸酿枇杷：鲜枇杷 200 克，赤豆沙 100 克，松子仁 50 克，冰糖、糖桂花、湿淀粉各适量。先将枇杷去皮核和肉膜，口朝上放入盘中，赤豆沙分别酿入半个枇杷内，枇杷切口，周围插松子仁 5 粒，整齐排在盘内，上笼蒸 5 分钟取出，锅内盛适量清水，加入冰糖、糖桂花并烧沸，用湿淀粉勾稀芡，浇在枇杷上即成。本品具有润肺止渴的作用，适用于肺热咳嗽、咽干、皮肤干燥、营养不良性水肿等病症。

5. 枇杷杏仁鸭梨粥：枇杷 20 克，杏仁 15 克，鸭梨 20 克，百合 15 克，粳米 50 克，蜂蜜 10 克。将鸭梨洗净后切成小丁，百合瓣成块状备用；将除蜂蜜外的所有原料一同放入锅中，加水熬煮成粥，最后调入蜂蜜即可，每日早晚食用。本品能滋阴润燥、润肺止咳、化痰平喘，对秋燥、咳嗽、痰多等症有辅助治疗作用。

6. 炸枇杷豆腐：枇杷 150 克，豆腐 150 克，面包粉 100 克，芹菜 50 克，葱 20 克，嫩姜 5 克，鸡蛋 75 克，油适量。葱及嫩姜均洗净、切末；芹菜洗净，带叶放入滚水中焯一下，捞出，以冰水冲凉，沥干，摆在盘边；枇杷去皮，放入碗中压成泥，加入葱、姜末及豆腐，打入 1 个鸡蛋搅拌均匀，再用汤匙挖成椭圆形；把葱、嫩姜放入碗中，打入另 1 个鸡蛋搅拌均匀，放入做好的枇杷豆腐裹匀，最后沾面包粉，放入热油锅中炸成金黄色，捞出；待油锅再加热，投入炸好的枇杷豆腐快速酥炸一次，立即捞出，沥干油分，盛入盘中，即可食用。本品具有润肺下气的作用。

☺温馨小贴士

因枇杷性凉，脾虚泄泻者忌食。

大 枣

【别名】枣、美枣、良枣、红枣。

【性味归经】温，甘。归心、脾、胃经。

【营养成分】大枣主要含有蛋白质、糖、钙、磷、维生素、铁、烟酸、胡萝卜素、硫胺素、核黄酸、有机酸等。

【养生功效】大枣具有补脾和胃、益气生津、养血安神、解药毒的作用。

【食用方法】生食、烧菜、煮粥等。

1. 大枣粳米冰糖粥：粳米 50 克，大枣、冰糖各 10 克。将粳米放入锅中，加适量清水熬煮成粥，出锅前放入大枣、冰糖搅拌均匀即可。每日早晚食用。本品可治疗贫血、失眠等症。

2. 红枣鸡蛋汤：鸡蛋 2 个，红枣 60 克，红糖、水适量。红枣泡软，去核，加水 500 克煮沸 30 分钟，再将鸡蛋轻轻打入汤中，勿搅拌，煮熟后加入红糖即成。本品具有美容的作用，一般体质虚弱、早衰、面色萎黄不华者也可用之补养。

3. 燕麦红枣牛奶粥：燕麦 30 克，牛奶 120 克，红枣 5 枚，冰糖 2 ~ 4 颗。燕麦洗净，沥水捞出放入煲内；加入 2 000 克水到煲内，大火烧开后转小火，熬制 20 分钟，至燕麦软烂浓稠；关火，用漏勺捞出燕麦，沥水后再次放入煲内；加入牛奶、冰糖和红枣，小火慢煲至牛奶烧开，燕麦粥浓稠即可。本品具有益气生津、养血安神的作用。

4. 四红益肝利湿汤：赤小豆 60 克，花生米连衣 30 克，红枣 10 枚，红糖 2 匙。红枣用温开水浸泡片刻，洗净；赤豆、花生米洗净后放入锅内，加水 3 大碗，用小火慢炖 1 小时，再放入红枣与红糖，继续炖半小时，至食物酥烂离火。每日 2 次，每次 1 碗，作早餐或点心吃。本品具有养血益肝、健脾利湿、清热消肿、行水解毒等作用，可辅助治疗迁延性肝炎、慢性肾炎。

5. 苡仁红枣蜜：红枣 10 枚，糯米、生薏苡仁各 30 克，红糖、蜂蜜各 1 匙。薏苡仁用冷水洗净、滤干红枣用温水泡片刻，洗净；糯米淘洗干净，与薏苡仁、红枣一起倒入锅内，加冷水

3大碗。用中火烧煮约40分钟，离火。食前加蜂蜜和红糖。每日2次，每次1碗，作早餐或点心吃。2个月为1疗程。本品具有补脾胃、暖肾脏、除内湿的作用，是慢性肾炎水肿不甚严重、脾胃虚寒者的平稳食治方，长期食用，还有防癌作用。

6. 乌梅大枣凉糖饮：大枣、乌梅各15克，冰糖10克。将大枣和乌梅一同放入锅中，加适量的清水煮30分钟，出锅前调入冰糖即可，每日1剂，分2~3次温服。本品具有滋阴、益气、敛汗的作用，适宜贫血、更年期综合征、神经衰弱等患者饮用。

7. 人参大枣粥：人参粉3克，大枣10枚，粳米100克，冰糖适量。将大枣、粳米洗净，放入锅内，加入人参粉和水适量，先用武火煮沸后，再用文火煮至烂熟成粥（可稠可稀），酌加冰糖，搅匀备用，日服2~3次。本品具有益气补中、健脾养胃的作用。胃口不开、短气乏力者可常服。

> ☺温馨小贴士
>
> 　　大枣不宜与海鲜、大葱一同食用，以免引起腰腹疼痛、头胀等不良反应。凡有湿盛中满、食积、虫积、痰热咳嗽者不宜食用大枣。食用大枣后还须刷牙，以免生齿疾。

葡　萄

【别名】草龙珠、山葫芦。

【性味归经】平，甘、酸。归肺、脾、肾经。

【营养成分】葡萄主要含有水分、葡萄糖、钙、磷、铁、维生素C、果酸、柠檬酸、苹果酸等。

【养生功效】葡萄具有补益气血、强壮身体、生津止渴、通利小便的作用。

【食用方法】生食、烧菜、制酒、榨汁等。

1. 鲜葡萄汁：新鲜葡萄100克，冰糖适量。将葡萄洗净去梗，用清洁纱布包扎后挤汁；取汁，加冰糖调匀即成。一日分3次服完。本品具有和中健胃、增进食欲的作用，适用于厌食诸症。常饮此汁，能延年减肥。

2. 葡萄干土豆泥：土豆50克，葡萄干8克，蜂蜜少许。将葡萄干用温水泡软切碎；土豆洗净，蒸熟去皮，趁热做成土豆泥；将炒锅置火上，加水少许，放入土豆泥及葡萄干，用微火煮，熟时加入蜂蜜调匀，即可食用。本品具有生津止渴、通利小便的作用。

3. 葡萄藕地蜜汁：鲜葡萄、鲜藕、鲜生地各适量，白沙蜜500克。"三鲜"分别捣烂取汁，各取汁1 000克，加入白沙蜜调匀即成。每服200克，一日服3次。本品具有利尿消肿通淋的作用，可治疗淋症，尤宜于热淋伴尿路涩痛者饮用。

4. 葡萄根藤煎：葡萄藤、葡萄根各15克。将两味一同放入锅中，加水煎煮30分钟，取汁即可，每日1剂，分3次温服。本品对肝炎、风湿痹痛有辅助治疗的作用。

5. 拔丝葡萄：葡萄250克，鸡蛋3枚，干淀粉、面粉、白糖、芝麻油各适量，花生油500克。葡萄洗净，放入开水略烫后取出，剥皮剔籽，沾上面粉；把鸡蛋清打入碗内，搅打成蛋白糊，再加入干淀粉拌匀；锅放火上，倒入花生油烧至五成热，改用小火维持油温，将葡萄挂蛋白糊后，放入油锅慢炸，至浅黄色时倒入漏勺沥油；取净锅放火上，放入适量清水，加入白糖，炒至糖变色能拉出丝时，倒入炸好的葡萄，挂匀糖浆，起锅装入抹上一层芝麻油的盘内，配凉开水食。本品具有补气血、强筋骨的作用，适用于气血虚弱、神疲心悸、风湿痹痛、腰膝无力、神经衰弱等患者食用。无病者食之则有滋补强壮身体之功。

6. 葡萄绿茶饮：葡萄、生姜各200克，蜂蜜15克，绿茶3克。将葡萄、生姜一同放入榨汁机中压榨汁液备用；把绿茶放入杯中，加适量的热水冲泡，后调入葡萄、生姜汁以及蜂蜜，搅拌均匀即可，每日不拘时饮用。本品对细菌性痢疾具有辅助治疗作用。

7. 葡萄菠萝杏汁：1 小串葡萄，1/3 个菠萝，2 个杏。将葡萄和杏洗净，去掉杏中的核，但葡萄中的籽则可留下；将菠萝去皮，所有水果都切成合适大小的块，榨汁并立即饮用。本品具有生津止渴、通利小便的作用。

☺ **温馨小贴士**
　　凡脾胃虚弱者不宜多食，多食令人腹泻。葡萄不宜与海鲜同食，否则会降低海味的营养价值。服用四环素及其他药物时，不能食用本品。

桑 葚

【别名】桑实、桑枣、桑果、桑蔗、乌葚、黑葚、文武果。

【性味归经】寒，甘、酸。归心、肝、肾经。

【营养成分】桑葚主要含有脂肪酸、水分、碳水化合物、维生素、胡萝卜素、微量元素、果糖、苹果酸等。

【养生功效】桑葚具有滋补肝肾、润肠明目、祛风养血的作用。

【食用方法】生食、烧菜、煮粥。

1. 桑葚首乌女贞子煎：桑葚 15 克，何首乌、女贞子各 12 克，旱莲草 9 克。将以上四味一同放入药锅中，加适量清水煎煮 30 分钟，取汁即可，每日 1 剂，分 2 次温服。本品可治疗肝肾阴虚引起的须发早白、眩晕等症。

2. 桑葚锁阳蜜茶：桑葚 15 克，锁阳、蜂蜜各 10 克。将两味药物一同放入杯中，加适量的沸水冲泡，调入蜂蜜搅拌均匀，加盖焖 15 分钟即可，每日不拘时频繁饮用。本品具有润肠通便、降压降脂、强肾固精的作用，对便秘、高血压、高脂血症有辅助治疗的作用。

3. 桑葚苁蓉汤：桑葚 20 克，肉苁蓉 15 克，黑芝麻 10 克，炒枳壳 6 克。将桑葚洗净，与肉苁蓉、黑芝麻、枳壳同下锅内，先用旺火烧沸，后中小火烧煮，煮约 1 小时即成。经常食用本品，可以补五脏、和经脉、通血气、益精神。

4. 桑葚麻仁糕：桑葚 50 克，麻仁 10 克，糯米粉 500 克，面粉 100 克，白糖 30 克，黑芝麻 40 克。先将桑葚、麻仁一同放入锅中加水煎取药汁备用；把面粉、糯米粉、白糖一同放入容器中，用清水和煎好的药汤和面，做成糕点坯子，上面撒满黑芝麻，入蒸锅蒸 30 分钟即可，佐餐食用。本品具有润肠通便、开胃消食的作用，对便秘具有较好的治疗效果。

5. 桑葚粥：鲜熟透桑葚 40 克（干品 20～30 克）浸泡洗净，糯米 50 克，冰糖适量，共入沙锅中加水适量，如常法煮粥，以粥黏稠为度，每日晨起空腹温热服食。本品具有补益肝肾、滋阴补血、明目乌发的作用。

6. 桑葚蒸蛋：鸡蛋 100 克，桑葚 25 克，核桃泥 30 克，味精 1 克，素油 15 克，酱油 2 克。将鸡蛋磕入碗中加入桑葚子、核桃泥、味精，用筷子打散成蛋浆汁；放入蒸笼内用旺火蒸 10 分钟后取出；加素油、酱油调味即成。本品具有养血润燥、补肾养肝的作用，适合大便干结等患者适用。

☺ **温馨小贴士**
　　桑葚性寒，所以脾胃虚弱，大便溏薄者不宜多食。未成熟的桑葚不能食用。

龙 眼

【别名】桂圆、益智、蜜脾、荔枝奴。

【性味归经】温，甘。归心、脾经。

【营养成分】龙眼主要含有糖、粗蛋白、磷、钙、铁、维生素、脂肪、胆碱等。

【养生功效】龙眼具有益气安神、健脾养血的作用。

【食用方法】生食、烧菜或制成各种龙眼食品。

1. 龙眼琼脂羹：龙眼肉 50 克，琼脂 100 克，荔枝肉、葡萄干各 50 克，白糖 15 克。将龙眼肉、荔枝肉、葡萄干一同放入锅中，加适量清水，用小火煎取汤汁，每半小时取汁一次，如此反复三次，将几次取得的果汁一并倒入锅中，继续煎煮，直至汤汁黏稠，调入琼脂和白糖，搅拌均匀即可，放凉后置于冰箱内，随吃随取，每日不拘时食用。本品具有生津润燥、补益气血、健脾安神的作用，适宜气血亏虚、心烦失眠者食用。

2. 莲子龙眼芡实汤：薏苡仁 50 克，莲子、芡实各 30 克，龙眼肉 8 克，水 500 克，蜂蜜少许。将上述四种原料加水大火煮开，再用小火煮至汤浓，加入蜂蜜即成。本品能促进新陈代谢，改善粗糙、病态的皮肤。

3. 龙眼粳米粥：粳米 100 克，龙眼肉、红枣各 15 克，白糖少许。将粳米与龙眼肉、红枣分别淘洗干净，加入清水；先用武火煮沸，再用文火煎熬 30 分钟，以米熟烂为度；加入适量白糖调匀，平均每日早晚各服 1 次，趁热食用，不宜过量。本品具有健脾养血的作用。

4. 花生龙眼红枣汤：带膜花生 300 克，龙眼肉 100 克，红枣 20 枚，砂糖 80 克。花生洗净，入水 2 小时后沥干，和红枣一起放入锅中，加 5 碗水以大火煮开，转小火慢炖 40 分钟；龙眼肉剥散，加入锅中续煮 5 分钟，加糖调味即可。本品具有滋阴补血的作用。

5. 桂圆参蜜膏：党参 250 克，南沙参 125 克，桂圆 120 克，蜂蜜 50 克。将党参、沙参、桂圆肉以适量浸泡发透；党参、沙参、桂圆加热煎煮，每 20 分钟取煎液 1 次，再加水煎液 3 次合并煎液，以小火煎熬浓缩，至稠粘如膏时，加蜂蜜；至沸停火，待冷装瓶备用。

☺温馨小贴士

　　生食龙眼肉易引起腹胀、消化不良，所以不宜生食过多。孕妇、便秘、痔疮出血、内热痰热以及脂肪肝、甲状腺机能亢进、冠心病、兴奋型神经衰弱、糖尿病等患者不宜食用本品。

李 子

【别名】麦李、脆李、金沙李、李实、嘉应子、嘉庆子。

【性味归经】平、甘、酸。归肝经。

【营养成分】李子主要含有糖、蛋白质、脂肪、胡萝卜素、维生素 B_1、维生素 B_2、钙、磷、铁等。

【养生功效】本品具有清肝涤热、生津利尿的作用。

【食用方法】生食、煮粥、榨汁。

1. 鲜李肉汁：鲜李子适量。将李子洗净后去核捣烂，绞取其汁。每服 25 克，每日 3 次，本品具有清热生津的作用，适用于糖尿病及阴虚内热、咽干唇燥之病症。

2. 李子米仁汤：李子 6 枚，薏米仁 30 克。将李子与薏米仁共煮食，分 2 次一日服完。本品具有养肝泻肝、破瘀利水的作用，适用于肝硬化腹水。

3. 蛋清李核仁粉：李核仁 2 枚，鸡蛋 1 枚。将李核仁去皮研细，再加入鸡蛋清调匀。每日睡前敷于脸上，次晨用清水洗去，连续用 1 周即可奏效。本品具有益颜增容、祛除黑斑的作用，可治疗妇女面生黑斑。

4. 李蜜饮：李子 5 枚，蜂蜜 25 克，牛奶 100 克。李子洗净切半，去核，再加蜂蜜、牛奶同入锅，煮沸后饮用。本品具有清肝益胃、生津润燥的作用，适用于虚劳损伤、消渴、虚劳久咳、便秘等病症。

5. 腌李子：李子 600 克，甘草 1 克，盐 20 克，赤砂糖 300 克，姜汁泥适量。将小李子洗净沥干水分；李子加入海盐搓揉均匀，再将多余的盐除去；加入甘草粉（磨碎）、赤砂糖与姜汁泥拌匀；腌渍一天即可食用。本品具有生津利尿的作用。

☺温馨小贴士

李子含有的氨基酸等物质对肝脏有益，但此品易助湿生痰，不宜多食，尤其脾胃虚弱者应少食。

【别名】酸梅、黄仔、合汉梅、干枝梅。

【性味归经】平，酸、涩。归肝、脾、肺、大肠经。

【营养成分】乌梅主要含有蛋白质、脂肪、水分、钙、镁、铁、碳水化合物等。

【养生功效】乌梅具有敛肺止咳、涩肠止泻、生津止渴的作用。

【食用方法】生食，制成乌梅食品。

1. 乌梅豆豉饮：乌梅肉 60 克（微炒）为末，每用 6 克，加水 2 碗，煎至 1 碗，去渣，入（豆）豉 200 粒，煎至半碗，温服。本品可消渴、止烦闷。

2. 乌梅金钱槟榔饮：乌梅、金钱草、槟榔各 30 克，川椒 10 克。将以上各味水煎。成人每次服 300 克，15 岁以下者服 100～150 克，如果病情不缓解，6 小时后可再重复服用一次。本品可治胆道蛔虫症。

3. 乌梅茶：乌梅 30 克，乌龙茶 3 克，同放入沙锅中，加开水适量，浸泡片刻后上火煎煮 30 分钟。分数次频频饮用，也可调入蜂蜜，喝完汤后，乌梅要细嚼后咽下。本品有养阴抗癌、清热解毒的作用，适用于阴虚内热型癌症患者。

4. 乌梅粥：粳米 100 克，乌梅 15 克，红枣 5 克，冰糖 50 克。将乌梅洗净，入锅加水 200 克，煮至水减半，去渣，取汁备用；再用淘洗干净的粳米、红枣一同加水 900 克，先用旺火烧开，再转用文火熬煮成稀粥，加入冰糖继续煮至粥成。本品益气养胃、利水消肿、收敛生津的作用。

5. 乌梅生姜红枣汤：乌梅 5 颗，生姜 5 片，红糖 10 克。将乌梅、生姜、红糖加清水放入锅内，用大火煮至沸腾后，转小火煮 5 分钟即可。本品可改善胃寒型之妊娠呕吐。

☺温馨小贴士

外有表邪、内有实热及咳痰者禁用乌梅。另外，乌梅不宜与猪肉同食。

梨

【别名】果宗、玉乳、蜜父、快果。

【性味归经】凉，甘、微酸。归肺、胃经。

【营养成分】梨主要含有水分、碳水化合物、葡萄糖、果糖、蔗糖、木糖、维生素、铁、挥发油、果胶等。

【养生功效】梨具有清热化痰、生津止渴、润肺止咳的作用。

【食用方法】生食、烧菜或制成蜜饯、梨膏等食品。

1. 梨汁粥：梨 3～5 个，粳米 50 克，冰糖适量。将梨洗净，连皮切碎，捣取其汁去渣，与粳米、冰糖一起同入沙锅内，加水 400 克，煮为稀粥，稍温服食。1 天内分 2～8 次食完。本品具有生津润燥、清热止咳、调养脾胃的作用，适用于小儿疳热厌食、热病伤津烦渴、风热咳嗽等病症。

2. 红果拌梨丝：红果 150 克，鸭梨 500 克，冰糖 200 克。把红果放入开水略泡几分钟，取出去皮去核；把鸭梨也去皮去核，切成 3 厘米长的丝；起干锅，将冰糖放入锅内化开，随即加红果翻炒起锅，同梨丝拌和装盘。本品对慢性咽炎有辅助治疗的作用。

3. 夹沙梨：梨 750 克，花生油 750 克，鸡蛋 3 枚，桂花少许，干豆沙、面糊及冰糖各适量。将梨洗净，去皮除核，放入大碗，撒上少许冰糖。入蒸笼蒸熟取出；把梨和面粉一起放入盆中，加入少许拌匀，再拍成长条扁平状；鸡蛋打破取蛋清，鸡蛋清中加入适量淀粉，用筷子搅成糊状；把冰糖、豆沙、桂花、蛋清同放入碗内，加少许清水和匀并切成条块，用蛋糊抹匀面卷，封好口；将锅放火上，加入花生油烧热，投入面卷，炸至金黄时捞出，放入盘中即成。本品具有滋阴清热，生律润燥的作用。

4. 雪梨百合汤：百合、雪梨、橘子瓣、山楂糕、小汤圆各 30 克，白糖 100 克，醪糟汁、青梅各 10 克，糯米粉 15 克，白醋 3 克。将青梅、山楂糕切成粒，雪梨切成小片，糯米粉制成豌豆大小汤圆；将锅洗净，置中火上，加水烧开，放入百合煮一下，加白糖，待糖溶化后，再下小汤圆、山楂、青梅、雪梨、橘子瓣、醪糟汁烧开，滴白醋起锅入盆。本品具有润肺止咳、清热化痰的作用，适宜咳嗽、哮喘等患者食用。

5. 拌三丝：雪梨 150 克，白菜心 100 克，山楂糕 50 克，白糖 10 克，米醋 5 克，食盐 2 克。将雪梨去皮切成细丝备用；白菜心洗净后，切成细丝装入盘中，加适量的食盐腌渍片刻；再把山楂糕也切成丝状备用。锅内倒入适量的清水，加白糖、米醋，开火将其煮沸；把准备好的雪梨丝、白菜丝、山楂糕装入盘中，淋上煮好的糖水，搅拌均匀即可。本品有滋阴清热、清心除烦、生津润肺的作用，对冠心病、高血压等疾病有辅助治疗作用。

6. 山楂梨子白糖饮：梨 300 克，山楂 50 克，白糖 30 克。将梨洗净，去皮切成大块备用；把山楂清洗干净放入锅中，加适量的清水煎煮 15 分钟，水沸后把山楂捞出，去掉山楂汤不用，把山楂与梨一起入锅，加水煎煮 15 分钟，出锅前调入白糖搅拌均匀即可，每日早晚各饮用 1 次。本品对慢性气管炎、慢性萎缩性胃炎、老年口干等病均有辅助治疗的作用。

☺温馨小贴士
肺寒咳嗽、胃冷呕吐、脾虚泄泻等人不宜食梨。

杏

【别名】杏实、杏子、甜梅。

【性味归经】热，甘、酸。归心、肺经。

【营养成分】杏主要含有胡萝卜素、烟酸、维生素、糖、蛋白质、钙、磷、铁、柠檬酸、苹果酸等。

【养生功效】杏具有润肺平喘、生津止渴的作用。

【食用方法】生食、烧菜或制成各种加工食品，如杏脯、话梅及杏仁等。

1. 杏酥粥：大米 300 克，杏仁 200 克，白糖 100 克，鲜牛奶 50 克。将大米洗净，加清水 2 000 克浸透。杏仁用热水浸泡后去衣，投入水中拌匀，将杏仁带米磨成米浆。锅内放清水 2 500 克，加白糖烧沸，倒入米浆，边倒边用勺搅动，至成薄浆状时，加鲜牛奶搅匀，再煮片刻即成。做的时候注意大米须用水浸 2 小时以上。本品具有润肺止咳、利尿平喘的作用，适宜咳嗽、气喘、浮肿者食用；大便溏泄的老人要忌服。

2. 杏子豆腐：杏 100 克，大米 50 克，冰糖 150 克，冻粉 10 克，蜂蜜 20 克。将杏子水浸泡后，剥去外皮，切碎备用；大米淘净，与杏子加水磨成浆，再以纱布过滤取汁；冻粉洗净，放入锅内，加水 100 克，上笼蒸 20 分钟取出，再用纱布滤去杂质；将锅放火上，先放入冻粉汁、杏子浆，煮沸后晾凉即成杏子豆腐，以小刀划小块装盘；将锅放火上，加适量清水、冰糖、蜂蜜，烧沸后起锅，淋于杏仁豆腐之上即可食用。本品具有生津润燥的作用，适用于唇干口渴、肺虚久咳、干咳少痰、大便干结及慢性气管炎、老年性便秘、产后便秘等病症。

3. 杏肉蒸雪梨：雪梨 100 克，杏肉 10 克。先将杏肉捣成烂泥备用；把雪梨洗净去皮，并将其中间挖一个洞，把准备好的杏肉填入雪梨中，入蒸锅隔水蒸 30 分钟后即可，不拘时间食用。本品具有清肺润燥的作用，对燥热咳嗽等症有治疗作用。

4. 杏子大枣汤：杏子、大枣各 5 枚，生姜 3 片。以上三物洗净放入锅中，加清水 500 克，先用旺火烧沸，后以小火煎 20 分钟，趁温服食。本品具有宣肺化痰的作用，适宜于肺寒咳嗽，痰多稀薄的患者食用。

5. 杏仁麻黄汁：杏仁 20 克，麻黄 2 克。将以上两味一同放入锅中，加水煎煮 30 分钟，取汁即可，每日 1 剂，分 2 次温服。本品具有宣肺散寒、降气止咳的作用，对小儿咳嗽气喘有治疗作用。

6. 杏菊红花饮：杏仁、红花、菊花各 6 克，白糖 30 克。将杏仁去皮、尖、心；红花、菊花洗净去杂质，洗净；把杏仁、红花、菊花同放炖杯内，加入清水 250 克；将炖杯置武火上烧沸，再用文火煎煮 15 分钟，加入白糖，搅匀即成。

☺ **温馨小贴士**

杏子甘甜性温，易致热生疮，平素有内热者慎食。杏子中苦杏仁可分解成氢氰酸，不可生食和多食，多食有损健康。

海 棠

【别名】海棠果、海红、楸子。

【性味归经】平，甘、微酸。归脾、胃经。

【营养成分】海棠主要含有蛋白质、脂肪、纤维、碳水化合物、烟酸、抗坏血酸、钾、钠、钙、镁、铁、锌、铜、磷等。

【养生功效】海棠具有生津止渴、健脾止泻。

【食用方法】生食、榨汁、煮粥。

1. 海棠山楂煎：新鲜海棠果 30 克，鲜山楂 40 克，生姜 10 克。海棠洗净，去皮核，山楂洗净，将所有材料放入瓦罐中，加清水，先用大火煮沸再改用小火慢炖 15 分钟，待温饮用。本品具有消积止泻的作用，常可用于小儿腹泻之症。

2. 糖拌海棠：海棠果 1 个，白砂糖 50 克。先将鲜海棠果洗净，去皮核，切成果条盛于盘中，撒上白砂糖，腌制 30 分钟后，慢慢嚼服，每日 2 次。本品具有健脾和中的作用，适用于病后体弱或孕妇口淡乏味、不思饮食者食服。

3. 海棠荠菜汤：新鲜海棠果、鲜芥菜各 30 克，生姜 3 片，葱白 2 根。先将海棠洗净，去皮核，切成薄片备用；芥菜洗净，与海棠片同放锅中，加清水、生姜、葱白，旺火煮沸，加入调料起锅，趁热一次服食完，每日 2 次，连服 5 天。本品具有健胃消食、化积止泄的作用，可用于伤食型泄泻。

☺ **温馨小贴士**

海棠味酸，胃溃疡及胃酸过多患者忌食。

石榴

【别名】金罂、金庞、钟石榴、安石榴、天浆等。

【性味归经】温，甘、酸、涩。归肺、肾、大肠经。

【营养成分】石榴主要含有水分、蛋白质、脂肪、碳水化合物、粗纤维、钙、磷、铁、抗坏血酸、苹果酸、柠檬酸等。

【养生功效】石榴具有生津止渴、收敛固涩、止泻止血的作用。

【食用方法】生食、榨汁等。

1. 石榴皮糖饮：石榴皮 30 克，红糖适量。将石榴皮洗净，放沙锅内，加入适量水，煮沸 30 分钟，加入红糖适量，搅匀滤汁即成。本品具有涩肠、止血的作用，适用于脾虚泄泻、久痢、便血、脱肛、滑精、带下、虫积腹痛等病症。

2. 石榴皮蜜饮：石榴皮 90 克，蜂蜜适量。将石榴皮洗净，放在沙锅内，加水适量煎煮 30 分钟，加入适量蜂蜜，煮沸滤汁去渣。本品具有润燥、止血、涩肠的作用，适用于治疗崩漏带下，还可用作辅助治疗虚劳咳嗽、消渴、久泻、久痢、便血、脱肛、滑精等病症。

3. 石榴开胃茶：鲜石榴 1 个，生姜、茶叶各适量。将鲜石榴洗净，连皮带籽一起捣碎取汁；生姜洗净，切薄片上火加水煮开，然后将石榴汁倒入，待其煮沸后加进茶叶，略煮一下，离火，略凉即可。本品具有开胃止痢的作用，适用于食欲缺乏、消化不良、呕吐、痢疾、久泻、便血等病症。

4. 石榴西米粥：西米 50 克，石榴 150 克，蜂蜜 15 克，糖桂花 3 克。将鲜甜石榴去皮，取子掰散；西米洗净，入开水锅内略焯后捞出，再用冷水反复漂洗，沥干水分备用；取锅加入冷水、石榴子，煮沸约 15 分钟后，滤去渣，加入西米，待再沸后，调入蜂蜜待滚，调入糖桂花，即可盛起食用。本品具有收敛固涩、止泻止血的作用。

☺温馨小贴士

多食石榴会伤肺损齿。石榴酸涩有收敛作用，感冒及急性盆腔炎、尿道炎等患者忌食。

第八节 坚果类食物保健养生常法

坚果主要包括杏仁、花生、榛子、核桃、胡桃等。坚果中富含脂肪、蛋白质、膳食纤维、维生素、矿物质和非营养活性成分。大量研究表明，坚果中富含多种营养和活性成分，能很好地调节血脂、降低血胆固醇，对心血管有保护作用。坚果对心血管的保护作用不仅与脂肪类型有关，而且与其中的非脂肪成分也有关。

从养生健体的角度讲，每日食用一把各类坚果，对人体是非常有益的，尤其在冬季对滋补身体更是好处多多，其他季节应控制食量。

栗 子

【别名】板栗、大栗、梳子。

【性味归经】温，甘。归脾、胃、肾经。

【营养成分】栗子主要含有水分、蛋白质、脂肪、粗纤维、碳水化合物、钙、磷、铁、钾、钠等。

【养生功效】栗子具有健脾固肾、活血化瘀等作用。

【食用方法】炒食、烧菜、煮粥。

1. 栗子豆沙羹：栗子仁 50 克，豆沙 100 克，白糖 20 克，浆粉 10 克。将栗子仁放入盘中，入蒸锅蒸 30 分钟，取出后备用；锅内倒入适量清水，水沸后把浆粉煮化，然后倒入白糖，搅拌均匀，再将豆沙放入锅中一同熬煮，边煮边搅拌，直至豆沙黏稠时出锅；先倒入一半豆沙入盘，铺上栗子后，再将另一半豆沙覆盖在栗子上，晾凉即可，切块食用。本品具有益气健脾、止血化瘀的作用，对腹泻、便血等症有辅助治疗的作用。

2. 栗子糊：栗子 500 克，白糖适量。将栗子去皮壳，晾干磨粉。取适量栗子粉加清水煮熟为糊，调入白糖即可。本品对于小儿腹泻有良好的辅助治疗作用。

3. 栗子糯米糕：栗子 200 克，糯米粉 500 克，白糖 50 克，瓜子仁、松仁各 10 克。将栗子去壳，用水煮极烂，加糯米粉和白糖，揉匀，入热屉中旺火蒸熟，出屉时撒上瓜子仁、松仁。本品具有健脾益气养胃、强筋健骨补虚的作用，适用于年老体弱、腰膝酸软、不欲纳食等病症。

4. 栗子烧白菜：生栗子 300 克，大白菜 500 克，白糖、湿淀粉、花生油、酱油、精盐各适量。栗子煮至半熟，捞出，剥去外壳，对半切开；大白菜洗净，切长条块；锅内放入花生油烧热，下栗子略炸后，捞出沥油；锅内留少许底油烧热，下白菜略炸，放入栗子，加清水、酱油、精盐、白糖用旺火烧沸，再改用小火烧至熟透，用湿淀粉勾芡，起锅装盘即成。本菜具有补脾、益肾、止血的作用，适用于脾胃虚弱、食少便血、体倦乏力、腰膝无力、大便带血及坏血病等病症。

5. 桂花栗子：栗子（鲜）1 000 克，素油 50 克，冰糖 250 克，糖桂花 25 克。用刀在板栗鼓起的一面切一字刀，下入开水锅中烫一下捞出，把板栗肉取出，切去黑烂变质的部分，再切成 1 厘米见方的丁；将素油烧到六成热时，下入板栗丁炸一下，再放进开水锅内焯去油脂，用碗装上并放入开水，上笼蒸发取出；食用时，在锅中放入清水 1 000 克，同时将板栗的水分滗去，一起下入锅烧开，撇去泡沫，装入汤碗，撒上冰糖和糖桂花即成。本品具有健脾固肾的作用。

6. 冰糖板栗泥：栗子（鲜）800 克，蜜橘 20 克，樱桃 10 克，玫瑰糖 20 克，素油适量。将板栗切十字，放入烤炉，用 1 500 ℃ 的炉温烤 15 分钟；取出烤过的板栗去壳和内皮；炒锅上火，注入清水，下板栗煮烂，取出，塌成泥；炒锅上火，注入清水 500 克，下冰糖熬化，撇去浮沫；再下板栗泥、玫瑰糖 20 克、素油搅拌为泥，入盘；用糖水蜜橘 20 克、糖水樱桃 10 粒围于盘边，点缀即可。本品具有健脾固肾、活血化瘀等作用。

> ☺ **温馨小贴士**
>
> 　　栗子生吃不宜消化，熟食又易滞气，所以一次不宜多食。婴儿一般不要吃栗子，容易引起腹胀。另外，新鲜栗子容易霉烂，吃了发霉栗子会引起中毒，所以霉烂变质的栗子不要吃。

松 子

【别名】海松子、松子仁、罗松子、红松果。

【性味归经】温，辛、苦。归肝、肺、大肠经。

【营养成分】松子主要含有水分、蛋白质、脂肪、粗纤维、碳水化合物、核黄素、铁、铜等。

【养生功效】松子具有润肺、润肠、益气养血的作用。

【食用方法】炒食、烧菜、煮粥。

1. 五仁汤：松子仁、柏子仁各 15 克，郁李仁 3 克，桃仁、杏仁各 30 克。将以上五味一同放入锅中，加水煎煮 30 分钟，取汁即可，每日 1 剂，分 2 次温服。本品对大便秘结、老人及产妇血瘀、便秘等症有辅助治疗的作用。

2. 松子鸽蛋汤：海松子 40 克，鸽蛋 20 个，水发香菇 25 克，水发木耳 15 克，鲜菜心 30 克，素清汤 250 克，味精 1 克，葱花 3 克，食盐 4 克，醋 1 克，胡椒粉 0.5 克。松子洗净，打碎入锅，加素清汤 700 ~ 800 克；鸽蛋煮熟，去壳待用；水发香菇、水发木耳、鲜菜心一并洗净。香菇切成薄片，入汤锅焯几分钟；木耳撕成小朵，入沸水中焯一下；净锅置中火上，下汤烧沸，加香菇片、木耳、鲜菜心、煮熟的鸽蛋、胡椒粉、味精、醋、盐、葱花，盛于汤盆内即成。本品具有滋养强精、回春不老的作用。

3. 松仁玉米：松子仁 100 克，玉米粒 200 克，食盐、味精各 1 克，白糖 3 克，植物油 15 克。锅内倒入植物油，油热后放入松子仁、玉米迅速地翻炒，然后调入白糖、食盐、味精搅拌均匀即可，佐餐食用。本品具有开胃健脾、滋阴润燥的作用，适宜便秘、咳嗽、失眠、遗精、早泄等症者食用。

4. 松子粳米粥：松子仁 50 克，粳米 50 克，蜂蜜 10 克。将松子碾碎，与粳米一同放入锅中熬煮成粥，出锅前调入蜂蜜，搅拌均匀即可。每日早晚食用。本品具有滋阴润燥、增强体质的作用，对中老年人早衰、头晕目眩、咳嗽及便秘等症有辅助治疗的作用。

5. 松子香蘑：松子仁 50 克，水发香菇 500 克，葱姜油 100 克，素油 10 克，盐、味精各 4 克，白糖 25 克，湿淀粉 15 克，糖色、香油、料酒各少许，素清汤 250 克。把大香菇一破两半，小的可不切；用炒勺烧热葱姜油，把松子炸出香味，加入素清汤、料酒、白糖和盐，用糖色把汤调成金黄色，把味精、香菇也放入汤内，用微火煨 15 分钟，用调稀的湿淀粉勾芡，淋入香油即成。本品具有润肠、益气养血的作用。

6. 松子毛豆炒香干：松子 200 克，香干 4 片，毛豆 50 克，姜末适量，色拉油 25 克，枸杞子 10 克，精盐、糖、味精、麻油、素清汤适量。将松子入锅上火炒香备用；毛豆用滚水烫熟后再经冷水冲洗，沥水备用；香干切成小丁，枸杞子冲洗干净备用；色拉油入锅，油热后爆姜末出香味，再倒入香干、枸杞子调味，煸炒少许时间，倒入毛豆，拌炒均匀，放入调料和适量素清汤；收汤后，撒上松子拌匀，出锅。淋上麻油，盛入盘中放上装饰菜即成。本品具有益气养血的作用。

```
☺ 温馨小贴士
    脾胃虚寒、腹泻者不宜食用松子。松子含油多、热量大，存放时要注意通风透气，防
止捂闷变质，可放入布口袋中，置于阴凉干燥处保存。
```

榛 子

【别名】山板栗、榧子、平榛、尖栗。

【性味归经】平，甘。归脾、胃经。

【营养成分】榛子主要含有水分、蛋白质、脂肪、粗纤维、碳水化合物、胡萝卜素、核黄素、钙、钾、钠等。

【养生功效】榛子具有调中开胃、滋养气血、养肝明目的作用。

【食用方法】生食、烧菜、煮粥。

1. 榛子枸杞粥：榛子仁 30 克，枸杞子 15 克，粳米 50 克。先将榛子仁捣碎，然后与枸杞子一同加水煎汁，去渣后与粳米一同用文火熬成粥即成。本品对消化不良、便秘、体质虚弱等症有辅助治疗的作用。

2. 榛子山药饮：榛子 60 克，山药 50 克，党参 12 克，陈皮 10 克。榛子去皮壳洗净；山药洗净取净肉切小块；党参、陈皮加水 500 克，文火煮 30 分钟，去渣取汁。以药汁煮榛子肉、山药块，小火熬熟。本品具有健脾益胃、强身健体的作用，对于病后体虚，食少疲乏者有良好

补益作用。

3. 榛仁麦芽汤：榛仁 50 克，麦芽 30 克，槟榔 10 克。先将麦芽、槟榔一同放入锅中，加水煎煮 30 分钟，取其药液煮榛仁，直至榛仁煮熟为止，即可出锅，每日 1 剂，不拘时饮汤食榛子。本品对老年人腹胀有辅助治疗的作用。

4. 榛仁桔梗汤：榛仁 15 克，桔梗 9 克，前胡 9 克。将所有材料一同放入锅中，加水煎煮 30 分钟，取汁服用，每日 1 剂，分 2 次温服。本品可治疗气管炎。

5. 油炸榛仁：榛子 500 克，食油、白糖各适量。榛子去壳取仁；油入锅中烧滚，将榛仁倒入热油锅中，迅速翻炒至色黄质酥，漏勺沥出余油，置碗中，趁热拌入白糖即可。本品具有健脑益智的作用，有助于大脑发育，开发智力。

6. 榛仁山药党参煎：榛仁 50 克，山药、党参各 30 克。将山药洗净后去皮，切成片状，与党参、榛仁一同放入锅中，加水煎煮 30 分钟，取汁即可，每日 1 剂，分 2 次温服。本品对体弱多病、食欲缺乏等症有治疗和缓解的作用，另外还适宜冠心病、高血压等症患者食用。

☺温馨小贴士
榛子含有丰富的油脂，胆功能严重不良者应慎食。榛子应该放在室内阴凉、干燥处，注意防潮、防虫。另外，存放较长时间的榛子不宜食用。

南瓜子

【别名】白瓜子、金瓜米。
【性味归经】平，甘。归胃、大肠经。
【营养成分】南瓜子主要含有蛋白质、脂肪、粗纤维、碳水化合物、钙、钾、钠、镁、铁、锌等。
【养生功效】南瓜子具有驱虫、止咳、消肿的作用。
【食用方法】烧菜、生食、炒食。

1. 南瓜子槟榔汤：南瓜子 100 克，槟榔干 50 克。将槟榔干放入锅中，加水煎煮 30 分钟，取汁即可，每日清晨先空腹食用南瓜子，后饮用槟榔汤。本品能够治疗绦虫病。

2. 南瓜子茶：生南瓜子 30 克，白糖 15 克。将南瓜子捣烂，与白糖一同放入杯中，加入沸水冲泡，加盖焖 15 分钟即可，每日 1 剂，代茶不拘时频繁饮用。本品可治疗妇女产后乳汁稀少。

3. 南瓜子粳米粥：南瓜子 30 克，粳米 50 克。将两味一同放入锅中加水熬煮成粥，每日早晚食用。本品具有清热解毒、健脾利水消肿的作用，对咳嗽、水肿、食欲缺乏等症有辅助治疗。

☺温馨小贴士
南瓜子含有丰富的泛酸，泛酸可以缓解静止性心绞痛，并具有降压作用。但也要注意一次不要吃得太多，曾有食用南瓜子过量而导致头晕的报道。最适合高血压病人食用，胃热病人宜少食，否则会感到脘腹胀闷。

西瓜子

【别名】瓜子、寒瓜子。
【性味归经】平，甘。归胃、大肠经。
【营养成分】西瓜子主要含有蛋白质、脂肪、糖类、钙、磷、铁等。
【养生功效】西瓜子具有清肺润肠、调中止渴的作用。
【食用方法】煮粥、炒食、烧菜、做糕点等。

1. 西瓜子红枣粥：粳米 50 克，西瓜子 20 克，红枣 10 克。将所有材料一同放入锅中，加水熬煮成粥，每日早晚食用。本品具有健脾养胃、滋阴润燥、润肠通便的作用，对便秘有辅助治疗的作用。

2. 西瓜子杏仁散：西瓜子 30 克，杏仁 9 克。将两味混合研磨成粉末，放入杯中，加沸水冲泡即可，每日 1 剂，不拘时频繁饮用。本品具有润肺止咳、化痰平喘的作用，适宜咳嗽、气喘者饮用。

3. 西瓜子山药糕：西瓜子 50 克，山药 500 克，面粉 100 克，蜜饯 40 克，白糖 100 克，莲子 30 克，龙眼肉、蜂蜜、植物油各 20 克。将山药研成粉，与白糖、面粉放入容器中，加水和面，将制好的面铺成圆饼状，上面撒蜜饯、莲子、龙眼肉、西瓜子，置于锅内隔水蒸 30 分钟，最后浇上蜂蜜和植物油，再蒸 10 分钟即可，做主食用。本品能够润泽皮肤、健脾润肺，适宜皮肤黯淡无光、便秘、咳嗽等症患者食用。

☺温馨小贴士

据研究，西瓜子有一种能降低血压的成分，每天取 9～19 克生食，有降低血压的效果。但泄泻者不能食用本品。

葵花子

【别名】向日葵子、天葵子、葵瓜子。

【性味归经】平，甘。归肝、肺、膀胱经。

【营养成分】葵花子主要含有脂肪油、亚油酸甘油酯、亚麻仁油酸甘油酯、软脂酸、硬脂酸、磷脂等。

【养生功效】葵花子具有透疹止泻、润肺养肤、润肠驱虫、降低血脂的作用。

【食用方法】煮粥、炒食、烧菜、榨油等。

1. 葵花子大米粥：葵花子 30 克，大米 50 克。将两味一同放入锅中，加水熬煮成粥即可，每日早晚食用。本品具有健脾养胃、润肠通便的作用，适宜高血脂、食欲缺乏、便秘患者食用。

2. 栗仁葵花子羹：栗子仁 150 克，葵花子 100 克，冰糖 20 克，水淀粉 5 克。将葵花子去皮取仁备用；栗子仁捣成烂泥状放入锅中，加适量清水熬煮，然后放入冰糖、水淀粉，调成羹状，最后撒上瓜子仁即成，佐餐食用。本品具有促进血液循环、延缓衰老、增强记忆力、预防癌症、抑郁症的作用，尤其适宜冠心病、高血压、癌症、神经衰弱症等患者食用。

3. 葵花子鸡蛋糕：葵花子 100 克，面粉 500 克，鸡蛋液、牛奶各 100 克，蜂蜜 20 克，白糖、植物油各 50 克。将面粉、鸡蛋液、牛奶、蜂蜜、白糖一同放入容器中，加适量清水，不断搅拌，和成面团，制成一个个蛋糕坯子，上面撒上葵花子，表面涂抹植物油，入烤箱烘烤 15 分钟即可，每日早餐食用。本品具有增进食欲、降低血脂的作用，尤其适宜老年人早餐用。

4. 葵花子糯米粉：枣（干）400 克，糯米粉 150 克，葵花子（生）50 克，甜面酱 50 克，白砂糖 10 克，植物油 20 克。糯米粉加水和匀；枣用温水浸泡至软取出，用直筒刀具挖去核，枣心空隙中酿上糯米，插入瓜子仁；锅中加植物油烧热，将糯米枣放入炸透取出；锅内加白糖、水 150 克和甜面酱，用小火搅炒至浓，放入糯米枣煨入味，取出摆盘中，将糖汁淋在枣上即成。本品具有润肺养肤的作用。

☺温馨小贴士

研究发现，每天吃一把葵花子，就能满足人体一天所需的维生素 E。葵花子所含的蛋白质可与各种肉类媲美，特别是含有制造精液不可缺少的精氨酸。常嗑食葵花子对预防冠心病、中风、降低血压、保护血管弹性有一定作用。医学家认为，葵花子能治失眠，增强记忆力，对预防癌症、高血压和神经衰弱有一定作用。

腰 果

【别名】槚如树、鸡腰果、柏公果、介寿果、树花生。

【性味归经】平，甘。归肝、脾、肾经。

【营养成分】腰果主要含有脂肪、蛋白质、淀粉、糖、矿物质、维生素A、维生素B等。

【养生功效】腰果具有润肺化痰、除烦止渴的作用。

【食用方法】生食、烧菜、煮粥等。

1. 粳米腰果粥：粳米、腰果各50克，将两味一同放入锅中，加水熬煮成粥，每日早晚食用。本品具有滋阴养胃、润肺化痰的作用，适宜脾胃虚弱、食欲缺乏、咳嗽痰多者服食。

2. 腰果糯米粥：腰果、糯米各100克，莲子、莲藕粉各50克，茯苓、薏苡仁、芡实各30克，白糖10克。先将腰果、莲子放入锅中，加水煮烂后捞出备用；再把茯苓、薏苡仁、芡实、糯米煮烂后放入搅拌机中，加适量的清水捣成糊状装盘，莲藕粉盛入碗中；加水调成糊状；最后将腰果、莲藕粉糊、莲子、白糖一同放入糯米糊内，调匀即可，佐餐食用。本品具有安神催眠的作用，对神经衰弱、失眠等症有辅助治疗的作用。

3. 菠菜拌腰果：菠菜250克，腰果50克，植物油、蒜末各10克，花椒5克，食盐、味精各1克。将菠菜放入热水中焯一下，装盘，撒上食盐、味精、蒜末备用；锅内倒入植物油，油热时炸花椒，爆出香味后取出花椒不用，将花椒油淋在菠菜上，最后撒上腰果即可，佐餐食用。本品具有清热解毒、润肺止咳、凉血利尿的作用，适宜肝病、冠心病、气管炎等症患者食用。

4. 雪菜腰果：雪菜、腰果各100克，素油、麻油、葱、姜、盐、味精、汤各适量。将雪菜撕成细丝，切成寸段，放入开水锅内煮透，去除咸味，用葱、姜煸炒雪菜，加汤、调料煨至酥捞出，沥出水分；烧热油锅至三成热时，放腰果，炸至金黄色时，捞出沥去油；再用旺火将油烧至八成热时，放雪菜入锅炸至脆，捞出。腰果、雪菜分别撒上味精、盐，淋上麻油，装盆即成。本品具有除烦止渴的作用。

5. 蜜汁枸杞腰果：腰果250克，枸杞子30克，豌豆20克，冰糖250克。将腰果洗一遍，用碗装上，放入开水上笼蒸发（薰的时间不宜太长，否则蒸融了会不成颗粒）；枸杞用温水泡发；食用时将一干净锅放入500克清水，下入冰糖烧开，溶化过罗筛，锅洗净，倒入糖水、腰果，收浓汁，加入枸杞，放盘内，撒青豆油（或分成每人一小碗）即成。本品具有润肺化痰的作用。

6. 挂霜腰果：腰果400克，白砂糖150克，花生油10克。炒锅置于中火上，注入花生油，冷油放入腰果仁，控制油温四成时，炸3~5分钟，见腰果仁颜色略变，立即捞出沥干油；炒锅回火上，放清水20克加入白糖，慢慢熬化，呈乳白色时离火，放入腰果，拌均匀后，入盘冷却后糖霜粘满果仁即可。本品具有润肺化痰、除烦止渴的作用。

☺温馨小贴士

腰果含有多种过敏原，对于过敏体质的人来说，可能会造成一定的过敏反应。因此，第一次吃腰果的人，最好不要多吃，可先吃一两粒后停十几分钟，如果不出现过敏反应再吃。

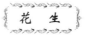

花 生

【别名】落花生、落地生、长生果、地豆。

【性味归经】平，甘。归脾、胃、肺、大肠经。

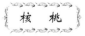

【营养成分】花生主要含有脂肪油、蛋白质、氨基酸、维生素、卵磷脂、钙、铁、糖分等。

【养生功效】花生具有润肺止咳、养血止血、利尿下乳、健脾和胃的作用。

【食用方法】烧菜、煮粥、生食、凉拌、榨油等。

1. 柏仁煮花生米：花生米 500 克，柏子仁 30 克，精盐、葱段、姜片、花椒、桂皮各适量。花生米去杂洗净，放入锅内；柏子仁拣净，用净布包好，放锅内；坐锅，放柏子仁，加葱段、姜片、花椒、桂皮，再加入适量清水，旺火烧沸后，改为小火焖烧至熟，加入精盐再烧一段时间入味后，即可起锅食用。本品具有润肺止咳、滋阴补血、健脾养胃的作用，适宜咳嗽、贫血及胃病患者食用。

2. 花生乌米粥：花生米 100 克，乌糯 200 克，水 2 000 克，糖 100 克。将花生米、乌糯米洗净与水一起放入高压锅煮 25 分钟，然后加糖食用。本品具有补肾益精、抗衰益寿的作用。

3. 花生枣红汤：花生米 100 克，大枣 50 克，红糖 10 克。将大枣放入清水中浸泡 1 小时，然后去核备用；再把花生米放入沸水中烫一下，去皮后，与大枣一同放入锅中煮 30 分钟，最后调入红糖即可，每日早晚食用。本品具有养血补血、强身补气的作用，适宜气血亏虚、食欲缺乏及出血症患者食用。

4. 花生脆炸素鸡丁：素鸡 250 克，花生仁（炸）50 克，生抽 15 克，味精 2 克，大葱 10 克，姜 5 克，白砂糖 3 克，淀粉（玉米）10 克，花生油 25 克，醋 5 克，素汤少许。素鸡洗净切丁；把姜切小片，葱切段；油下锅烧滚，下鸡丁和花生米，加生抽、味精、姜、葱、醋、白糖和少许素汤汁同炒；炒熟时略加芡水，即可起锅。本品具有安神养血的作用，对贫血、心神不宁、焦躁不安等症有治疗作用。

5. 凉拌花生：花生米 100 克，芹菜 200 克，食盐、味精各 1 克，米醋、花椒、大料、香油各 5 克。将花生米放入锅中，加食盐、花椒、大料煮 30 分钟；芹菜去叶洗净后切成小段装入盘中；再把煮好的花生米也装入盘内，用食盐、味精、米醋、香油调味即可，佐餐食用。本品具有清热凉血、降压降脂的作用，对高血压、慢性肾炎、尿血、咳嗽、高脂血症等病症有辅助治疗的作用。

6. 花生大蒜粥：黑米 50 克，连衣花生 40 克，大蒜 25 克。将上材料加清水适量煲粥。本品可治疗脾虚所致的下肢浮肿、脚气及紫癜。

☺温馨小贴士

花生中含有大量精氨酸及白藜芦醇，前者有潜在抗结核作用，后者能抑制癌细胞浸润与扩散，因此是结核病人及肿瘤患者颇佳的食疗品。但花生衣有增加血小板数量、抗纤维蛋白溶解作用，故高黏血症者宜去皮食用。花生消化吸收率较低，过量食用会加重胃肠负担，需引起注意。

核 桃

【别名】胡桃、具桃、核桃仁。

【性味归经】温，甘、涩。归肺、肾经。

【营养成分】核桃主要含有水分、蛋白质、脂肪、粗纤维、碳水化合物、核黄素、抗坏血酸、烟酸等。

【养生功效】核桃具有补肾填精、润肠通便、温肺定喘的作用。

【食用方法】烧菜、生食、煮粥等。

1. 核桃大米粥：大米 100 克，核桃仁 50 克，冰糖 10 克。将核桃仁与大米一同放入锅中，加适量的清水熬煮成粥，最后调入冰糖即可，每日早晚食用。本品具有润肺生津、健脾和中的作用，对倦怠、干咳、老年便秘等症有辅助治疗的作用。

2. 酱汁核桃仁：核桃仁 150 克，面酱、白糖、盐、酱油、味精、姜末、花生油、香油、汤各适量。先将核桃仁用开水泡上，后用小竹签把核桃仁皮剥掉；将花生油倒入锅内烧热，把剥好的核桃仁放入油锅炸，直到金黄色为止，捞出；把锅烧热，放入香油，再放入白糖，待其全部炒化之后，倒入盐、面酱、酱油、味精、姜末，再放少许汤，然后将炸好的核桃仁倒入锅内翻炒几下，即可出锅食用。本品具有温肺定喘、补肾填精的作用。

3. 丝瓜炒核桃仁：丝瓜 200 克，核桃仁 100 克，食盐、味精各 1 克，葱花、姜末各 4 克，酱油、料酒各 5 克，植物油 20 克。将丝瓜去皮切成片状；锅内倒入植物油，油热后放葱、姜炝锅，然后倒入丝瓜和核桃仁及其他调味品烹炒即可，佐餐食用。本品具有清热解毒、补肾强腰、通利大便的作用，适宜肾虚、咳喘、便秘者食用。

4. 桃仁拌莴笋：莴笋 300 克，桃仁 20 克，盐 3 克，鸡精 2 克，香油 5 克。将莴笋去皮洗净，切成厚片，在每片中间连刀竖切一个口，使之保持不断，桃仁切成条；坐锅点火放清水，待水开后倒入莴笋片、桃仁焯至变色捞出，过凉待用；把莴笋片中间开口处撒开，将桃仁嵌入莴笋片中，再放入器皿，加入精盐、香油、鸡精拌匀即可。本品具有温肺定喘的作用。

5. 核桃人参汤：核桃仁 25 克，人参 6 克，生姜 3 片，冰糖少许。将核桃仁、人参、生姜共入沙锅中，加水适量，煎汁一碗。去生姜，加入冰糖稍炖即成。本品具有补气温肾安神的作用，适用于心肾阳虚引起的心悸。

6. 雪花核桃泥：核桃 50 克，鸡蛋清 60 克，鸡蛋黄 120 克，蜜枣 15 克，樱桃 50 克，哈密瓜 30 克，荸荠 30 克，淀粉（玉米）150 克，白砂糖 120 克，花生油 20 克。核桃仁用清水洗净浸泡 1 天，剥去外衣，控干水分，用油炸酥；将荸荠去皮洗净切成粒状；哈密瓜、蜜枣切小粒状；将荸荠、哈密瓜、蜜枣内加入白糖、淀粉、鸡蛋黄、清水拌匀成浆液；鸡蛋打散；将炒锅内油烧热，倒入调好的浆液迅速翻炒，再放核桃仁炒匀，装碟，上面盖上蛋泡，放樱桃即可。本品具有补肾填精、润肠通便、温肺定喘的作用。

☺ **温馨小贴士**

　　饮食专家建议人们，每周最好吃两三次核桃，尤其中老年人和绝经期妇女，因为核桃中所含的精氨酸、油酸、抗氧化物质等对保护心血管，预防冠心病、中风、老年痴呆等是颇有裨益的。一次不要吃得太多，否则会影响消化。有的人喜欢将核桃仁表面的褐色薄皮剥掉，这样会损失一部分营养，所以，不要剥掉这层皮。

甜杏仁

【别名】杏仁核、杏子、杏梅仁、白杏仁、光杏仁、杏仁泥。

【性味归经】平，甘。归肺、大肠经。

【营养成分】甜杏仁主要含有蛋白质、脂肪、维生素 E、钙、磷、钾、钠、镁、铁等。

【养生功效】甜杏仁具有止咳祛痰、消食化滞、活血散瘀的作用。

【食用方法】炒食、做汤等。

1. 北杏雪梨汤：北杏 10 个，雪梨 1 个，白砂糖 50 克。将北杏、雪梨、白砂糖同放炖盅内，加清水半碗，急火隔水炖 1 小时；每日两次，食梨饮汤。本品具有止咳平喘、宣肺润肠的作用。

2. 燕窝冰糖杏粥：甜杏仁 5 克，燕窝 3 克，冰糖适量，煮至粥状即可食用。本品具有美容养颜的作用。

3. 杏仁核桃饮：炒甜杏仁 250 克，炒核桃仁 250 克，蜂蜜 500 克。将炒甜杏仁放入锅中，加水适量，煎煮 1 小时，再加核桃仁，收汁，锅将干时加蜂蜜，拌匀至沸即可。本品具有补肾益肺、止咳平喘、润燥的作用。

4. 杏仁绿豆粥：10 克大杏仁片，50 克粳米，20 克绿豆，3 茶匙糖，6 杯水。将淘洗干净的粳米和绿豆加入适量水煮沸，再以慢火煮烂；撒上杏仁片，加白糖少许调匀晾凉食用。本品具有清热解暑的作用。

5. 红薯杏仁：杏仁 100 克，红薯干 20 克，糖 200 克，芝麻 1 小勺（5 克）。锅中放入少许水，放入糖用中高火加热 6~7 分钟，把糖炒成黏稠状；放入杏仁，再炒 1~2 分钟，将糖完全裹在杏仁上，出锅；将出锅的杏仁倒入盘中冷却。注意趁热撒上芝麻让芝麻黏附在杏仁上，并且趁热时将杏仁分开防止结块；置于室温下冷却；待杏仁完全冷却后与红薯干拌起来即可食用。本品具有止咳祛痰、消食化滞的作用。

6. 白萝卜杏仁饮：白萝卜 300 克，海浮石 20 克，甜杏仁 15 克，川贝母 5 克，蜂蜜 4 匙，黄酒 1 匙。萝卜洗净，切丁粒；海浮石、甜杏仁、川贝洗净，打碎，加黄酒湿润，与萝卜粒同倒入瓷盘内，加入蜂蜜，旺火隔水蒸 2 小时，离火，冷却后，纱布过滤，绞取汤液。将汤液再蒸半小时，冷却，装瓶，密封。早晚各 1 次，每次 1 匙，开水送服。本品具有清热化痰、宽肺通气，适用于咳痰黄稠、肺火重的慢性支气管炎。

7. 杏仁豆腐包：大杏仁碎 30 克，豆腐 30 克，藕 10 克，水发木耳、松蘑、竹荪、橄榄油各 10 克，面包渣 5 克，西兰花 10 克，糯米纸 3 张，小金橘 20 克，小番茄 15 克，盐、味精、鸡粉各 2 克，鸡蛋半个（约 20 克）。豆腐打成泥，藕、木耳、松蘑、竹笋切小粒加上橄榄油等调味，糯米纸包上豆腐泥、藕粒、木耳粒、松蘑粒、竹笋粒，拖蛋沾上大杏仁碎、面包渣，在 5 成热油中炸熟，装盘西兰花焯熟，加盐稍炒装盘，小金橘、小番茄消毒洗净装盘即可。本品具有消食化滞、活血散瘀的作用。

☺**温馨小贴士**

　　杏仁有甜苦之分；苦杏仁需咨询过医师后、作为药用；甜杏仁则作为食材。但皆有润肠通便、滋补、平喘、润肺的作用。平时不妨经常食用，可让皮肤柔嫩光泽。

第九节　蛋奶蜜茶类食物保健养生常法

　　本节分别介绍了蛋奶蜜茶的养生知识。鸡蛋是大众喜爱的食品，鲜鸡蛋所含营养丰富且全面，营养学家称之为"完全蛋白质模式"，被人们誉为"理想的营养库"。鸭蛋、鹅蛋的营养价值也可与鸡蛋相媲美。牛奶中所含微量元素锌被誉为"生命之火花"。牛奶不仅营养丰富均衡，而且具有保健功能，是老少皆宜的佳饮。经常饮用牛奶，可起到强身健脑的作用。蜂蜜中的果糖、葡萄糖可以很快被身体吸收利用，并改善血液的营养状况。茶是国际公认的世界三大饮品之一，调查发现，经常喝茶可减少冠心病的发生。医食同源，食物是药物，用之得当，可以治病。

鸡　蛋

【别名】鸡子儿、鸡卵。

【性味归经】平，甘。归心、脾、肺、肾经。

【营养成分】鸡蛋主要含有蛋白质、氨基酸、维生素、矿物质、微量元素等。

【养生功效】鸡蛋具有滋阴润燥、安神养血、润肺益气、健脾养胃的作用。

【食用方法】煮食、烧菜、做汤或制成各种食品。

1. 鸡蛋枸杞红枣汤：鸡蛋 2 个，枸杞子 15 克，红枣 10 枚，共煮成汤服用，每天或隔天服用 1 次。本品具有补气益血、益精明目、滋补肝肾，并有补虚抗衰老的作用。

2. 豌豆鸡蛋羹：豌豆 50 克，玉米粒 50 克，鸡蛋液 200 克，食盐 1 克，味精 0.5 克，葱花 3 克。将鸡蛋液与以上所有原料一同放入碗中，搅拌均匀后放入蒸锅内蒸熟即可，佐餐食用。本品具有滋阴润燥、益气养虚、安神养血的作用，对冠心病、高血压、神经衰弱等症均有辅助治疗的作用。

3. 鸡蛋番茄汤：番茄 300 克，鸡蛋液 100 克，食盐 1 克，味精 0.5 克，葱花 5 克，植物油 10 克。将番茄洗净后切成块状备用；锅内倒入植物油，油热后放葱花和番茄略炒片刻，后兑入适量的清水，撒入鸡蛋液，鸡蛋煮熟后，调入食盐、味精即可，佐餐食用。本品具有滋阴润燥、安神养血、生津止渴、开胃消食的作用，适宜脾胃虚弱、食欲缺乏、心烦意乱、睡眠不安、口干者食用。

4. 鸡蛋何首乌汤：鸡蛋 2 枚，何首乌 60 克，调料少许。先将何首乌加水适量，文火煎好后捞出何首乌，打入鸡蛋煮至熟，加入调料，吃蛋喝汤。每天一剂，分 2 次食用。本品具有益气血、补肝肾、乌须发、抗衰老的作用，可用于须发早白、遗精、脱发过多、白带过多等患者的食疗。

5. 鸡蛋当归汤：鸡蛋 2 枚，当归 10 克，红糖 20 克。首先将当归放入锅中，加水煎煮 30 分钟，然后打入鸡蛋，调以红糖即可，不拘时间食用。本品可治疗女性月经不调等症。

6. 鸡蛋百合汤：鸡蛋 2 个，百合 60 克，冰糖适量。先将百合加水 3 碗煎至 2 碗，然后打入鸡蛋煮熟，入冰糖化开。每天一剂，分早晚 2 次服食完。本品具有养血安神，滋阴润燥的作用，可用于神经衰弱、精神失常、妇女癔症等精神恍惚、惊悸不宁、睡眠不安等患者的食疗。

☺ **温馨小贴士**

鸡蛋营养价值高，经常食用对人体有益，但食用过量会诱发动脉硬化、冠心病等疾病。另外，生鸡蛋、半熟的鸡蛋、变质的鸡蛋都不可食用。

鸭 蛋

【别名】鸭子儿、鸭卵。

【性味归经】凉，甘。归肺、脾经。

【营养成分】鸭蛋主要含有蛋白质、氨基酸、多种维生素、钙、磷、铁等。

【养生功效】鸭蛋具有滋阴清热、止咳降火、润肠通便的作用。

【食用方法】煮食、烧菜、做汤。

1. 鸭蛋白糖汤：鸭蛋 2 枚，白糖 5 克。锅中注入适量的清水，待水煮开后，将鸭蛋打入水中，再放入少许白糖，待鸭蛋煮熟后即可出锅，每日 1 剂，不拘时间服食。本品具有清热润肺、止咳平喘的作用，能够辅助治疗咳嗽、气喘、咽喉疼痛等症。

2. 姜汁鸭蛋汤：姜汁 3 克，蒲黄 10 克，鸭蛋 1 枚。锅内倒入适量的清水，水沸后，把鸭蛋打入锅中，然后放入姜汁、蒲黄，一同煎煮 20 分钟即可，每日早晚食用。本品可治疗急性痢疾和慢性痢疾。

3. 鸭蛋百合汤：鸭蛋 1 枚，百合 30 克，水发银耳 15 克，食盐 1 克。将百合洗净后与银耳一同放入锅中，加适量的清水煮 20 分钟，调入鸭蛋、食盐即可，佐餐食用。本品具有润肺止咳的作用，可治疗干咳少痰之症。

4. 鸭蛋炒榆钱：鸭蛋 200 克，榆钱花 15 克，食盐、味精各 1 克，料酒 3 克，葱花、姜末各 5 克，植物油 20 克。将鸭蛋打散；调入食盐、味精、料酒搅拌均匀；再把榆钱花洗净备用；锅内倒入植物油，油热后用葱、姜炝锅，倒入鸭蛋翻炒，然后再放入榆钱花，炒匀后即可出锅，佐餐食用。本品具有滋润皮肤、滋阴养颜的作用，适宜皮肤干燥、面色无华者食用。

5. 韭菜煮鸭蛋：韭菜 30 克，咸鸭蛋 2 枚，食盐 2 克。将几味材料一同放入锅中，加水煮至鸭蛋熟透，即可出锅，每日空腹食蛋，连服 3 ~ 5 日，本品对各种牙痛均有较好的治疗作用。

☺ **温馨小贴士**
　　脾胃虚寒者不宜食用鸭蛋。

鹅 蛋

【别名】鹅子。

【性味归经】微温，甘。归肺、脾经。

【营养成分】鹅蛋主要含有蛋白质、脂肪、糖类、无机盐、维生素、氨基酸等。

【养生功效】鹅蛋具有补益中气的作用。

【食用方法】烧菜、做汤。

1. 玉米煮鹅蛋：玉米 30 克，鹅蛋 1 枚。将两味材料一同放入锅中，加水炖熟即可，每日 1 剂，清晨空腹食用。本品具有益气养血的作用，对头晕目眩等症状有辅助治疗作用。

2. 鹅蛋黄瓜汤：黄瓜 200 克，鹅蛋 1 枚，食盐、味精各 1 克，油 6 克。将鹅蛋打散备用；黄瓜洗净后切成片状；锅内倒入植物油，油热后将鹅蛋液撒入锅中，然后放黄瓜略炒一会儿，出锅前调入食盐、味精即可，佐餐食用。本品对贫血、高血压、冠心病等病症有辅助治疗的作用。

3. 鹅蛋炒玉米粉：鹅蛋 1 枚，玉米粉 30 克，白糖 3 克，植物油 2 克。将鹅蛋打散后，与玉米粉、白糖混合搅拌均匀，放入热油中炒熟即可，佐餐食用。本品能够降低血压，对高血压所致的眩晕具有辅助治疗的作用。

4. 五香鹅蛋：鹅蛋 3 枚，红茶 5 克，食盐 8 克，酱油 50 克，红糖、小茴香各 10 克。将鹅蛋放入锅中，加适量的清水将其煮至八成熟，捞出后将蛋皮敲碎，再次投入锅中，加以上调味料再煮 40 分钟左右即可，佐餐食用。本品具有滋阴润燥、益气养血的作用，适宜身体虚弱、大病初愈者食用。

☺ **温馨小贴士**
　　鹅蛋有一种叫卵磷脂的物质，能帮助消化，还富含丰富的蛋白质，比鸡蛋和鸭蛋要高出许多倍。

鹌 鹑 蛋

【别名】鹑鸟蛋、鹌鹑卵。

【性味归经】平，甘。归心、肝、脾、肾经。

【营养成分】鹌鹑蛋主要含有蛋白质、脂肪、糖类、维生素、云烟酸、钾、钠、钙、磷、锌等。

【养生功效】鹌鹑蛋具有补益五脏、补中益气、强身健体的作用。

【食用方法】做汤、烧菜。

1. 鹌鹑蛋灵芝汤：鹌鹑蛋 12 枚，灵芝 60 克，红枣 12 克，白糖 5 克。先将鹌鹑蛋煮熟后去皮，与灵芝、红枣一同放入锅中，加适量清水煎煮 30 分钟，最后调入白糖即可。本品具有补血填精、美容养颜的作用，适宜贫血、面色无华者食用。

2. 当归炖鹌鹑蛋：当归 25 克，熟鹌鹑蛋 200 克。将鹌鹑蛋去皮后备用；把当归放入锅内，加水煎 30 分钟，取药汁煮鹌鹑蛋，小火炖 20 分钟即可，佐餐食用。本品能够滋补强壮身体，适宜贫血、动脉硬化、神经衰弱、高血压等患者食用。

3. 归杞煮鹌鹑蛋：当归 30 克，枸杞子 20 克，鹌鹑蛋 10 枚。将以上材料一同放入锅中，加适量的清水煮 30 分钟，捞出鹌鹑蛋剥去蛋壳后再煮 10 分钟即可，佐餐食用。本品能够滋阴补血、健脾养肝，适宜气血亏虚、贫血者食用。

4. 红茶杏仁鹌鹑蛋：冰糖 300 克，鹌鹑蛋 200 克，杏仁 100 克，红茶 10 克，龙眼肉 50 克，碱面 20 克。先将鹌鹑蛋放入锅内，加水将其煮熟，捞出后去掉蛋皮备用；杏仁去皮放入碗中，加水和碱面后，置于蒸锅内，隔水蒸 30 分钟，取出后用清水冲洗掉碱味备用；再把鹌鹑蛋放入容器中，加适量的红茶、冰糖，蒸 15 分钟；最后把鹌鹑蛋、杏仁、龙眼肉、红茶、冰糖一同放入锅内，煮 5～10 分钟即可，佐餐食用。本品具有补益气血、益智健脑的作用，适宜便秘、高血压、冠心病、气管炎、结核病等患者食用。

5. 鹌鹑蛋炖桂圆：鹌鹑蛋 150 克，桂圆 50 克，白砂糖 10 克。锅置火上，置适量的清水烧沸；锅内磕入鹌鹑蛋，加桂圆肉及白砂糖至熟透即成。本品具有补中益气、强身健体的作用。

☺ **温馨小贴士**

心脑血管病人不宜多食鹌鹑蛋。

鸽子蛋

【别名】鸽卵。

【性味归经】平，甘。归心、肾经。

【营养成分】鸽子蛋主要含有蛋白质、脂肪、糖分、多种维生素、微量元素等。

【养生功效】鸽子蛋具有补肾安神、补血养心、滋阴润燥的作用。

【食用方法】烧菜、做汤。

1. 鸽蛋煨冬杞：鸽子蛋 10 枚，冬笋 100 克，枸杞子 20 克，食盐、味精各 1 克，酱油、料酒各 3 克，葱花、姜末各 5 克，胡椒粉 3 克，植物油 20 克。将鸽子蛋放入清水中煮熟后去皮备用；冬笋切片待用；锅内倒入植物油，油热后放葱、姜、冬笋爆炒，然后放入鸽子蛋、枸杞、调料及适量的清水，小火煨 20 分钟即可，佐餐食用。本品具有滋阴补虚、开胃健脾的作用，适宜病后、术后身体虚弱者以及心脑血管疾病患者食用。

2. 鸽子蛋汤：大茴香、小茴香各 10 克，鸽子蛋 5 枚，花椒、生姜各 5 克，食盐 2 克。先将大茴香、小茴香、花椒、生姜一同包入纱布中，置于锅内，加水煮汤，待水沸后打入鸽子蛋，加盐，将其煮熟即可佐餐食用。本品具有健脑益智的作用，适宜咳嗽、贫血、老年性痴呆等疾病患者食用。

3. 乌地煮鸽蛋：制何首乌 30 克，熟地黄、生地黄各 15 克，鸽子蛋 5 枚。将何首乌、生地黄、熟地黄及鸽子蛋一同放入锅中煮，至鸽子蛋熟后，将其取出，剥去蛋皮，再将鸽子蛋投入锅中，煎煮 20 分钟即可，佐餐食用。本品具有滋阴补血、降低血压的作用，对高血压等症有辅助治疗功效。

4. 茶叶鸽子蛋：鸽子蛋 10 枚，茶叶 15 克，陈皮、味精、食盐、花椒各 10 克，小茴香 3 克，黄酒 25 克，葱段、姜片各 20 克，桂皮 8 克，白糖 5 克，酱油 30 克。将鸽子蛋清洗干净放入沙锅中，再加入上述调料，加满水炖煮 30 分钟即可，佐餐食用。本品具有健脑补虚、健脾开胃的作用，适宜食欲缺乏、身体虚弱者服食。

☺ **温馨小贴士**

脾胃虚寒、体内有实热者不宜过量食用鹌鹑蛋。

牛 奶

【别名】牛乳。

【性味归经】甘，温。归胃、心、肾经。

【营养成分】牛奶主要含有蛋白质、脂肪、碳水化合物、钙、磷、铁、硫胺素、核黄素、多种维生素等。

【养生功效】牛奶具有润肺养胃、温润补虚、生津润燥的作用。

【食用方法】直接饮用、做汤、烧菜、做主食或点心。

1. 牛奶粥：牛奶 500 克，粳米 50 克，红枣 10 枚。将以上材料一同放入锅中，加适量的清水熬煮成粥，每日早晚食用。本品具有补益气血、润肠通便、强壮身体的作用，适宜体质虚弱、肠燥便秘者经常食用。

2. 牛奶蜜饮：牛奶 200 克，香蕉半根，橙子半个，蜂蜜 10 克。将香蕉、橙子去皮，与蜂蜜一起放入搅拌机里搅拌，待搅拌至稠粘状时，立即将热奶冲入，再搅和几秒钟即可。本品适合喂养婴儿。

3. 牛奶芝麻饮：牛奶 150 克，黑芝麻 25 克，蜂蜜 30 克。将黑芝麻炒香后碾成粉末，与加热后的牛奶一同放入杯中，加蜂蜜调和均匀即可，每日清晨空腹饮用。本品具有滋阴补血、润肠通便的作用，主治产后血瘀、便秘、皮肤晦暗等症。

4. 燕窝牛奶汤：牛奶 500 克，燕窝 6 克。将燕窝放入碗中，隔水蒸熟；牛奶煮沸后，用其送服燕窝即可，每日不拘时食用。本品具有健脾养胃、滋阴润燥的作用，对脾胃虚弱、津血亏虚引起的食欲缺乏、身体虚弱、便秘等症有辅助治疗的作用。

5. 甘蔗牛奶：甘蔗汁 50 克，牛奶 150 克。将甘蔗汁与牛奶一起混匀即可。本品可治妊娠后期胎火大，改善怀孕后期胎火大、口干、便秘等症状，亦可美白皮肤。

6. 牛奶蒸蛋：鸡蛋 2 个，牛奶 500 克，白糖适量。取两只饭碗，分别把蛋黄和蛋白敲入碗中（一只碗全是蛋白，一只碗全是蛋黄），把蛋白和蛋黄用筷子使劲打，再倒入鲜奶适量继续搅拌，然后再加点白糖搅拌，等糖溶化后，把两只碗放入锅中蒸十分钟，只要牛奶凝固即可。取出来放入冰箱中冷藏一下，味道更佳。本品具有温润补虚、生津润燥的作用。

☺**温馨小贴士**

　　肾结石病人睡前不宜喝牛奶。另外，牛奶不能与四环素类药物一起服用，因为牛奶中含有钙，四环素遇钙离子就会发生络合反应，生成金属络合物，可影响四环素在体内吸收，从而降低四环素抗菌效力。

羊 奶

【别名】羊乳。

【性味归经】温，甘。归胃、肾、心经。

【营养成分】羊奶主要含有蛋白质、脂肪、矿物质、微量元素、维生素等。

【养生功效】羊奶具有滋阴通便、润肠养胃、补益肝肾的作用。

【食用方法】直接饮用、煮粥、烧菜、做汤。

1. 羊奶荸荠饮：羊奶 300 克，荸荠 200 克，白糖 30 克。将荸荠去皮切成碎丁，放入榨汁机中榨取果汁备用；羊奶加热后倒入杯中，最后兑入荸荠汁、白糖搅拌均匀即可。本品具有清热解毒、利尿退热的作用，适宜急性黄疸型肝炎患者饮用。

2. 羊奶牛奶饮：羊奶、牛奶各 100 克。将两味材料一同放入锅中煮沸即可，每日 1 剂，分数次温服。本品对消渴、心胸烦热、小便频数等症有辅助治疗作用。

3. 羊奶山药饮：羊奶 200 克，山药 100 克。将山药研成粉末，与羊奶一同放入锅中，开火煮沸即可，每日 1 剂，不拘时饮用。本品能够治疗口渴反胃以及腰肾亏虚所致的各种病症。

4. 羊奶冰糖蛋花汤：羊奶 250 克，鸡蛋 100 克，冰糖 30 克，酱油 20 克，香油 3 克。清水 500 克煮溶冰糖；倒入羊奶煮沸，再打入鸡蛋，搅拌均匀；煮沸后鸡蛋成絮状；加入酱油、香油即成。本品具有补血调胃的作用。

5. 羊奶山药羹：山药 25 克；羊奶 300 克，白砂糖适量。山药洗净、去皮，用磨泥板磨出半碗山药泥，放入蒸笼中蒸熟；羊奶煮滚后，连同山药泥一起调匀，加入白砂糖即可。本品可改善孕妇的气管功能和容易感冒体质。

> ☺ **温馨小贴士**
>
> 　　羊奶滋补，性味平和。营养不良、消渴反胃、咳嗽咯血，以及患有慢性肾炎之入适宜食用。

酸　奶

【别名】酸乳酪。

【性味归经】平，甘、酸。归脾、胃经。

【营养成分】酸奶主要含有蛋白质、脂肪、乳酸、钙、磷、维生素、氨基酸等。

【养生功效】酸奶具有健脾胃、强壮身体的作用。

【食用方法】直接饮用、制成饮料。

1. 酸奶香蕉：酸奶、香蕉各 200 克。将香蕉去皮切成小丁，放入酸奶中，搅拌均匀即可，每日食用 1 次。本品可治疗便秘、癌症以及身体虚弱等病症。

2. 酸奶银耳水果羹：酸奶、猕猴桃各 250 克，银耳（干）、木瓜、苹果、梨各 100 克，冰糖 50 克。将银耳用温水洗净泡开，撕成小片；小汤锅置于火上，加适量水，放入将银耳熬成稠状，中途加入冰糖，熬好后放凉；将猕猴桃、木瓜、苹果、梨均切丁，放入冰糖银耳中，最后加入酸奶拌好即可食用。本品具有健脾开胃的作用。

3. 草莓味酸奶：酸奶 300 克，草莓 100 克。将草莓洗净后去掉柄和叶，放入碗中，用小勺碾碎，兑入酸奶，搅拌均匀即可饮用，每日不拘时服食。本品具有清热解毒、健脾开胃、生津止渴、增强体质的作用，适宜脾胃虚弱、食欲缺乏、身体消瘦者服食。

4. 酸奶苹果生菜汁：苹果 200 克，酸奶 150 克，生菜 50 克，柠檬 15 克，蜂蜜 20 克。苹果去皮去核切成小块；柠檬去皮，果肉切块；生菜洗净，切成片；将苹果块、生菜片、柠檬块放入榨汁机中榨取汁液；将滤净的蔬果汁倒入杯中，加入酸奶和蜂蜜即可。本品具有强身健体的作用。

5. 酸奶冰淇淋：柳橙原汁、奇异果原汁各 120 克，酸奶、鲜奶油各 240 克。先将果汁滤渣备用；将酸奶搅拌均匀备用；取 120 克酸奶加入柳橙原汁拌匀，再加入鲜奶油，用电动拌机打发后即可冷冻，可以做成柳橙酸奶奶昔或者酸奶冰淇淋；取 120 克酸奶加入奇异果原汁拌匀，再加入鲜奶油，用电动搅拌机打发后即可冷冻，可以做成奇异果酸奶奶昔或者酸奶冰淇淋；如果打算做成冰淇淋，需要每隔 2 小时将放入冷冻库的材料用大汤匙搅拌后再重新放在冷冻库内冷藏，重复此动作到材料完全凝固为止。食用时用冰淇淋匙舀出，放在盘上即可。本品具有健脾开胃的作用。

6. 酸奶凤梨冰冻：原味酸奶 1.5 杯，凤梨（罐装）4 片，蜂蜜 6 大匙，鲜奶油 1.5 大匙，柠檬汁 1 小匙，香草精、蛋清、砂糖各少量。碗中放入原味酸奶和蜂蜜并充分搅匀；加入鲜奶油、柠檬汁、香草精搅匀；将蜂蜜、鲜奶油倒入不锈钢平底模具中，放入冰箱冷冻1~2小时；碗中加入蛋清和精制砂糖，打泡至黏稠，即蛋清会从打泡器上啪嗒啪嗒落下；冻住后取出搅拌，加入切成7~8毫米见方的小块风梨后再冷冻，如此重复3~4次。本品具有健脾开胃、清凉止渴的作用。

☺ **温馨小贴士**

酸奶要在饭后2个小时左右饮用。在饮用酸奶时不要加热，如经加热或开水稀释，酸奶中的活性乳酸菌便大量死亡，不仅特有的风味消失，营养价值也损失殆尽。另外，酸奶含钙量较少，婴儿正在生长发育，需大量钙，所以，不要给婴儿喂食酸奶。

蜂 蜜

【别名】蜜、石蜜、食蜜、岩蜜、白蜜、蜂糖。

【性味归经】平，甘。归肺、脾、大肠经。

【营养成分】蜂蜜主要含有果糖、葡萄糖、蛋白质、氨基酸、维生素、无机盐、有机酸等。

【养生功效】蜂蜜具有抗菌消炎、促进消化、改善睡眠、润肺止咳、提高免疫力的作用。

【食用方法】开水冲服、烧菜、煮粥。

1. 蜂蜜生姜汁：生蜂蜜1 000克，生姜250克（捣烂），枇杷叶5克（去毛）。先将枇杷叶煎汁，再加入蜂蜜与生姜，用文火熬成膏，每次服30~40克，每日3次。本品具有治疗老年人支气管炎的作用。

2. 蜜汁梨球：黄梨500克，白糖200克，蜂蜜100克，鸡蛋清、淀粉、面粉、油各适量。将梨去皮去核，切成丝，加鸡蛋清、淀粉、面粉调匀，制成丸子，将梨丸放入5成热油锅中炸至金黄色捞出，沥油，炒糖色，加清水、白糖、梨球慢火收汁，浓稠时放入蜂蜜，浇油装盘即成。本品具有清肺止咳的作用。

3. 酸枣蜂蜜饮：酸枣仁15克，熟蜂蜜30克，先将酸枣仁炒研为细末，另蜂蜜兑入以温开水送服，每日一剂，睡前服。本品可治疗神经衰弱。

4. 蜂蜜韭菜汁：生蜂蜜50克，鲜韭菜200克。将韭菜洗净切碎捣汁约150克，加入蜂蜜搅匀煮沸后饮用，每日1次。本品可治便秘。

5. 蜜汁红芋：红芋1 000克，蜂蜜200克，冰糖125克。将红芋洗净去皮，削成两头尖的块；沙锅中加水、放冰糖放入火上熬化，再放入红芋、蜂蜜，烧开后移小火焖1小时；汤汁浓缩后，将红芋装盘，浇上原汁即成。本品具有抗菌消炎、提高免疫力的作用。

6. 蜂蜜藕粉：藕粉200克，蜂蜜50克，清水800克。将藕粉研细，不要有小疙瘩，然后将藕粉和水调匀待用；将调好的藕粉倒入锅内，用微火慢慢熬煮，注意不要巴锅，边煮边搅拌，直至呈透明糊状为止。停火后加入蜂蜜。本品易于水消化吸收，营养丰富，适宜5个月以上的婴儿食用。

☺ **温馨小贴士**

研究发现，高血压、胃及十二指肠溃疡病人每天服用蜂蜜50克以上，有显著的治疗作用。若糖尿病病人长期、大量地服用蜂蜜，血糖一天内将会出现大起大落。而血糖的不稳定对病情的控制极为有害，即便蜂蜜有某些保健功效，最终也会起到负面作用。

茶

【别名】苦茶、茗、腊茶、牙茶、茶芽、酪奴、细茶。

【性味归经】微寒，苦、甘。归心、脾、肝、胃经。

【营养成分】茶主要含有氨基酸、儿茶素、叶绿素、维生素 C 等。

【养生功效】茶具有强心利尿、抗菌消炎、收敛止泻、提神、清头目、消烦止渴、化痰消食的作用。

【食用方法】泡茶、做菜。

1. 桂花奶茶：牛奶 100 克，红茶一包，桂花 1 茶匙，冰糖、水各适量。先将桂花和红茶包放在壶中，用热水冲开；加入冰糖和牛奶，搅拌均匀即可。

2. 西米奶茶：红茶一包，西米 1/2 杯，牛奶适量。先将西米浸透，放入滚水中边搅拌边煮直至透明，隔去水分待用；将牛奶在壶中煮热后，加入红茶浸泡；将泡好的奶茶放入茶杯，然后加入煮熟的西米，饮用时搅拌均匀即可。

3. 绿茶娃娃菜：娃娃菜 500 克，绿茶 5 克，海带（鲜）25 克，枸杞子 5 克，精盐 5 克，胡椒粉 2 克，大葱 15 克，姜 5 克，植物油 25 克，素清汤适量。将娃娃白菜洗净，根部剞上十字花刀，略焯水过凉处理；绿茶用沸水冲洗一遍，取第二道泡好；鲜海带丝洗净焯水处理；枸杞子用冷水提前泡好；坐锅点火放油，烧至四成热时用葱姜炝锅，下入娃娃白菜煸炒均匀；再加入素清汤、精盐、胡椒粉调味；海带丝煮熟后用漏勺捞入盘底，上边摆放好娃娃白菜；原汤撇净浮沫和葱姜，倒入泡好的绿茶水，二次调好成鲜味，投入枸杞子，浇淋在盘中菜上即可。

4. 五香茶花生：茶叶 15 克，花生 500 克，盐 15 克，五香粉、鸡精、葱段、姜块、大料各适量。将花生洗净，放入锅中加水适量，并投入其余配料；先用大火煮滚，然后转用细火焖熟至酥烂即成。

5. 苹果红茶：红茶茶包 1 包，苹果适量，苹果浓缩汁 100 毫升，蜂蜜 1 大匙。先将苹果浓缩汁加开水煮沸；加入蜂蜜；加入已切成片状的苹果；加入红茶 1 包并充分搅动均匀，直至茶包不再渗出茶色时熄火即成。

☺ **温馨小贴士**

空腹不要多喝茶。因为茶能稀释胃液，所以快吃饭的时候如果喝多了茶，就会降低消化功能，且易引起"茶醉"，导致头晕、心悸、四肢无力、心神恍惚。如果出现了茶醉现象，可吃些水果来化解。忌长期饮烫茶、冷茶和浓茶。因为烫茶对人的咽喉、食道和胃刺激较强，长期喝烫茶可能会引起这些器官的病变。而冷茶则有滞寒、聚痰的副作用。浓茶也不好，易引起头痛、失眠。

第十节　畜类食物保健养生常法

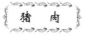

猪　肉

猪肉是目前人们餐桌上消费量最大的一类动物性食品。猪肉纤维较为细软，结缔组织较少，肌肉组织中含有较多的肌间脂肪。猪肉中除含有丰富的蛋白质之外，还含有脂肪、碳水化合物、灰分、磷、钙、铁、维生素 B_1、维生素 B_2 等营养成分。猪肉是肉类中含维生素 B 最多的食品。此外，猪肉中还含有人体必需的脂肪酸。经过烹调加工后其肉味特别鲜美，比较适合人们的口感。如果调煮得宜，它亦可成为"长寿之药"。

猪肉性平，味甘咸，可补虚、润燥、消肿、增气力、滋阴液、益骨髓、充胃汁、补肝血、丰肌肉、润皮肤。特别适合于一些患有燥咳热病伤津、消渴、羸瘦、贫血、便秘、慢性营养不良、软骨病、产后乳少之人食用。瘦猪肉含脂肪少，是肝病患者的滋补佳品。《本经逢原》中记载："精者，补肝益血。"猪肉提供血红素 C 有机铁和促进铁吸收的半胱氨酸，能改善缺铁性贫血。猪肉热能量高，适宜冬季进食，对劳动量大、消耗体力、热量较高的人比较适宜。

《本草备要》中记载："猪肉，其味隽永，食之润肠胃，生津液，丰肌肤，泽皮肤。"张仲景在《伤寒杂病论》中也记载猪皮和猪蹄具有"和气血、润肌肤、可美容"的功效，猪皮、猪蹄中含有丰富的胶原蛋白和弹性蛋白，人体补充这类物质，能够延缓皮肤衰老。猪骨（包括骨髓）中含有大量可防止皮肤老化的类黏蛋白、骨胶原、钙、磷、铁等，其护肤、美肤功能优于瘦猪肉。

猪血中含有的血浆蛋白能和人体中的胃酸、消化液中的酶类物质，产生一种能解毒又可滑肠的物质，可排出人体内的一些废液、废水、废渣、尘埃、金属微粒、光辐射及食物毒素等废物。科学研究发现，从猪血中可分离出一种名叫"创伤激素"的物质。这种物质能清除坏死和损伤的细胞，并能为受伤的部位提供新的血管，从而使受伤组织逐渐痊愈并能恢复正常功能。这种激素对器官移植、心脏病和癌的治疗都有显著的作用。猪血中的微量元素钴，可防止不断发展性肿瘤的生长。

此外，近代医学研究试用猪皮移植人体烧伤创面效果良好，颇有药用价值。

养生食疗方：

1. 木耳枸杞炒猪肉：猪瘦肉 250 克，莴苣 50 克，黑木耳、黄瓜各 30 克，芡粉 25 克，枸杞子、红柿子椒各 20 克，红樱桃 8 个，姜、葱、芡粉、素油、盐、料酒、味精各少许。将枸杞子洗净，黑木耳用温水发透，切成丝状，莴苣去皮切丝，红柿子椒洗净切细丝；黄瓜切圆片，生姜切片，葱切段，芡粉用水搅匀，猪瘦肉洗净，切肉丝，用水芡粉抓匀。将炒锅置武火上烧热，加入素油，烧六成热时，下生姜、葱爆炒，随即下猪瘦肉丝、料酒，炒变色，加入黑木耳丝、莴苣丝、红柿子椒丝、盐炒熟，加入枸杞子，味精，略炒，装入盘内。黄瓜片摆在盘的周围，放入红樱桃装饰即成。此膳食有滋肾、润肺、补肝、明目的功效。

2. 蛎黄汤：鲜牡蛎 250 克，猪瘦肉 100 克，淀粉、食盐各适量。将猪肉切成薄片，与鲜牡蛎一齐拌少许淀粉，放开水中煮沸待熟即成。略加食盐调味。本汤益肾滋阴，补血润燥。适用于阴血不足，面色萎黄，皮肤干燥，大便干结；妇女崩漏失血，体虚少食，营养不良等；养颜、美容保健之用。脾胃虚寒、喜食温物、食欲缺乏、便溏者不宜服用。

3. 当归猪肉汤：猪瘦肉 200 克，黄花菜 25 克，当归 10 克，料酒、精盐、葱、姜、白糖、味精、油各适量。当归洗净切片，将猪肉洗净切丝，将黄花菜用水泡好，去杂洗净。锅烧热加入猪肉煸炒，加入料酒、精盐、葱、姜、白糖，煸炒至肉熟入味。加入肉汤、当归、黄花菜，用武火烧沸后，改为文火煮至黄花菜入味，点入味精即成。此汤有补血通脉之功效，用于治疗血虚所致的闭经、身体瘦弱等症。

4. 草决明瘦海带汤：草决明 60 克，猪瘦肉 50 克，海带 20 克，盐、味精各适量。将瘦猪肉洗净，切片。海带洗净，切段备用。草决明置入沙锅中，加水 2 000 克煎 20 分钟后，加入猪瘦肉、海带，再煮 30 分钟，调味即可。本品可滋补肝肾，平肝潜阳，清火熄风，适用于肝肾阴虚、肝阳上亢型眩晕。

5. 多果炖瘦肉：猪瘦肉 250 克，无花果 120 克，太子参 60 克，葱、姜、料酒、盐、胡椒面、味精各适量。太子参洗净，无花果洗净，切片；猪瘦肉洗净，切片。把全部用料放入炖盅内，加开水适量，炖盅加盖，文火隔开水炖 2 小时，调味供用。本品可益气养血，健胃理肠，亦可用于痔疮及慢性肠炎属脾胃虚弱者。

☺ 温馨小贴士

　　有外感痛、外感病初愈及湿热痰盛者不宜食用猪肉。猪肉含脂肪较高，特别是胆固醇含量较高，动脉硬化、冠心病、高血压和胃病患者及老年人应少食。国外科学家也曾说："多食猪肉可有害容颜，催人易老。"所以总的来说，害多利少，猪肉应少吃。烧焦的猪肉尤其不要吃。

食用猪肉后不宜大量饮茶。因为茶叶的鞣酸会与蛋白质合成具有收敛性的鞣酸蛋白质，使肠蠕动减慢，延长粪便在肠道中的滞留时间，不但易造成便秘，而且还增加了有毒物质和致癌物质的吸收，影响健康。

牛 肉

牛肉是我国的第二大肉类食品，味道鲜美，营养成分易于被人体消化吸收，因而深受人们的喜爱。牛肉中的蛋白质含量高达20%，是猪肉的2倍。而且包括所有人体必需的氨基酸。其氨基酸的比值和人体蛋白质中氨基酸的比值几乎完全一致。牛肉中的脂肪含量较低，为4.2%。此外，牛肉中的铁、锌、磷、维生素A、维生素B_1、维生素B_6、维生素B_{12}含量也较高。牛肉不仅味道鲜美，还能提高机体的抗病能力，对生长发育及手术后及病后调养的人特别适宜，素有"肉中骄子"的美称。

牛肉性温，味甘，具有补中益气、滋养脾胃、强健筋骨、化痰息风的功效，适用于中气下陷、气短体虚，筋骨酸软、贫血久病及头晕目眩者食用。寒冬食牛肉可暖胃，是该季节进补的佳品。《医林纂要》中记载："牛肉味甘，专补脾土，脾胃者，后天气血之本，补此则无补矣。"对年轻产妇及失血引起的贫血患者，宜食牛肉，或用牛肉配以枸杞子、红枣，其补血功效更为显著，这是因为牛肉中含有丰富的铁质，有较好的补血作用。牛肉的蛋白质含量很高，对血管硬化、冠心病、糖尿病患者具有一定的食补作用。

《本草拾遗》中记载："消水肿，除湿气，补虚，令人强筋骨，壮健。"牛肉中的肌氨酸含量比任何其他食品都高，这使它对增长肌肉、增强肌肉力量特别有效。牛肉中还含有大量的锌、镁和维生素B_6，锌是另外一种有助于合成蛋白质、促进肌肉生长的抗氧化剂。镁则支持蛋白质的合成、增强肌肉力量，更重要的是，它可提高胰岛素合成代谢的效率。锌、谷氨酸盐和维生素B三者共同作用，还能增强免疫力。

在1989年6月5日，美国《健康报》曾有一则报道说：美国威斯康星大学的科学家在油炸牛排中分离出一种抑癌物——共轭型亚油酸。实验动物证明，这种物质可有效地预防小白鼠的皮肤癌和胃癌。还有资料显示，美国研究发现以牛肉和奶酪为主的汉堡包有一种抗癌细胞增殖的物质。荷兰科研人员研究发现牛肉、牛奶制品奶酪对乳腺癌有预防作用。牛肉中的软骨也含有抗癌成分，可以切断癌细胞的给养线，从而间接控制癌细胞的增殖和扩散。

此外，牛蹄筋富含蛋白质，而且胶原蛋白含量相对较多，因此对人体生长发育很有利。牛肝具有明目的功能。

养生食疗方：

1. 番茄牛肉汤：番茄150克，牛肉100克，卷心菜150克，调料适量。将番茄、卷心菜、牛肉分别洗净，番茄切方块，卷心菜、牛肉切成薄片；将牛肉放入锅内，加清水没过牛肉，用旺火煮开，然后撇去浮沫，调入料酒，烧至牛肉快熟时，加入番茄、卷心菜，炖至皆熟，再加入精盐、味精调味，略炖片刻，即可食用。本品可健脾开胃，活血化瘀，调理气血，生津止泻。

2. 牛肉参枣当归汤：嫩牛肉250克，党参30克，当归20克，红枣6枚，食用油料酒、盐、味精适量。牛肉以清水洗净，切成小块；把当归、党参用清水洗净，红枣去核后洗净。把全部用料放入锅内，加清水适量，用大火煮沸后，改为小火继续煲1～2小时，以食用油、料酒、盐、味精等调味后食用。本品可补血养颜，生血调经，补气健脾，适用于气血虚弱之月经病。

3. 菠菜土豆牛肉汤：菠菜 800 克，土豆 600 克，熟牛肉、鸡蛋各 250 克，胡萝卜 200 克，葱头、牛油、胡椒粉、番茄酱、盐、醋、柠檬汁各适量。先将胡萝卜洗净后切成片，葱头洗净后切成丝，入锅后加入牛油及胡椒粉焖至半熟，然后再加入番茄酱。将菠菜洗净入水焯一下，切成段备用。土豆洗净后切块入锅内，加入牛肉汤再煮，等土豆八成熟时加上焖好的汤，加入精盐、胡椒粉、醋、柠檬汁调剂口味。食用前放入菠菜一同煮沸。起锅时在汤盘内放上切好的牛肉片，盛上汤调味即可。此汤能补气血，使身体健康，精力充沛，适用于贫血患者食用。

4. 牛骨汤：牛腿骨 1 份，将其洗净砸碎，加入适量的水，用文火煮 2 小时左右，将类粘朊及骨胶原物质溶解于汤液中，再将碎骨滤除后，放温饮用，则类粘原和骨胶原成分便可沉淀于骨头的底部，经常饮用这样的骨头汤，可使人体减缓衰老、毛发光亮、皮肤细嫩、益寿体健。

5. 炖黄牛肉：黄牛肉 500 克，常山 10 克。将牛肉洗净，切块，与常山片一起放入沙锅内，加水适量，同煮熟烂。食肉饮汁，甚效。本方补虚、消痰癖，治腹中痞积。

☺ **温馨小贴士**

牛肉是一种发物，患有疮毒、湿疹、瘙痒症等皮肤病者应戒食；患有肝炎、肾炎者亦应慎食之，以免病情加重或复发。牛肉的肌肉纤维较粗糙，不易消化，更有很高的胆固醇和脂肪，故老人、幼儿和消化力弱的人不宜多吃，或适当吃些嫩牛肉。牛肉不宜常吃，最好 1 周 1～2 次。

死于患热病的病牛脑有毒，禁止食用；黄牛肉有微毒，食后会诱发药物毒性，会加重病情，故病人不宜吃黄牛肉，宜吃水牛肉，尤其不可吃黑牛肉；自然死亡牛，血脉已绝、骨髓已竭，不可食；食生疥疮的牛肉，会使人发搔痒。

羊 肉

人们常说："要想长寿，常吃羊肉。"羊肉是我国人民食用的主要肉类之一，其肉质细嫩、味道鲜美，并含有丰富的营养。羊肉历来被当做冬季进补的重要食品之一。寒冬常吃羊肉可益气补虚，促进血液循环，增强御寒能力。羊肉的蛋白质含量高于猪肉，而脂肪、胆固醇含量不及猪肉和牛肉。羊肉中的必需氨基酸含量高于牛肉及猪肉。羊肉中含有糖类、钙、磷、铁、灰分、维生素 B_2、维生素 PP 以及胆甾醇、烟酸等营养成分，铜和锌含量也显著地超过其他肉类。此外，羊的内脏也含有丰富的营养物质，可烹制成营养丰富且美味可口的菜肴，也是上好的补疗佳品。

羊肉性温热，味甘苦，具有益气养血、温中暖下、补肾壮阳、生肌健力、补虚、御风寒的功能，适宜中老年人中的体质虚弱、阳气不足，冬天手足不温，畏寒无力，腰酸阳痿者食用；适宜女性气血两虚，形体消瘦或产后贫血，体质虚弱，自汗，或虚汗不止，或产后体质虚弱奶少，奶汁不下及初产妇食用。在《本草纲目》中羊肉被称为补元阳益血气的温热补品。《日用本草》言其："治腰膝赢弱，壮筋骨，厚肠胃。"

羊的脂肪溶点比人的体温要高，不易被人体吸收，所以人食后不容易发胖。羊肉热量高于牛肉，铁含量高于猪肉，对造血有显著的功效。羊肉可增加消化酶，保护胃壁，帮助消化。羊肉还有润肺止咳的作用，对肺部疾病有一定的食疗作用。

此外，羊内脏（下水）按一定比例配合而成的羊杂营养价值更高，具有抗衰老的功效。

养生食疗方：

1. 杜仲炖羊肉：羊肉 1 000 克，杜仲 30 克，红枣 20 克，清汤 2 000 克，葱、姜、八角、花椒、料酒、食盐、味精、花生油各适量。洗净羊肉，除去血水后切成小块；葱切段，姜切片，放置盘中备用。锅置灶上，用温火烧热后，放入适量花生油，油热后，放入葱、姜、羊肉煸炒，烹料酒炝锅，炒透后，放入杜仲、红枣、八角、花椒、食盐、清汤，用武火烧开，改小火煨炖，待肉熟烂后，放入适量味精调味即可。本品具有补肾壮阳，益气温中之功效，适用于肾虚腰痛、四肢无力、畏寒肢冷、阳痿早泄、女子经少、五更泄泻、小便频数等症的调补。

2. 葱爆羊肉丝：羊腿肉 300 克，大葱 250 克，白糖、酱油、黄酒、植物油、麻油、淀粉、精盐、味精、胡椒粉各适量。羊腿肉洗净切成丝，用精盐、味精、胡椒粉等调料略拌渍，加入干淀粉拌匀上浆。大葱去根和边皮，切成丝段。炒锅内放油，油热后放入羊肉丝煸炒至松散后再放入葱丝略煸炒，加入适量白糖、味精、酱油、精盐、黄酒，再略翻炒，用湿淀粉勾芡，淋上麻油少许即成。本品对胃寒下痢，崩中出血等病症有益。

3. 豌豆羊肉：羊肉 250 克，豌豆 200 克，生姜 10 克，盐适量。羊肉洗净，切成小块。生姜洗净，切末。羊肉与豌豆入锅，加水适量，先用旺火煮沸，继用小火煮，临熟入姜末、盐即可。佐餐服食。本品可补虚温中，调理脾胃，通乳，适用于胃中虚冷、食少腹胀、体倦乏力，产妇乳汁不通或乳汁少等症。

4. 红烧羊肉：羊肉 1 500 克，胡萝卜 400 克，大茴香、干辣椒、葱、姜、酱油各适量。羊肉洗净切成块，在开水锅中焯一下，放入沙锅。胡萝卜洗净，切成块放入沙锅内，再加上大茴香、干辣椒、葱、姜、酱油、清水等调料，开始用大火烧开后再改用小火炖至熟烂，收稠卤汁后即成。本品可益肾补气，健康人吃能强身健体。

☺ **温馨小贴士**

　　羊肉性热，凡有发热、牙痛、口舌生疮、咳吐黄痰等上火症状者都不宜食用。生羊肉中含一种"酪酸棱状芽孢杆菌"，它不易被胃酸和消化液杀死消化，会给人带来一定的危害，吃后四肢无力，昏迷不醒，神志不清，更严重的会导致死亡的危险。因此羊肉一定要熟透后才能吃。

　　羊肉特别是山羊肉膻味较大，煮制时放几个山楂或加一些萝卜、绿豆，炒制时放葱、姜、孜然等佐料可以祛除膻味。炖羊肉千万不要用铜锅，否则会损男子阳气。

狗 肉

民间有句俗话："狗肉滚三滚，神仙站不稳。"狗肉味道醇厚，香气浓郁，是我国许多民族钟爱的美食，一些地方将其称为"香肉"。因此民间还有"天上的飞禽，香不过鹌鹑；地上的走兽，香不过狗肉"之说。狗肉入本草专书最早见于《名医别录》，称现名。对于狗肉的品级，民间有"一黄二黑三花四白"的说法，即黄狗肉是狗肉中的佳品。狗肉的营养价值很高，每 100 克狗肉含蛋白质 14.5 克，脂肪 23.5 克，而且含有钾、钙、磷、钠及多种维生素和氨基酸。因此，民间有"肥羊抵不上瘦狗"一说。

狗肉性温，味甘、咸，具有补中益气、温肾助阳之功。适宜年老体弱，腰疼足冷，四肢不温者；脾胃气虚，腿软无力，畏寒怕冷，遗尿者；慢性溃疡久不收敛，或痔漏久不愈者；性功能减退所致遗精、早泄、阳痿、不育者。《本草纲目》中认为：狗肉能滋补血气，专走脾肾二经而瞬时暖胃祛寒"补肾壮阳"，服之能使气血溢沛，百脉沸腾。因此，一些体质虚弱和患有关节炎等病的人，在严冬季节，多吃些狗肉是有好处的。我国自古以来就有"冬令狗补，明春打老虎"的俗语。

现代医学研究证明，狗肉中含有少量稀有元素，对治疗心脑血性疾病，调整血压有一定益处。狗肉有壮阳的作用，不仅对男性性功能衰退有食疗效果，对妇女阴冷也同样有效，久食还可治愈失眠症。狗肉不仅蛋白质含量高，而且蛋白质质量极佳，可增强机体抗病力。

养生食疗方：

1. 狗肉鸡蛋汤：带骨狗肉 1 000 克，香菜末 50 克，芝麻 30 克，鸡蛋 2 个，精盐、酱油、胡椒粉、辣椒面、香油、葱、姜、味精各适量。狗肉用凉水泡 2 小时，捞出剁成大块，用水洗净，放入锅内，加水将狗肉块煮熟，捞出晾凉后，将骨头拆出，狗肉撕成细丝。芝麻洗净，炒熟并碾碎。鸡蛋磕入碗内。将熟狗肉丝放入盆内，再放入芝麻末、葱末等佐料，拌匀，腌 10 分钟，然后放入碗中，撒上香菜末。将狗肉汤烧开，离火，甩入鸡蛋汁，蛋片浮起时浇在狗肉丝碗内即可。可温补阳气，益肾健脾。适用于脾肾阳虚之畏寒肢冷、脘腹胀满、腰膝冷痛、神倦乏力、五更泄泻之人食用。

2. 山药枸杞蒸狗肉：狗肉 100 克，山药 40 克，枸杞子 15 克，葱、姜、油、盐、鸡汤等调料各适量。狗肉用水洗净，切成小方块，用沸水焯透，洗净。山药、枸杞子分别洗净。锅置火上，放适量油，烧热后放入葱、姜煸香，将狗肉下锅炒，烹入白酒，加适量水。水开后，撇去血沫，捞出狗肉块，用温水洗净后放在汤盆里，放入山药、枸杞子、盐，加入鸡汤，盖好，用纸封上，上笼屉用大火蒸熟即可。本品可温肾散寒，壮阳益精，对于治疗阳痿、夜多小便、畏寒、四肢冰冷等阳虚症有不错的效果。

3. 五香狗肉：狗肉 250 克，葱、姜、黑豆、陈皮、桂皮、小茴香、草果、豆豉、淀粉各适量。狗肉用冷水泡 1 小时，入开水煮 10 分钟，取出切成薄片，换新水再泡 1 小时。装入沙锅加入葱、姜、黑豆、陈皮、桂皮、小茴香、草果、豆豉等调料，加适量水，以没过肉为宜，大火烧开后，改小火微煨，烧至味透汁浓肉烂，勾浓芡起锅即成。本品对阳痿、腰腿无力、遗尿等患者有很重要的食疗作用。

4. 狗肉汤：狗肉 500 克，红辣椒、陈皮、花椒、生姜、盐各适量。狗肉洗净切块，加入红辣椒、陈皮、花椒、生姜、盐，加适量水，以小火炖熟，吃肉喝汤。本品对脾肾阳虚、体倦少食、胃脘有冷感、夜间尿频者有益。

☺温馨小贴士

　　气壮火旺、阴虚内热、发热或热病初愈者忌食。因狗肉多食易生火助热，故各种炎症、湿疹、疮疖及孕妇也应忌食。狗肉热性大，滋补强，食后会促进血压升高，甚至导致脑血管破裂出血。因此脑血管病人不宜多吃狗肉。糖尿病、肾病患者过多食用狗肉，可使肾功能减退加重；胆囊炎、胆石症的患者可诱发急性发作，同时还可致急性胰腺炎；过多食用狗肉，会使肝硬化患者功能受损，诱发患者昏迷。疯狗肉忌食用。

　　食用狗肉后不要喝茶。这是因为在狗肉中含有丰富的蛋白质，而茶叶中含有比较多的鞣酸，如果吃完狗肉后马上喝茶，会使茶叶中的鞣酸与狗肉中的蛋白质结合，生成一种叫鞣酸蛋白质的物质。这种物质具有一定的收敛作用，易减弱肠蠕动，大便里的水分减少。从而使大便中的有毒物质和致癌物质在肠内停留时间过长而极易被人体吸收。

　　刚被宰杀的狗，固有土腥气味，不宜立即食用，烹调前应先用盐渍一下，以除去土腥味，然后取出切成块，用凉水浸泡半小时后再煮半熟，然后将狗肉取出，换新水，再浸 1 小时，切成薄片。这样就没有土腥气味了。

马 肉

　　马肉在城市作为食用肉供应较少，但在有的牧区或少数地区还算是常用食肉，并也有一定营养价值及药用价值。马肉可生拌或入火锅，拌料烧烤和烤马排的味道也很鲜美。用马骨汤作为煮面的面汤，味道鲜美，营养价值极高。卤马肉通常用作米粉的"浇头"。广西的桂林米粉很有名，最有名的是马肉米粉，它用特制的卤马肉、红烧马肉作为配料，风味独特。马肉的营养价值较高。马肉含有十几种氨基酸及人体必需的多种维生素，且含有钙、锌、铁等矿物质。马肉具有高蛋白、低脂肪、胆固醇含量低等特点。马肉脂肪的质量优于牛、羊、猪的脂肪，马肉脂肪近似于植物油，不饱和脂肪酸含量高。

马肉性寒，味甘、酸，具有长筋骨、强腰背、除热下气、润肺清热之功效，适用于痿痹症，亦可辅助治疗四肢痿软、足膝酸软。马肉还具有补中益气、养肝补血、滋阴壮阳的作用，可促进血液循环，预防动脉硬化，增进人体免疫力，适合中老年人、肥胖者及高血压、肝病、心血管疾病等患者食用。

马肉脂肪有很大的保健医疗价值。不饱和脂肪酸可溶解掉胆固醇，使它不能在血管壁上沉积，所以马肉脂肪对预防动脉硬化症有特殊的作用。马宝是病马胃肠道或膀胱中的结石，外色灰白有光泽，坚硬如石，可镇惊、化痰、清热、解毒，主治惊痫癫狂等症。马骨可治疗关节炎。马蹄能治妇女病、止血止带。

养生食疗方：

1. 花椒水炖马肉：马肉 1 000 克，料酒 15 克，盐、花椒水各 5 克，胡椒粉适量。马肉洗净，在沸水中焯一下，捞出切块，再放入沸水焯一下，去掉酸味。将马肉、料酒、盐、花椒水及胡椒粉放入锅中，加适量水共同炖至肉熟烂即成。本品具有长筋骨、强腰背、除热下气之功效，适用于痿痹症，亦可辅助治疗四肢痿软、足膝酸软。下痢者及患有疮疡之人忌食。

2. 当归陈皮炖马肉：马肉 750 克，当归、陈皮各 10 克，葱、姜、菜油、酱油、料酒、胡椒粉、白糖、豆瓣、味精、油各适量。马肉洗净切大条，在沸水中焯去血水，入锅炸 2 分钟，捞起，然后与其他药料一起放入锅中，加适量水用文火炖至熟烂，拣去葱、姜、当归、陈皮，入味精调味，收汁装盘。本品健脾养胃，补气养血，适用于体弱消瘦之人食用。

> ☺ **温馨小贴士**
>
> 马肉有毒，煮食前必须用清水多次捏洗至无血水出为止，才可煮食，否则毒不能出，会使人患疗毒疮肿，或者直接用冷水煮食不盖锅盖亦可。《日华子本草》中记载："马肉只堪煮食，余食难消，渍以清水，搦洗血尽，乃煮，不然则毒不出，患疗肿。"
>
> 白马青蹄或青头的马肉不可食，否则食后会使人诱发癫疾。吃马肉后，毒发心闷，必须饮清酒可解。吃马肉不喝酒，常会有毒人致死的危害。若由于吃马肉中毒，及时饮芦藗汤、吃杏仁即可解。李时珍在《本草纲目》中曾记载："食马肉中毒者，坎芦藗汁，食杏仁可解。"《随息居饮食谱》亦云："马肉辛苦冷，有毒，食杏仁或芦根汁解之。其肝，食之杀人。"马肝不可食用。孕妇忌食马肉，因为马肉可能导致孕妇延月难产。

驴 肉

驴肉比牛肉细嫩，味道鲜美，所以俗话说："天上的龙肉，地上的驴肉"。东北、华北等地视驴肉为别具风味的美食。驴肉除一般炖、卤、红烧等吃法外，最宜酱制。在京、津等大城市有精制的酱驴肉上市，有的地方还把红烧驴肉制成罐头食品。酱驴肉色泽酱红，肉质酥烂醇香，味道鲜美可口，食后久留余香。风靡燕赵大地的驴肉火烧，不仅仅是它所独具特色的风味，更主要的是从营养价值上看可称得上是极佳的延年益寿的食品，加之方便快捷，有人称它为"中餐绝伦的汉堡包"。肉驴中以黑驴肉吃起来口味最佳。上等驴肉主要取自驴的前脯肌和靠脊骨部分的肉，后腿肌和股肌部分次之。驴肉是一种理想的高蛋白、低脂肪、低胆固醇的肉类。每 100 克驴肉中，含蛋白质 18.6 克，脂肪 0.7 克，热量 81 千卡，钙 10 毫克，磷 144 毫克，铁 13.6 毫克，还含有多种维生素及微量元素。驴肉氨基酸的含量及其比例均适合人体的需要，是较为理想的保健食品。各种驴肉的营养也各有不同，一般拉磨干活的驴肉太硬，营养价值不高。

驴肉性平，味甘、酸，有补气养血、滋阴壮阳、安神去烦等功效。适用于治疗久病血虚、虚劳羸瘦、风眩、心烦、劳损以及由于体弱而经常头昏、眼花、乏力等病症。药典认为：驴肉一是补气养血，可用于气血不足者的补益；二养心安神，用于心虚所致心神不宁的调养。《本草纲目》记载驴肉："解心烦，止风狂，能安心气，补血益气，治远劳损。"驴肉脂肪熔点较低，易被人体消化吸收，利用率较高，特别适合身体瘦弱者食用。

养生食疗方：

1. 冬笋片炖驴肉：驴肉 1 000 克，冬笋切秋叶片，花椒、大茴香、白果、葱、姜、花生油、鸡清汤、盐各适量。驴肉用水洗净，切成一寸见方的块，用铁钎在肉上扎些眼，下开水锅煮透，捞出放凉水内泡 1 小时，使其出尽血沫；冬笋、花椒、大茴香洗净后用布包好备用；白果下锅煮熟，去壳去芯；葱切成段；加入花生油，烧热后入葱姜，放驴肉块及其他材料。大火烧开后用小火炖约 2 小时，待肉酥烂，汤色棕黄时取出布包，撒胡椒粉即可。本品有解心烦，养血舒肝之功用。

2. 丁香粉蒸驴肉：驴肉 500 克，大米 100 克，丁香 6 克，花椒、味精、白糖、盐、五香粉、姜、酱油、葱、料酒各适量。丁香、大米、花椒炒香，碾成粗粉；驴肉用水洗净，切 3 厘米见方的薄片；姜洗净切片，葱洗净切花；驴肉片放入蒸盆内，加入丁香、大米、花椒、米粉，再加入盐、味精、酱油、料酒、白糖、姜、葱、五香粉，拌匀。将蒸盆放入蒸笼内用武火蒸，蒸约 1 小时即成。此菜具有补血、益气、健脾、和胃、降逆等功效，适用于神经衰弱、心烦失眠、消化不良、狂闷、呃逆、胸满胀闷疼痛、贫血、气血亏虚之人食用。

3. 咖喱驴肉汤：驴肉 500 克，粉皮 150 克，洋葱 25 克，熟猪油 20 克，红枣 1 只，黄酒、葱、姜、盐、胡椒粉、味精各适量。驴肉加姜块、葱结、红枣和水煮沸，撇沫，烹酒，文火焖煮至酥烂捞出切片；熟猪油爆香洋葱丝，加入胡椒粉和咖喱粉炒香成咖喱油，倒入驴肉汤中，烹酒，调味，煮沸后放入驴肉片和粉皮，撒上葱末即可。此汤可补血益气、宁心解烦。

4. 红烧驴肉：新鲜驴肉 1 250 克，植物油 75 克，白糖、酱油各 50 克，盐、葱段、花椒粉、大料、姜块、料酒、米醋、味精各适量。驴肉洗净，切成长方条块，用沸水煮一下，除去血污沫。锅置火上，放入植物油，烧至八成热时，放入白糖炒成糖色，将肉块放入锅内翻炒，加入调料，再继续翻炒，直至炒出香味。锅中加水，以没过肉块为宜，盖好用小火将肉炖烂，当汤汁剩余不多时，放入味精即可出锅。此菜具有补血、益气等功效，适用于久病血虚、虚劳羸瘦、气血亏虚、心烦失眠、神经衰弱、贫血之人食用。

☺温馨小贴士

　　瘙痒性皮肤病患者、平素脾胃虚寒者、有慢性肠炎者、腹泻者忌食驴肉。民间视驴肉为"发物"，故有宿疾者不宜食用。根据前人经验，怀孕妇女应当忌食驴肉。如《日用本草》中记载："驴肉妊妇良之难产。"病死或自死之驴，其肉禁食。食驴肉后忌饮荆芥茶。

鹿 肉

鹿肉是高级野味，肉质细嫩、味道美、瘦肉多、结缔组织少，可烹制多种菜肴。自古以来，历来医学家和文人都对鹿的食用价值和美味大加赞赏，清代著名美食家袁枚在《随园食单》中感叹"鹿肉不可多得"，以示其名贵。《调疾饮食辨》中记载："鹿之大者曰麈，尾生长毛。群鹿随之，视其尾为准。尾肉为佳，为八珍味之一。"如今，鹿科之许多品种已为国家级、省级保护动物，一些大的宾馆、饭店所经营的鹿肉菜肴，基本以人工饲养鹿为原料。

鹿肉的质地、颜色和其他特征与牛、羊肉相似，含有与牛肉相似的化学成分，然而鹿肉不肥，含水分多。鹿肉中含有较丰富的蛋白质、矿物质、碳水化合物、维生素，胆固醇、脂肪含量却极低，并含有多种活性物质，且易于被人体消化吸收，是一种具有滋补强身作用的肉类。

鹿肉性温，味甘，具有补五脏，调血脉，益气血，补肾益精等功效。适用于治疗脾胃虚弱、气血不足、肾阳不足、阳痿、早泄、腰膝酸软、虚损羸瘦、产后无乳、体倦乏力、畏寒肢冷等病症。鹿肉属于纯阳之物，补益肾气之功为所有肉类之首。故对于新婚夫妇和肾气日衰的老人，吃鹿肉是很好的补益食品，对那些经常手脚冰凉的人也有很好的温补作用。《本草纲目》记载："邵氏言鹿之一身皆益人，或煮或蒸或脯，同酒食之良。大抵鹿乃纯阳之物，能通督脉，故其肉、角有益无损。"

鹿筋性温味淡微咸，能强壮骨，祛风湿《本经逢原》认为鹿筋能"大壮骨，食之令人不畏寒冷"。《四川中药志》记载它能"治风湿关节痛、手足无力及脚扭伤"。鹿的其他部分，如鹿肾、鹿茸、鹿角等也具有很好的医疗价值。所以提倡人工养鹿。

养生食疗方：

1. 人参鹿肉炖乌龟汤：乌龟 1 只，鹿肉、人参、枸杞子各 15 克，油、盐、姜各适量。将乌龟放入沸水中，烫死洗净后，除去内脏和龟甲，把龟肉切成小块；人参、枸杞子放入盆中加水洗净；下油起锅，略炒龟肉后，加适量清水煮沸后，倒入炖盅内；放入鹿肉、人参、枸杞子，加姜，小火隔水炖 3 小时，调味即成。本品可补精髓，益气血、保青春。常喝此汤，可消除由于精血不足所致的颜面苍白失荣、神疲气短、形体消瘦、倦怠乏力等症状。

2. 苹果蒸鹿肉：鹿肉 500 克，苹果 2 只，料酒、葱、盐、姜、味精、胡椒粉各适量。苹果除去内部核仁，切成小颗粒。鹿肉除去筋膜，切成小薄片；姜洗净切片，葱洗净切段；鹿肉片放入碗内，加入盐、味精、胡椒粉、料酒、姜、葱，拌匀；腌渍 40 分钟后将鹿肉片捞起，放入蒸碗内，加入苹果粒拌匀，大火，上蒸笼内，蒸 45 分钟即成。此菜具有补脾胃、益气血、壮阳补肾、生津开胃、养神安眠等功效，对于治疗脾胃虚弱、产后无乳、阳痿、早泄、畏寒肢冷、虚劳羸瘦、便秘、下痢等病症有很好的效果。

☺温馨小贴士

鹿肉大补助阳，体壮或内有蕴热者，不宜多食。儿童、青少年除遵医嘱之外应该忌食。面部有痤疮、皮疹、湿疹和各种炎症的患者都应禁食。鹿肉同牛羊肉一样同属于红肉，多食、久食对于胃肠疾病不利。

鹿在打死后应立即放血，并使之冷却。鹿肉可趁新鲜吃，但一般应挂在阴凉处 3~5 天，使肉质变柔软。鹿肉烹调时间不可过长，吃时要用多种酱汁和调料。

第十一节　禽类食物保健养生常法

鸡 肉

鸡在飞禽中被尊为羽族之首，对人类的贡献最大。鸡肉，被称为"食补之王"。鸡肉细嫩味美，营养丰富，是民间常用的滋补食品。鸡肉不但适于热炒、炖汤，而且是比较适合冷食凉拌的肉类。鸡肉入药首载于《神农本草经》。营养分析表明，鸡肉含有丰富的蛋白质，其蛋白质含量是牛肉的 1.5 倍、猪肉的 2.5 倍、羊肉的 2 倍，而脂肪的含量远远低于牛肉、羊肉、猪肉，还含有丰富的矿物质钙、磷、铁、维生素 B_1、维生素 B_2、烟酸、维生素 A、维生素 C、维生素 E 等成分。

鸡肉性温，味甘，有温中益气、补虚填精、益五脏、健脾胃、活血脉及强筋骨之功效。适宜于老年体弱、营养不良、畏寒怕冷、手足冰凉、神疲乏力、月经不调、产后缺奶，白带频多以及病后虚弱或术后体虚，或患有血小板减少、白细胞减少、面色萎黄和气血不足之人食用。《本草纲目》言其"补虚劳羸瘦，治消渴，中恶鬼击心腹痛，益产妇，治女人崩中带下，一切虚损诸病"。《日华子本草》中记载："黄雌鸡：止劳劣，添髓补精，助阳气，暖小肠，止泄精，补水气。"一般人都可以将鸡肉作为增强体力、强壮身体的佳品食用。

鸡肉中富含维生素 A，有助于补肝明目。鸡肉中含有对人体生长发育有重要作用的磷脂类，是我国人民膳食结构中脂肪和磷脂的重要来源之一。鸡肉中含有丰富的蛋白质，对糖尿病人而言，因其代谢紊乱，蛋白质分解过速，丢失过多，容易出现负氮平衡，所以日常可视鸡肉为补充蛋白质来源的食物之一。

美国肺病专家马·萨克纳博士经过多年研究发现，喝鸡汤可防治感冒。鸡肉中含有人体必需的多种氨基酸，能提高人体的免疫能力。鸡肉中还含有特殊的化学物质，这种物质有增强鼻咽部血液循环和鼻腔黏液分泌作用，能保持呼吸道通畅，清除呼吸道病毒，加速感冒痊愈。

养生食疗方：

1. 当归鸡：土鸡 1 只，当归 12 克，米酒 2 杯，生姜、麻油、盐等调料各适量。鸡洗净切块，撒少许盐混合，置入炖锅中，姜片加入麻油中炒热，加入切成薄片的当归放入炖锅中；加入酒及开水，炖锅加盖隔水炖熟，佐餐食用。本品对妇女血虚有治疗作用。

2. 乌鸡炖黑豆：乌骨鸡 1 只，黑大豆 250 克，黑木耳 30 克，香菇 15 克，盐、味精各少许。乌骨鸡去毛，洗净内脏，与黑大豆同煮熬汤，至肉熟豆酥，加入用热泡过的黑木耳和香菇再煮，调入各种调料即可。吃肉、大豆、香菇、木耳，喝汤。本品对男女气血不足、身体虚弱、肾亏腰酸等症有效。

3. 肉苁蓉鸡肉羹：鸡肉 250 克，肉苁蓉 30 克，板栗 15 枚，薏苡仁 15 克，香菇 5 只，葱、姜、油、盐、味精各少许。将鸡肉洗净切成小块，洗净后先煎浓汁备用；板栗浸泡，去壳；香菇浸软，切小块；葱姜切丝；烧热油锅，先炒鸡肉，加入葱、姜，炒后加肉苁蓉煎汁，与薏苡仁、板栗、香菇同煮，加调料适量，煮熟后即成。此菜具有补肾壮阳、固涩益精的功效，适用于神疲乏力、畏寒肢冷、阳痿早泄者。

4. 苦瓜焖鸡翅：苦瓜 250 克，鸡翅膀 1 对，调料适量。鸡翅膀洗净，切成块，加姜汁、黄酒、盐、淀粉，拌匀；苦瓜切成长方形小块，放入沸水中焯一下，捞出；锅置火上，放入适量植物油，烧至九成热时放蒜泥、豆豉煸香，再放入鸡翅膀，炒至鸡翅膀将熟时，再将苦瓜、红辣椒丝、葱段下锅炒几下，然后加半碗清水，用小火焖 30 分钟后，调入味精即可。此膳食有清胃中燥热、降糖之功效。本品适用于糖尿病属胃热津伤型，症见多食易饥、口干舌燥者。

5. 鸡汤豆腐小白菜：小白菜 250 克，鸡汤 200 克，豆腐 100 克，调料适量。将豆腐用开水烫一下，切成小方块；小白菜洗净切成段；鸡汤加热，水开后，放入豆腐、白菜，煮开，加入姜丝、精盐，大火烧开后加入味精即可。本品适合糖尿病人服用。

☺温馨小贴士

鸡肉不可多吃，因鸡肉性温，能助肝火，助温生热，多食则有危害，且有诱发旧痛的可能。凡是患过中风的病人，多吃鸡肉容易复发。患有阴虚内热、肿瘤、热症者、头痛、发烧、消化能力减弱的感冒等病人，不宜食用鸡肉。鸡汤中含有较多的脂肪，会使血中胆固醇进一步升高，容易引起动脉硬化、冠心病，导致血压升高，对高血压患者不利。痛风症病人不宜喝鸡汤，因鸡汤中含有很高的嘌呤，会加重病情。

现代医学认为，鸡屁股——位于鸡肛门上方的那块肥厚的肉块——是淋巴最为集中的地方，也是储存病菌、病毒和致癌的仓库，不宜食之，应该抛弃。若常吃鸡屁股就很容易被病毒感染甚至埋下了致癌的祸根。

鸭　肉

鸭肉的营养价值与鸡肉相仿，早在《周礼》中即有记载。鸭肉入药首见于《名医别录》。民间传说，鸭是肺结核病人的"圣药"。鸭肉的营养价值很高，鸭肉中的蛋白质含量为 16% ～ 20%，比畜肉含量高得多。鸭肉中的脂肪含量适中，比鸡肉高，比猪肉低。鸭肉是含维生素 B 和维生素 E 比较多的肉类，且钾、铁、铜、锌等元素也较丰富，矿物质、维生素 A 的含量也高于鸡蛋。经常吃些鸭肉，于身体健康非常有益。

鸭肉性偏凉，味甘微咸，有滋五脏之阴，清虚劳之热，补血行水，养胃生津，止咳息惊等功效，还可祛除暑热，保健强身，对患有痨热骨蒸，食少便溏，水肿，盗汗，咽干口渴，以及男子遗精，女子经血少等病症者尤为适宜。《本草纲目》中记载："治水，利小便，宜用青头雄鸭，治虚劳热毒，宜用乌骨白鸭。"青头鸭肉，健脾开胃，利尿消肿，减肥，补肾固本，常吃可利尿消肿。鸭肉对于各种水肿，尤其是妊娠水肿有很好的治疗作用；有慢性肾炎病史的孕妇常吃，可有效地保护肾脏。

研究表明，鸭肉中的脂肪不同于黄油或猪油，其化学成分近似橄榄油，有降低胆固醇的作用，对防治妊娠、高血压综合征有益。法国西南部加斯涅地区的居民习惯吃鸭肉，这里的人很少患心血管疾病。

鸭血含铁较高，且易被吸收，处于生长发育阶段的儿童和孕妇或哺乳期妇女多吃鸭血可以防治缺铁性贫血。鸭血还具有利肠通便的作用，可以清除肠腔的沉渣浊垢，对尘埃及金属微粒等有害物质具有净化作用，从而避免积累性中毒。贫血患者、老人、妇女和从事粉尘、纺织、环卫、采掘等工作的人宜常吃鸭血。

养生食疗方：

1. 虫草炖老鸭：老雄鸭 1 只，冬虫夏草 15 克，调料少许。将虫草放于处理干净的鸭腹内，加水炖熟，调味食用。佐餐服食，喝汤吃肉。本方补虚损，益肺肾，止喘咳，主治久咳虚喘、劳嗽痰血、阳痿、遗精、腰膝酸冷，病后体虚，有表邪者忌用。

2. 玉参焖鸭：玉竹、沙参各 50 克，老鸭 1 只，调料少许。将老鸭宰杀后，除去毛和内脏，洗净放入沙锅（或瓷器）内；再将沙参、玉竹放入，加水适量，先用武火烧沸，再用文火焖煮 1 小时以上，使鸭肉熟烂，放入调料。此膳食有补肺滋阴的功效，适用于肺阴虚的咳喘、糖尿病和胃阴虚的慢性胃炎以及津亏肠燥引起的大便秘结等症。

3. 鸭肉木耳汤：鸭肉 300 克，五花猪肉 100 克，水发木耳 50 克，高汤 500 克，油、葱段、姜片、盐、味精各适量。鸭肉洗净切成小块，猪肉切成 2 厘米宽、3 厘米长的薄片；锅置火上，入油，烧至止成热时放入葱、姜，炒出香味后下猪肉片和木耳煸炒，加入鸭块、高汤和盐，水开后一起倒入沙锅，用微火炖 30 分钟左右，加味精调味即可。本品富含蛋白质、铁及多种维生素，可强身壮体。

4. 鸭肉牡蛎汤：鸭肉 500 克，牡蛎、干贝、金针菜各 40 克，盐适量。牡蛎放入水中，浸泡半小时后用水洗净，待用；金针菜用温水泡软，洗净，待用；鸭肉洗净，切成小方块，待用；把干贝剪去外层边缘的芽子，洗净，待用；把上述全部用料放入煮锅内，加水适量，置大火上烧开，小火煎熬 1 个半小时，加入盐调味即成。本品可强身壮体，适用于心气衰弱、身体瘦弱者。

5. 韭菜鸭血汤：鸭血、嫩豆腐各 1 块，韭菜 100 克，鸡清汤、白胡椒粒、盐、胡椒粉、麻油各适量。锅中放水煮开，入鸭血，彻底煮熟后取出，放冷水中浸泡晾凉，切骨牌大小的块；豆腐用加了少许盐的冷水浸泡 10 分钟，然后取出切成骨牌大小；韭菜洗净，切成小段；鸡清汤加入锅中，把白胡椒粒用刀拍拍，令其稍碎，加入鸡清汤中，煮沸，然后下入鸭血块和豆腐块，再煮沸后下韭菜段稍煮，入盐、胡椒粉适量，麻油少许调味。本品可养肝血，治贫血，解毒通便。

☺**温馨小贴士**

　　鸭肉性凉，患有腹部冷痛，腹泻清稀、腰痛、经痛等病的人，不宜食用。《饮食须知》中记载："鸭肉味甘性寒，滑中发冷气，患脚气人忌食之。"鸭肉多肥腻，不可多食，容易导致滞气、滑肠，故食用鸭肉粥或鸭汁粥等应撇去浮油。

<h2 style="text-align:center">鹅 肉</h2>

　　鹅肉也是我国居民较常食用的肉类之一，脂肪含量低，不饱和脂肪酸含量高，对人体健康十分有利。同时，鹅肉作为绿色食品于 2002 年被联合国粮农组织列为 21 世纪重点发展的绿色食品之一。鹅分有苍鹅和白鹅两种，鹅肉以白鹅为优。鹅肉有很好的补益功能，自古以来流传着"喝鹅汤，吃鹅肉，一年四季不咳嗽"的谚语。鹅翅、鹅蹼、鹅舌、鹅肠、鹅肫都是餐桌上的美味佳肴。尤其是鹅肝，营养丰富，鲜嫩味美，被认为是世界上上等的营养品之一。鹅肉入药首见于《名医别录》。营养分析表明，鹅肉含有蛋白质、脂肪、灰分、钙、磷、维生素 A，维生素 B_1，维生素 B_2，维生素 C，此外还含有铁、铜、锰、油酸、棕榈酸、硬脂酸的三脂肪酸甘油酯的混合物及胆甾醇等营养成分。

　　鹅肉性平，味甘，有补阴益气、暖胃开津、祛风湿防衰老之功效，适用于因气阴不足所致的糖尿病、神经衰弱等，症见口燥咽干、渴而多饮、消瘦乏力、手足心热、腰酸、健忘等，是中医药食中的上品。《本草纲目》中记载："鹅肉利五脏，解五脏热，止消渴。"实验证明，常食鹅肉汤，对于老年糖尿病人有控制病情发展和补充营养的作用。就药用价值而言，治消渴以白鹅为佳。《随息居饮食谱》记载，鹅肉补虚益气、暖胃生津，尤适宜气津不足之人，凡时常口渴、气短、乏力、食欲缺乏者，可常食鹅。

　　此外，鹅身上的毛、血、喉管、尾巴、鹅掌黄皮、胆汁、鹅内金、脂肪、蛋壳、唾液、腿骨等都可供药，有一定的药用价值。鹅胆汁有清热、止咳、消痔疮之功效。尤其是鹅血，具有抗癌作用。现代研究证明，癌症病人食用鹅血后，能改善免疫功能。据报道，部分病人食用鹅血或佐以中草药治疗能得到痊愈（提示：可能是通过激发人体抗癌免疫因子而发挥作用的）。食管癌晚期患者除坚持药物治疗外，还可采用单方白鹅血辅助治疗（民间偏方，仅供参考）。

　　养生食疗方：

　　1. 鹅肉补阴汤：鹅肉 250 克，猪瘦肉 250 克，淮山药 30 克，北沙参、玉竹各 5 克，酒、葱段、姜片、鸡油各 10 克，其他调料适量。将鹅肉洗净，放沸水锅中焯透，捞出晾凉切丝；将猪瘦肉洗净，放入沸水锅中焯一会儿，捞出晾凉切丝；将淮山药去皮，北沙参、玉竹也分别去杂，洗净，装入纱布袋中扎紧；锅中注入鸡清汤，放入原料及佐料，共煮至鹅肉熟烂，拣去葱、姜，淋上油，用味精调味即成。此汤有益气补虚、养阴润肺、生津止渴之功效，糖尿病人食之有良好的治疗效果。

　　2. 淡菜煨白鹅：白鹅 1 只，淡菜 100 克，调料适量。白鹅宰杀，去肠杂，洗净，入沸水锅焯透，再用凉水冲洗干净；将淡菜用黄酒冲洗后，塞入鹅腹内；将鹅置于沙锅中，放上葱、姜、料酒，注入适量清汤，旺火烧沸后改用小火炖 2～3 小时，待鹅肉烂熟后，捞出葱、姜片，调入味精、精盐即可。日服 1 次，15 天为 1 疗程。此膳食有补肾滋阴之功，适用于糖尿病伴高血压者。

　　3. 鹅血炖豆腐：新鲜鹅血 100 克，豆腐 250 克，调料少许。将鹅血放入碗中，隔水蒸熟，切成小方块，与豆腐一同入油锅，煎煸片刻，加入调料，加入适量的清水，用小火炖煮 30 分钟即成。本品可健脾补气，防癌抗癌，适合肿瘤病人放疗、化疗后气短、乏力、饮食不香、白细胞下降者服食。

☺温馨小贴士

　　根据民间传统经验，鹅肉、鹅血、鹅蛋均为发物，凡患有顽固性皮肤疾患、淋巴结核、痈肿疔毒、各种肿瘤之人忌食。高血压痛、血脂血症、动脉硬化者也忌食。鹅肉不易多食，否则易令人得霍乱，亦诱发旧病。

鸽 肉

　　鸽肉肉质细嫩，味道鲜美，可以说是高级的补品，适合老年人、体虚病弱者、手术病人、孕妇及儿童食用。民间流传有"一鸽胜九鸡"之说法，鸽子作为美味佳肴被列入菜单，据说是在埃及第五代王朝以前。在我国古代它也已经是宫廷宴席上的五禽之一。鸽肉入药首见于《食疗本草》，称"勃鸽"；《嘉祐本草》始称现名。鸽肉的蛋白质含量在 15%以上，鸽肉消化率可达 97%。鸽肉的营养成分为：钙、铁、铜、维生素 A、维生素 B、维生素 E 等。

　　鸽肉性平，味甘咸，有滋肾益气、祛风解毒、和血调经、补肝健脾、益胃截疟等功效，适用于治疗体虚羸瘦、消渴、久疟、妇女血虚经闭、恶疮疥癣、营养不良、神经衰弱、健忘失眠、白癜风等病症。《随息居饮食谱》中说："鸽，性味甘平。清热，解毒，愈疮，止渴，息风。"《本草再新》说鸽肉；"久患虚羸者，食之有益。"《饮膳正要》说鸽肉："调精益气解诸毒药。"鸽肉脂肪含量低，对老年人或久病体虚者适宜，对血脂偏高、冠心病、高血压者尤为有益。民间称鸽子为"甜血动物"，贫血的人食用后有助于恢复健康。

　　鸽肉中含有丰富的泛酸，对脱发、白发和未老先衰等有很好的疗效。鸽肉中的蛋白质及多种维生素和微量元素可促进血液循环，可防止孕妇流产、早产等症状，还可以防止男性精子活力减退和睾丸萎缩症。乳鸽含有较多的支链氨基酸和精氨酸，可促进体内蛋白质的合成，加快创伤愈合。科研人员最近发现鸽肉中含有延缓细胞衰老的物质，对防止衰老有明显的作用。鸽的肝脏贮有优质的胆素，能防治动脉硬化及高血压病。此外，鸽肉对神经衰弱、记忆力减退以及常见眼眉骨或后脑两侧疼痛，有明显的改善作用。

　　养生食疗方：

　　1. 口蘑蒸乳鸽：乳鸽 2 只，葱段 50 克，口蘑、鸡油、姜片各 25 克，鸡汤 500 毫升，料酒、酱油、味精、姜汁、大料、盐各适量。口蘑用水洗净，放入碗内，用开水泡透，汤澄清留用，口蘑入盐揉搓后用水洗净，切成小方丁，放入口蘑汤内；将乳鸽用水憋死，整理干净，从脊背劈开，放入开水中，煮透后捞出，加葱段、姜片、大料、鸡汤上锅蒸至八成熟，捞出作料，滤出汤汁，晾凉后剔去大骨，剁成 5 厘米长的骨牌块；鸽皮朝下，整齐地码放于碗内，加入口蘑及汤、料酒、酱油、姜汁、味精、鸡汤，用盘子盖严，再上锅蒸 30 分钟后取出，把原汤沥倒在碗内，调入鸡油，浇在鸽肉上即成。此菜可补肝肾、祛风解毒、降压降脂，对于治疗老人肾亏体弱、糖尿病、高血压、冠心病、高血脂、慢性肝炎、病毒性肝炎等病症有很好的疗效。

　　2. 沙参老鸽汤：老鸽 2 只，沙参、玉竹各 20 克，麦冬 15 克，骨汤 2 000 克，姜、盐各适量。将每只鸽斩成四大块，放进开水锅内焯过，洗去血水，沥干待用。将鸽肉和洗净的沙参、玉竹、麦冬、姜片一同放进沙锅内，注入骨汤，加盖，用小火煨约 60 分钟至肉熟汤浓，调味即成。本品有滋阴益气、清热解毒、润肺养肺、生津润燥的功效。

　　3. 甲鱼炖鸽肉：白鸽 1 只，甲鱼 50 克，葱、姜、料酒、盐各适量。将鸽用水憋死，整理干净。甲鱼洗净，割成碎块。甲鱼放鸽腹中，并置于碗内，然后加入姜、葱、盐、料酒、清水适量，隔水炖熟即成。此菜可补肝肾、益精气、滋阴补虚、健脾胃，对于治疗久病体虚、健忘失眠、妇女血虚闭经、崩弦、带下、肝硬化、老人肾亏体弱等病症有不错的效果。

食
物
的
应
用

鹌鹑肉

    鹌鹑肉味道鲜美，营养丰富，还可以与补药之王——人参——相媲美，誉为"动物人参"。鹌鹑自古就作药用。入本草专书首见于唐代《食疗本草》。鹌鹑含脂肪相对较少，易于消化吸收，适合于孕妇、产妇等食用。鹌鹑肉含有蛋白质、卵磷质、激素以及人体必需的多种氨基酸和钙、磷、铁等多种矿物质以及多种维生素等营养成分。

    鹌鹑肉性平，味甘，具有补五脏、益中气、清热利湿、实筋骨、耐寒暑、消结热等功效，适用于治疗泻痢、疳积、湿痹、虚赢少气、肝肾阴虚、腰膝酸痛、消化不良、食欲缺乏等病症。《本草纲目》说鹌鹑肉："滋补五脏，益中续气，实筋骨，耐寒暑，散热结。"患痢疾者宜将鹌鹑肉与生姜同煮食用。

    鹌鹑肉中含有丰富的卵磷脂和脑磷脂，是高级神经活动不可缺少的营养物质，具有健脑的作用。鹌鹑肉是比较典型的高蛋白、低脂肪、低胆固醇的食品，是高血压、高血脂、肥胖症患者，特别是中老年人进补的最佳食品。

    养生食疗方：

    1. 鹌鹑炖豆腐：鹌鹑 2 只，豆腐 4 块，花生油 100 克，火腿片、玉兰片、油菜心各 50 克，鲜汤 450 克，葱段、姜片、料酒、味精、花椒水、盐各适量。鹌鹑宰杀，去掉内脏，洗净血污，剁成四方块。豆腐用刀切成稍厚的片，再以沸水焯一下，为了除去豆腥味及黄水，使豆腐细嫩洁白，可在水中加入少许食盐；锅置火上，加入花生油，烧热后煸香葱段、姜片，再倒入鹌鹑块煸炒，并加料酒、花椒水，待鹌鹑肉香吐油时，掺入鲜汤，用小火炖至八成烂后，依次投入豆腐片、火腿片、玉兰片、油菜心，再炖 10 分钟，直至鹌鹑肉块九成烂时，加入味精即成。此菜有补五脏、益气和中、清热解毒等功效，对于治疗脏腑虚弱、疳积、泻痢、湿痹、赤眼、消渴、腰膝酸痛、消化不良等病症有很好的效果。

    2. 淮山党参鹌鹑汤：鹌鹑 2 只，猪瘦肉 150 克，淮山 60 克，党参 30 克，生姜、油、盐各适量。淮山、党参洗净，稍稍浸泡一下；鹌鹑宰杀，洗净；猪瘦肉洗净，整块不用刀切，一起与生姜放进瓦煲内，加入适量清水，用大火煲沸后，改为小火煲约两个半小时，调入适量盐、油即可。本品有健脾助阳、和胃除烦之功效。脑力劳动者常食此汤，能消除眩晕、健忘症状，提高智力，健脑养神。

第十二节　水产类食物保健养生常法

鲤鱼

    鲤鱼含有丰富的蛋白质、脂肪、多种氨基酸、多种维生素、蛋白酶以及钙、磷、铁等营养成分。

    鲤鱼性平，味甘，有滋补健胃、利水消肿、通乳、安胎、清热解毒、咳嗽下气的功效，适宜肾炎水肿、黄疸肝炎、肝硬化腹水、心脏性水肿、营养不良性水肿、脚气浮肿之人食用；适宜妇女妊娠水肿、胎动不安、产后乳汁缺少之人食用；适宜咳喘者食用。《本草纲目拾遗》中记载：鲤"主安胎，胎动，怀妊身肿，为汤食之，破冷气痃癖气缺，横关伏梁，作脍以浓蒜斋食之"。《本草纲目》中记载："鲤乃阴中之阳，其功长于利小便，故能治肿胀、黄疸、脚气、喘嗽、湿热之病，作脍则性温，故能去痃结冷气之病。烧之则从火化，故能发散风寒，平肺通乳，解肠胃肿毒之邪。"《名医别录》中记载："主咳逆上气，黄疸，止渴。生者主水肿腹满。下气。"若年纪老迈且体质虚弱，肾气衰退而致小便不利，倘用一般利尿剂导之，未必有效，甚至会影响肾气而致小便不畅。如果饮食鲤鱼赤小豆汤，情况定会有好转。

鲤鱼肉中含有丰富的多不饱和脂肪酸，这种物质能够使血清总胆固醇、甘油三酯的浓度降低，使高密度脂蛋白胆固醇的水平提高，并能控制血小板聚集，延缓血栓和动脉粥样硬化的形成，对心脑血管疾病有一定的防治作用。

养生食疗方

1. 清蒸鲤鱼汤：500 克的鲤鱼 1 条，调料适量。将鲤鱼除鳞洗净，再将鲤鱼隔水蒸熟，电锅或汤锅皆可，若用电锅外锅放一杯水，若用汤锅，则水沸后放入鲤鱼蒸 20 分钟即可，不需再加油盐等调味料。此汤蛋白质丰富，胆固醇含量低，对孕妇恶心、呕吐和食欲缺乏者都有疗效。

2. 原味鲜鱼汤：鲜鲤鱼 500 克，白萝卜 1 个，黄酒、味精、葱段、姜片、盐、醋、色拉油各适量。将鱼下入热油锅，点少量白酒烧至微黄，放葱段、姜片、白萝卜片，加水；待汤微开，点少许黄酒、盐、中火煎煮，至酒味消失，待汤显白色，点少许味精即可，鱼肉与萝卜可蘸三合油（姜末、醋、盐的混合汁）同食。本品有滋补健胃、利水消肿、通乳、清热解毒、咳嗽下气之功效。

3. 冬瓜爆鲤鱼：250～500 克的鲤鱼 1 条，冬瓜 250 克，葱白 20 克，调料少许。将鱼去鳃、内脏，冬瓜洗净、切小块，葱白段节，一起放入锅内，加水适量，使用文火煨熟；加少许调味品。本品连服数日，可健脾、通阳、填精、利水，治肾病水肿、营养性水肿、肝硬化腹水等症。

4. 鲤鱼汁粥：500 克的鲤鱼 1 条，糯米 30 克，葱白、豆豉各适量。将鲤鱼洗净，去肠杂及鳃，入锅，用水煮熟后，滤取鲤鱼汤汁；在鱼汤中加糯米及葱白、豆豉同煮，粥成即可。本品可作早、晚餐温热服食。此粥可治疗水肿、黄疸、反胃，利小便，治疗妊娠水肿，又可治咳嗽。对于体质虚弱出现水肿者，服食鲤鱼粥，除有辅助治疗外，还能滋补身体。

5. 鲤鱼归芪汤：500 克的鲤鱼 1 条，黄芪 50 克，当归 15 克，白糖适量。将鲤鱼宰剖后，去鳞及内脏洗净，入沙锅内；加清水适量，下当归、黄芪、白糖放火上煮，待鱼肉熟烂即可。此汤有补脾健胃、下气通乳、消肿补血之功效，适用于产后乳汁少、贫血、食欲缺乏等症。

☺温馨小贴士

鲤鱼不可多吃，以免生热动风，变生诸病。凡有皮肤湿疹、皮肤过敏、支气管哮喘、肾炎、淋巴结核及癌症患者均应忌食。鲤鱼是发物，有慢性痛者不宜食用。加工鲤鱼时必须除去鱼背上两条筋腺及黑血，以免食后中毒。

鲫 鱼

鲫鱼俗称"鲫瓜子"，是淡水鱼中分布最广、适应能力最强的上等鱼，广泛分布于全国各地。其肉味鲜美，肉质细嫩，极为可口。鲫鱼四季皆产，以春、冬两季肉质最佳。鲫鱼入药首见《名医别录》，称现名。鲫鱼营养价值极高，营养素十分全面，含碳水化合物多，脂肪少，所以吃起来既鲜嫩可口，又不肥腻，还有点甜丝丝的感觉。此外，鲫鱼中还含有水分、蛋白质、灰分、钙、磷、铁、硫胺素、核黄素、烟酸以及维生素 A_1、维生素 A_2、碘、烟酸等营养成分。

鲫鱼性平，味甘，有补虚温中、健脾、健胃、利水、除湿之功效，主治脾胃虚弱、少食乏力，呕吐或腹泻，产后乳汁不行，小便不利，便血，慢性久痢，痈肿疮疡等病症。常给产后妇女炖食鲫鱼汤，既可以补虚，又有通乳催奶的作用。一般人食用则能增进营养，还可提高免疫力，提高抗病能力。《本草纲目》中记载："鲫鱼合五味煮食，主虚羸，温中下气，上下痢肠痔。合莼作羹，主胃弱不下食，调中益五脏。"鲫鱼含动物蛋白和不饱和脂肪酸，常吃不仅能健身，还能减少肥胖，有助于降血压和降血脂，使人延年益寿。

鲫鱼肉中含有很多水溶性蛋白质和蛋白酶，鱼油中含有大量维生素 A 等，这些物质均可影响心血管功能，降低血液黏稠度，促进血液循环。鲫鱼体内含有大量的磷、钙、铁等营养物质，这些物质对于强化骨质、预防贫血有一定的功效。此外，鲫鱼子能补肝养目，鲫鱼脑有健脑益智作用。鲫鱼外用还有解毒消炎的作用。

养生食疗方：

1. 豆腐紫菜鲫鱼汤：鲫鱼 1 条，豆腐 2 块，紫菜 15 克，太子参 12 克，生姜、油、盐各适量。紫菜和太子参用水洗净，并用清水浸泡 20 分钟；鲫鱼除去内脏和鱼鳞，然后用清水洗净，放入锅内，用生油文火稍煎至微黄；加入清水，先用太子参煲至 20 分钟，然后加入豆腐、紫菜、生姜，用旺火滚至约 12 分钟，放入少许生油和食盐调味便可。此汤有鲜美鱼汤之味，滋补养生，具有养心、降脂的作用。

2. 红萝卜鲫鱼汤：鲫鱼 1 条，红萝卜 1 个，调料适量。鲫鱼去鳞，洗净切块，备用；红萝卜洗净，去皮，切片备用；锅中放油，烧热，爆香姜片，然后放入鲫鱼炒香，再放些绍酒，加入适量水烧开，放入红萝卜片，用中火煲约 1 小时后，加盐调味即可食用。此汤可健胃温中，强身补血，滋润解燥。

3. 枸杞鲫鱼：鲫鱼 3 条，枸杞子 15 克，调料适量。鲫鱼按常法处理后，用开水略烫一下，在鲫鱼身上斜切成十字花刀，放入开水锅内烫 4 分钟，至刀口翻起止；炒锅内放入猪油，置旺火上烧热，依次加入胡椒面、葱末、姜末，随后放入食盐、鸡精、清汤、奶汤、姜汁，再将鱼和枸杞子放入锅内，烧沸后改文火炖 20 分钟，加入葱丝、香菜段、醋、酒、香油即成。此膳食有温中益气、健脾利湿之功效，适用于脾胃虚弱、饥而不食、精神倦怠等病症。

4. 鲫鱼冬瓜汤：鲫鱼 300 克，连皮冬瓜 150 克，植物油、葱段、黄酒、盐、姜片各适量。鲫鱼宰杀，除去内脏和鱼鳞，清洗干净，沥干水分。冬瓜去心，留皮，切成小薄片备用。用大火把锅加热，放入植物油，烧热后放入葱段、姜片，等出香味后再放入鲫鱼。等鱼煎黄后，加入黄酒和盐调味。酒香味出来后，加冷水一大碗，烧沸。加入冬瓜，用小火慢煨约 1 个小时，即鱼汤发白，瓜熟肉烂即可食用。本品可利胃调中，清热，适用于内有积热、胃气不佳者。

☺温馨小贴士

鲫鱼中含胆固醇较高，所以，中老年高脂血症患者不宜多吃。阳盛体质和素有内热者不宜食之，因为易生热而产生疮疡。皮肤病患者不宜食，鲫鱼为发物，食之诱发或加重病情。

鲫鱼不可煎太久，以免鱼肉太焦，煮好的汤混浊；可用开水将鲫鱼烫过，直接入汤煮。鲫鱼适于清蒸或煮汤，营养效果最佳；若经煎炸，则其功效会大打折扣。

带　鱼

带鱼肉肥刺少，味道鲜美，营养丰富，鲜食、腌制、冷冻均可，深受人们欢迎。带鱼是咸水鱼，生活于温、热带海域。带鱼为我国沿海最重要的经济鱼类，每年从惊蛰到清明时节是带鱼上市的旺季，此时肉嫩体肥，鱼刺滑软，味道极鲜，故有"开春第一鲜"之说。带鱼入药首载于《本草从新》，称现名。带鱼含有丰富的蛋白质，脂肪含量高于一般鱼类。此外，还含有钙、磷、铁、镁、维生素 A、维生素 B_1、维生素 B_2 等营养成分。

带鱼性温，味甘，具有和中、开胃、补脾、益气血、解毒、滋补强壮、润泽皮肤等作用，主治病毒性肝炎、病后体虚、产后乳汁不足、畏寒怕冷、食欲缺乏、恶心、胃肠痉挛性疼痛、体倦等症。孕妇吃带鱼有利于胎儿脑组织发育，少儿多吃带鱼有益于提高智力，老人多吃带鱼则可以延缓大脑萎缩，预防老年痴呆病。女性多吃带鱼，能促进肌肤光滑润泽，长发乌黑，面容更加靓丽。慢性肝炎患者不妨多吃带鱼，把带鱼蒸熟后取上层的油食用，可以改善肝炎带来的不适症状。

带鱼中含有的脂肪，多为不饱和脂肪酸，这种脂肪酸的碳量较长，具有降低胆固醇的作用。科学家发现，饲以带鱼鳞油的大白鼠，可以降低血脂胆固醇且毛发长得很好。1986 年日本的岸田忠昭教授指出，带鱼鱼鳞硬蛋白中含有的纤维性物质，可以抑制胆固醇。不饱和脂肪酸还可治疗毛发脱落、皮肤发炎等症。

带鱼全身的鳞和银白色油脂层中还含有一种抗癌成分 —— 6-硫代鸟嘌呤，能有效治疗急性白血病，且有效率高达 70%。6-硫代鸟嘌呤对胃癌、淋巴癌也有治疗效果，是目前治癌药物中的佼佼者。此外，带鱼中丰富的镁元素可以对心血管系统有很好的保护作用，有利于预防心肌梗死及高血压等心血管疾病。

养生食疗方：

1. 油焖茭白带鱼：带鱼 750 克，茭白 50 克，调料适量。茭白切条；带鱼去头、尾，剖肚去肠，洗净，切段，入油锅炸至黄色，捞出；油锅留少许油，放入葱、姜、花椒煸香，加料酒、酱油、白糖和鲜汤，煮沸，放入鱼和茭白条，煮至汁浓，鱼入味，淋上花椒油即可。此膳食有补五脏、和中开胃、解热止渴之功效，可用于治疗冠心病、结核病、高血压、肝炎、慢性肾炎、痢疾等病症。

2. 油炸带鱼：带鱼 250 克，调料适量。带鱼去头、尾，剖肚去肠，洗净，切段，加料酒、醋、葱、姜、胡椒粉、盐、味精，拌和腌渍入味，入油锅炸至枣红色即可。此膳食有补血养肝、健脾开胃之功效，可用于治疗动脉硬化、高胆固醇、心肌梗死、胃冷痛、腹胀腹泻等病症。

3. 椒盐带鱼：带鱼肉 300 克，鸡蛋 1 个，调料适量。带鱼肉切片，加料酒、鸡蛋黄、盐、淀粉拌匀，腌渍入味，放入油锅炸至金黄色即可。食时蘸椒盐。此膳食有滋补强身之功效，可用于治疗心血管病、胃口不开、虚弱羸瘦、营养不良、胃冷痛、慢性肝炎等病症。

☺温馨小贴士

　　带鱼属发物，不宜多吃，否则会产生过敏反应，出现皮肤瘙痒、风团等。患有疥疮、湿疹、荨麻疹等过敏性皮肤病者要慎食，身体肥胖者不宜多食。哮喘、中风、溃疡患者不宜多食。带鱼禁用牛油、羊油炸食。吃带鱼时，不要将鱼身表面的银白色油脂去除。因为油脂中含有较多的卵磷脂，被人体吸收后首先分解成胆碱，可增强人的记忆力，增强皮肤表皮细胞活力，起到保健美容作用。

　　将带鱼放入 80 ℃左右的水中，烫大约 10 秒，然后立即将带鱼放入用刷子刷或者用手刮一下，可以快速去掉带鱼的鳞。如果带鱼比较脏，可用淘米水擦洗，这样不但能把鱼洗净，而且还可避免手被玷污。

鳝 鱼

"夏吃一条鳝，冬吃一枝参"，是我国民间流传已久的说法。鳝鱼与人参一样，具有很高的药用价值。鳝鱼入药首载于《名医别录》，名"鲜鱼"。《雷公炮炙论》始称鳝鱼。据说，古代有些大力士力大无穷的原因就是由于常吃鳝鱼的缘故。《本草逢原》上有关于大力丸的配方，鳝鱼

食物的应用

就是其中的一味主药。黄鳝营养成分丰富，含有人体所必需的氨基酸、蛋白质、脂肪、钙、磷、铁及维生素 A，其中钙、铁含量在淡水鱼中居第一。

鳝鱼性温，味甘，有补虚损、强筋骨、去风湿之功效，适宜身体虚弱，气血不足，营养不良之人食用；适宜气虚、脱肛，子宫脱垂，妇女劳伤，内痔出血之人食用；适宜风湿痹痛，四肢酸疼无力之人食用；适宜高血脂，冠心病，动脉硬化者食用。《本草纲目》中记载："补中益血，补虚损，妇人产后恶露淋漓，血气不调，羸瘦，止血，除腹中冷气，肠鸣及湿痹气。"《本草经疏》中记载："鳝鱼，甘温俱足，所以能补中益血。"

鳝鱼中含有丰富的 DHA（二十二碳六烯酸，俗称脑黄金，是一种对人体非常重要的多不饱和脂肪酸，属于Ω-3 不饱和脂肪酸家族中的重要成员。DHA 是神经系统细胞生长及维持的一种主要元素，是大脑和视网膜的重要构成成分，在人体大脑皮层中含量高达 20%，在眼睛视网膜中所占比例最大，约占 50%,因此，对婴儿智力和视力发育至关重要）和 EPA(是 Eicosapentaenoic Acid 即二十碳五烯酸的英文缩写），是鱼油的主要成分。EPA 属于Ω-3 系列多不饱和脂肪酸，是人体自身不能合成但又不可缺少的重要营养素，因此称为人体必需脂肪酸。虽然亚麻酸在人体内可以转化为 EPA，但此反应在人体中的速度很慢且转化量很少，远远不能满足人体对 EPA 的需要，因此必须从食物中直接补充。EPA 是人体常用的几种Ω-3 脂肪酸之一。相比于我们祖先的日常饮食，现在的日常饮食所含的Ω-3 脂肪酸是相对不足的。我们的日常饮食中，Ω-3 脂肪酸的主要来源是冷水鱼（例如野生鲑鱼）。鱼油补充剂也可以提高身体中 EPA 的浓缩度。增加 EPA 的吸收已经证实对治疗冠状动脉心脏病、高血压和炎症（例如风湿性关节炎）有效，即保健市场上的"脑黄金"，这两种物质是构成人体各器官组织细胞膜的主要成分，也是脑细胞不可缺少的营养成分，还具有抑制心血管病和抗癌、消炎的功效。黄鳝脂肪中含有极丰富的卵磷脂，据美国试验研究资料显示，经常摄取卵磷脂，可以提高 20%的记忆力，因此常食鳝鱼有补脑健身的功用。

鳝鱼中含有鳝鱼素，可提取分离出"鳝鱼素 A"和"鳝鱼素 B"，具有显著的降低血糖和调节血糖的生理功能，治疗糖尿病效果显著。目前以此为原料已制成降糖新药 —— 糖尿清。Ⅱ型糖尿病人每日食用 60 ~ 90 克鳝鱼肉，3 ~ 4 周可见血糖下降，尿糖减少。故糖尿病患者，可根据自己病况，适当多吃些鳝鱼，以缓解病情，并配合药物治疗，以利于恢复健康。

鳝鱼中含有大量的维生素 A，维生素 A 可以增进视力，促进皮膜的新陈代谢。有人说"鳝鱼是眼药"，也是有一定根据的，民间常以鳝鱼治歪嘴巴病。此外，鳝骨烧灰研末调鸡蛋和酸盐水外用，治疮效果好。

养生食疗方：

1. 白菜帮炒黄鳝：黄鳝 350 克，白菜帮 150 克，调料适量。先将白菜帮洗净后切丝；黄鳝清理干净后，放入碗中，调入精盐、胡椒粉腌制；将酱油、麻油、香醋、味精、白糖、葱花、生姜末、湿淀粉调成味汁；炒锅放油烧热，下白菜丝炒熟捞出；原锅中放素油，下蒜泥煸香，投鳝丝炒变色，加白菜、调味汁略翻拌。此菜有补益脾胃，益气养血，祛风湿，强筋骨之功效，适用于糖尿病、慢性前列腺炎等病症。

2. 参归鳝鱼汤：黄鳝 750 克，猪脊骨 150 克，猪蹄筋 60 克。党参 30 克、当归 15 克、大枣 5 个，调料适量。将黄鳝剖开，去骨、内脏，用开水烫去血水、黏漏，切片；猪蹄筋浸发；猪脊骨洗净，斩碎；党参、当归、大枣（去核）洗净，与黄鳝、猪蹄筋、猪脊骨一齐放入锅内，加清水适量，旺火煮沸后，小火褒 3 小时，加少许酒、盐调服。此汤补益气血，强筋健骨。适用于：病后体弱，气血两虚，症见腰体乏力、筋骨萎软，步履失健；下肢萎软；先天不足之发育迟缓，下肢乏力。

3. 猪肉黄鳝羹：黄鳝 250 克，猪肉 100 克，姜、料酒、胡椒粉、精盐、味精适量。将鳝鱼宰杀，去骨、去肠、清水洗净，用开水略烫，刮去外皮的黏物，再过凉水洗净，切成段。把猪肉放清水中洗净，用刀剁成末；将煮锅洗净，加水适量，置火上煮沸，将猪肉入锅，去掉浮沫，加入黄鳝鱼段、料酒，烧开后改用文火煮；把生姜去外皮，清洗，切成丝，直接放入煮锅内，待鳝鱼酥烂时，加胡椒粉、精盐、味精调味，即可食之。此羹有补气血，润肌肤之功效，适用于因肾虚受风湿而致的腰痛等。

4. 山药炒黄鳝：黄鳝400克，山药200克，植物油100克，料酒适量，其他调料各少许。将黄鳝快速杀死，去内脏、骨头，洗净，切成段，浸入料酒中；山药去皮切片；将油烧热，鱼段倒入，再加葱、姜末，大火炒至八成熟，加进山药片略炒，撒上胡椒粉即可。此膳食可治疗糖尿病。

☺**温馨小贴士**

鳝鱼虽好，也不宜食之过量，否则不仅不易消化，而且还可能引发旧症。鲜血性热、热盛病人及外感热病病人一般不宜食用，以防热上加热，热度复起。青色鳝鱼有毒，不宜食用。

食用鳝鱼最好是现杀现烹，死鳝鱼不能吃。因为鳝鱼体内含有较多的组胺酸和氧化三甲胺，鳝鱼死后，组胺酸便会在脱羧酶和细菌的作用下分解，生成有毒物质，所以，吃鳝鱼要吃鲜的、活的，死过半天以上的鳝鱼，则不宜食用。

黄 鱼

黄鱼，别名"黄花鱼"，有大黄鱼和小黄鱼两种。鱼头中有两颗坚硬的石头，称为"鱼脑石"，故又名"石首鱼"。黄鱼其肉质鲜嫩，营养丰富，并易于保存营养，是优质食用鱼种，除供鲜食外还可加工制成风味和特色的水产品。黄鱼药食两用，深受人们喜爱。夏季端午节前后是大黄鱼的食用时期，清明至谷雨是小黄鱼的食用时期。在这两个时期，黄鱼身体肥美，鳞色金黄，发育达到顶点，最具食用价值。黄鱼含蛋白质、脂肪、糖类、维生素 B_1、维生素 B_2、烟酸、钙、磷、铁等，还含有多种氨基酸、酶类。常吃黄鱼对人体有很好的补益作用。对体质虚弱和中老年人来说，食用黄鱼会收到很好的食疗效果。

黄鱼性平，味甘，有健脾升胃、安神止痢、益气填精之功效，对贫血、失眠、头晕、食欲缺乏及妇女产后体虚有良好疗效。《本草备要》中记载："黄鱼性味甘平，开胃消食，治暴痢腹胀。"《菽园杂记》中记载："痢疾最忌油腻生冷，惟黄鱼宜，以其无脂不腻，而能消宿食理肠胃也。"可见，黄鱼对于消化不良、食欲缺乏等症有一定的治疗效果。黄鱼含有丰富的微量元素硒，能清除人体代谢产生的自由基，能延缓衰老，并对各种癌症有防治功效。用香油将黄鱼的鱼鳔炸酥后压碎吞服，对缓解胃癌、鼻咽癌以及食道癌有很好的疗效。

此外，黄鱼还有特殊的止血功能，可用于治疗吐血、崩漏、外伤出血等病症。黄鱼鱼鳔的主要成分为胶原蛋白和黏多糖，可以用来改善腰膝酸软遗精、滑精、健忘等症状，对阳痿遗精患者有良好的治疗效果。

养生食疗方：

1. 家常小黄鱼：小黄鱼350克，土豆150克，胡萝卜50克，芹菜15克，调料适量。胡萝卜、土豆去皮，洗净切丝，芹菜洗净切丝；用红沙司、辣酱油、味精、白糖、盐、辣椒粉调成"味汁"，小黄鱼去鳞、鳃，剖肚去肠，洗净，片成2片，撒上盐、胡椒粉，腌渍入味，入油锅煎至金黄色。将胡萝卜丝、土豆丝、芹菜丝，放入油锅中略炒，加入番茄酱，炒出水分，放入"味汁"稍煮，放入鱼，煮至鱼熟即可。此膳食有开胃益气，健脾胃之功效，可用于治疗消化不良、身体虚弱、阴虚咳嗽、胃痛等病症。

食物的应用

2. 黄鱼鱼肚汤：黄鱼肉 250 克，干黄鱼肚 150 克，熟猪肥膘 30 克，熟火腿末 25 克，葱末、花生油、肉汤、料酒、精盐、味精、胡椒粉、香油各适量。将黄鱼肉洗净，斜刀切片；猪肥膘切片备用。锅中下花生油烧热，放入干黄鱼肚，约 2 分钟捞起（能折断即可）。入冷水中浸至回软，再入沸水锅略煮片刻，捞出，洗净，切块备用。锅内下猪油，放入鱼片略爆片刻，加葱、料酒、肉汤和盐少许，再把鱼肚、肥膘倒入，煮沸，加入味精，淋上香油，盛入汤盆，撒上火腿末、葱末和胡椒粉即成。此汤可大补元气，调理气血，安神止痢，益气填精。

3. 黄鱼排骨煲：黄鱼 150 克，猪肋排 250 克，排骨酱、葱、姜、黄酒、酱油、白糖、食用油各适量。将黄鱼洗净，切块，加黄酒润湿。猪肋排洗净，切块。炒锅内置少量食油烧热，爆香葱、姜，入肋排翻几下，加黄酒、排骨酱、酱油和少量清水炒和，加盖煮沸，用小火焖酥，入酒浸鱼块，用白糖炒和，再用小火煮 10 分钟左右。本品对贫血、失眠、头晕、食欲缺乏等有良好疗效。

☺温馨小贴士

　　黄鱼勿多食，多食易动风发气。急慢性皮肤病、哮喘病、淋巴结核、红斑狼疮、肾炎、血栓闭塞性脉管炎和过敏体质者不宜食用。黄鱼不可用牛、羊油煎炸。

鱿 鱼

　　鱿鱼也称"柔鱼""枪乌贼"，是名贵的海产品。鱿鱼有鲜鱿鱼和干鱿鱼两种。干鱿鱼是新鲜的鱿鱼经加工、干制而成。干鱿鱼不能直接烹饪成菜，必须要经过涨发，使其重新吸收水分，最大限度地恢复鱿鱼原有的鲜嫩、松软状态。鱿鱼的营养价值很高，它和墨鱼、章鱼等海产品一样富含蛋白质、钙、磷、铁等，并含有丰富微量元素。鱿鱼的脂肪含量极低，只有 1%不到，因此热量也低，对怕胖的人来说，吃鱿鱼是一种很好的选择。

　　鱿鱼性寒，除了富含蛋白质及人体所需的氨基酸外，还是含有大量牛黄酸的一种低热量食品。可抑制血中的胆固醇含量，预防高血压、高血脂，缓解疲劳，恢复视力。此外，牛磺酸还能促进胰岛素的分泌，除了对促进肝脏的解毒作用，可预防由酒精引起的肝脏功能损害外，还有预防糖尿病的作用。鱿鱼含有丰富的钙、磷、铁元素，对骨骼发育和造血十分有益，可以有效预防贫血。鱿鱼中含的多肽和硒等微量元素有抗病毒、抗射线的作用。

　　此外，鱿鱼可有效减少血管壁内所累积的胆固醇，对于预防血管硬化、胆结石的形成都颇具效力。鱿鱼能补充脑力、预防老年痴呆症，对于中老年人来说，鱿鱼是十分有益于健康的食物。鱿鱼有调节血压、保护神经纤维、活化细胞的作用，经常食用能延缓身体衰老。鱿鱼还有滋阴养胃、补虚润肤的功能，所以特别适宜女性食用。

养生食疗方：

1. 酸辣鱿鱼汤：水发鱿鱼 200 克，熟鸡肉 100 克，熟火腿、水发冬菇、胡椒粉、醋、酱油、精盐、味精、葱各适量。鱿鱼斜刀切成薄片。熟鸡肉、熟火腿和冬菇分别切成薄片。将葱丝、胡椒粉、味精和醋放入大碗内调匀。油锅烧热，放入诸料，烧开后加精盐、酱油、清水，待汤再开，淋入佐料起锅即成。此汤具有益胃通气、补气补血和补钙的功效。

2. 蒜苗鱿鱼：鱿鱼 1 条，蒜苗 4 根，调料适量。鱿鱼泡发，切成 1 厘米宽的鱿鱼条。将蒜苗洗净，切斜片。锅中加水煮沸，放入鱿鱼烫至开花熟透之后装盘。蒜苗也烫过放鱿鱼上，再淋入调料即可。此膳食对女子月经不调有很好的疗效。

☺温馨小贴士

　　鱿鱼性质寒凉，脾胃虚寒的人应少吃。鱿鱼是发物，湿疹、荨麻疹等皮肤病患者忌食。鱿鱼须煮熟透后再食，因为鲜鱿鱼中有多肽，若未煮透就食用，会导致肠运动失调。鱿鱼的胆固醇含量高，不过几乎全部存在鱿鱼的内脏里，所以只要在食用前将鱿鱼的内脏除去后，就不必担心胆固醇过高。

甲 鱼

甲鱼又名鳖、水鱼、团鱼等。2000多年前的孟轲、荀况和汉代末期的《礼记》中分别记述了甲鱼的重要性。甲鱼营养价值很高，细嫩鲜美，香醇肥厚，背甲四周胶质软边称鳖裙，味道极鲜，适宜红烧、清蒸、清炖及制作罐头。甲鱼入药始载于《名医别录》，称现名。甲鱼浑身是宝，头、甲、骨、肉、卵、胆、脂肪均可入药。

甲鱼味道鲜美，而且高蛋白、低脂肪，并含有维生素 A、维生素 B_1、维生素 B_2、维生素 B_6、维生素 B_{12}、维生素 C、维生素 E、维生素 K 等多种维生素和磷、铁、核黄素、烟酸等微量元素。甲鱼中还含有骨胶原，人体必需的 17 种氨基酸等营养成分。甲鱼血含有动物胶、角蛋白、碘和维生素 D 等成分。甲鱼历来被作为滋补强壮药物，可补中益气、增强体质。

甲鱼性平，味甘，有滋阴，清热，补虚，凉血，软坚之功效。甲鱼适宜体质衰弱，肝肾阴虚，骨蒸劳热，营养不良之人食用；适宜肺结核及肺外结核低烧不退之人食用；适宜慢性肝炎，肝硬化腹水，肝脾肿大，糖尿病，以及肾炎水肿之人食用。《日华子本草》认为：甲鱼能"益气调中，妇人带下。"《随息居饮食谱》中也记载：甲鱼能"滋肝肾之阴，清虚劳之热，主脱肛，崩带"。甲鱼有较好的净血作用，常食者可降低血胆固醇，对高血压、冠心病患者有益。甲鱼的脂肪可滋阴养阳，治疗白发。甲鱼中含有多糖，可促进机体新陈代谢，增强机体免疫力，提高抗缺氧功能。

甲鱼还有"抗癌珍膳"的美名，能滋阴养血、补虚抗癌。甲鱼本身除了含有丰富的蛋白质外，还具有通血络和活血的作用，它可散瘀块、打散肿瘤，适宜鼻咽癌、肺癌、胃癌、乳腺癌、恶性淋巴瘤、脑肿瘤、肝癌等多种癌症患者服食，特别适宜于癌症病人放疗或化疗后呈现阴虚内热者食用。

此外，甲鱼的甲、血、头、骨、卵、胆均可入药。鳖甲中含有蛋白质、动物胶、碘、维生素 D、角质等物质，这些物质能提高血浆蛋白水平，可用于治疗肝脾肿大及肝炎并发贫血等病症。经常少量地饮用一点儿低度的鳖血酒可软化血管，对贫血和供血不足引起的四肢发凉、体质虚弱、脑神经衰弱等症，有一定的食疗作用。鳖卵可治久痢。鳖胆可治痔漏。

养生食疗方：

1. 甲鱼羊肉汤：甲鱼1只，羊肉250克，草果3克，姜片、胡椒粉、食盐、味精各适量。将甲鱼宰杀、洗净，切成小块，羊肉洗净，切成块，与甲鱼肉一并放在沙锅里。加入草果和适量生姜、清水。先用大火煮沸，再用小火炖煮2小时左右。待肉熟烂后停火，酌加少量食盐、胡椒粉和味精即可。本品可滋补肾阴，温养脾胃。适用于肾阴亏虚所致的头晕耳鸣、潮热盗汗、腰膝酸软和脾胃阳虚所致的脘腹冷痛、饮食减少、食后腹胀不舒服等病症。

2. 甲鱼香菇蒸母鸡：甲鱼1只，母鸡1只，香菇、玉兰片各50克，料酒15克，调料适量。将母鸡清理干净后，入沸水锅中焯一下；将甲鱼清理干净。将香菇用水发开，洗净备用。将鸡、甲鱼放入大碗，加水放盐、料酒；葱、姜、蒜在锅中炒香，倒在鸡和甲鱼上，上笼蒸至酥烂，取出葱、姜、蒜，放入味精、玉兰片、香菇等再蒸片刻即可。本品益气补血，滋阴强身，适宜体虚、气血两亏的肿瘤病人食用。

3. 甲鱼补肾汤：甲鱼1只，枸杞、山药、料酒、精盐、葱段、姜片、猪油各适量。甲鱼去内脏，放入热水中浸泡去膜，去背壳斩成6块，下沸水锅洗去血水。锅中加水，加入诸料，煮至甲鱼肉熟烂，拣去葱段、姜片，淋上猪油即成。本品有养阴润燥、滋补肝肾的作用。

食疗 与 保健

☺温馨小贴士

　　慢性胃肠疾患者不宜过量食用甲鱼，因为甲鱼属寒凉食物，且富含蛋白质、脂肪和动物胶质，不容易消化吸收，过量进食，可影响消化功能，甚至引起吐泻。失眠、孕妇及产后泄泻也不宜食甲鱼，以免吃后引发胃肠不适等症或产生其他副作用。

　　吃甲鱼要活宰放血，不能吃已死的甲鱼，否则易中毒。甲鱼含有大量组氨酸，易分解产生组胺，特别在甲鱼死后，分解得更快。组胺具有毒性，对人体有害。因此，在食甲鱼之时要选用活鲜鱼。甲鱼血和胆汁，最好不要生食。甲鱼肉最好单独烹制，取鲜活者，或蒸或炖，且一次不可多食，以少量间断应用为宜。

鳙 鱼

　　鳙鱼，又称"胖头鱼""大头鱼""黑鲢""花鲢"，是著名的四大家鱼之一。鳙鱼营养丰富，肉质细嫩鲜美，尤其是鳙鱼的头部有美味可口的"葡萄肉"，最让人喜爱，素有"青鱼尾巴，鳙鱼头"的谚语，是颇受大家欢迎的经济实惠的增补食品。鳙鱼属于高蛋白、低脂肪、低胆固醇的鱼类，每100克鳙鱼中含蛋白质15.3克，脂肪0.9克。鳙鱼还含有碳水化合物，维生素A、维生素B_1、维生素B_2、维生素C以及钙、磷、铁、硫胺素、核黄素等营养物质。

　　鳙鱼性温，味甘，有健脾，暖胃，温中，消肿，祛头眩，益脑髓等作用，主治腰膝酸痛，脾胃虚弱，肢体肿胀，消化不良，小便不利，步履无力等病症。鳙鱼富含磷脂及多种营养成分，特别是其头部的脑髓含量很高，所以鳙鱼是健脑、补脑的重要营养保健食品之一。鳙鱼富含维生素A，对眼睛有好处。鳙鱼对心血管系统有保护作用。经常吃些鳙鱼还能起到润泽皮肤的作用。

　　此外，鳙鱼头汤中含有一种特别的脂肪酸，具有抗炎作用，可以防止呼吸道发炎，对儿童哮喘病尤为有益。每天喝2~3次鳙鱼头汤，可大大减少呼吸道感染及由此而引起的哮喘病发生的概率。

　　养生食疗方：

　　1. 白番薯鱼头汤：胖头鱼鱼头1个，白番薯250克，调料适量。将鱼头洗净切块；白番薯洗净，切成小方块。将两者一同放锅中，加适量水大火烧开，放入姜片和食盐，用小火炖至酥烂，调入味精、麻油即可。此汤可用于减肥美容。

　　2. 川芎炖鳙鱼头：鳙鱼头500克，川芎、白芷各10克，调料适量。将鳙鱼头去鳃，洗净，入油锅煎黄，加川芎、白芷、姜、盐，加水3碗，煮成1碗，加料酒1小杯，略煮。佐餐食用，连食3~5日。此膳食适合风寒头痛者食用。

☺温馨小贴士

　　鳙鱼不宜食用过多，如果食用过多容易引发疮疖。凡有瘙痒性皮肤病、内热、荨麻疹、癣病者应少食鳙鱼。鳙鱼鱼胆有毒，不可食用。鱼腹黑膜不能吃，在清洗鱼的时候，一定要把这层黑膜去除。因为这种膜能起到鱼腹腔内壁不受内脏器官的摩擦，防止各种有害物质通过肠壁渗透到肌肉中的作用。因此，这层黑膜实际上成了鱼腹中各种有害物质的汇集处。

草 鱼

　　草鱼又称"鲩鱼"，与青鱼、鲢鱼、鳙鱼并称为我国"四大淡水鱼"。草鱼营养丰富，肉质细嫩，骨刺少，很适合切花刀制作菊花鱼等造型菜。对于身体瘦弱、食欲缺乏的人来说，多食草鱼可以起到开胃、滋补的作用。草鱼有青色和白色之分，白色的草鱼更好。草鱼含有丰富的蛋白质、脂肪，每100克含蛋白质15.5~26.6克，脂肪1.4~8.9克，还含有无机盐、钙、磷、铁、维生素 B_1、维生素 B_2、硫胺素、核黄素、烟酸等营养成分。

草鱼性温，味甘，有平肝、祛风、治瘅、温中、暖胃、截疟等功效，可用于胃寒冷痛、食少、呕吐、体虚气弱、疟疾、肝风头痛等症，是温中补虚的养生食品。草鱼含有丰富的不饱和脂肪酸，对血液循环有利，是心血管病人的良好食物。草鱼含有丰富的硒元素，经常食用有抗衰老、养颜的功效，而且对肿瘤也有一定的防治作用。草鱼中含有核酸和锌，有增强体质、延缓衰老的作用。研究表明，多吃草鱼还可以预防乳腺癌。动物实验表明，草鱼胆有明显降压和祛痰及轻度镇咳的作用。草鱼胆虽可治病，但胆汁有毒，须慎重。

养生食疗方：

1. 鲩鱼头生姜汤：鲩鱼头约 400 克，生姜 3 克，食用油、料酒、盐、味精各适量。把鱼头除鳃去瘀血，放入水中洗净，待用；生姜去外皮，用水洗净，用刀切成片，待用；锅洗净，放入适量水，大火烧开，将鱼头逐个放入锅内，打去浮沫，再用小火熬半小时，停火加入调味品调味即可。本品可祛风补脑，适用于头风、头痛、中气不足、水肿等病症。

2. 木瓜鱼尾汤：木瓜 750 克，鲩鱼尾 600 克，调料适量。木瓜去核、去皮、切块；起油锅，放入姜片，煎香鲩鱼尾；木瓜放入煲内，加适量水煲滚后，再加 2 碗开水倒入锅中，与已煎香的鱼尾同煮片刻，再将鱼尾连汤倒回煲内，用文火煲 1 小时，下盐调味，即可。此汤有通乳健胃之功效，最适合产后妇女饮用。

3. 草鱼豆腐汤：草鱼 500 克，豆腐 1 块，雪里蕻、盐、胡椒粉各适量。草鱼如常法处理干净，切小块。腌雪里蕻少许，漂洗干净，切碎。豆腐切块，煎黄，将豆腐和鱼块，同入沙锅中煮至熟，放入盐及胡椒粉调味即可食用。本品可利水消肿，润肤驻颜。

> ☺ **温馨小贴士**
>
> 　草鱼不宜大量食用。若吃得太多，有可能诱发各种疮疥。草鱼烹调时不用放味精就很鲜美。

鲈 鱼

鲈鱼又名"花鲈""鲈板""鲈甲""真鲈"等，俗称"鲈鲛"，与长江鲥鱼、黄河鲤鱼、太湖银鱼并称为"四大名鱼"，以松江鲈鱼最为有名。鲈鱼肉质细嫩，味美清香，营养和药用价值都很高。尤其是秋末冬初的成熟鲈鱼，特别肥美，鱼体内积累的营养物质也最丰富。鲈鱼有多种烹饪方法，常见的有红烧、清蒸或做羹、汤，其味鲜美。鲈鱼亦可腌制食用，最有名的是"鲈鱼脍"。鲈鱼含蛋白质、脂肪、碳水化合物等营养成分，还含有维生素 B、烟酸和微量的维生素 B_1、钙、磷、铁等物质。

鲈鱼性平，味甘，具有补肝肾、益脾胃、化痰止咳之功效，且可治胎动不安、妊娠期浮肿、产后少乳等症，对准妈妈、产后妇女来说是健身补血、健脾益气、益体安康的佳品。《食疗本草》云："鲈鱼能安胎、补中、作脍尤佳。"《本草衍义》记："益肝肾。"《嘉祐本草》中说："补五脏、益筋骨、和肠胃、治水气。"凡脾虚小便不利和肝肾不足、腰膝酸软者皆可常食。鲈鱼含丰富的蛋白质，对儿童、中老年人的骨骼组织有益。鲈鱼血中含有较多的铜元素，铜能维持神经系统的正常功能，并参与数种物质代谢的关键酶的功能发挥，铜元素缺乏的人可食用鲈鱼来补充。

养生食疗方：

1. 清蒸鲈鱼：500 ~ 600 克的鲈鱼 1 条，鸡汤 50 克，熟火腿、笋片各 30 克，香菇 4 朵，香菜、姜片、葱丝、盐、料酒、酱油各适量。鲈鱼按常法收拾干净，擦净身上多余水分放入蒸盘中；火腿切成与笋片大小相近的片，码在鱼身上；香菇用温水泡发，切片，也码在鱼身及周围处；再将姜片、葱丝放入鱼盘中，再倒入盐、酱油、料酒；香菜洗净，切段备用；蒸锅中加适量水，大火烧开后放入鱼盘，大火蒸 7~9 分钟后立即取出，拣出姜片、葱丝；鸡汤烧开后，浇在鱼身上，饰以香菜段即可。本品有补中气、滋阴、开胃、催乳等功效。

2. 木耳鲈鱼汤：鲈鱼 500 克，木耳 50 克，食盐、味精各适量。鲈鱼去鳞、鳃、内脏、洗净。木耳在清水中浸泡半小时。锅置火上，加入开水、鲈鱼、盐，将鲈鱼煮烂，汤滤清。将鱼、木耳、鱼汤放入沙锅中，大火烧开，撇净浮味，改用小火煮熟，调味即可。本品可滋补清降。

☺ **温馨小贴士**

　　根据前人经验，患有皮肤病疮肿者忌食鲈鱼。鲈鱼肝不宜食用。《随息居饮食谱》中记载："鲈鱼，多食发疮患癣，其肝尤毒。中其毒者，芦根汁解之。"

鲢 鱼

鲢又称"白鲢""鲢子""鳊鱼"，也是我国常食鱼之一。俗话说："青鱼尾巴鲢鱼头。"鲢鱼味美，以头为贵，尤其在小雪后，脑满肉肥，称为"雪鲢"，是一种营养很丰富的水产品。鲢鱼入本草专书首见于明代《本草纲目》。鲢鱼富含蛋白质及多种氨基酸、脂肪、碳水化合物、灰分、Ω-3 不饱和脂肪酸、维生素 A、维生素 B、维生素 D、钙、磷、铁、硫胺素、核黄素、烟酸等营养成分。

鲢鱼性温，味甘、可补气、温中、暖胃、利肺、利水、润泽皮肤等，主治脾胃虚弱、倦怠、饮食减少、便溏、水肿、咳嗽、肌肤无华等病症，对于年老体弱、病后气血衰虚、皮肤粗糙等症状，常食鲢鱼可起到滋润补虚的功效。鲢鱼富含蛋白质和氨基酸，对促进智力发育、降低胆固醇、血液黏稠度和预防心脑血管疾病有明显的作用。鲢鱼中的Ω-3 是一种可抑制癌细胞扩散的成分，因此长期食用鲢鱼对预防癌症大有益处。此外，鲢鱼佐香油食用，对皮肤粗糙、脱屑、头发干枯易脱落等症状均有一定疗效。

养生食疗方：

1. 清蒸鲢鱼：500 克左右的鲢鱼 1 条，香菇 15 克，调料适量。鲢鱼剖肚洗净；香菇洗净切丝；将两者一同放入大瓷碗中，加葱、姜、黄酒、猪油和食盐，隔水蒸熟，捡出葱、姜，加入味精，撒上芫荽即可。本品可用于治疗产妇缺乳、脾胃不健、食欲减退、身倦乏力等病症。

2. 鲢鱼焖豆腐：500 克左右的鲢鱼 1 条，水豆腐 200 克，调料适量。将水豆腐洗净切成小块；将鲢鱼剖肚洗净，在鱼的侧面两背肉上各斜切 3 刀，下锅油煎至微黄，放入豆腐，加酱油、食盐、葱、姜和适量水，加盖焖煮至熟透，调入味精即可。此方可用于治疗产妇乳汁不通。

3. 天麻鲢鱼汤：鲢鱼头 2 个，火腿片、天麻、盐、姜片、料酒、油各适量。鱼头去鳃肉污物并切为两半。天麻洗净沥干备用。锅置火上，加油爆香姜片，放少许料酒，倒入鱼头，约 2 分钟后取出。加适量水于锅内，先放鱼头于底，再放入天麻和火腿片，炖至水沸时，改用小火炖 2~3 小时，再放入适量盐即成。本品具有治神经衰弱、眩晕头痛、宁神定惊、益气养肝、利腰膝的功效。

☺ **温馨小贴士**

　　鲢鱼不宜一次吃得太多，否则宜生疖疮，口渴等。鲢鱼可使炎症增强，甲亢病人不宜食用；目赤、疔疮、瘙痒患者忌食；感冒发热或大便秘结以少食为宜。

黑 鱼

黑鱼，原名鳢鱼，又称"乌鳢""乌鱼"等，是一种凶猛的食肉鱼类，群鱼见之都退避三舍，故冠之以"将军鱼"之名。据民间传说，黑鱼的寿命可达100年，是淡水鱼中的长寿鱼。黑鱼刺少肉紧，味鲜美，营养价值高。据分析：每100克黑鱼肉中含蛋白质19.8克，脂肪1.4克，还含有18种氨基酸，如组氨酸，3甲基组氨酸等，还含有人体必需的钙、磷、铁及多种维生素（特别是维生素A含有330国际单位）。体弱的病人、产妇和儿童，常食黑鱼有益于健康，增强体质。

黑鱼性寒，味甘，具有补脾利水，去瘀生新，清热等功效，主治水肿、湿痹、脚气、痔疮、疥癣等症，适宜身体虚弱，低蛋白血症、脾胃气虚、营养不良和贫血之人食用。《神农本草经》将其列为上品，云："疗五痔，治湿痹，面目浮肿，下大水。"《滇南本草》载："大补血气，治妇人于血痨症，煅为末服之。又煮茴香食，治下元虚损。"《医林纂要》载："补心养阴，澄清肾水，行水渗湿，解毒去热。"患者进行手术后，常食黑鱼，有生机补血，加速伤口愈合的作用。火烧黑鱼是治疗浮肿、体虚的良药。产妇清蒸食用，可催乳补血。黑鱼与生姜、红茶煮食用，对治疗肺结核有辅助作用。肾炎患者可用黑鱼与红糖炖服。腰酸膝痛者，可用黑鱼与葛菜、豆腐煮食。吃黑鱼还有给伤口消炎的作用。

养生食疗方：

1. 百合熘黑鱼片：黑鱼肉300克，百合50克，调料适量。将黑鱼肉切片，加料酒、鸡蛋清、盐，用湿淀粉拌匀，入油锅，滑熟；油锅煸香葱、姜，放入百合，略炒，加盐、白糖、料酒、鲜汤，炒匀，放入鱼片，加味精，用湿淀粉勾薄芡，淋上熟鸡油即可。此膳食有润肺止咳、清热化痰、养血安神之功效。

2. 鲜笋炒黑鱼片：鲜笋250克，黑鱼肉150克，调料适量。黑鱼肉切成片；鲜笋切片，入沸水中焯熟；锅中放油烧热，放入姜丝煸香，加入鲜笋略炒，加料酒和盐，炒至入味。另起锅中煸香姜丝，放入鱼片炒熟，加入鲜笋和味精，用湿淀粉勾芡即可。此膳食有清热生津、化痰止咳之功效。

3. 黑鱼枣姜汤：黑鱼250克，红枣3枚，生姜少许。黑鱼去鳞，剖肚去肠洗净，切段，放入锅中，加红枣、生姜一同煮熟即可。趁热食鱼，饮汤，每周食2~3次。此膳食有健脾补肺之功效。

☺**温馨小贴士**

　　黑鱼性寒，脾胃虚寒者食用时宜加生姜、辣椒等驱寒调料。忌食黑鱼子。因其有毒，误食有生命危险。

青 鱼

青鱼，又称"黑鲩""青鲩""螺蛳青""青根鱼""乌青鱼""黑鲩"，与草鱼、鲢鱼、鳙鱼，合称为淡水养殖的"四大家鱼"。青鱼营养丰富，肉嫩味美，刺大而少，是日常生活中重要的营养保健所用食鱼之一，历来受到人们的喜爱。青鱼清蒸、红烧、糖醋、红焖、花酿、油煎、熘片、熏制均可，尤以清蒸为佳。青鱼配以虾仁肉片，味感更丰富，营养更全面，是一道营养丰富、味道鲜美的菜肴。

青鱼是一种高蛋白、低脂肪的食物，其蛋白质含量为20.1%，脂肪含量为4.2%。在氨基酸组成中，富含谷氨酸、天冬氨酸等呈鲜味成分，故吃起来味道鲜美。此外，青鱼还含有钙、磷、铁、锌、镁、硒等人体必需的多种矿物质，以及烟酸、核酸、硫胺素、核黄素等多种营养成分，是淡水鱼中的上品。

青鱼性平、味甘、补气养胃、益气和中、养肝明目、除烦化湿、除痹，主治胃脘疼痛、脚气、赤目及肿痛、腰脚软弱、痢疾、喉炎、扁桃体炎等病症。《食疗本草》中说，青鱼"益心力"。

青鱼富含赖氨酸，而人们日常主食中普遍缺乏赖氨酸，因此常吃青鱼可发挥蛋白质的互补作用。青鱼中含有锌、硒等微量元素，能帮助维护细胞的正常复制，强化免疫功能，有抑制肿瘤的作用。青鱼中富含核酸，有滋养机体细胞、增强体质、延缓衰老的功效。青鱼中含有一种特殊的脂肪——多元不饱和脂肪酸。营养学家发现，这种特殊的脂肪是大脑最需补充的营养，它是营造大脑细胞的必需品。此外，青鱼鱼鳞熬制的胶有止血功效。

养生食疗方：

1. 青鱼头尾汤：青鱼头、尾共 500 克，木耳 25 克，酱油、猪油、食盐、白糖、料酒、蒜片、葱段、胡椒粉各适量。将青鱼头尾先用酱油浸渍一下，木耳用水浸泡发好待用；锅置火上，放猪油烧热，下蒜片、葱段煸炒出香味，放鱼头、鱼尾，待两面煎至微黄，取出放入沙锅内。放入清水和浸鱼所用的酱油，加入料酒、白糖煮 15 分钟，然后，放入发好的木耳、精盐、胡椒粉即成。具有补气，养胃、除烦满、化湿、祛风等多种食疗功效，适应于食欲缺乏，神疲少力。

2. 麻辣青鱼：青鱼肉 250 克，鸡蛋 1 个，干辣椒 5 克，花椒 1 克，调料适量。用白糖、醋、酱油、料酒、味精、湿淀粉调成"卤汁"，备用；将青鱼肉切丁，加鸡蛋清、料酒、胡椒粉、淀粉，拌匀，入油锅炸熟，捞出；锅内留少许油，放入花椒煸香，捞出，放入干辣椒炸后，加葱、姜、蒜、豆瓣辣酱煸炒一下，加入鱼和"卤汁"，炒至入味，撒上花椒粉即可。此膳食有补血养肝，益气养胃，化湿利水之功效。

3. 芝麻青鱼片：青鱼肉 250 克，白芝麻 50 克，鸡蛋 2 个，调料适量。将鸡蛋打搅成鸡蛋液，备用；将青鱼肉切片，加葱、椒、盐、味精、料拌匀，蘸上面粉，拖上鸡蛋液、白芝麻，入油锅炸至金黄色即可，此膳食有养肝补肾，明目润肤之功效。

☺ **温馨小贴士**

肝硬化病人忌食青鱼，因为肝硬化患者体内难以产生凝血因子，容易引起出血，如果再食用青鱼，会使病情急剧恶化。青鱼胆可治病，但不宜内服，因为其胆汁有毒。此外，加工青鱼时，如果不小心把苦胆弄破了，可快速在有苦胆的地方放涂点小苏打或酒，再用清水冲，苦味即除。

鲍 鱼

鲍鱼古称"鳆"，又称"镜面鱼""九孔螺""明目鱼"等，俗名"将军帽"，是一种海产贝类，自古被人们视为"海味珍品之冠"。鲍鱼的主要品种有杂色鲍、半纹鲍、羊鲍、耳鲍、皱纹盘鲍等。其肉质柔嫩细滑，滋味极其鲜美，非其他海味所能比拟。司马迁在《史记》中称鲍鱼是"珍肴美味"。鲍鱼既可鲜食，亦可晒成干品。红烧鲍鱼、青炒鲍鱼、扒鲍鱼、麻酱鲍鱼、青串鲍鱼以及用鲍鱼、香菇、鸡做成的"三珍汤"等，都是各具特色的名菜佳肴。鲍鱼壳的内面色泽光亮，可做镶嵌家具的螺钿。鲍鱼的蛋白质很高，特别是球蛋白含量丰富。鲜品含蛋白质 20%，干品高达 40%，且含 8 种人体必需的氨基酸。此外，还含有脂肪、碳水化合物以及多种维生素。

鲍鱼性温，味咸，能够双向性调节血压，养阴，平肝，固肾，调节肾上腺分泌，还有调经、润燥、利肠瘦身之效，是一种补而不燥的海产，吃后没有牙痛、流鼻血等副作用，多吃也无妨。夜尿频、气虚哮喘、血压不稳、精神难以集中者适宜多吃鲍鱼。糖尿病患者也可用鲍鱼作为辅助治疗食品，但必须配药同炖，才有疗效。鲍鱼中含有一种被称为"鲍素"的成分，能够破坏癌细胞必需的代谢物质，鲍鱼的椭圆形贝壳是一味中药，叫石决明，有明目除热、平肝潜阳通淋之效，可以治疗高血压、目赤肿痛等疾病。

养生食疗方：

1. 九九归一：海参 150 克，蹄筋、冬笋各 100 克，鲍鱼 50 克，冬瓜半个，火腿 30 克，冬菇 20 克，青豆 10 粒，米酒 20 毫升，上汤 500 毫升，调料适量。将海参、蹄筋、冬笋、鲍鱼、火腿、冬菇均切成约 1 厘米见方的丁，将海参、冬笋、蹄筋用开水烫一下，捞出沥干；去掉冬瓜瓤；将以上各种原料用油稍炒后一同放入冬瓜盅内，再把冬瓜盅放入特制的大碗中，加入青豆、精盐、味精、盐、米酒、上汤；蒸熟取出，淋上麻油即可。本品可用于治疗癌症病人术后、放化疗中贫血等病症。

2. 鲍鱼参片汤：鲍鱼 2~3 粒，瘦肉 150 克，参片 12 片，味精、鸡精、食盐各适量。将鲍鱼料洗净，瘦肉洗净切块。将所有原材料放入盅内，用中火蒸 1 个小时，最后放入调味料即可。本品可补气益肾，平肝滋阳，滋阴润燥，降脂美容。

☺ **温馨小贴士**

感冒发烧或阴虚喉痛的人不宜食用鲍鱼。痛风患者及尿酸高者不宜吃鲍鱼肉，只宜少量喝汤。烹调鲍鱼要使之软硬适中，太软如同食豆腐，无法发挥鲍鱼的真正味道，太硬则如嚼橡皮筋，同样无法体会鲍鱼的美味。

沙丁鱼

沙丁鱼亦称"鳁"，被称为"补脑食品之王"，具有生长快、繁殖力强的优点，是世界重要的海洋经济鱼类。沙丁鱼肉质鲜嫩，含脂肪高，清蒸、红烧、油煎及腌干蒸食均味美可口，也可加工制成罐头食用。但由于沙丁鱼个体小，产量高产值低，保鲜加工困难大，多做鱼粉原料。沙丁鱼含有丰富的蛋白质、核酸、不饱和脂肪酸、维生素 B，少量的维生素 A、维生素 D 和钙、铁等。沙丁鱼中 Ω-3 脂肪酸的含量是最高的。

沙丁鱼含有丰富的不饱和脂肪酸，可降低血液的黏稠度，对预防高血压、动脉硬化、心肌梗死有益。核酸能够提高智力，提升心理承受力，增强记忆力。沙丁鱼富含硒元素，硒有强烈的抗氧化作用，可预防衰老、动脉硬化和癌症。干的沙丁鱼因其体内钙的含量被浓缩，相当于鲜沙丁鱼维生素 E 的 50~100 倍，可预防衰老、动脉硬化和癌症。干的沙丁鱼煮了再晒干的含量的比例将更高，血钙含量升高可以解除焦躁，安定情绪。沙丁鱼还可以预防高血压、高血脂，对担心患这些病的中老年人有好处。把沙丁鱼烤焦后，磨成粉，再在香油里炸，敷在耳朵根上，可以治中耳炎。吃烤焦的沙丁鱼头，可止牙痛。

养生食疗方：

沙丁鱼丸汤：沙丁鱼 100 克，蛋白 30 克，大葱 20 克，芹菜叶、姜汁、汤料各适量。将沙丁鱼去头、尾、骨，剁成肉馅，加入蛋白、姜汁，搅成糊状；将肉馅团成丸子；葱洗净切丝、芹菜叶洗净撕碎。锅置火上，放入汤料，煮沸后放入鱼肉丸子，水沸后再煮 10 分钟；放入葱丝、芹菜叶即可。此汤可促进大脑发育、补充钙、铁，适用于贫血、脱钙患者及婴幼儿食用。

☺ **温馨小贴士**

肝硬化病人忌食沙丁鱼，因为肝硬化患者体内较难产生凝血因子，容易出血，如果食用沙丁鱼，会加重病情。为了更有效地利用沙丁鱼中的不饱和脂肪酸 DHA，烹调时应尽量少用油炸。

章鱼

章鱼，又称"石居""八爪鱼"，营养价值很高，是名贵的海产品。章鱼可分为真蛸、短蛸、长蛸三类。短蛸是一种小型章鱼。长蛸俗名长脚章鱼，体型相对较长。章鱼的肉鲜嫩可口，易于嚼碎，可以煮食或烧烤，亦可晒成章鱼干，尤以真蛸制成的章鱼干质量最好。章鱼含有丰富的蛋白质、脂肪、碳水化合物、钙、磷、铁、锌、硒以及维生素 E、维生素 B、维生素 C 等营养成分。章鱼是一种营养价值非常高的食品，不仅是美味的海鲜菜肴，而且是民间食疗补养的佳品。

章鱼性平，味甘咸，有补血益气、收敛生肌、治痈疽肿毒的作用，适宜体质虚弱、气血不足，营养不良者及产后乳汁不足者食用。章鱼对骨骼发育和造血十分有益，可预防贫血。《泉州本草》载："章鱼益气养血、收敛、生肌。主治气血虚弱，痈疽肿毒，久疮溃烂。"章鱼是含有大量牛黄酸的一种低热量食品，可调节血压，抑制血中的胆固醇含量，预防高血压、高血脂，缓解疲劳，恢复视力，改善肝脏功能。章鱼中含有的多肽和硒等微量元素有抗病毒、抗射线的作用。章鱼精氨酸含量较高，精氨酸是精子形成的必要成分，所以章鱼有增强男子性功能的作用。

养生食疗方：

1. 章鱼莲山沙参汤：猪瘦肉 100 克，章鱼、莲子、淮山药、沙参各 30 克、枸杞子 20 克、蜜枣 5 枚、生姜、盐、味精各适量。将猪瘦肉洗净，放入沸水中煮 5 分钟，过冷，切片；将章鱼洗净，浸发，切小块；余药洗净，备用；将猪瘦肉片、章鱼块和余下的材料一同放入煲内，加水适量，用大火煮沸后，改小火煲 3 小时，调味即可。本品可健脾益气，补血开胃，适用于身体虚弱，脾胃气虚，表现为神疲乏力、食欲缺乏、面黄神疲，或产后体虚、营养不良之形体消瘦、舌质淡红、苔薄白等。

2. 章鱼花生猪蹄汤：章鱼 100 克，花生米 150 克，猪前蹄 1 个。将章鱼洗净泡软，切块；将猪蹄去毛及剃甲，洗净。将三者一同放入锅中，加适量水，待肉熟花生烂后即可出锅。此汤可用于治疗产后乳少或无乳、气血不足等病症。

☺温馨小贴士

有荨麻疹、过敏史的人，癌症患者忌食章鱼。

平 鱼

平鱼又称"鲳鱼""银鲳""叉片鱼"，是一种身体扁平的海鱼。因其刺少肉嫩，故很受人们喜爱。用平鱼制作菜肴很有特色。如"烟平鱼"便是上海最著名的特色菜肴之一，数十年来一直深受中外顾客的欢迎，称赞它是"风味独特的鱼味佳肴"。平鱼营养极其丰富，含有蛋白质 15.6%，脂肪 6.6%，还含有钙、磷、铁、镁、碳水化合物、胆固醇等。

平鱼性味甘、平，有益气养血、柔筋利骨、健脾养胃的功效，对于消化不良、贫血、筋骨酸痛、四肢麻木、心悸失眠、神疲乏力、阳痿早泄等很有效。《杏林春满集》载："健脾补肾，兴阳。"《随息居饮食谱》写道："补胃，益血，充精。"《本草拾遗》载；"令人肥健，益气力。"平鱼含有丰富的不饱和脂肪酸，有降低胆固醇的功效。平鱼中还含有丰富的微量元素硒和镁，对冠状动脉硬化等心血管疾病有预防作用，并能延缓机体衰老，预防癌症的发生。

养生食疗方：

1. 软熘平鱼片：平鱼 400 克，水发玉兰片、水发口蘑、荸荠各 15 克、豌豆 5 克、鸡蛋 1 个、调料适量。将荸荠去皮，切片；将鸡蛋清和湿淀粉、盐调成蛋清糊；将平鱼去鳞、鳃，剖肚去肠，洗净，切片，拖上蛋清糊，入油锅炸熟捞出；锅内留少量油，放入葱、姜、蒜煸香，放入玉兰片、口蘑、荸荠片、豌豆，略炒，加料酒、盐和清汤煮沸，加味精，用湿淀粉勾芡，淋上鸡油，浇在鱼上即可。此膳食可用治疗神疲乏力、消化不良、贫血、心悸、失眠等病症。

2. 党参平鱼汤：平鱼 500 克，淮山药 25 克，党参 20 克，当归 10 克，熟地 15 净。党参、熟地、淮山药、姜切片，当归、葱切段；将锅置中火上，加适量油，烧热至六成熟时，加入清汤适量。放入以上药物及葱、姜、绍酒、盐，煮20分钟即成。本品有滋阴养血，健脾固肾，安神健脑的作用。

☺温馨小贴士

　　平鱼属于发物，有慢性疾病和过敏性皮肤病的人不宜食用。平鱼子有毒，可导致泻痢，不可多食。

虾

　　虾有海虾、河虾之分。虾的肉质肥嫩鲜美，食之既无鱼腥味，又没有骨刺，老幼皆宜，备受青睐。虾肉历来被认为是美味、滋补、壮阳之妙品。虾的吃法多样，煎、炒、蒸、煮均可，可制成多种美味佳肴。如有炒虾仁、盐水虾、香辣虾等，虾肉还可以作馅，或利用小虾或软壳虾，调以韭菜、面粉制成油炸虾饼等。

　　虾中含有丰富的蛋白质，还有脂肪、碳水化合物、灰分以及维生素A、维生素B_1、维生素E、β-胡萝卜素、二羟基-7胡萝卜素、叶黄素、玉米黄素、虾青素、天冬氨酸、苏氨酸、谷氨酸等18种氨基酸和铁、铜、锌、硒、铬、锗、锰、锡、钛、钙、磷、镁、镍、硅等多种营养成分，被称为菜中的"甘草"。

　　虾性温，味甘咸，具有补肾壮阳、补衰、息风通乳的作用，能提高人体的免疫力和性能力，可用于治疗癣疥、风瘙身痒、产后缺乳、阳痿、胃寒、体倦、腰膝酸痛等病症，适宜肾虚阳痿、男性不育症，腰脚虚弱无力之人食用；适宜妇女产后乳汁缺少者食用；适宜中老年人缺钙所致的小腿抽筋者食用。《食物中药与便方》中记载："肾虚，阳痿，腰脚痿弱无力：小茴香30克，炒研末，生虾肉90~120克，捣和为丸，黄酒送服，每服3~6克，1日2次。"《本草纲目》中说："虾子作羹，托痔疮。"《随息居饮食谱》亦载："虾子补胃气，托痘疮。"体弱患儿水痘难以透发者，最适合食用虾。小儿水痘，用活虾煮汤服，能促其早透早回，而且可以减少并发症。

　　虾中镁的含量比较丰富，镁对心脏活动具有重要的调节作用，能很好地保护心血管系统。它不仅可以防止动脉硬化，同时还能扩张冠状动脉，有利于预防高血压及心肌梗死。虾中碘和钙的含量很高，可用于需要补钙的人食疗之用。预防缺钙抽搐症及胎儿缺钙症，老年人食用可预防因缺钙所致的骨质疏松症。由于虾的脂肪含量很低，所以也具有很好的降脂减肥功效。

　　此外，虾中含有较多的微量元素硒，可预防癌症的发生。虾体内的虾青素有助于消除因时差反应而产生的"时差症"。虾皮有镇静作用，可用来治疗神经衰弱、植物神经功能紊乱诸症。

　　养生食疗方：

　　1. 虾仁白菜：小白菜、虾仁各200克，糖、白醋、酱油、香油、葱姜蒜末、料酒、淀粉、胡椒粉、油各适量。先将小白菜洗净后切成细丝，放入盘中备用；虾仁加入腌料拌匀；然后起油锅，放入虾仁快炒，至八分熟时熄火取出，置于小白菜丝上；将酱汁拌匀，待食用前淋上即可。此膳食可促进体内新陈代谢，保持大小便顺畅，改善长期干咳症状，消除水肿，促进肾上腺激素分泌。

　　2. 对虾汤：对虾250克，龙井茶叶、嫩菜心、料酒、精盐、味精各适量。将对虾去头、皮，剔除泥肠，切成小薄片；龙井茶叶放开水杯中沏好备用；锅置火上，加适量水烧开，放虾片烫透，沥干捞出；再将茶水倒入锅内，加精盐、味精、料酒烧开，撇去浮沫，倒入汤盆中，选少许嫩菜心放在汤内即可。本品具有补肾壮阳、益气温中之功效。

　　3. 鲜虾草菇柠檬汤：新鲜大虾6只，鲜草菇5粒，柠檬叶8片，芫荽1棵，香茅、红椒、鱼露、柠檬汁、油、盐各适量。将虾剥去虾头及壳，去肠，用水洗净；将草菇洗净；红椒用水洗净后切成碎片，香茅、芫荽切碎备用；起油锅，加入虾头及壳，炒至呈粉红色；向锅中加适量水，再加入草菇、红椒、盐、柠檬叶及香茅，煮沸后加盖，慢火煮 3 ~ 4 分钟。加入鱼露及柠檬汁调味，撒上红椒碎和芫荽碎即可。本品壮阳祛寒，可使人周身温暖，不畏寒，不伤胃，身强力壮。

4. 醉虾：对虾 1 对，烧酒适量。对虾用清水漂洗干净，放入酒内将其醉死；捞出后加蒜泥酱油（由酱油、蒜泥、料酒、味精、胡椒末、香油混合而成）即可。对虾有"补肾兴阳"之功，能增强性功能，故适用于阳痿患者。烧酒有一定杀菌作用，又能除腥秽，酒香还可刺激食欲。此膳生食，必须注意取料新鲜，加工过程中的卫生绝不可忽视，以免引起胃肠道感染。脾胃功能虚弱者慎用，也不宜常吃，以防寄生虫或其他细菌感染。

5. 香脆凤尾虾：鲜虾 300 克，脆炸粉 100 克，甜茄汁 50 克，青椒、洋葱各 10 克，樱桃番茄 12 个，盐、胡椒粉、酒、生粉各适量。将鲜虾去壳留尾，洗净并吸干水分，用调料腌 5 分钟；把青椒、洋葱切丝洗净，放入碟中；樱桃番茄洗净，抹干水分待用；将脆炸粉用清水冲成稀糊状，放入鲜虾拌匀，再用筷子夹起虾仁，放入已烧热的锅中，用中火炸脆，取起滤油后摆入碟中；把樱桃番茄排入碟中，再淋上甜茄汁便成。本品具有补中益气，帮助胎儿发育，增强孕妇抵抗力的作用，但有过敏症的孕妇慎食。

> ☺ **温馨小贴士**
>
> 虾为发物，故染有宿疾者不宜食用。正值"上火"之时不宜食用。一些过敏性疾病患者，如过敏性鼻炎、支气管炎、反复发作性过敏性皮炎等患者则不宜吃虾。哮喘、咯血、急性炎症者，高血压患者，对海鲜、鱼、虾有过敏史者等不宜食用。身上有伤口的人吃虾会使伤口发痒。

螃 蟹

蟹类中可供食用的主要有三疣梭子蟹、远海梭子蟹、青蟹和中华绒螯蟹等。螃蟹肉质鲜美肥嫩，不仅具有丰富的营养价值，而且具有较高的药用价值。螃蟹本草首见于《神农本草经》，名"蟹"，螃蟹之名出《蟹谱》。

螃蟹不但味道奇美，而且营养价值也很高，螃蟹蛋白质的含量有 10 余种。螃蟹中的钙、磷和维生素 A 的含量也较高。此外，螃蟹还含有脂肪、硫胺素、核黄素及少量碳水化合物等。

螃蟹性寒味咸，有清热解毒、补骨添髓、养筋活血、通经络、利肢节、续绝伤、滋肝阴、充胃液的功效。对于治疗跌打损伤、筋伤骨折、风湿性关节炎、过敏性皮炎、高血压、动脉硬化、脑血栓、高血脂、产后瘀滞腹痛、难产、胎衣不下及各种癌症等有较好的疗效。《本草纲目》载：螃蟹具有舒筋益气、理胃消食、通经络、散诸热、散瘀血之功效。《中药大辞典》中记载：蟹"清热、散血、续绝伤，治筋骨损伤，疥癣，漆疮，烫伤"。蟹肉与粳米煮粥，对骨折患者有很好的治疗作用。

螃蟹中含有较多的维生素 A，对防止皮肤的角化能起到一定的作用。螃蟹含钙量高，适宜儿童佝偻病人，老年人骨质疏松病人食用。近年来的研究发现，螃蟹还有抗结核作用，吃蟹对结核病的康复大有补益。此外，螃蟹性寒，蟹酒可驱寒、解腥，且可杀菌。螃蟹的甲壳中含有甲壳素，具有抗癌的作用。螃蟹壳煅灰，调以蜂蜜，外敷可治黄蜂蜇伤或其他无名肿毒。

养生食疗方：

1. 油酱毛蟹：河蟹 500 克，葱、姜、醋、酱油、黄酒、白糖、味精、淀粉、干面粉、食油各适量。将蟹清洗干净，斩去尖爪，然后使蟹肚朝上，齐正中斩成两半，挖去蟹鳃，同时在蟹肚的被斩剖处撒上干面粉；将锅烧热，放油烧至五成热，将蟹入锅煎炸，使蟹四面都能受热均匀，至蟹壳发红时，放入葱姜末、黄酒、醋、酱油、白糖、清水等，烧至 8 分钟，至蟹肉全部熟透，收浓汤汁，放入味精，再用水淀粉勾芡，淋上少量明油出锅，即可食用。此膳食可益阴补髓，清热散瘀。

2. 蟹肉什锦汤：蟹肉、鸡胸肉、墨鱼各 40 克，中虾 4 只，细面条 1 碗，脱脂清鸡汤、洋葱、芫荽、葱、盐、鱼露、胡椒粉各适量。用水洗净虾，并去掉头、壳和肠，去除水分；分别用水洗净鸡肉和墨鱼，去除水分并切成小块；用水洗净洋葱、芫荽和葱，并切成小段；洗净蟹肉，将肉与蟹壳分离，并和虾、鸡肉一同用盐腌约 15 分钟；鸡汤和清水煮至滚沸后，放入所有肉；等烧开后，转入中火继续煮约 5 分钟，放入面条再多煮 3 分钟。然后，加入胡椒粉和鱼露调味即可。本品可治疗疲劳、神经痛和食欲缺乏等，有利于抗抑郁和不安情绪。

3. 葱头炒螃蟹：雄螃蟹 500 克，葱头及其他调料适量。将螃蟹宰杀，去蟹壳及鳃，洗净，切成 8 块；锅烧热，放入猪油，烧至六成熟时放入葱头块，翻炒后，把葱头捞出，将油过滤；锅内留少许油，放入姜丝、蒜泥、炸过的葱头爆炒，待香味出时，下蟹块炒匀，依次放料酒、加汤、食盐、白糖、酱油、味精等，加盖略烧，至锅内水分将干时，调入猪油、香油、胡椒等炒匀，用湿淀粉勾芡即成。此膳食有滋阴清热、活血化瘀之功效。本品适用于阴虚体质又易生疮的患者治疗，老年人骨质疏松者亦可常食。

4. 醉蟹：活螃蟹、酱油各 1 000 克，黄酒 400 克，食盐 25 克。将活螃蟹放入净水中养活 1 小时，然后用刷子刷洗干净，沥尽水分，放入小坛盖上盖；将黄酒、酱油、精盐同放锅中，大火烧沸，晾凉后，倒入放有活蟹的坛中，将坛口封死，焖醉 1 周，即可。食用时，可淋上麻油，撒上胡椒粉。本品可活血益气，对脾胃有益。

☺温馨小贴士

《本草纲目》中记载："蟹可堕生胎，下死胎。"在怀孕早期，体质虚寒的孕妇吃后可能会造成腹痛、出血，甚至流产，故不应吃。患有消化道炎症或胆道疾病的、胆囊炎、胆结石症、肝更患者，发热、脾胃虚寒、伤风感冒以及腹泻的病人都不宜食蟹。体质过敏的人应禁食或少食螃蟹。心血管病人应少吃或不吃蟹黄，也不宜多吃蟹肉。

死蟹不能吃，因为死蟹体内含有大量细菌和分解产生的有害物质，会引起过敏性食物中毒。未熟透的蟹和存放过久的熟蟹也最好不要食用。在煮食螃蟹时，最好加入一些鲜生姜、紫苏叶，以减其寒性，解其蟹毒。吃蟹后 1 小时内不要饮茶水。

海 参

海参又名"刺参""海鼠""海黄瓜"，是一种名贵海产动物。海参因补益作用类于人参，故名。海参肉质软嫩，营养丰富，是典型的高蛋白、低脂肪食物，为海味"八珍"之一，与燕窝、鲍鱼、鱼翅齐名，在大雅之堂上往往扮演着"压轴"的角色。海参入本草专著首见于姚可成《食物本草》，称现名。现代营养医学研究资料表明，海参中含有水分、蛋白质、粗脂肪、钙、磷、铁、钾、硫、镁、锌、钒、硒、氨基酸、甾醇、三萜醇、粘蛋白、粘多糖等。此外，海参还含有沙喂毒素、全参毒素等。

海参性温，味咸，有补肾益精、滋阴润燥的功效，适用于肾精亏虚所致性功能疾病、慢性前列腺炎，阴血亏虚所致肺结核、贫血、糖尿病、老年或产后便秘、慢性肝炎、高血压、中风、动脉粥样硬化、产后缺乳等病症。《本草从新》述其"补肾益精，壮阳疗痿"。《本草求原》认为，海参"润五脏，滋精利水"。《随息居饮食谱》也说它"滋阴，健阳"。故凡肾虚之人，皆宜食之。所以海参是高脂血症和冠心病人的理想食品。

现代医学研究证明，镁的缺乏可能是构成胰岛素分泌受损、胰岛素抵抗以及与之相关的高血压病的基础。人体缺镁时，会引起糖尿病慢性血管神经并发症。临床实验研究已证实，在 I

型和Ⅱ型糖尿病中存在着低镁血症。因此，经常且定量食用海参对于糖尿病人有很大的帮助。近年来发现，海参煮食可防止宫颈癌放射治疗的直肠反应。海参体内有一种粉红色的腺体，从腺体中可以提取一种特殊物质 —— 海参毒素，这种化合物能有效抑制多种霉菌及某些人类癌细胞的生长和转移。

海参适宜慢性肝炎和肝硬化早期者食用。海参富含胶质，对肝硬化伴有脾功能亢进、存在出血倾向的患者，适量服用可提高血液凝血功能。现代医学证明，海参中所含独特成分能对恶性肝炎病人硫酸软骨素，有助于人体生长发育，能够延缓肌肉衰老，增强机体的免疫力。海参微量元素钒的含量居各种食物之首，可参与血液中铁的输送，增强造血功能。

养生食疗方：

1. 葱油海参：水发海参100克，清汤1 000克，葱段120克，油菜心2棵，湿玉米粉、其他调料适量。将海参洗净，在开水中过一遍，用熟猪油将葱段炸黄，制成葱油；海参下锅，加清汤1 000克和酱油、味精、盐、料酒，文火炖烂海参后，捞出，用湿玉米粉勾芡，浇在海参、菜心上，淋上葱油即可。此膳食有滋肺补肾、益精壮阳的功效，可用于治疗糖尿病以及再生障碍性贫血等病症。

2. 火腿烧海参：水发海参250克，火腿50克，植物油、黄酒、湿淀粉、白糖、生姜、葱白、酱油、食盐各适量。将海参洗净，用刀切成条快，然后放入开水中略烫，捞出；将火腿切片；炒锅烧热，放油，入葱姜略炒，然后放入海参、火腿，炒至六七成熟，再倒入黄酒、酱油、白糖、盐及清水，用小火煨，烧至汤汁浓稠时，再用湿淀粉勾芡即可。此膳食可补血益精，养血充髓，对精血亏虚、产后虚羸、阳痿遗精、虚弱劳怯及久病体虚者，有良好的食疗作用。

3. 海参猪肉饼：猪瘦肉100克，干海参50克，鸡蛋清适量，调料适量。将海参放清水泡发，去除内脏洗净；瘦猪肉洗净，剁成肉末后放入淀粉、盐、蛋清拌匀，制成饼状；锅置火上，放入适量植物油，烧热后方入肉饼炸至金黄色，捞出；锅内留少许油，再次加热，放入海参，煸炒一下后加入炸好的肉饼，加盖焖至水将干时，淋上香油、酱油、淀粉，翻炒即成。此饼有滋肾生血、补益虚损之功效，适用于糖尿病日久症见气缺神疲、腰膝酸软无力等。

☺温馨小贴士

海参性滑利，脾胃虚弱，痰多，便溏者勿食。感冒、咳嗽、气喘者忌食海参。为了避免海参中过多的蛋白质加重肾脏的负担，老年人不宜多食。

烹调海参时不宜加醋，加了醋的海参不但吃起来口感、味道均有所下降，而且由于胶原蛋白受到了破坏，营养价值自然也就大打折扣。

牡 蛎

牡蛎又名"海蛎子""蛎黄"或"蚝"。牡蛎味鲜肉嫩，清炖、煮食、炒炸都可，或生吃、腌吃，或与其他食物混烹，都能做出美味佳肴，既可上高档宴席，又可是家常副食，非常受人喜爱。牡蛎营养丰富，含有蛋白质、脂肪、碳水化合物、钾、钠、钙、镁、铁、铜、磷、锌、锰以及多种维生素和其他微量元素。其含碘量比牛奶和蛋黄高出200倍。其含锌量之高，可为其他食物之冠。

牡蛎性微寒，味咸，《本草纲目》中记载：牡蛎"肉治虚损，解酒后烦热，滑皮肤，牡蛎壳化痰软坚，清热除湿，止心脾气痛，痢下赤白浊，消疝积块"。牡蛎适宜体质虚弱儿童食用；适宜肺门淋巴结核，颈淋巴结核者食用；适宜阴虚烦热，失眠，心神不安者食用；适宜癌症患者及放疗、化疗期间宜用，也可作为美容食物食用。牡蛎性微寒，同时兼具制酸作用，所以对胃酸过多，或患有胃溃疡的人很有益处。

牡蛎的蛋白质中含有特殊的氨基酸——牛黄酸。牛黄酸具有增强机体免疫力，促进新生儿的大脑发育，增进智力的作用。牡蛎中含有丰富的肝糖原，作为人体主要能量来源的葡萄糖，在体内是以糖原的形式贮存在肝脏和肌肉中的，在缓解体力不足和改善疲劳时可以分解后加以利用。牡蛎中含有维生素 B_{12}，维生素 B_{12} 中的钴元素是预防恶性贫血所不能缺少的物质，具有活跃的造血功能，对于贫血患者能起到一定的食疗作用。

牡蛎还有抗癌的作用。现代医学研究表明，牡蛎肉中有一种糖蛋白——鲍灵，对很多癌细胞株和动物癌细胞有抑制作用。近年来，在临床上用牡蛎与其他药物配伍，治疗胃癌、肺癌、乳腺癌、食管癌、甲状腺癌、恶性淋巴瘤等，都取得了一定的效果。牡蛎还是最好的补钙食品，它含有丰富的磷元素，由于钙被人体吸收时需要磷的帮助，所以，有利于钙的吸收。

养生食疗方：

1. 牡蛎猪肉粳米粥：粳米 100 克，牡蛎肉、瘦猪肉各 50 克，发菜 25 克，调味料适量。先将牡蛎肉、发菜水发洗净后置于碗中，待用；将猪肉洗净剁碎，制成丸；将粳米淘净。沙锅内加水烧沸，加入粳米、牡蛎肉、发菜共煮至米开花，放肉丸煮熟，加调料调味即可食用，分早晚服食。本品可养颜美容，清热软坚，延年益寿，适用于慢性咳喘、体弱羸瘦、心血管疾病、动脉硬化、老年习惯性便秘、预防癌症等症。

2. 牡蛎年糕汤：白年糕 600 克，牡蛎 200 克，豆腐 100 克，鸡蛋 1 个，紫菜 2 张，鲥鱼酱汤、酱油、香油、葱末、蒜末、芝麻各适量。把鲥鱼放在水里熬酱汤；牡蛎去皮洗净后除水分；鸡蛋煎成黄、白鸡蛋，并切成丝；紫菜烤后揉碎，豆腐切块；在煮熟的酱汤里放切好的白年糕，漂上来时放豆腐和生牡蛎。盛在碗里后，将鸡蛋、紫菜以调料放在上面。此汤有除烦养血、滋阴清热的功效。

3. 牡蛎蒸鸡：小公鸡 1 只，牡蛎肉 20 克，葱白、生姜、清汤、盐、味精、淀粉各适量。将小公鸡清理干净，待用；把牡蛎肉洗净切成块状，放在鸡肉上，用干净的竹叶盖好；把葱白洗净切段，生姜洗净切块，把葱姜加入，再倒清汤适量，上笼蒸至烂熟；出笼后，拣去葱姜，加入味精、食盐，勾芡后浇在鸡上即成。本品可健脾益气，补养肝肾。

4. 牡蛎紫菜汤：鲜牡蛎肉 60 克，紫菜 5 克，生姜、盐各适量。将牡蛎肉洗净切片，入锅内；将紫菜用温水泡开，洗净后切成丝，生姜洗净切成丝；把紫菜丝、姜丝放入牡蛎锅内，加入适量的清水一同煮，稍加盐即成。本品健脾开胃，养阴清热，适宜肿瘤患者放化疗后有阴虚内热者服用。

☺ 温馨小贴士

牡蛎性凉，不宜多食，易导致脾胃虚寒，加重消化系统和慢性疾病的病症，慢性肠炎、消化不良、慢性腹泻者忌食。牡蛎富含核苷酸，多吃易患痛风。另外，生食牡蛎不可取，因为当今自然环境中的牡蛎已受到污染，带有不少病菌。

乌 贼

乌贼，又称"墨鱼""墨斗鱼""乌鱼"等，干者叫"明鱼"。乌贼没有脊椎骨，是一种生活在海洋里的软体动物。它在遇到危险时，能喷出墨汁使海水变黑，然后从容逃脱，故称"乌贼"。墨鱼味道鲜美，营养丰富，是一种高蛋白、低脂肪的美食良药。墨鱼肉、蛋、脊骨（中药名为海螵蛸）均可入药。墨鱼除了含有蛋白质和脂肪外，还含有碳水化合物和维生素 A、维生素 B 族、钙、磷、铁、核黄素等人体所必需的物质。

墨鱼性平，味甘、咸，有滋养肝肾、养血滋阴、美肤乌发、益气等功效。乌贼体内的墨汁是一种全身性的止血药，对肺结核或支气管炎咯血、子宫出血、消化道出血、鼻出血均有一定的疗效。墨鱼又是一种女性颇为理想的保健食品，不论经、孕、产、乳各期食用皆益，有养血通经、安胎、利产、止血、催乳之效。《黄帝内经》上说，墨鱼主治妇女闭经、血枯等症。清代医学家王孟英在《随息居饮食谱》中记载："愈崩淋、利胎、调经带、疗疝瘕，最益妇人矣。"产后缺奶者，宜进食墨鱼与章鱼合煮的肉汤菜，均有良效或辅助治疗之功。月经过少或闭经，可用墨鱼肉、桃仁适量共煮食，每日 1 次，至月经增多或月经来潮为止。此外，乌贼对祛除脸上的黄褐斑和皱纹非常有效。

养生食疗方：

1. 淡菜墨鱼芡实汤：淡菜、干墨鱼、猪瘦肉各 50 克，芡实、盐适量。将淡菜、墨鱼浸软，洗净，墨鱼保留其内壳，墨鱼及内壳切成 3～4 段。芡实洗净。猪瘦肉洗净，与淡菜、芡实、墨鱼放沙锅，加适量清水，用大火煮沸后，再用小火煮 2 小时，加食盐调味即可饮用。本品可收敛止带、滋阴清热，对于治疗带下量多、色微黄质稀、带色黄赤、质稠如糊、阴道热辣感觉、热痛、睡卧不宁、烦闷不安、口干便结等病症有很好的作用。

2. 生姜炒乌贼：乌贼 400 克，生姜 50～100 克，油、盐少许。将乌贼去骨洗净切片，生姜切成细丝，放适量花生油将两者同炒，熟后加适量食盐调味即可食用。此膳食有补血通经、益脾胃、散风寒之功效，可用于治疗血虚闭经症。

☺温馨小贴士

乌贼墨粉的制作方法是：把新鲜墨囊剥出，经低温干燥，捣成粉末，经过处理即得墨粉。为便于口服，可制成糖衣片或胶囊。

蚌 肉

蚌有河蚌、海蚌等，种类甚多。蚌是我国海产品中的珍品，蚌肉味道鲜美，肉质爽脆，药食两用，深受人们喜爱。淡水河蚌常产珍珠，海蚌亦产珠。珍珠是一种珍贵的药物。蚌肉中富含蛋白质、脂肪、碳水化合物、维生素 A、维生素 B_1、维生素 B_2、维生素 E、烟酸、钙、镁、铁、锌、铜、磷、硒等。

蚌肉性寒，味甘、咸，有清热、滋阴、明目、解毒、丰肌泽肤等功效，适宜阴虚内热之人食用，诸如消渴、烦热口干、目赤者；适宜胆囊炎、胆石症、泌尿系结石、尿路感染、癌症患者及糖尿病患者食用；适宜甲状腺功能亢进、高血压病、高脂血症、红斑狼疮者食用；适宜妇女虚劳、血崩、带下以及痔疮之人食用；适宜小儿水痘者食用；适宜炎夏季节烦热口渴时食用。蚌汁可用于涂痔肿。珍珠母（蚌壳内珠光层的疙瘩）有平肝、镇静、治眩晕的作用。

蚌肉是天然的美容产品，多食有助于保持皮肤的弹性和光泽。蚌肉中的锌，有维护皮肤的弹性、光泽、光滑的作用。蚌肉中的核酸，有消除老年斑，使皮肤变得丰润、光滑和消除皮肤皱纹等作用。青春期面部长粉刺或脸部有感染者，常吃蚌肉，有较显著的美容效果。此外，蚌肉培育的珍珠也是极佳的美容品。蚌肉除了能改善皮肤的光洁度之外，还有镇静安神等作用。

养生食疗方：

1. 清炖蚌肉汤：鲜蚌肉 500 克，生姜 1 片，盐适量。将鲜蚌肉洗净，与姜片一齐放入炖锅内，加开水适量，炖锅加盖，用小火隔开水炖 2～3 小时后，调味供食用。本品有养肝肾、清虚热、解热毒、明目止渴之功效。

2. 蚌肉炒苦瓜：蚌肉、苦瓜各 200 克，枸杞子 30 克，调料适量。将蚌肉洗净，苦瓜洗净切片。锅置旺火上，下植物油烧至七成热，先下苦瓜片炒匀，再投入蚌肉、枸杞子同炒，加入姜片、食盐和水少许，加盖焖至熟透，调入味精即可。此膳食可用于治疗糖尿病。

蛤 蜊

蛤蜊分为花蛤、文蛤、海蛤、青蛤、沙蛤、西施舌等诸多品种。李时珍认为海中诸蛤之有利于人者，统称蛤蜊。蛤的种类虽多，但性能大至相近。蛤肉中含有蛋白质、脂肪、碳水化合物、维生素A、维生素B_1、维生素B_2、碘、钙、磷、铁等营养成分。蛤壳含碳酸钙、磷酸钙、矽酸镁、碘及溴盐等。蛤蜊的营养特点是高蛋白、高微量元素、高铁、高钙、少脂肪。

蛤蜊性平，味咸，有滋阴明目、软坚化痰、益精润脏的功效，适宜咳嗽、癌症、淋巴结肿大、小便不畅、腹胀、红斑狼疮、尿路感染、高血压、动脉硬化、冠心病、胃病等患者食用。蛤蜊与韭菜搭配食用，可治疗阴虚所致的口渴、干咳、心烦、手足心热等症。食用蛤蜊后，常有清爽宜人的感觉，对解除烦恼心躁十分有益。

蛤蜊肉含有一种具有降低血清胆固醇作用的元素，有抑制胆固醇在肝脏合成和加速排泄胆固醇的独特作用，从而使体内胆固醇下降，功效比常用药物更强。现代医学研究还发现，海蛤中有一种叫蛤素的物质，这种物质对白鼠肉瘤-180和克雷布斯-2腹水癌有效，在试管实验中发现对人的Hele型细胞有抗癌功效。

养生食疗方：

1. 蛤蜊蛋汤：蛤蜊500克，鸡蛋2个，水发木耳、清水笋片、料酒、精盐、味精各适量。锅中加入适量水烧开，放蛤蜊煮至张口，取出蛤蜊肉，去内脏，洗净待用；蛤蜊水倒入锅中，加笋片、木耳、盐、料酒烧沸，放入蛤蜊肉，将鸡蛋磕散后倒入锅中，加味精调味即成。此汤清爽宜人，有软坚化痰、益精润脏之功效。

2. 蛤蜊鲫鱼：鲫鱼400克，活蛤蜊300克，竹笋片25克，调料适量。将蛤蜊、鲫鱼剖肚，去肠洗净，两面背肉上各斜剖3刀纹；活蛤蜊取肉。鲫鱼放入锅中，加水、葱、姜、黄酒、笋片，烧开后小火煮片刻，加蛤蜊肉，同煮几分钟，调入食盐、味精、化猪油即可。此膳食可用于治疗妊娠水肿，小便不利。

泥 鳅

泥鳅，又称"广鳅鱼"。泥鳅的吃法颇多，既可煮可烧，又可炖可炒。泥鳅肉质细嫩，以爽利滑润的口感取胜，口味清鲜腴美，进食后又易于被人体消化吸收，对肿瘤病人特别是中老年患者作为防癌保健食疗更为适宜。泥鳅入本草专书首见于《本草拾遗》，名"鳅鱼"，《滇南本草》始称现名。

泥鳅中所含蛋白质，远比一般的鱼、肉类要高，人体所需的氨基酸，如赖氨酸等含量则更高。泥鳅含钙、磷、锌、硒等也很高。此外，还含有脂肪、碳水化合物、维生素A、维生素B_1、

维生素 B_2、维生素 C、烟酸、天冬氨酸转移酶、蛋白酶等多种酶类及粘多糖等营养成分。

　　泥鳅性平，味甘，有补益脾肾，利水消肿，解毒等功效，主治热病口渴、神疲体乏、消渴、水肿、小便不利、小儿盗汗、阳痿、传染性肝炎、痔疾、疥癣等病症。李时珍在《本草纲目》中记载，泥鳅能"益气，醒酒，解消渴"；《医学入门》中称它能"补中、止泄"；《滇南本草》说，泥鳅"煮食治疮癣，通血脉而痒，疗疮发痒"。近年科学家研究发现，泥鳅中所含的类似甘碳戌烯酸的不饱和脂肪酸，是一种可助人体抵抗血管衰老的重要物质。

　　泥鳅富含多种维生素，现代医学研究表明，其所含维生素综合作用于人体，有较好的防癌抗癌、保健强身的功效。泥鳅中含有丰富的磷、锌、硒等成分，不仅有助于降血糖，在得到钙、磷不断补充中，可有效地遏制或阻断糖尿病酮症酸中毒和非酮症高渗性综合征的发生、发展。泥鳅脂肪中所含的甘碳五烯酸（即 EPA）的不饱和脂肪酸，对胰岛细胞也具有较强的保护作用。

　　此外，泥鳅身上的滑黏液，临床应用中称其为"泥鳅滑液"，具有特殊的药用价值，可用来治疗小便不通、疮疖痈肿等症。

　　养生食疗方：

　　1. 玉须泥鳅汤：泥鳅 300 克，鸡胸脯肉 150 克，猪小排骨 100 克，玉米须 15 克，葱 1 根，调料适量。将泥鳅剖腹，洗净，用沸水焯一下捞出，沥干；猪小排骨斩块，放入沙锅，再放入泥鳅、姜、葱，加入适量沸水；玉米需用纱布包好，扎紧，也置入沙锅内；用小火煲至五六成熟时，放入鸡胸脯肉丝，继续煲至熟烂为度，加入盐、麻油调味即成。此汤有补中益肾，祛湿消渴之功效，对糖尿病、泌尿系统感染、疔疮热毒、高血压、黄疸肝炎等有一定的疗效。

　　2. 北菇煲泥鳅：泥鳅 500 克，瘦猪肉 120 克，北菇、黑豆各 80 克，调料适量。将泥鳅清理干净，烧热油锅，将泥鳅煎至微黄；将淘净的黑豆放入另一锅内，不加油，炒至豆衣裂开；瘦猪肉洗净，切为片，备用；去皮生姜切两片，备用；将以上材料一齐放入瓦煲内，加入适量清水，用大火烧沸，然后改用中火继续煲约 3 小时左右，加入精盐调味，即可以饮用。本品可养肝健脾、滋阴解毒、利尿祛湿，适用于肝癌、身体虚弱、精神不振、胃口不佳者。

　　3. 泥鳅炖豆腐：泥鳅 500 克，豆腐 250 克，油、盐各适量。把泥鳅加生油少许，用清水养 1 天，然后捞出洗净，放入锅中，加适量水和盐，炖至半熟。将漂洗干净的豆腐加入锅内，炖至鱼熟烂即可。本品可健脾益气，除湿退黄。适用于肝癌腹水、黄疸属脾虚湿盛者。

　　4. 泥鳅药菇汤：泥鳅 125 克，山药 25 克，黄芪 15 克，调料适量。将泥鳅清理干净，将山药去皮，洗净切小块；将黄芪洗净切片，装纱布袋，扎口；先将泥鳅入油锅内煸炒，加入料酒、适量的清水、药袋、山药块。先用大火烧沸后，然后改用小火煮为汤，拿出药袋，加调料再煮一二沸即可。此汤有暖中益气、补虚止渴、固肾益精、降低血糖之功效，适合于糖尿病人食用。

　　☺温馨小贴士
　　　性功能亢进者及阴虚阳亢者不宜食用泥鳅。泥鳅土腥味重，烹制前需放入水池或盆中滴入数滴菜油，去除泥垢，排尽肠内粪便，再用剪刀剪去头部，理净肚腹并洗净。

第三章 传染病患者的食疗方法及保健事项

第一节 感 冒

感冒是四季最常见的一种外感病，尤其在冬春季节最为多见，以儿童、老人、体弱者居多。由感冒病毒引起的呼吸道传染病，有普通感冒和流行性感冒之分。常见症状有头痛、发热、鼻塞、咳嗽、流鼻涕、打喷嚏、咽喉痒痛等。在病情上轻重程度不同，轻者称"伤风"；重者称"流行性感冒"（简称"流感"）。流行性感冒上述鼻咽部症状较轻，但全身症状明显，起病急，有高热，怕冷，头痛，全身酸痛，咳嗽痰少，恶心呕吐等；由流感病毒感染所引起，有很强的传染性，常可引起广泛流行。据病选方，配合食疗，疗效甚验，不妨一试。

一、感冒食疗方

1. 新鲜生姜 15 克，红糖 30 克，加水半茶缸（约 300 毫升），煮 20 分钟，趁热服下，微微出汗即愈。此方用于风寒感冒。

2. 用白胡椒末 2 克，醋 2 小杯，开水冲服。治受凉感冒。

3. 新鲜生姜 15 克，葱白 5 根切碎，水煎数分钟，趁热饮服。白天及睡前各服 1 次。

4. 葱白 3 根，淡豆豉 30 克，水煎服，取汗而愈，注意避风。

5. 紫苏叶 10 克，生姜 6 克，水煎趁热服下，发汗而解。

6. 荆芥 10 克，紫苏叶 10 克，茶叶 6 克，生姜 10 克，红糖 30 克。将前四味药物一并放入沙锅内煎沸，再加入烧沸的红糖水即可，趁热服用，以出汗为度。

7. 取粳米 50 克，紫苏叶 20 克，先将粳米煎煮成粥，再用水煎紫苏叶，煮开 1 分钟，去渣取汁，调入粥内，加红糖服。

8. 用粳米 60 克，生姜末 10 克，清水两碗，于沙锅内煮 1~2 次滚开，放入带须大葱白 6~7 根，煮至米熟，再加米醋 20 毫升入内和匀，趁热吃粥，并在无风处安睡，以出汗为度。适用于老人、体虚之人。

9. 鲜橘皮 30 克（干者 15 克），加水 3 杯，煎成 2 杯，加红糖适量，趁热喝 1 杯，过 2 小时，加热后再喝 1 杯。

10. 大枣 5 枚，生姜 6 克，葱白 2 根，水煎顿服，趁热饮后发汗。可治外感风寒及淋雨、受寒腹痛。

11. 用橘皮、生姜、紫苏叶各 6 克，水煎后加红糖服之。

12. 辣椒 1~2 个，切碎，生姜末 6 克，红糖适量，水煎后加食醋一小杯服之。

13. 桑叶 5 克，菊花 10 克，薄荷 10 克，放入茶壶内，用开水浸泡 10 分钟后即成，可随时频饮服用。用于风热感冒。

14. 金银花 30 克，菊花 10 克，加水煎煮沸 3 分钟后，取药汁去渣，再加蜂蜜调服。

15. 绿豆 100 克，白糖 30 克~50 克，金银花 30 克。先将金银花煎汁，再与绿豆共煮熟，调白糖服食。能清热解毒，疏风散热。用于外感风热及热毒疮痈或温病初期等症。

16. 菊花 10 克，薄荷 10 克，淡豆豉 30 克，水煎服，每天 1 剂，分次饮服。

17. 取白菜 1 颗，洗净切片，绿豆 50 克。先煎绿豆三沸，然后再入白菜、姜末少许煎汤饮用，加适量白糖。

18. 荷叶 1 张，粳米 100 克。粳米煮粥，煮时将荷叶盖于粥上，然后另用水煮荷叶汁，调入粥内，加白糖适量，即可食用。亦可单用鲜荷叶 1 张，剪碎，煎汤代茶饮服，以解暑热感冒。

19. 香薷 10 克，藿香 10 克，扁豆 10 克，甘草 5 克，水煎代茶饮服。

20. 鲜藿香叶 10 克，鲜佩兰叶 10 克，鲜紫苏叶 10 克，白糖适量，水煎服，亦效。

21. 绿豆 50 克，菊花 15 克。先煎煮绿豆熟烂，再入菊花煎煮二三分钟即成，加白糖适量，随时饮服。

22. 薏仁米 30 克，白蔻仁 5 克，杏仁 10 克，荷叶 1 张，同煎汤饮服，每天 3 ~ 4 次。治暑湿感冒。

23. 薏仁米 30 克，扁豆 20 克，大米 100 克，香薷 15 克。先将薏仁米、扁豆、大米，共煮成粥；香薷另煎，去渣取汁，加入粥中调匀，即可乘温热服食。

24. 藿香 10 克，紫苏 10 克，红枣 3 枚，生姜 3 片，陈皮 6 克，水煎服，每天 1 剂，分 3 ~ 4 次饮服。治胃肠型感冒。

25. 鲜藿香 150 克，鲜佩兰 150 克，洗净切碎绞汁；另生姜 3 片，淡豆豉 30 克，水煎汤汁，将汤汁与药汁混同一碗，然后服用，勿见风。

26. 神曲 10 克，荷叶 1 张，洗净剪碎，水煎代茶饮用。可治伤食感冒或胃肠型感冒。

27. 人参 5 克，紫苏叶 10 克，生姜 3 克，大枣 5 枚，水煎服，每日 1 剂，每天 3 次。可治气虚感冒。

28. 黄芪 30 克，白术 10 克，防风 5 ~ 10 克，生姜 3 片，大枣 5 枚，水煎服，每天 1 剂，早晚分次服用，服后注意避受风凉。

29. 黄芪 50 克，先煎去渣取药汁，加糯米 100 克，生姜 3 片，红枣 7 枚，同煎煮稀粥，待粥熟后，再加糖适量调味即可食用。适用于老年、气虚体弱患者。

30. 党参 30 克，干姜 6 ~ 10 克，枣 10 枚，水煎汤，取药汁于碗中，再加红糖适量饮服。可治阳虚感冒。

31. 取热鸡汤汁，加胡椒粉、生姜末调味服用。或用鸡汤下面条，加葱、蒜、醋调味，趁热食之，治体虚感冒很好。

32. 黄芪 50 克，干姜 10 克，红枣 7 枚，红糖 30 克，水煎服，每天 1 剂，每天 3 次。

33. 羊肉 100 克，生姜 10 克，水煎煮熟后取羊肉汤 1 碗，配大蒜、葱花、胡椒粉少许调味，趁热服食。

34. 葱白 6 克，淡豆豉 30 克，生姜 3 片，红枣 5 枚，红糖 30 克，水煎服，早晚各 1 次。

35. 艾叶 30 克，生姜 3 片，红枣 7 枚，红糖 30 克，水煎服，每天 3 次。可治血虚感冒。

36. 当归 30 克，羊肉 100 克，洗净切片，生姜 6 克，淡豆豉 30 克，葱白 3 根，同烧当归生姜羊肉汤，取汤热食。治血虚受寒感冒。

37. 龙眼肉 20 克，生姜 6 克，红枣 5 枚，淡豆豉 30 克，红糖适量，水煎饮用。

38. 麦冬 20 克，葱白 3 根，淡豆豉 3 克，大枣 3 枚，水煎服，每日 1 剂，每日 3 次。治阴虚感冒。

39. 百合 30 克，葱连根须 10 克，淡豆豉 30 克，大枣 5 枚，水煎服，每天 1 剂，分 3 次服用。用于阴虚感冒。

40. 黄酒 30 毫升，倒进锅里煮，蒸发掉酒精，再打入 1 个新鲜鸡蛋，搅散后，加 1 汤匙白糖，用时兑开水冲淡而饮。

41. 鸡蛋 1 个，冰糖 30 克，将鸡蛋打破，用捣碎的冰糖混合调匀，临睡前用开水冲服，取微汗。治阴虚感冒。

42. 荔枝肉 30 克，黄酒适量。用酒将荔枝肉温煮，趁热顿服。治气虚感冒。

43. 羊肉 500 克切片，黄芪 30～50 克用布包好，共入沙罐，加水 1 000 毫升，调好口味，慢火煨 3 小时左右即可。分次食用，预防感冒。适用于阳虚患者食用。

44. 1 杯热茶与 1 汤匙蜂蜜合用；蜂蜜与鲜生姜两者等重量合用；蜂蜜与大蒜泥 2∶3 合用。以上处方如能坚持每天 3～4 次，连服 1～2 天均可见效。可治感冒。

45. 红枣 10 枚，银耳 30 克，水浸泡发洗净，加适量清水，以文火熬透，至银耳酥化，汁液黏稠为度。每天服用，可以预防感冒。银耳含有银耳多糖，可提高机体免疫力，且含有氨基酸、维生素、微量元素等多种营养物质，能增强体质，提高人体免疫力和抗病能力。

46. 黄芪 20 克，生姜 3 片，大枣 5 枚，水煎汁约 300 毫升，去渣取汁，将药汁煮沸后，打入鹌鹑蛋 5 枚，勿搅碎，待熟后加糖适量，1 次服用，经常食用，可以强身健体，提高人体抗病能力，对防治感冒，效果很好。

47. 黄芪 30 克，白术 10 克，防风 6 克，水煎汤汁，去渣取汁，将药汁与洗净粳米 100 克，红枣 5 枚，生姜 3 片切碎，一起入沙锅文火慢熬成稠粥，分次食用，增强免疫力，提高人体抗病力，预防感冒。

48. 大蒜 2～3 瓣，生姜片洗净切丝（20 克左右），加红糖适量，用开水冲泡代茶饮。治感冒初期。

49. 感冒咳嗽。（1）生姜 10～20 克，秋梨 1 个，水煮后温服，或秋梨切碎，加冰糖适量，每天晚上饮用。（2）生萝卜、鲜藕各 250 克，生梨 2 个，洗净切碎榨汁，取汁加蜂蜜 250 克，开水冲饮。每次服 1 小杯，可随时饮用。

50. 患伤风感冒之后，吃过药几天就会好，但愈后总觉得有痰，咳嗽未断，此时可取陈皮、冰糖适量，加上冷水，用慢火炖 2 小时以上，每天饮数次，有止咳除痰功效。

51. 感冒之后，有些人口唇周围易起一片小水疱，水疱破溃则有疼痛烧灼感。此时可注射板蓝根液，用棉签蘸着反复涂擦疱疼处，一般 2～3 天可痊愈。

二、流行性感冒食疗方

1. 每天早晨空腹喝 1 杯淡盐温开水；或用淡盐水漱口，抗菌杀菌，预防流感。

2. 可用食醋蒸熏法，每立方米空间用食醋 10～20 毫升，加水 1～2 倍稀释后加热，每次熏蒸 2 小时，每日或隔日熏 1 次；或用食醋 50 毫升，加热出蒸汽雾，用鼻吸入，每次 15 分钟，每天 1 次；或用食醋兑开水饮服 1 杯。醋可杀灭多种细菌及病毒。预防流感，效果很好。

3. 大蒜（紫皮为佳）去皮洗净，每天生吃 3～5 瓣；或取大蒜 30 克去皮，捣烂如泥，放入冷开水中浸泡 2 小时（用水 30 毫升），每次取蒜汁汤 50 毫升，白糖调服，每天早晚各 1 次。

4. 生大葱 3～5 根，洗净，每天食用。

5. 香菇 10 克，食醋 20 毫升，水煎汤服，每天早晚各 1 次，连用 3～5 天。

6. 菊花 30 克，金银花 30 克，薄荷 15 克，甘草 10 克，开水浸泡半小时后，当茶饮之。

7. 葱白 5 根，淡豆豉 30 克，水煎服。在流行性感冒发病季节，服用后有很好的预防作用。

8. 海芋头 2 500 克，除皮、洗净、切成薄片，与大米 120 克、食盐 15 克混合入锅，急火炒至大米成棕黑色，再加水 5 000 克，煮沸 40 分钟至 1 小时，过滤去渣即成。用于预防者，每天服 1 次，每次 200 毫升，连服 3 天；用于治疗者，每天服 2 次，每次 200 毫升。服药后均在 24 小时内退烧，3 天内基本治愈。

9. 将大蒜去皮捣烂取汁，加 10 倍冷开水拌匀，用以滴鼻，每次 2～3 滴，每日 3 次，连用 3～5 日。若有头痛鼻塞、恶寒发热，可用大蒜、葱白、生姜等量，煎汤温服，出汗即愈。能解毒杀菌，透表通阳。预防流行性感冒。

10. 橄榄 8 枚，白萝卜 250 克。先将白萝卜洗净，切作小块，然同橄榄共煮汤饮，每日 3 次，用量不限。用于防治流行性感冒、白喉等症。

11. 芦根 100 克，鲜萝卜 200 克，葱白 7 根，青果 7 枚。煮汤代饮，可防治流行性感冒。

三、保健事项

（1）管理传染源。病人应就地隔离治疗 1 周，或至退热后 2 天。不住院者外出应戴口罩。单位流行应进行集体检疫，并要健全和加强疫情报告制度。

（2）切断传播途径。流行期间暂停集会和集体文体活动。到公共场所应戴口罩。不到病人家串门，以减少传播机会。室内应保持空气新鲜，可用食醋或过氧乙酸熏蒸。病人用过的餐具、衣物、手帕、玩具等应煮沸消毒或阳光曝晒 2 个小时。

（3）药物预防已有流行趋势单位，对易感者可服用金刚烷胺或甲基金刚烷胺 0.1 g，每日 1 次（儿童及肾功不全者减量），连服 10 ~ 14 日；或病毒唑滴鼻，均有较好的预防效果。此外，亦可采用中草药预防。

（4）应用流感疫苗常用的减毒活疫苗和灭活疫苗，在疫苗株与病毒株抗原一致的情况下，均有肯定的预防效果。但因病毒易发生变异而难以有效预防流行株。减毒活疫苗采用鼻腔接种，使之引起轻度上呼吸道感染，从而产生免疫力。每人每次 0.5 毫升，在流行季节前 1 ~ 3 月喷施双侧鼻腔。老人、孕妇、婴幼儿、患有慢性心、肺、肾等疾患及过敏体质者，不予接种。灭活疫苗采用皮下注射，副作用小，因大量制备较困难，仅用于减毒活疫苗禁忌证者；每次剂量：成人 1 毫升，学龄前儿童 0.2 毫升，学龄儿童 0.5 毫升。

第二节　流行性脑脊髓膜炎

流行性脑脊髓膜炎（脑膜炎），简称"流脑"。它是由脑膜炎球菌引起的急性呼吸道传染病。多见患者为小孩，常发于冬春季节，可引起散发、爆发或广泛流行。其症状为：发病急，发热，怕冷，喷射性呕吐，全身酸痛，头痛较剧，颈项强直，昏睡甚至出现惊厥，有的病人面部及全身四肢可出现散在性的出血性皮疹。患病后需立即送医院治疗，否则会危及生命，应在抗生素的治疗下，待病情稍稳定后，配合食疗，更为奏效，据病选方，不妨一试。

一、流行性脑脊髓膜炎食疗方

1. 取大蒜 5 ~ 10 克，去皮捣烂，加凉开水 500 毫升，泡水取汁，放适量白糖，分 2 ~ 3 次服用，连用 5 ~ 7 天。可以防治流脑。

2. 用葛粉 30 ~ 50 克，蜂蜜适量，开水冲调搅匀，每天食用 2 次，或葛根 200 克，水煎浓汁，加白糖调服。能改善脑的血液循环，消除脑部症状，有利于流脑病人的早日康复。

3. 银耳 30 克，红枣 10 枚，炖服，每日 1 次。有助于流脑的治愈。

4. 核桃仁 100 克，红枣 12 枚，加冰糖炖服，每日 1 剂，直至病情全部好转为止。

5. 山楂 15 枚泡水饮服，有利于疾病的缓解和治愈。

6. 豆浆 500 毫升，蜂蜜 2 汤匙，分两次服用。

7. 绿豆 50 克，红枣 10 枚，加水煮至豆烂，放白糖适量，分次服食。

8. 宜多吃新鲜橘、苹果、红枣、葡萄、胡萝卜、番茄等，量不限。

9. 橄榄 10 枚，萝卜 250 克。二味洗净加水煎汤，当茶饮。

10. 鲜荸荠不拘量，水煮汤，代茶饮。可防治流行性脑膜炎。

11．莲花 10 克，粳米 100 克。莲花阴干，研末备用；先将粳米煮作粥，将熟时放入花末、蜂蜜调匀，空腹食用。有助于流行性脑膜炎病人康复。

12．米醋不拘量，加水适量，文火慢熬，于每晚睡前烧熏 1 次。消毒杀菌，可预防流行性脑膜炎。

13．银花 30 克，桑叶 15 克，加水煎熬药汁，去药渣，取药汁，放入蜂蜜搅匀，即可服用。清热解毒，可防治流行性脑膜炎。

二、保健事项

（1）管理传染源早期发现患者，及时隔离治疗，一般自发病之日起至少隔离 40 日，最初 1 周应同时强调呼吸道和消化道隔离，1 周后单独采用消化道隔离。密切接触者应接受医学观察 20 日。健康带病毒者被检出之后，应按患者要求隔离。

（2）切断传播途径，患者的粪便和呼吸道分泌物，污染的物品必须彻底消毒。搞好卫生，消灭苍蝇，加强饮食、饮水的粪便管理。

（3）保护易感者。

① 主动免疫。

A．口服减毒活疫毒。我国现行的口服疫苗分为两种：一种是三型单价糖丸，另一种为混合多价糖丸。糖丸服法是：首次服Ⅰ型（红色）1 粒，间隔 1 月后再同时服Ⅱ型（黄色）、Ⅲ型（绿色）各 1 粒或Ⅱ、Ⅲ型双价糖丸（蓝色）1 粒。亦可按Ⅰ型、Ⅲ型、Ⅱ型的顺序服用，每次间隔 1 个月。对 2 月～7 岁的儿童，每年冬季 12～1 月常规施行接种，要求咀嚼后，以凉开水送服；切忌用热水，以免将病毒杀死而失败。1、2、7 足岁时各加服Ⅰ、Ⅱ、Ⅲ型三价糖丸（白色）1 粒，以加强免疫。服完后，免疫力基本可维持终生。

B．灭活疫苗。用甲醛处理脊髓灰质炎病毒，使其失去传染性而保持免疫原性。此疫苗含有全部 3 个血清型，用于肌肉注射，于 3～6 个月内注射 3 次。首次注射后 1 个月，血清中和抗体达到高峰，2 年后下降 20%，因此应于 2～3 年后加强注射 1 次。

灭活疫苗的优点为：a．可与白喉、百日咳、破伤风等疫苗混合注射；b．排除活病毒突变恢复毒力的可能性；c．先天性免疫缺陷者和免疫受抑制者皆可使用；d．不受肠道内其他病毒干扰；e．接种后保护率可达 70%～90%，发病率显著下降。其缺点为：a．价格昂贵；b．抗体产生较慢，免疫期较短，需反复加强注射；c．肠道内无局部抗体产生，接种后只能防止发病而不能防止感染及携带病毒；d．灭活不完全时，可引起受接种者发病。

② 被动免疫。未接种过疫苗或先天性免疫缺损儿童的密切接触者，应立即注射人血丙种球蛋白（0.3～0.5 毫升/千克）或胎盘丙种球蛋白（剂量加倍）。注射后 1 周内发病者可减轻症状，2～5 周后不发病者可认为已获得保护。

第三节　肺结核

肺结核病是一种慢性、消耗性、传染性的疾病，是由结核杆菌所引起的。它的症状特点以低热、盗汗、疲倦乏力、咳嗽、痰中带血丝、身体消瘦为主。初期多感体倦乏力，食欲缺乏，日渐瘦弱；午后、夜间有潮热、盗汗；继后则发生咳嗽、吐痰、胸肋痛、五心烦热，痰中带血，甚则咯血，食少体弱，脉虚数无力等。此病多发于青少年体弱之人。此病属于中医的"肺痨""痨瘵"范畴。据病选方，食用方便，疗效甚验，不妨一试。

一、肺结核病食疗方

1. 取紫皮大蒜 30 克去皮，放入沸水中煮 1~1.5 分钟后捞出。取糯米 50 克，放入煮蒜水中煮成稀粥，再将蒜重新放入粥搅拌后食用。另配白芨粉 3 克与大蒜同吃，或粥后再服。以上为 1 次量，每日 2 次，早晚餐后服用。

2. 猪肺 1 具，洗净切片，用麻油炒熟，同糯米粥一起食用。

3. 薏苡仁研细末，煮猪肺，不加佐料食之。喝猪肺汤，早晚各 1 次，每次 1 小碗。

4. 将白果浸菜油中 6 个月以上（越陈越好），每次食 2 粒，每日 2 次。治肺结核疗效良好。

5. 以鲜白果 120 克取汁，梨汁 120 克，鲜藕汁 120 克，甘蔗汁、山药汁、霜柿饼各 120 克，共捣如膏；将生核桃仁 120 克捣如泥；加蜂蜜 120 克，待蜂蜜微加热溶化后，将上述柿饼膏、核桃仁泥渐渐加入搅匀，收贮瓷罐。每次服 1~2 茶匙，开水和服，轻病少服，重病多服。

6. 取鳗鱼 500 克去腮肠内脏，洗净，放锅中加黄酒 500 毫升，加水适量，以小火炖至熟烂，加少许食盐，还可酌加葱蒜等调料，蘸醋分次服用。适用于阴虚体弱之人。

7. 取 250~500 克乌龟 1 只，去头、内脏，洗净，切块。先以素油煸炒，加姜、葱、冰糖等调料，再烹酱油、黄酒，加水用小火煨炖，至熟烂即可。肺结核低热及咯血病人食用。

8. 鲜蛎黄（牡蛎肉）250 克，先以适量精瘦猪肉白汤煮沸，后焯入蛎黄，略煮沸即可，调以食盐、味精，吃肉喝汤。

9. 取鸭梨 1 000 克，白萝卜 1 000 克，生姜 250 克，洗净，切碎，分别用洁净纱布绞汁。取梨汁、萝卜汁放入锅中，先用大火，后用小火煎成膏时，加入姜汁、炼乳 250 毫升和蜂蜜 250 克，搅匀，继续加热至沸，待冷后装瓶备用。每次 1 汤匙，用开水冲化饮服，每日 2 次。适用于肺结核低热、久咳不止等患者。

10. 取小麦麸 100 克，炒黄，猪肉末 250 克，葱、盐、佐料少许，调成肉馅备用，糯米粉 250 克调水适量，拌成软料，与肉馅包成汤圆，食用前煮熟即可。适用于虚汗、自汗、盗汗患者。

11. 取鲍鱼 50 克，适加佐料煮作菜肴，每日食之。适用于肺结核、淋巴结核、潮热、盗汗患者。

12. 取乌贼骨 10 克，白芨 10 克，藕节 15 克，水煎去渣，加蜂蜜调服，每日 1 剂，分 3 次服。适用于肺结核咯血患者。

13. 用蛤蜊肉 50 克，加适量韭菜（韭芽更好）煮作菜肴，经常食用。适用于肺结核阴虚盗汗患者。

14. 用地骨皮 15 克，或苗或叶经常煎汤代茶服。适用于肺结核低热、潮热患者。

15. 取金针菜 30 克，加水适量煎服，每日 1 剂，分 3 次服。

16. 取淮山药 250 克，莲子、芡实各 120 克，共研细末，每次 30 克，加适量白糖，蒸熟当点心吃，每日 2 次，连续食用。

17. 取黄精 2 500 克熬制成 500 克浸膏，每日 4 次，每次 10~20 毫升，治疗侵润型肺结核（不包括其他抗痨药）疗效显著。

18. 黄精 50 克，先以清水浸泡，加冰糖 50 克，小火煎 1 小时，吃黄精喝汤，每天 1 剂，每天 2 次。适用于结核肺热、痰中带血者。

19. 浮小麦 30 克，大枣 7 枚，甘草 5 克，水煎弃渣，每天 1 剂，分 3 次服完。适用于结核病盗汗、自汗患者。

20. 雪梨 1~2 个，洗净切片，加水适量，放入黑豆 30 克，文火炖烂服食，每天 2 次。适用于肺阴亏损型肺结核患者。

21. 党参 30 克，百合 30 克，猪肺 1 具，洗净切块，加水适量，文火煎煮熟，入葱、盐调味，饮汤食猪肺，每日 2 次，每次 1 碗。适用于气阴两虚型肺结核患者。

22. 百合 30 克，麦冬 30 克，共煎取汁，与粳米 100 克煮粥，加冰糖适量，川贝母粉 10 克，调匀服用，每日 1 剂，分 2 次服用。适用于阴虚肺热患者。

23. 狼把草（郎耶菜）20 克干品，旱莲草 20 克，红枣 7 枚，炖汤服，每天 1 剂，分早晚各 1 次。

24. 白木耳 15 克，百合 30 克，冰糖适量，水煎服用，每天 1 剂，每日 2 次。适用于肺阴虚伴咯血患者。

25. 青头鸭子 1 只，去毛洗净，黄精 50 克，共同入水清炖至烂，吃鸭肉喝汤，分次食用。有利于结核病人的康复。

26. 用肥藕一段，去一头节，灌满蜜，仍合好纸封，煮极熟烂，经常食之。

27. 沙参 30～50 克，鸡蛋 2 个，白糖适量。先将沙参与鸡蛋加水同煮，蛋熟后去皮再煮半小时，加糖调味，饮汤食蛋。

28. 燕窝 10 克，银耳 20 克，冰糖适量。将燕窝和银耳用水浸泡至胀大而软，放入冰糖，隔水蒸或煮熟食用。

29. 鲜百合、蜂蜜各适量，共放碗内蒸食。每天 2 次，可常食用。

二、保健事项

（1）控制传染源。健全疫情报告，根治疟疾现症患者及带疟原虫者。

（2）切断传播途径。主要是消灭按蚊，防止被按蚊叮咬，清除按蚊幼虫滋生场所及使用杀虫药物，个人防护可应用驱避剂或蚊帐等，避免被蚊虫叮咬。

（3）提高人群抗病力。疟疾疫苗接种有可能降低本病的发病率和病死率，但由于疟原虫抗原的多样性，给疫苗研制带来较大困难，目前研制的主要是子孢子蛋白和基因疫苗，尚未能供现场应用。

疟疾疫苗、艾滋病疫苗与结核病疫苗已成为全球优先发展的三大疫苗，我国自主研制的"重组疟疾疫苗"已获得国家药品监督局及世界卫生组织的批准，进入临床试验。

化学药物预防是目前较常用的措施，对高疟区的健康人群及外来人群可酌情选用，常用氯喹，口服 0.3 克/次，1 次/周，在耐氯喹疟疾流行区，可用甲氟喹 0.25 克/次，1 次/周，亦可选用乙胺嘧啶 25 毫克/次，或多西环素 0.2 克/次，1 次/周。

提富乐喹（tafenoquine）是一种 8-氨喹类抗疟药，曾在加纳用安慰剂对 G6 PD 正常的人和非妊娠妇女做过预防恶性疟的随机，双盲研究，结果显示在用药的 13 周内，每周口服 25 毫克组的预防效果为 32%，50 毫克组为 84%，100 毫克组为 87%，200 毫克组为 86%，不良反应少而轻，是认为一种较好的恶性疟预防用药。

目前正广泛用于临床病例治疗的青蒿琥酯，不宜用作疟疾预防药物，以免疟原虫对它产生耐药性，从而缩短其临床应用周期。

第四节　传染性肝炎

传染性肝炎是由肝炎病毒所引起的消化道传染病，以黄疸（或无黄疸）、消化紊乱、肝脏肿大、肝功能异常为主征。此病分黄疸和无黄疸两大类型。黄疸型肝炎以目黄、身黄、小便黄为特征；无黄疸型肝炎以恶心、肋痛、脘痛胀满、身体倦怠为特征。此病传染性很强，对人体健康危害极大，应积极预防和治疗。此病在药物治疗的同时，配合食疗，有利于肝炎病人的退黄，保护肝脏功能，对降低谷丙转氨酶有显著的效果。据病选方，不妨一试。

一、传染性肝炎食疗方

1. 茵陈 50 克，大枣 10 枚，水煎，吃枣喝汤，早晚各 1 次。主治黄疸型肝炎。

2. 将雪梨两个，洗净切片，浸泡食醋中，吃梨饮汁，每天 3 次，有明显的退黄作用。

3. 冬瓜 500 克，加水适量，水煎汤，分次服用。有利于退黄。

4. 用新鲜芹菜，绞汁 100 毫升，温水冲服。有利于肝炎的防治。

5. 取大田螺 10～20 个，养于清水中漂去泥，捣碎螺壳取螺肉，加入黄酒小半杯拌和，再加清水炖熟，食用饮汤。有利于保护肝脏，加速退黄。

6. 取生豆浆一两碗与陈葫声壳 30 克，煎煮，取熟豆浆，加适量白糖饮服。此方有利于肝炎患者早日康复。

7. 大枣 7 枚，茵陈 30 克，皂矾 6 克，水煎服，每天 1 剂，主治黄疸性肝炎。

8. 陈皮 6 克，煮水去渣，加苡仁米 30 克，煮粥常食。

9. 李子 3～5 个，当水果常食。清泄肝热，利于肝脏。

10. 马兰头 100 克，水煎服，每天 1 剂，分 3 次服。治疗肝炎极效。

11. 用 5% 的甜瓜蒂浸出液，饭后口服，每日 2 次。10 个月至 3 岁的幼儿，每次 1 毫升；4 岁至 12 岁的儿童，每次 2 毫升；成人每次 3～5 毫升。

12. 取红枣 10 枚，花生仁 30 克，赤豆 30 克，砂糖适量，煮汤服用，每天 1 剂，分 3 次用。有利于保护肝脏，缩短疗程，提早康复。

13. 将金针菜 50 克洗净，加水煮熟后加入豆腐，勾芡，加适量油盐调味，喝汤吃金针菜和豆腐。此方有利于肝功能恢复。

14. 玉米 50 克，粳米 100 克，水煮稀粥，每天 1 剂，早晚分吃。

15. 赤小豆 50 克，红枣 5 枚，粳米 100 克，水煮成稀粥，白糖少许，分次服用。

16. 雪梨 2 个，荸荠 50 克，瘦猪肉 100 克。先将雪梨和荸荠洗净去皮切片，与瘦肉加入适量清水煎汤，加少许食盐调味，饮汤食肉。有利于保护肝脏功能，促使早日康复。

17. 白菜 50 克（洗净），猪肝 100 克，烧汤，加少许油、盐、葱调味，吃肝喝汤。有利于肝功能恢复。

18. 豆腐 100 克，鲤鱼 1 条（约 250 克重），去鳞洗净，入水煮汤，如姜、葱、食盐调味，分 2 次食完。有利于肝脏早日康复。

19. 菠菜 50 克，虾米 30 克，水煎煮汤，加食盐调味食用。

20. 胡萝卜 500 克，水煮熟，食萝卜饮汤。有利于保护肝脏。

21. 番茄 100 克，鸭蛋 1 个，打散，烧番茄蛋汤食用。有利于加速肝功能恢复。

22. 枸杞子 30 克，糯米 50 克，白糖适量，加水煮粥，早晚各 1 次食用。

23. 猪排骨切块，煮沸，去污水。再加适量水、佐料，旺火烧沸，小火焖熟，加入葱、姜末、酱油、白糖、陈醋，旺火煮至汁浓即可食用。适用于慢性肝炎患者。

24. 母鸡 1 只（童子鸡为佳），脱毛洗净。枸杞子 50 克洗净，塞入鸡腹，放入盆里，腹部向上，放上葱、姜等佐料，蒸 2 小时。适用于慢性肝炎、早期肝硬化患者。

25. 新鲜蘑菇 10 克洗净，去水切片，胡萝卜片、冬笋各 15 克，水发香菇 10 克，切成细丝，葱切成段。旺火烧锅，加入植物油，稍后放入蘑菇片略煸，放入其他配料、佐料调味后即可食用。适用于慢性肝炎患者。

26. 取茵陈 30～60 克，洗净煎汁，去渣，入粳米 50～100 克，煮成粥。将熟时，加入适量白糖稍煮一二沸即可食用。粥宜稀薄，不宜稠厚。每日 2～3 次服用，10～15 日为 1 个疗程。

此方主治黄疸型肝炎，能迅速退热、退黄，对肝脾缩小有明显效果，是黄疸型肝炎患者的理想食疗食品。

27. 用黄花菜 30 克，茵陈蒿 15 克，水煎服，每日 1 剂，分 2 次服用。治黄疸型肝炎疗效显著。

28. 每天可将蜂蜜和王浆混合口服，每日 3 次，坚持 1～2 周，均能收到满意效果。蜂蜜具有丰富营养，有良好的保肝作用。

29. 橘皮 10 克，茵陈 10 克，煎水饮。能治疗黄疸型或非黄疸到肝炎。

30. 新鲜泥鳅数百条。清水加香油数滴，养 2～3 天后，将泥鳅放烘箱内烘干，达到可捏碎为度，取出研粉，白糖调服，每次 15 克，每天 3 次，饭后服，小儿酌减。可治各种肝病。

31. 紫茄子 1 000 克，大米 200 克。将茄子洗净，切碎，同大米共煮粥，白蜜调服，连续 7～10 天为 1 个疗程。治黄疸型肝炎。

32. 黄鳝 3 条，芦根 30 克，寄生 60 克。将黄鳝去肠杂，切段，洗净，与芦根、寄生加水同炖煨汤，入油、盐、姜调味，可吃鱼喝汤。适用于慢性肝炎患者。

33. 吃富含抗坏血酸类的鲜水果，如柠檬、苹果、橙、柑橘、枣、菠萝等。

此外，肝炎病人可食用大枣或制成枣糕、八宝粥，还可常吃蜜枣、黑枣等。蜂蜜也是肝炎患者的滋补强壮剂，用蜂蜜可烹制很多菜肴，如蜜汁红芋等。

二、保健事项

（1）忌食霉变食品：霉变食品如家藏花生、玉米、稻谷、小米、白薯干、萝卜干等均易被黄曲霉菌污染，而黄曲霉毒素是公认的致癌性比亚硝胺高 75 倍、比苯丙胺高 4 000 倍的致癌物质。因此，一旦发现以上食品发霉，均应丢弃，千万不能让人再食用。当你怀疑大批粮油及奶类食品有霉菌污染时，应立即请卫生防疫部门检查。获得允许后方能发放、销售或食用。

（2）有哈喇味的动植物油不宜食用：陈腐油类中含丙二醛化学成分，能生成聚合物并与人体内的蛋白质和去氧核糖核酸（DNA）发生反应，促进蛋白质结构变异、细胞失去正常功能并向初期癌细胞转化。此外，丙二醛聚合物还能阻碍 DNA 的复制并使人的老化过程加快。因此，动植物油切勿存放太久，已经变质的不宜食用。

（3）米糠纤维的防癌作用：米糠中不仅含丰富的维生素 B 族，能够保护肝脏，而且米糠纤维吸附致癌有害物的效果相当好。由于人体中缺乏消化米糠纤维的酵素，因此所吸附的有害物质被米糠纤维以大便的形式全部排出体外。肝病或乙肝表面抗原长期携带者，如能经常采用米糠调剂食谱，以吸附和排泄消化道中的有害物质，则不失为预防肝癌的好办法。

第五节　细菌性痢疾

细菌性痢疾，简称"菌痢"，是痢疾杆菌所引起的肠道传染病。此病多发生于夏秋季节。一般可分为急性和慢性两大类，以发热、腹痛、里急后重、下痢脓血便为特征。此病属于中医的"肠癖""下痢"等范畴。注意饮食卫生是预防此病发生的重要措施。在应用抗生素治疗的同时，配合食疗，据病选方，疗效更佳，不妨一试。

一、细菌性痢疾食疗方

1. 用紫皮大蒜 100 克，烧熟吃，每日 3 次，或用大蒜泥煮面条食用，略加点食醋调味。大蒜和醋都可杀灭痢疾杆菌，对细菌性痢疾有明显的防治效果。

2. 新鲜马齿苋 120 克，洗净，捣碎后煮开，红痢加白糖适量，白痢加红糖适量，每日 1 剂，分 2 次服用。或用马齿苋加醋炒服食，治疗急、慢性痢疾。

3. 山楂 10 克，研末加红糖 1 汤匙，开水冲服，每日 3 次。

4. 焦山楂、炒谷麦芽各 30 克，水煎服，每日 1 剂，每天 3 次，儿童酌减。

5. 将 1 个酸石榴和莲子 20 克，水煎服，每天 2 次。

6. 黄连适量研细粉，红痢加白糖，白痢加红糖，每次 3~5 克，米汤送下，每天 3 次。

7. 赤石脂 20 克，研极细末，干姜 5 克研细粉，粳米 100 克，同煮粥食用，每天 2 次。

8. 山楂 10 克，橘皮 6 克，神曲 10 克，生姜 3 克，水煎服，分 2 次服用。

9. 柿饼 2 个，剪碎，糯米 100 克，陈皮末 3 克，共煮成粥，连吃 3 天。

10. 白萝卜捣汁 100 毫升，蜜糖 30 毫升，煎开温服可治久痢不止。

11. 乌梅 15 克，马齿苋 60 克，水煎服。

12. 绿豆 100 克，山楂 20 克，煮煎成汤，至豆熟烂，加白糖适量饮服，极效。

13. 陈细茶叶、山楂炭、红砂糖、白砂糖各 10 克，老姜 3 克，煎服 3 剂自愈。

14. 茄叶 750 克，水煎服。可治久痢不止。

15. 向日葵子 50 克，捣烂，冲入开水煮 1 小时，加冰糖服用，治血痢不止。

16. 芋艿 50 克，萝卜 50 克，大蒜头 10 克，水煎，白痢加红糖，红痢加白糖，每天 1 剂，每天 3 次。

17. 胡椒 10 粒，绿豆 80 粒，共研细末，开水泡服。治小儿痢疾，多用胡椒（每岁用 1 粒），研成细末，放于脐部，用胶布固定。

18. 绿豆 60 克，粳米 100 克，加水煮粥，早晚空腹饮服。

19. 苋菜 100 克，大蒜 1 头，香油少许。将苋菜洗净切段备用；大蒜去皮捣烂；铁锅倒入油后立即入苋菜，置旺火上炒熟，撒上蒜泥、食盐少许即可食用。能驱菌止痢。

20. 用螺肉若干，晒干，炒焦，水煎服。每次 15 克，每天 3 次。可治菌痢。

21. 马齿苋 500 克，粳米 100 克。将马齿苋洗净，捣烂后用纱布挤取其汁，与粳米煮成粥，空腹食用。治赤白痢疾。

22. 荞麦面 100 克，炒成黄色有香味为度，加砂糖适量，用水调匀服食。每天 1 剂，连服 1 周。消食化积，清热止痢。

23. 草莓或杨梅泡酒，用量 10~30 个，浸泡半月或更长点时间备用。必要时可饮泡酒 1 盅。

24. 生食新鲜橘子 3~5 个，橘皮用开水泡，约半小时后饮水，同时指压合谷穴和中晚穴，约 1 小时后可缓解病情，多用几次，可治愈。

25. 赤小豆 50 克，大米 100 克，按常法煮粥食用。红痢用白糖调服，白痢用红糖调服。清热除湿，消炎止泻。可治急、慢性痢疾。

26. 黑豆 50 克，甘草 6 克，水煎服，每天 1 剂，分 3 次服用，连服 5~7 天。清热、解毒、止痢。可治急、慢性痢疾。

27. 茄根烧灰，石榴皮研末，以砂糖水服之。可治久痢不止。

28. 主要吃富含抗坏血酸、矿物质元素（钙、磷、铁及硫胺素、核黄素、烟酸等）的水果，如柑橘、苹果、草莓、李、枣等。

二、保健事项

（1）管理好传染源。

早期发现患者和带菌者，早期隔离，直至粪便培养隔日一次，连续 2~3 次阴性方可解除隔离。早治疗，彻底治疗。对于幼托、饮食行业、供水等单位人员，定期进行体检、做粪便培养等，以便及时发现带菌者。对于慢性菌痢带菌者，应调离工作岗位，彻底治愈后方可恢复原工作。

（2）切断传播途径。

对于菌痢等消化道传染病来说，切断传播途径是最重要的环节。认真贯彻执行"三管一灭"（即管好水源、食物和粪便，消灭苍蝇），注意个人卫生，养成饭前便后洗手的良好卫生习惯，严格贯彻、执行各种卫生制度。

（3）保护易感人群。

痢疾菌苗疗效一般不够肯定。近年来主要采用口服活菌苗。有人创用志贺菌依链株减毒活菌苗口服，可产生 IgA（免疫球蛋白 A），以防止痢菌菌毛贴附于肠上皮细胞，从而防止其侵袭和肠毒素的致泻作用。保护作用仅有 6 个月。国内有的采用 X 线照射及氯霉素或亚硝胍诱变等不同方式获得减毒变异株，用于主动免疫，已获初步效果。

第六节　疟　疾

疟疾是由疟原虫引起的急性传染病，通过蚊子叮咬而传染。人体疟原虫有四种，即间日疟原虫、三日疟原虫、恶性疟原虫和卵形疟原虫（较少见）。疟疾发作时突然发生寒战，继以高热，约数小时后汗出热退。随着各种疟原虫在人体内生长繁殖特有的周期性，间日疟每两日发作一次，三日疟每三日发作一次，恶性疟的发作往往不规则，且可引起凶险的脑型疟疾等。长期多次发作后，可出现贫血和脾肿大。治疗用氯喹啉、奎宁、磺胺药和中药等。配合食疗，据病选方，疗效更好，不妨一试。

一、疟疾食疗方

1. 马兰 30 克，白糖 30 克，将两味放入杯中以沸水冲泡，发病前半小时服用。治疗疟疾寒热症。

2. 新鲜鸡蛋 1 个，白酒 20 毫升。取鸡蛋清和入酒内，调匀后 1 次口服完。每周 1 次，连服 2~3 次有预防作用；用于治疗时量加倍，发作前 1~2 小时顿服，清热解毒，有预防和治疗疟疾之作用。

3. 新鲜鸡蛋 3 个，陈醋 120 克。将蛋打破调匀，和好陈醋置沙锅内煎开，待稍冷顿服。

4. 蜂蜜 30 毫升，白酒适量。白酒稍温热，冲入蜂蜜内调匀，在疟疾发作前半小时服用。如不能掌握发作时间，可在发作的当日按方连服 3 次，清热解毒，可治疟疾。

5. 原粒胡椒 15 粒。将胡椒研成细末，置于胶布中央，贴在大椎穴上。一般敷贴 1 周，疟疾消失后再更换贴 7 日。可治间日疟。

6. 鲜蒜瓣 3~5 瓣，捣烂，加白糖适量，温开水冲服，于疟疾发作前 2~3 小时 1 次顿服。有清热解毒，抗菌杀菌之功。治间日疟疾。

7. 羊骨 250 克，洗净，砸碎，加水煮汤，在疟疾发作前 3 小时饮服。

8. 团鱼（甲鱼）1 只，猪油 20 克，盐少许。将团鱼宰杀，去肠及杂物，切块，连同甲壳、裙放入炖盅内，加入猪油、清水适量及盐少许，隔水炖 4 个小时。待鱼肉熟时趁热吃肉饮汤。能滋阴，凉血，止疟。适用于慢性疟疾久治不愈患者。

9. 黄狗肉（生后 5 个月之内者）、酱油、酒各适量。将狗肉切成大块，纳入罐中，加酱油、酒等密封好，将罐置灰火掺半的火堆中，约 2 日即可食。可治疟疾，对半年以上不愈的三日疟尤效。

10. 羊肉、甲鱼（团鱼）、糖、盐各适量。羊肉切成小块，甲鱼去头爪及内杂，加糖、盐共炖熟。每日饮汤 1 碗并吃肉。治虚寒疟疾及久疟不愈症。

11. 牛肝 100 克，陈醋 50 克。共煮熟食用。

二、保健事项

（1）管理传染源：根治现症病人和带疟原虫者。急性期病人症状消失后可解除隔离。

（2）切断传播途径：对蚊虫滋生地进行消毒及杀灭蚊虫。

（3）保护易感人群：注意个人防护，穿长衣、长裤，房间内要防蚊、驱蚊，如使用蚊帐、驱蚊剂等。

第七节　麻　疹

麻疹为小儿常见的急性呼吸道传染病之一。其病多由麻疹病毒经呼吸道而传染，传染力很强，多流行于冬春季节，其他季节少见。6 个月至 5 岁之间的小儿发病率最高，得病后一般可获得永久免疫，即终身很少再患此病。发病早期大多数患者在第一臼齿相对的颊黏膜上出现斑点，斑点为蓝白色的细小斑点，周围环以红晕，常称为"科氏斑"，此斑往往在皮疹出齐后 1～2 天消失。除全身皮疹、科氏斑外，还有发热、咳嗽、打喷嚏、困倦多眠、不思饮食等类似感冒症状。此痛属于中医的"麻症""糖疮"等范畴。选用食疗，清热透疹，食疗有方，疗效甚佳，不妨一试。

一、麻疹食疗方

1. 取新鲜芫荽（香菜），或芫荽子 120 克，水煎，用汤汁擦洗全身，或少量内服。能迅速退热透疹，适用于发病初期。

2. 紫草 6 克，绿豆 6 克，黑豆 6 克，赤小豆 6 克，水煎服。隔日服 1 剂，连服 3 日。适用于出疹期疹发未透者。

3. 紫草 10 克，甘草 3 克，水煎当茶频饮，每日 1 剂。有利于退热出疹。

4. 新鲜鲫鱼 1 条（100 克左右），洗净，再加黄豆 20 克，清炖，饮鱼汤汁。适用于出疹未透者。

5. 用香菇 6 克，新鲜鲫鱼 1 条，洗净，共炖熟，连汤食下。用于小儿麻疹，透发不快。

6. 鲜芦根 15 克，鲜茅根 20 克，水煎当茶频饮。适用于麻疹患者恢复期。

7. 多吃些富含抗坏血酸的水果，如草莓、苹果、橘子、柠檬、葡萄、香蕉，有利于麻疹治疗，促使早日康复。

8. 荸荠 250 克，甘蔗 500 克，红萝卜 250 克。将荸荠洗净，甘蔗劈开切段，萝卜洗净切碎，共入水煮 1 小时，放凉后饮汤，可治麻疹出齐后的低热不退。

9. 羊肉 50 克，芫荽 100 克，一起放入锅中，倒几滴白酒，水煮约 1 小时即成，每日 2 次，每次饮半小杯。催发透疹。

10. 新鲜蘑菇 30 克，活鲫鱼 1 条，盐少许。一起水炖，入盐调味，吃鱼肉饮汤。治小儿麻疹透发不快。

11. 胡萝卜 120 克，芫荽 100 克，荸荠 60 克，共水煎代茶饮。治麻疹热毒。

12. 荸荠 10 枚，酒酿 100 克。荸荠洗净，捣烂绞汁，和入酒酿，隔水炖温服用。

13. 鸽子蛋 2 个，用冷水煮蛋，熟时去壳吃。在麻疹流行期，每日吃 2 个鸽子蛋，可预防麻疹传染。

14. 橄榄 10 枚，水煎，当茶饮之。可预防小儿传染麻疹。

15. 鲜虾适量，洗净，带皮煮汤，趁热尽量饮。可诱发麻疹。

16. 红枣 7 枚。水煎汤，当茶饮服。

17. 赤小豆、绿豆、黑豆各 30 克，甘草 15 克。将三种豆共煮熟，晒干，与甘草同研细末，开水冲服。治麻疹，亦有预防的效果。

18. 竹笋 1 个，去皮，切片；鲫鱼 1 条，去杂洗净，共炖煮，令小儿饮服。清热、解毒、透疹，可治小儿麻疹不透。

19. 吃些富含抗坏血酸的水果，如草莓、苹果、橘、柠檬、香蕉。

二、保健事项

（1）管理传染源：隔离病人至出疹后 5 天，有并发症者延长至 10 天。接触者检疫 3 周，曾接受被动免疫者检疫 4 周。

（2）切断传播途径：病房通风，易感者流行期间尽量少外出，避免去人群密集的场所。

（3）增强人群免疫力。

① 主动免疫：我国计划免疫定于 8 月龄初种，7 岁时复种。应急接种时，最好在麻疹流行季节前 1 个月。接种 12 日后产生抗体。

② 被动免疫：年幼、体弱患病的易感儿接触麻疹后，可采用被动免疫。接触病人后 5 日内注射可有保护作用。6 日后注射后可减轻症状。有效期 3~8 周。常用的制剂是丙种球蛋白。

（4）加强护理。

① 隔离观察：应密切观察体温、脉搏、呼吸及神志状态；皮疹的变化，人出疹过程不顺利，提示有可能发生并发症，需报告医师及时处理；观察有无脱水；并发症表现，人出现体温过高或下降后又升高、呼吸困难、咳嗽、发绀、躁动不安等，均提示可能出并发症。

② 休息：卧床休息病室内应保持空气新鲜、通风，室温不可过高，以 18 ℃ ~ 20 ℃ 为宜，相对湿度 50% ~ 60%。室内光线不宜过强，可遮以有色窗帘，以防强光对病人眼睛的刺激。

③ 饮食：应给以营养丰富、高维生素、易消化的流食、半流食，并注意补充水分，可给予果汁、芦根水等，少量、多次喂食，摄入过少者给予静脉输液，注意水电解质平衡。恢复期应逐渐增加食量。

④ 发热的护理：应注意麻疹的特点，在前驱期尤其是出疹期，人体温不超过 39 ℃ 可不予处理，因体温太低影响发疹。人体温过高，可用微温湿毛巾敷于前额或用温水擦浴（忌用酒精擦浴），或可服用小剂量退热剂，视体温略降为宜。

第八节 百日咳

百日咳，又称"顿咳"。它是由百日咳杆菌引起的一种急性呼吸道传染病。感染后 1~2 周发病，流行于冬春两季，多发于 8 岁以下小儿。百日咳主要以阵发性、痉挛性咳嗽和痉咳后有鸡鸣样吼声为其特征。咳嗽在夜间较重，重者可引起面部水肿，眼结膜和鼻黏膜出血。大多病情较重，病程可拖延两三个月之久，且容易发生其他并发病，如肺炎。由于该病病程较长，对小儿健康影响极大，尤其是体弱的幼儿。所以，对小儿重要的是做好预防工作，按期接种百日咳疫苗可预防该病。发现小儿得了百日咳，应及早诊治和隔离。配合食疗，疗效更佳，选用良方，不妨一试。

一、百日咳食疗方

1. 鸡胆 1 个，用针刺破鸡胆，挤出胆汁，将胆汁烘干，加入适量的白糖研末调匀。患儿周岁以下分 3 天服；1～2 岁分两天服；两岁以上，每天服 1 个，每天分 2～3 次服。（注：如无鸡苦胆，可改用猪苦胆 1 个，用法同上。1～2 岁分 12 天服，两岁以上分 6 天服，每天分 2～3 次服，可连续服，以愈为度）

2. 取紫皮大蒜 3 瓣切片，用一茶杯开水浸泡 15 分钟左右，将蒜取出，加入白糖、醋适量，频频饮之，1 日服完。或将紫皮大蒜 50 克，去皮捣烂，加入冰糖、食醋适量，再加冷开水浸泡 1 昼夜后过滤去渣，即可饮服。每日 3 次，每次 10～20 毫升，温开水服，连用 5～7 天。适用百日咳痉咳期。

3. 炙百部 5 克，枇杷叶 5 克，梨子 1 个切碎，煎取汁后加入冰糖，分 3 次服用，每日 1 剂，连服 10 天。

4. 马兜铃焙干研末，每次以红糖调服，每日 3 次，每次 2～5 克。

5. 白芥子 10 克，杏仁 10 克，研末，制蜜丸如绿豆大小，每周岁 1 丸，每天 3 次，温水送服。

6. 川贝母、杏仁各 3～6 克，水煎取汁，加蜂蜜适量，每日 2～3 次，每天 1 剂。

7. 雪梨 1 个，杏仁 5 克，同炖熟，食梨饮汤汁，每天 3 次，连用 10 天。

8. 百合 15 克，冰糖适量，加水同煎，每日 3 次，每天 1 剂，连续服用。适用于百日咳患者恢复期。

9. 冰糖 30～50 克，开水适量溶化，稍冷后打入鸭蛋 1 个，调匀，放入锅内蒸熟食用。有利于百日咳患者的恢复。

10. 秋梨 1 个切碎，加入冰糖适量，每天早晚饮用。

11. 生萝卜两个切碎，陈皮 3 克，水煎，早晚分服。

12. 鲜藕 200 克，生梨 2 个，洗净切碎榨汁，取汁加蜂蜜 200 克，开水冲饮。每日 3 次，每次 20～30 毫升。

13. 银耳 5 克，白果 2～3 枚，煎汤 100 毫升，每天分 3 次服用。

14. 麻雀 5 只，冰糖适量，煮熟食用，每天 1 只，适用于百日咳患者恢复期。

15. 花生仁 15 克，红花 1.5 克，西瓜子（捣碎）15 克，冰糖 30 克，水煎代茶饮并吃花生。

16. 罗汉果半个，柿饼 2 个剪碎，加水 2 碗煎至 1 碗半，加冰糖少许，去渣，每天分 3 次饮服。适用于百日咳痉咳期。

17. 红萝卜 200 克，洗净切片，红枣 10 枚，加水 3 碗煎至 1 碗，每天分 2～3 次饮服。

18. 白萝卜 500 克，洗净切碎，绞汁，饴糖 100 克，加温后溶化饮用，每次 10 毫升，每日 3 次。适用于百日咳患者恢复期伴有脾胃虚弱仍有干咳者。

19. 核桃仁 30 克，冰糖 30 克，梨子 200 克，三味共捣烂，加水煮成浓汁，每次服 1 汤匙，日服 3 次。

20. 甜杏仁 9 克，冰糖 10 克，寸冬 5 克。将杏仁，冰糖捣碎末，加寸冬煎汤送服，每天 3～4 次。

二、保健事项

（1）管理传染源，切断传播途径。发现病人应立即作疫情报告，并立即对患者进行隔离和治疗，这是防止本病传播的关键。隔离自发病之日起 40 日或痉咳出现后 30 日。有本病接触史的易感儿童应予以隔离检疫 21 日，然后予以预防接种。

（2）保护易感人群。

① 自动免疫：目前已用于预防接种的百日咳菌苗有两种，全细胞菌苗和无细胞菌苗。我国计划免疫应用的为全细胞菌苗。常用的疫苗是白喉类毒素、百日咳菌苗、破伤风类毒素（DPT）三联制剂，一般于出生后 3 个月开始初种，每月 1 次，共 3 次。注射量分别为 0.5 毫升、1 毫升、1 毫升。次年再加强注射 1 次。若遇到百日咳流行时可提前至出生后 1 个月接种。据研究基础免疫后血清中抗体阳转，一年后又有 52%～63%缺乏保护水平抗体，故加强注射一次，强化后 1 个月则抗体水平显著升高。所以强化免疫极为重要。一般持续 3 年后抗体水平又下降，5 年后只有半数有抗体且程度低于保护水平。故若有流行时易感人群仍需加强接种。

全细胞百日咳菌苗注射后 1～2 天，有轻、中度发热。极个别人注射后 48 小时内出现休克，或注射后数天或数周内出现脑病。有过敏史、家族中有精神、神经病史和急性感染时均不宜做此疫苗注射。

基于上述副作用，国外致力于研究无细胞菌苗（acellular pertussis vaccines），内含有百日咳毒素、丝状凝集素、凝集原等抗原成分，与全细胞菌苗相比，局部及全身反应均轻，而抗体产生较高，但不同成分的疫苗效率有差别。含两种抗原成分者抗原性强，有效率较高。在日本、意大利、美国等国家已经使用或部分使用无细包菌苗预防百日咳，有较好的预防效果，我国无细胞百日咳菌苗也已研制成功。

② 被动免疫：未接受过预防注射的体弱婴儿接触百日咳病例后，可注射含抗毒素的免疫球蛋白预防。

③ 药物预防：对没有免疫力而有百日咳接触史的婴幼儿主张进行药物预防，可服用红霉素或复方新诺明 7～10 日。

第九节　流行性腮腺炎

流行性腮腺炎，又名"痄腮"。它是由腮腺炎病毒引起的一种急性呼吸道传染病，好发于冬春季节，多见于儿童，主要症状为发热，一般一侧腮腺先发炎，接着另一侧也发炎，也可同时发炎，腮腺很快肿大、坚硬，有时淋巴结也肿胀，吃东西困难，5～10 天后逐渐消退。偶尔并发脑炎、睾丸炎等。患者需隔离至腮肿消退后 1 周。保持清洁，防治继发感染，并给予各种对症治疗，大多可痊愈而无并发症。据病选方，不妨一试。

一、流行性腮腺炎食疗方

1. 蚝豉 100 克，豆腐 50 克，橄榄 5 个，鲜姜 3 片。加水共煮汤，白糖适量调服。可治痄腮、两腮红肿热痛。

2. 赤小豆 100 克，甘草 10 克。水煎浓汤，当茶任意服用。治痄腮肿痛。

3. 绿豆 100 克，白菜心 5 枚。先将绿豆洗净，加水适量煮成稀烂，然后再放白菜心煮 20 分钟即成。每天 3 次，连吃 5～7 天。可治小儿腮腺炎。

4. 鲜活鲫鱼 1 条（约 150 克），枸杞苗（连叶）500 克，陈皮 5 克，鲜姜 2 片。将鱼、苗叶等收拾洗净，用水共煮汤饮，消肿镇痛，可治痄腮。

5. 绿豆 160 克，黄豆 50 克，红糖 100 克。将三味入水共煮熟至烂，可任意常食。用治小儿痄腮引起的不适症。

6. 鸡蛋 1 个，木耳 15 克。将鸡蛋打散，木耳晒干研末，共调拌匀，每日分 3～4 次喂服。

用治小儿疖腮红肿。

二、保健事项

（1）流行性腮腺炎是可以预防的。通常的措施如下。

① 流行性腮腺炎是疫苗可预防性疾病，接种疫苗是预防流行性腮腺炎最有效的方法，儿童应按时完成预防接种，一岁半接种一针，6岁接种一针。15岁以下儿童均可接种。目前有麻腮疫苗、麻风腮疫苗。

② 在呼吸道疾病流行期间，尽量减少到人员拥挤的公共场所；出门时，应戴口罩，尤其在公交车上。

③ 一旦发现孩子患疑似流腮，有发热或出现上呼吸道症状时，应及时到医院就诊，有利于早期诊治。

④ 养成良好的个人卫生习惯，做到"四勤一多"：勤洗手、勤通风、勤晒衣被、勤锻炼身体、多喝水。

（2）腮腺炎的传染性仅次于麻疹和水痘，常在幼儿入托、新生入学、新兵入伍时爆发流行。中国的腮腺炎发病主要集中在4~15岁人群，占总病例数的80%以上，爆发占公共卫生事件的20%左右。所以目前预防腮腺炎应以儿童和青少年为主。

（3）预防中药验方。

① 贯众10克、板蓝根15克、甘草5克、大青叶10克、银花10克。

用法：每日一剂，水煎分2次口服，连服3~5天。

② 银花15克、连翘10克、夏枯草15克、大青叶10克、甘草5克。

用法：每日一剂，水煎分2次口服，连服3~5天。

③ 夏枯草15克、板蓝根15克。

用法：每日一剂，水煎分2次口服，连服3~5天。

④ 板蓝根30克、银花15克、贯众15克。

用法：每日一剂，水煎分2次口服，连服3~5天。

（4）暴发区预防措施。在暴发地区进行疫苗应急接种是控制疫情蔓延的主要措施，应急接种可根据发病情况、接种率调查、人群抗体水平调查情况综合分析选择强化免疫或查漏补种。加强对乡村医生的传染病疫情报告管理及防治知识培训工作，强化疫情报告意识，做到早报告、早隔离、早处理。对病人要隔离至症状、体征消失或发病后10天，对接触者要进行医学观察，对集体儿童机构应留验3周，对疑似患者应立即暂时隔离。加强大众健康教育工作，普及流行性腮腺炎的防治知识。

第十节　寄生虫病

寄生虫病是指寄生在人体的各种虫类所导致的疾病，常见的有蛔虫、蛲虫、寸白虫（即绦虫）、钩虫、姜片虫等。有蛔虫可见腹痛，怪食偏食，夜间磨牙，脸有白色虫斑等症状；有蛲虫可见肛门奇痒，并有消瘦、食欲缺乏等症状；有寸白虫可见腹部不适，如进入人的脑、眼睛或心脏肌肉里就会引起抽风和失明等症状；有钩虫可见丘疹、贫血等症状；有姜片虫可见腹痛、泻肚、浮肿等症状。多因饮食、误食沾染虫卵的食物而传染。它们对人体健康危害很大，不可忽视。据病选方，食用方便，疗效甚验，不妨一试。

一、寄生虫病食疗方

（一）蛔虫病

1. 鲜草莓、余甘子量可大些，每天约 150～500 克，生吃。
2. 石榴根皮 10 克，乌梅 15 克，水煎饮用，治胆道蛔虫症。
3. 生食南瓜子 250 克，可治蛔虫病，同时还可治蛲虫、绦虫、血吸虫、钩虫。
4. 食醋 60 毫升中放入花椒少许，加水煮开，除掉花椒后顿服。
5. 生丝瓜子 20～30 粒（以色黑者有效），去壳，每日 1 次，空腹嚼烂咽下，连服 3～5 次。
6. 葱白数节，洗净，捣烂取汁，加入菜油 2 汤匙，搅匀，空腹服下，每日 2 次，连服 3 天。治小儿蛔虫性肠梗阻症。
7. 乌梅 15～30 克，川椒 6 克，生姜 3 片，水煎，腹痛时服。有安蛔止痛之功效。
8. 使君子仁 10 克，加瘦猪肉 100 克，共捣烂，放碗中上笼蒸熟，1 次吃完。连食 5 天。

（二）蛲虫病

1. 生葵花子 120 克，去壳吃仁，连吃 1 周见效。
2. 生南瓜子 120 克，去壳研碎，开水调服，每日 2 次，每次 1 汤匙，连服 7 天。
3. 使君子肉 10～20 枚，炒熟，分 3 次于饭前半小时嚼食，连服 15 天为 1 个疗程。
4. 大蒜瓣，去皮捣烂如泥，加菜油少许调匀，临睡前涂肛门周围，第二日晨洗去。

（三）钩虫病

1. 鲜马齿苋 100 克，慢火浓煎，去渣后加醋 15 毫升，白糖 10 克，每晚睡前服，连服 3～5 次为 1 个疗程。
2. 槟榔、雷丸各 15 克，捣碎，水煎，早晨空腹时顿服。连服 5 天为 1 个疗程。
3. 生南瓜子 60～120 克，捣碎，水煎代茶空腹服，连续服 5 天。或炒熟吃亦可。

（四）绦虫病

1. 榧子 10～30 克，炒香，每日早晨空腹时嚼食，连服 7 天为 1 个疗程。
2. 槟榔 60 克，雷丸 15 克，捣烂，水煎，清晨空腹时顿服，连用 5 天。
3. 生南瓜子仁 60 克，研烂后加冷开水调成乳状，加少许白糖，拌匀，空腹服，每日 1 次，连服 7 天。
4. 槟榔 60 克，南瓜子仁 60 克（炒熟研末）。将槟榔浓煎，于早晨空腹时先吃南瓜子仁粉末，过 2 小时后温服槟榔汤，连用 7 天。

（五）姜片虫病

1. 槟榔 50 克，捣碎，清水浸泡 1 夜，浓煎，空腹 1 次服完，连服 5 天。
2. 椰子 1/2～1/3 个，早晨空腹时，先饮椰水后细嚼椰肉，隔 3 小时后再进饮食。
3. 榧子炒熟，取仁服用。榧子按每岁 2 枚，量增加到 50 枚止。空腹服用 7 天。
4. 使君子仁 30 克，榧子 30 克，大蒜瓣 30 克。将以上三味捣碎，水煎去渣，每日 3 次，空腹时服，连服 5 天。
5. 南瓜子适量，将南瓜子干炒至熟食。儿童每日空腹吃 50 克，连吃 5 天。
6. 生大蒜适量，去皮，切细末，空腹吞服。

二、保健事项

（1）食物煮熟，慎防寄生虫。

一般情况下，寄生在人体内的一些成虫吃药就可驱除，但寄生虫的幼虫一旦进入人体的脑、肝、肺或心脏等处，则很难治疗。

有些民间说法并不科学，如"生吃螃蟹活吃虾"就是不正确的。这主要是因为淡水鱼虾中有华支睾吸虫的囊蚴寄生，可使人得华支睾吸虫病，也叫肝吸虫病，其症状表现如同肝炎。所以淡水鱼虾一定要做熟了吃，像生鱼片之类的生吃法并不科学。

一些螺体内有寄生虫存在，由于寄生虫所处的生长阶段不同，对人体的危害也有所不同。玛瑙螺不宜生食，生吃可使人头痛、恶心、呕吐、发热、间歇性嗜睡或昏睡；一些患者还会出现头、躯干、四肢的各种类型的知觉异常，如烧灼、麻木、疼痛等；还有一些患者会出现视力障碍、失明。

青蛙也吃不得，因为青蛙是曼氏迭宫绦虫的中间宿主。吃青蛙时，如果未死的曼氏迭宫绦虫幼虫进入人体，可使人体组织遭到破坏，出现失明、昏迷、皮肤瘙痒，甚至瘫痪等症状。

健康提醒：人体寄生虫发病的因素很多，饮食不洁，体质偏弱是导致寄生虫致病的主要因素，所以，夏季饮食一定要注意卫生，尽量把食物煮熟。

（2）饭前便后一定要洗手。

第四章　内科病患者的食疗方法及保健事项

第一节　支气管炎

支气管炎是指气管黏膜炎症。它是一种最常见的呼吸道疾病，多由细菌或病毒感染，或物理、化学及有害气体等因素刺激引起。其主要表现为气管有刺痒感、发热、怕冷、咳嗽、胸闷、气喘等症状。支气管炎有急、慢性之分。急性支气管炎一般因上呼吸道感染诱发，一般经治后数日即愈。慢性支气管炎多由于急性期没有彻底治好而成，常反复感染，或长期刺激，迁延多年，顽疾难愈，多见于老年人。治疗时应祛除病因和有效地应用抗生素，控制感染，配合食疗，有利于巩固和提高疗效。据病选方，食用方便，疗效甚验，不妨一试。

一、支气管炎食疗方

1. 甘梨 1 只，去皮挖芯，杏仁 10 枚捣烂，放入梨中，隔水炖熟，食之。适用于热咳。

2. 浓茶 1 杯，蜜糖 1 杯，大熟瓜蒌一个，去皮，洗去子，将瓤入茶蜜内，用碗盛，饭上蒸之，待饭熟时，取出，食时挑三四匙咽之。渐渐痊愈。适用于热咳。

3. 用甘蔗汁 1 杯，青粱米 100 克，合煮成粥，每天 1 剂，分 2 次服用。滋润心肺，咳嗽自愈。

4. 炙冬花 20 克，雪梨 1 个，去皮挖芯，切片，加冰糖适量，水煎服。适用于热咳。

5. 用柿饼 1 枚，切开去核，夹入川贝末 6 克，用饭锅蒸熟服用即愈。

6. 甜杏仁 5 克，冰糖 30 克，水煎服。

7. 鲜梨 1 个，去皮挖芯，加川贝末 6 克和冰糖炖服，每日 1 剂。

8. 西瓜 1 个，加入冰糖，蒸熟食用。

9. 用 1 个大橘子，加冰糖适量，清水煮之，愈浓愈妙，连服数次即愈。

10. 菠萝肉 120 克，蜂蜜 30 克，水煎服。

11. 大枣 10 枚，韭菜根 7 个，水煎，去韭根，食枣饮汤汁。

12. 梨子 1 个，去皮挖芯，胡椒 10 粒，水煎服食。

13. 核桃仁 3 枚，研成细末加白糖，温开水送服。每晚 1 次，连服 1 周，极有效验。

14. 白果 10 粒，冰糖 10 小块，蒸熟食之。

15. 橄榄 7 枚，冰糖 15 克，蒸服亦效。

16. 海蜇用清水洗净，和以冰糖，量比为 2∶5，同放盖碗内，在饭上蒸熟，蜇化为水，咳时饮之，久饮能愈。

17. 用饴糖 50 毫升溶入适量白萝卜汁、韭菜汁中，每次 2 汤匙，每日 3～4 次。

18. 取活癞蛤蟆 1 个（大者为佳），新鲜生鸡蛋 1 个，将鸡蛋从癞蛤蟆口中塞进腹腔内（若癞蛤蟆口小，鸡蛋塞不进去，可将癞蛤蟆口角两边剪开一些），其嘴巴用普通的白棉线缝好，勿使鸡蛋滚出，外用黄泥涂裹，再把它放在烧柴草的灶膛里烧烤，烧至外涂的黄泥开裂为度。取出泥团，待冷剥开，癞蛤蟆也随之剥去，将烤熟的鸡蛋去壳，趁热吃掉，每天按此法吃 1 个鸡蛋，一般儿童连吃 3 个鸡蛋，成人连吃 5 个鸡蛋即可见效。

19. 百部 1 000 克，蜂蜜 500 克，清水 3 000 克，先煎百部至 2 000 毫升，滤去渣，再加蜂蜜慢火熬膏，饭后冲服，每次 1～2 汤匙，每天 3 次。主治慢性支气管炎久咳不愈。

20. 取新鲜百合和蜜蒸透，时时含化 1 片，主治慢性支气管炎虚热咳喘。

21. 用生萝卜捣烂取汁 1 杯，加冰糖 30 克炖开，夜晚临睡前服用。

22. 用干姜末 3 克，热酒调服，或以饴糖和丸服之。主治支气管炎寒咳，疗效甚验。

23. 取白果 7 个，煨熟，以熟艾作 7 丸，每果入艾 1 丸，纸包再煨香，去艾食之。

24. 用猪肺 1 个，清水洗净，加姜汁半杯，蜜糖 120 克，杏仁 49 粒，放入肺内，煮熟食之，主治慢性支气管炎。

25. 杏仁、胡桃仁等分，捣烂成蜜丸，如弹子大，姜汤送下即效。

26. 生姜汁 250 毫升，红砂糖 120 克，水煎 20 分钟，每次 1 匙，渐渐咽之，亦效。

27. 橘皮 10 克，杏仁 10 克，饴糖 30 克，加水煎服，每天 1 剂，早晚各 1 次。

28. 枇杷核 9 克，橘皮 10 克，甘草 5 克，水煎服，早晚分服，每日 1 剂。

29. 青果 30 克，生白萝卜 150 克，水煎成汤，称为"青龙白虎汤"，有助于止咳化痰平喘。

30. 陈海蜇 30 克，洗净，鲜荸荠 50 克，煎汤频频饮之。能治肺热咳嗽。

31. 新鲜栗树新叶 15～30 克，加冰糖同煮，每日 2～3 次分服。

32. 甜杏仁炒熟，每天早晚各吃 7～10 粒，蜜糖水送下。

33. 豆腐 250 克，生姜 10 克，红糖 100 克，水煎，睡前饮用，连用 3～5 天即见良效。

34. 生萝卜 250 克，鲜藕 250 克，梨子两个，切碎绞汁，加蜂蜜 250 毫升，调匀服用。适用于慢性支气管炎的热咳、燥咳，疗效显著。

35. 南杏仁 15 克，北杏仁 10 克，清水泡软去皮，粘米粉 50 克，加冰糖适量及清水煮成稠糊服食，每日 1 次，连服数日见效。

36. 南瓜 500 克（去皮），红枣 15 枚，红糖适量，加水煮熟烂服用。

37. 取柚子 1 个，去皮后切成块，加清水适量，母鸡 1 只，去毛洗净，切成小块，用少许食盐调味，隔水蒸熟，饮汤吃鸡，每周 1 次。

38. 莲子、百合各 30 克，瘦猪肉 200 克，加水煮熟调味后服用。

39. 柿饼 3 个洗净，加少量冰糖及清水，放碗里隔水在锅中蒸至柿饼软后服食。

40. 川贝母 6～9 克（捣碎），加入冰糖适量，炖熟服用，每日 1 剂，每晚睡前服用。

41. 白果 20 枚，银耳 20 克，冰糖 30 克，煎汤 300 毫升，每日早晨服用 1 次。

42. 百合磨粉 100 克，粳米 200 克，共同煮成粥，加白糖调味食之。

43. 母鸡 1 只，去毛洗净，入沙锅中炖熟烂，每次饮 1 小碗鸡汤。（母鸡汤对人的支气管炎，特别是对儿童的支气管炎有较高的疗效。这是因为母鸡汤的脂肪具有增强支气管的内分泌能力和化痰的作用）

44. 将陈皮、冰糖适量，加上冷水，用慢火炖 1 小时以上，每天饮服数次，防治咳嗽又除痰。

45. 萝卜汁 120 克，梨汁 120 克，生姜汁 120 克，猪油 120 克，香油 120 克，蜂蜜 120 克，冰糖 120 克，共放在锅内熬至黏稠时，再加核桃仁 20 克（捣烂）和炒好的黑豆面 800 克，调匀后，做成丸。每丸重 9 克，每次吃 1 丸，每日 3 次，白开水送下。主治老年性气管炎。

46. 冬虫夏草研粉，每次 3 克，蜜糖水送下。或用胎盘粉，每次 3 克，开水送下。可以提高机体肾上腺皮质机能与非特异性免疫机能，对慢性支气管炎有很好的预防作用。

47. 取灵芝 20 克，连续煎服 3 天，对咳嗽、祛痰均有显效，对气管平滑肌痉挛有缓解作用。

48. 取白果仁、甜杏仁各 1 份，胡桃仁、花生仁各两份，共研末和匀，每日清晨取 20 克，再用鸡蛋 1 只，同煮 1 小碗粥服下，连服半年。可有效地控制慢性支气管炎的复发。

49. 人参 30 克，橘皮 10 克，紫苏叶 15 克，砂糖 150 克，加水煎浓汁，当茶饮之。适用于肺气虚咳喘患者。

50. 核桃仁 500 克，柿饼霜 500 克。先将核桃仁蒸化，再与柿饼霜同装入瓷器内蒸，使融化合一，取出晾凉，适量服用。适用于肾气虚咳喘患者。

51. 人参 3 克，胡桃肉 3 枚，水煎汤服。

52. 芡实粉 30 克，核桃肉 30 克，红枣 7 枚，糯米 200 克，煮粥常食。此方补肾平喘。

53. 取熟羊脂 150 克，熟羊髓 15 克，白沙蜜 150 克，生姜汁 10 毫升，生地汁 50 毫升。先煎沸羊脂，次下羊髓，见沸，继下蜜、生地汁、生姜汁，蒸沸成膏。每日空腹时用黄酒调服，或入粥食用。此方有利于老年性慢性支气管炎康复。

54. 鲜马奶 300 毫升，白糖适量。将马奶煮沸，饮时加白糖。清热止嗽。

55. 燕窝 10 克，粳米 100 克，冰糖 50 克。将燕窝放温水中浸软，去污物，放开水碗中再发，入粳米，加 3 碗水，旺火烧开，改文火慢熬约 1 小时左右，入冰糖溶化后即可服食。可治肺虚久咳患者。

56. 生芝麻 15 克，冰糖 10 克。两味共放碗中，开水冲饮。可治夜嗽不止及咳嗽无痰。

57. 花生米、大枣、蜂蜜各 30 克，同水共煎饮汤，日服 2 次。治疗咳嗽痰少。

58. 银耳 15 克，冰糖 30 克，鸭蛋 1 只。银耳与冰糖共煮，水沸后打入鸭蛋，每日服 2 次。可治阴虚肺燥咳嗽之症。

59. 将柿饼横剖开，用去皮生姜 3～5 片切碎夹其间，文火焙熟，去姜食之。有化痰止咳敛肺气的作用，可治久咳不愈。

60. 猪油 100 克，蜂蜜 100 克。将上述两味分别用小火煎煮至沸，停火，晾温，共混合调匀即成。每次服 1 汤匙，每天 2 次。润肺止咳，治肺燥咳嗽。

61. 鲜柚肉 500 克，切块，放在瓶罐中，倒入适量白酒，封严浸焖一夜，再倒入锅中煮至余液将干时，加入蜂蜜 250 克拌匀即成，待冷，装瓶备用。治老年人咳喘。

62. 竹沥 30 克，粳米 100 克。先煮粳米粥，临熟时加入竹沥，搅匀，任意食用。清热化痰。可治急慢性支气管炎及咳嗽多痰色黄者，效果很好。

63. 橘皮 9 克，芹菜根 1 把，饴糖 30 克，先将饴糖在锅内化开，再将橘皮、芹菜根炒干微焦，加水煎服。

64. 姜汁半匙，蜂蜜 1 匙，温开水冲服。

二、保健事项

（1）积极控制感染。

在急性期，遵照医嘱，选择有效的抗菌药物治疗。常用药物有：复方磺胺甲醛异恶挫、强力毒素、红霉素、青霉素等。治疗无效时，也可以选用病人未用过或少用的药物，如麦迪霉素、螺旋霉素、先锋霉素等。在急性感染控制后，及时停用抗菌药物，以免长期应用引起副作用。

（2）促使排痰。

急性期患者在使用抗菌药物的同时，应用镇咳、祛痰药物。对年老体弱无力咳痰的病人或痰量较多的病人，应以祛痰为主，不宜选用强烈镇咳药，以免抑制中枢神经加重呼吸道炎症，导致病情恶化。帮助危重病人定时变换体位，轻轻按摩病人胸背，可以促使痰液排出。

（3）保持良好的家庭环境卫生。

室内空气流通新鲜，有一定的湿度，控制和消除各种有害气体和烟尘，戒除吸烟的习惯，注意保暖。室内空气补充负离子。小粒径高活性的空气负离子能有效加强气管黏膜上皮的纤毛运动，影响上皮绒毛内呼吸酶的活性，改善肺泡的分泌功能及肺的通气和换气功能，从而有效缓解支气管炎。

（4）加强体育锻炼。

增强体质，提高呼吸道的抵抗力，防止上呼吸道感染，避免吸入有害物质及过敏原，可预防或减少本病发生。

（5）气候变化和寒冷季节。

注意及时添减衣服，避免受凉感冒，预防流感。注意观察病情变化，掌握发病规律，以便事先采取措施。如果病人出现呼吸困难，嘴唇，指甲发紫，下肢浮肿，神志恍惚，嗜睡，要及时送医院治疗。

第二节　支气管哮喘

支气管哮喘，是一种常见的呼吸道慢性疾病，亦是发作性的过敏性疾痛，是由于广泛的小支气管痉挛所造成的一种急性阵发性喘息，一般简称为"哮喘"。哮喘病人平时与健康人无大的差别，但是一旦受到风寒刺激，或因吃了过敏食物，或闻到特异性气味，就会突然发病。另外，还有的病人由于情绪激动、精神紧张、过度疲劳也能引起发病。在寒冷的季节和气温急剧变化时，常反复发作，病程长而顽固。哮喘大多数发生于秋冬季节，春季次之，至夏季则多数减轻，或者缓解。此病可以发生在任何年龄，但以儿童为多见，主要表现为突然发病，呼吸困难，胸闷气粗，喉间有哮鸣的特征。此病属于中医的"肺胀""喘促""哮症"等范畴。哮喘发作，用西药只能起暂时缓解的作用，若想终身控制，宜用食疗。据病选方，食用方便，疗效甚验，不妨一试。

一、支气管哮喘食疗方

1. 苏子250克，水煎，去渣取汁，入粳米150克，共煮成粥，每天食用。适用于痰浊壅肺、气体阻滞患者。

2. 苏子10克，白芥子10克，莱菔子20克，生姜3片，水煎服，每天1剂，早晚各1次。适用于痰湿阴肺、气滞不利患者。

3. 薏苡仁100克，大米150克，加水共煮成粥，每天服食。

4. 茯苓500克，研成粉末，每次用蜂蜜冲服15～20克，每日2次，有良效。

5. 甜杏仁10克，加冰糖20克，水炖温服，化痰平喘有良效。

6. 净地龙烘干研细末，每日2次，每次5～10克，用温开水蜂蜜调服，可以止哮喘。

7. 萝卜150克，冰糖30克，水煎温服。

8. 老北瓜1.5千克左右的1个，中间挖空，将冰糖150克、五味子10克装入瓜内，隔水蒸熟后去五味子，每日吃1个，数次见效。

9. 蟾蜍1个，去头和内脏，洗净，腹内放入白胡椒10粒、陈皮15克、制半夏15克，用荷叶包好，外用黄泥糊上，烧焦，去泥后研成细末，每日2～3次，每次5～10克，服之有效。适用于寒型哮喘。

10. 生姜10克，葱白7根，杏仁15克，地龙20克，水煎服，每天1剂，分2次服用。适用于寒型哮喘。

11. 取西瓜1个，杏仁霜5～10克，与西瓜汁冲服，治疗热型哮喘甚好。

12. 取雪梨1个，去皮挖去芯，放入半夏10克，冰糖适量，然后把梨放碗内，隔水蒸熟，去半夏吃梨，每日1个，润肺化痰，治疗热型哮喘甚妙。

13. 新鲜大叶金钱草100克，瘦猪肉100克，冰糖30克，水炖服。

14. 紫苏兜子7个，煎浓汁，另将鸡蛋2个放在碗内打碎去壳，搅拌多次，将苏兜汁倾入，煮熟，临睡前服用。

15. 取百合 50 克，粳米 100 克，共煮成粥，经常食用。适用于脾肺气虚哮喘患者。

16. 人参 10 克，橘皮 10 克，紫苏叶 15 克，砂糖 50 克，加 3 000 毫升水，煎煮代茶饮之。适用于肺气虚型哮喘患者。

17. 淮山药、薏苡仁各 100 克，共煮烂熟，再加入柿饼 30 克（切碎），继续煮 15 分钟后，分数次食用。

18. 取蛋黄 10 个，冰糖 100 克，混合打散，使蛋黄和冰糖融和，用米酒 500 克冲入混合，放置 10 天后即可取用。每晚服 1 次，每次服 30 毫升，可根据个人的酒量而增减，服至痊愈为止。此方可很好地防治哮喘疾病。

19. 胡桃肉 50 克，补骨脂 15 克，菟丝子 30 克，水煎服，每天 1 剂，分 2 次服用。适用于肾虚型哮喘患者。

20. 用生芡实 100 克，制半夏 30 克，陈皮 12 克，茯苓 30 克，生鸡肫皮（鸡内金）30 克，黑芝麻 50 克，熟枣肉 200 克，共碾细成粉末，制成小饼（加适量砂糖），空腹当点心服食。

21. 芡实粉适量，加水煮成糊状，加入研碎的核桃肉及切碎红枣肉适量，再煮片刻，加砂糖收贮食用。每日 2 次，每次 2 汤匙。适用于肾虚哮喘患者。

22. 胡桃肉 500 克，蒸熟，然后与柿饼 500 克同装入瓷器内，共蒸，冷后随意服食。

23. 生胡桃肉（连内衣）1～3 个与生姜 1～3 片同细嚼后咽下。对虚寒型哮喘疗效很好。此方疗程应从 8 月起至 11 月底，可预防哮喘复发。

24. 麻黄 10 克，水煎去渣取汁，豆腐 100 克，共煮 1 小时，加少许生姜、葱白、食盐调味，吃豆腐饮汤。

25. 取北瓜 1500 克，煮透去渣子留汁，加入姜汁 60 克，饴糖 1 500 克，和匀待凉。每日早晚各服 20 毫升。预防哮喘复发。

26. 小猪和小羊睾丸，数量不限，晒干，研成粉，每次 1～2 克，每日服 2 次。

27. 新鲜胎盘（紫河车），洗净煮烂食用，每周 1 只，连续服用，或每天吞服紫河车粉 3 克。有利于增强体质，控制哮喘复发。

28. 饴糖 1 汤匙，用滚开的浓豆浆 1 碗冲入搅匀服用，对体虚哮喘有良效。

29. 人参 5 克，胡桃肉 3 枚，水煎成汤，加冰糖适量，经常服用，适用于体虚哮喘。

30. 用生白果 3～5 枚，打碎去壳研末。取鸡蛋 1 个，钻 1 个小孔，将白果仁末灌入蛋中，用白纸糊孔，在锅中蒸熟，每天吃白果蛋 1 个，连服数日，哮喘自平。

31. 用新鲜香果 1～2 个，切碎放入碗中，加等量饴糖，蒸 2 小时即可食用，每天早晚各服 1 匙，连续服用，对化痰平喘有良效。

32. 用黄皮 3 个，生姜 6 克，半夏 6 克，冰糖适量，水煎服，每天 1 剂，每天 3 次。

33. 牛胎盘 1 个，甜杏仁 15 克，苦杏仁 12 克，生姜 3 片，红枣 5 枚，黄酒适量。将牛胎盘洗净切块，炒匀烧热，加少量油再烧，下胎盘翻炒，炝适量黄酒、姜汁，再加杏仁、姜片、枣及适量水，倒入沙锅煲至熟烂食用。可治虚劳久嗽、哮喘及老年慢性支气管炎，对体质虚弱的人有补益强壮作用。

34. 乌鸡 1 只，老陈醋 1 500～2 000 毫升。将乌鸡宰杀去毛杂，洗净切块，用陈醋煮熟。分 3～5 次热吃，症轻者吃 1 只，重症者吃 3 只即愈。止咳平喘。

35. 南瓜 5 个，鲜姜汁 10 毫升，麦芽 1 500 克。将南瓜去籽，切块，入锅水煮极烂为粥，用纱布绞取汁，再将汁煮剩一半，放入姜汁、麦芽，以文火熬成膏，每晚服 100 克，严重患者早晚服用。专治哮喘，效果极佳。

36. 新鲜鲤鱼 1 尾，糯米 200 克。将鲤鱼去鳞，纸裹烤熟，去刺研末，同糯米煮粥，空腹食之。可止咳平喘。

37. 白果仁 8 克，蜂蜜适量。将白果炒去壳，取白果仁加水煮熟，捞出放入碗中，加蜂蜜调服。

38. 鹌鹑蛋 3 个，蜂蜜适量。将蛋打破与蜂蜜搅匀，沸水冲服，连用 1 年可愈。可治支气管炎、哮喘、肺结核等病。

39. 小米 50 克，羊胎 1 只。先煮羊胎至半熟，后下入小米熬成粥，粥肉同食，每天 2 次。可治久咳气喘。

40. 猪板油 150 克，麦芽糖 150 克，蜂蜜 150 克。三味共熬成膏，每日服数次，每次 1 汤匙，口中含化，数日后喘嗽即止。常服则病可除根。忌食生冷及辛辣刺激食物。专治哮喘。

41. 核桃肉 50 克，苦杏仁 50 克，姜 50 克，蜂蜜适量。将核桃肉、苦杏仁用水浸泡，去皮；姜，洗净切末；共捣烂，加蜂蜜为丸，捏成梧桐子大小丸粒，临睡前服，共分 10 次服完。治体虚哮喘。

42. 龟血、白糖各适量。将两味混合调匀，开水冲服。每次 3 汤匙，每天 1 次。可治慢性气管炎、支气管哮喘、干咳无痰等症。

43. 灵芝 15 克，党参 15 克，茯苓 30 克，陈皮 6 克，冰糖 20 克。水煎服，每天 1 剂，分 3 次服。可治过敏性哮喘症。

44. 取猪腰 400 克，去筋膜，去内臊，切成腰花，加料酒、葱、姜末、盐拌匀腌半小时，捞出沥干；核桃仁 50 克，用水浸泡，去皮，在五成热的油锅中炸酥，取出；锅上放油烧至五成热，将切好的腰花下锅，再放上一块核桃仁用腰花包拢炸；鸡蛋清 100 克搅拌均匀，下油锅炸至呈黄色捞出。炸完后，将油烧至八成热，把全部炸件下锅再炸至深黄色，沥尽油，装盘即可食用。补肾平喘，治咳喘久病体虚者。

二、保健事项

（1）多数哮喘患者接受规范化治疗后，症状很快就会得到缓解，肺功能也会逐步得到改善。提示所有哮喘患者：哮喘是一种慢性疾病，很多患者需要长期治疗。治疗方案的制定、变更，药物的减量、停用，都应该在医生的指导下进行，切忌自行决定，否则很可能导致前期治疗效果的丧失和疾病的加重。

（2）当按照专家推荐的治疗方案规范化治疗一段时间之后，如效果不理想，应主动配合医生寻找原因，如：是否持续接触哮喘触发因素（过敏原、环境中的化学物质等），是否由于药物装置使用不当，是否合并导致哮喘难治的并发症（鼻窦炎、胃食管反流、阻塞性睡眠呼吸暂停综合症等），是否吸烟或被动吸烟、有无药物因素（口服 β 受体阻滞剂、口服血管紧张素转换酶抑制剂、解热镇痛药物等），是否患有其他具有哮喘样症状的疾病（如变态反应性支气管肺曲菌病、变应性肉芽肿性血管炎等）。

（3）哮喘急性发作通常均有诱发因素，很多患者是因为自行改变（减量或停用哮喘控制药物）治疗方案而导致。其他常见原因包括：病毒感染、接触过敏源等触发因素。哮喘急性发作缓解后，审核患者是否正确使用药物、吸入装置和峰流速仪，找到急性发作的诱因并制定避免接触的措施，制定、调整控制性治疗方案，以预防再次急性发作。

第三节　支气管扩张

支气管扩张，是指支气管长期发炎，管壁损伤，发生变形扩张。常为呼吸道急性和慢性感染，如幼儿的麻疹、百日咳，以及肺结核和其他慢性肺部炎症等的并发症。多见有咳嗽、咳痰和反复咯血。此病属于中医的"咳血""咯血"范畴。应控制感染，迅速止血，宜润肺养肺，配合食疗，对治疗支气管扩张有很好的效果。

一、支气管扩张食疗方

1. 鲜藕两节，蜂蜜适量。将藕节切开一头，藕眼里灌入蜂蜜，再将切下的一头盖上，蒸熟后吃；另一节切碎，水煎喝汤。

2. 百合30～60克，冰糖适量，水煎煮服，每天1剂，分3次服食，连续服用。

3. 梨子2个，粳米100克，冰糖60克。将梨洗净，去皮、核，切成小丁块，同粳米、冰糖共入锅中，加水煮成稀粥。早晚食用，连服数剂。此方具有生津润肺、化痰止咳之功效。

4. 梨子1个，去核切片；鲜藕500克，洗净切片；鲜荷叶1张，洗净切碎；柿饼1个，切碎；大枣10枚，去核；鲜白茅根30克，洗净切段。共入锅中，加水煮汤饮服。

5. 银耳10克，百合30克，雪梨1个。将雪梨洗净后切成小块；百合洗净；银耳用水泡发后洗净，三味共入锅中加水煮，取汁频饮。

6. 百合50克，肥白藕1 000克，猪肺1只。将猪肺洗净切小块，藕洗净切成大块，同百合共入锅中，加水适量。慢煨2小时即成。经常食用，适用于久咳咯血患者。

7. 生藕或梨子切碎绞汁，每次1茶杯。

8. 花生米（连红衣皮）50克，白萝卜100克，柿饼1个，分别洗净切碎，冰糖30克，水煎煮食用。

9. 鸭蛋1个，打散搅匀，用豆浆500毫升煮沸冲鸭蛋花，调入蜂蜜饮服。

10. 萝卜500克，洗净切片，入红枣10枚，加水煎煮，食萝卜、红枣饮汤。

11. 罗汉果2个，柿饼2个，剪碎，加少许白糖，共用水煎汤汁饮服。

12. 新鲜猪肺1具，洗净切块；白萝卜1 000克，洗净切小块。两味共加水适量，小火炖熟至烂，随量饮之。

13. 百合30克，白芨15克，百部20克，水煎，调蜂蜜适量，每天1剂，分2～3次服。

14. 鹌鹑蛋煮熟，每天吃5～10只。

15. 大雪梨1个，在靠近柄处用刀切下，切下部分留作盖，将梨核挖出，装入川贝母粉3克，将梨盖拼对好，用竹签插牢，盛入碗中，上锅蒸熟，吃梨饮汁，每日1～2次。

16. 蚕豆花10克，冰糖适量，共加水煎，每天2～3次。治咯血症。

17. 蕹菜（空心菜）2棵，白萝卜1个，蜂蜜适量。将蕹菜与白萝卜洗净，共捣烂绞汁1杯，用蜂蜜调服。治咯血症。

18. 柿饼3个洗净，如适量冰糖，隔水蒸后食之，有润肺止咳化痰、止血的功效。可治干咳、痰中带血者。

19. 黄花菜（金针菜）30克，白茅根30克，水煎服。可治咯血。

二、保健事项

（1）清除过多的分泌物。

依病变区域不同进行体位引流，并配合雾化吸入。有条件的医院可通过纤维支气管镜进行局部灌洗。

（2）抗感染。

支气管扩张患者感染的病原菌多为革兰阴性杆菌，常见流感嗜血杆菌、肺炎克雷伯杆菌、铜绿假单胞菌等，可针对这些病原菌选用抗生素，应尽量做痰液细菌培养和药敏实验，以指导治疗。伴有基础疾病（如纤毛不动症）者，可根据病情，长期使用抗生素治疗。

（3）提高免疫力。

低丙球蛋白血症、IgG（免疫球蛋白 G）亚类缺乏者，可用丙种球蛋白治疗。

（4）手术治疗。

病变部位肺不张长期不愈；病变部位不超过一叶或一侧者；反复感染药物治疗不易控制者，可考虑手术治疗。

第四节　肺脓肿

肺脓肿是指脓肿发生在肺部，是肺部由化脓性炎症形成的脓肿，是肺化脓症的一种。即当机体抵抗力降低时，遭到病原菌的侵袭，从而引起肺部感染，早期为化脓性肺炎。当病变组织破溃，且与支气管相通时，则有大量脓痰咳出，使肺的病变部位形成空洞，这就是肺脓肿（或肺脓疡）。此病多发生于青壮年，主要表现为高热、气促、胸肋疼痛、咳嗽咳痰，甚则高热，痰量增多且呈脓样，咳吐脓痰腥臭，甚至咳吐脓血痰等症状。在抗感染药物治疗的同时，配合食疗，效果更佳。

一、肺脓肿食疗方

1. 薏苡仁 400 克，槟榔 50 克，共研为细末，加适量蜂蜜调成粥状，置锅内蒸熟。每次取 50~100 克，以温开水送服，每日服 3 次。适用于咳吐黄绿色脓痰者。

2. 取薏苡仁 50 克，黑豆 50 克，乌梅 3 枚，加水 5 000 毫升，煎至 2 500 毫升时加入阿胶 10 克，再煮沸，饭后服用，每天 1 剂，每日 2 次。适用于咳吐脓血患者。

3. 薏苡仁 50 克，醇苦酒（醋）9 克，两味共煎服，温热顿服，有脓血当吐。

4. 干荷叶 50 克浓煎，入蜂蜜 30 克，服下。不论已溃、不溃皆有效。

5. 鲜芦根或干芦根 100 克，冬瓜仁 50 克，鱼腥草 100 克，桃仁 15 克，杏仁 20 克，水煎浓汁，入蜂蜜 50 克调服，每日 1 剂，分 3 次服用。适用于肺脓疡溃破期，效果显著。

6. 生地黄汁 200 毫升，白毛鸡 1 只，去毛洗净，加适量水煮之，取鸡汤汁，加入生地黄汁混合。每次服 100 毫升，每天 3~5 次，适用于肺脓疡咳脓血者。

7. 鱼腥草 200 克，水煎浓汁，取药汁与豆浆 1 碗冲和，加白糖适量服用，每天 1 剂，分 3~5 次服用。

8. 鸭子 1 只，去毛洗净，冬瓜仁 50 克，百合 50 克，薏苡仁 50 克，黄精 50 克，白芨 30 克，共纳入鸭肚内，用线缝好，入沙锅煮熟烂，去药渣，吃鸭肉饮汤。适用于肺脓肿恢复期，效果极好。

9. 每天饮豆浆 2~3 杯，加入白糖适量，有利于肺脓疡恢复期治疗，促进早日康复。

10. 每天饮服牛奶 2~3 杯，蜂蜜调服。此方是肺脓疡恢复期治疗的最佳食品。

11. 紫皮大蒜 50 克，醋 100 克。将蒜去皮捣烂，用醋煎约 10 分钟，饭后服，每天 2 次。

12. 薏苡米 250 克，百合 50 克，加水 3 000 毫升，煎至 1 000 毫升，蜂蜜调制，每天 1 剂，分 3~4 次服完。

13. 猪肺 1 个，洗净，薏苡米 250 克，共煮熟烂，吃肺饮汤。可治咳喘气促、浓痰味臭、肺痈等症。

14. 用上等老陈醋浸泡大蒜瓣。用这种浸过蒜头的多年陈醋，每天佐餐或早晚饮用 1 盅。可治肺病。

15. 蕹菜 2 棵，白萝卜 1 个，洗净，共捣烂绞汁 1 杯，用蜂蜜调服。可治肺痈、咳痰咳血。

16. 沙参 20 克，百合 30 克，银耳 15 克，冰糖 30 克，一起共煎 1 小时即可食用。

二、保健事项

（1）抗生素。

治疗急性肺脓肿的感染细菌包括绝大多数的厌氧菌，对青霉素敏感，疗效较佳，故最常用。剂量根据病情，一般急性肺脓肿经青霉素治疗均可获痊愈。脆性类杆菌对青霉素不敏感，可用林可霉素肌内注射；病情严重者可用静脉滴注或氯林可霉素口服，或甲硝唑口服，嗜肺军团杆菌所致的肺脓肿，红霉素治疗有良效。X 线片显示脓腔及炎性病变完全消散，仅残留条索状纤维阴影为止。在全身用药的基础上，加用局部治疗，如环甲膜穿刺、鼻导管气管内或纤维支气管镜滴药，常用青霉素，滴药后按脓肿部位采取适当体位，静卧 1 小时。

血源性肺脓肿为脓毒血症的并发症，应按脓毒血症治疗。

（2）痰液引流。

祛痰药如氯化铵、沐舒痰、化痰片、祛痰药，口服，可使痰液易咳出。痰浓稠者，可用气道湿化如蒸气吸入、超声雾化吸入等以利痰液的引流。患者一般情况较好，发热不高者，体位引流可助脓液的排出。使脓肿部位处于高位，在患部轻拍，每天 2～3 次，每次 10～15 分钟。有明显痰液阻塞征象，可经纤维支气管镜冲洗并吸引。

（3）外科治疗。

支气管阻塞疑为支气管癌者；慢性肺脓肿经内科治疗 3 个月，脓腔仍不缩小，感染不能控制；或并发支气管扩张、脓胸、支气管胸膜瘘；大咯血有危及生命之虞时，需做外科治疗。

第五节　肺　炎

肺炎，是一种常见的呼吸系统的疾病，是细菌、病毒等引起的肺部炎症。好发于冬春季节，尤以老人、小儿发病多见。以发烧、咳嗽、胸痛、呼吸困难，有的吐铁锈色的痰为主要症状。要防止肺炎发生，生活要有规律，注意劳逸结合；预防感冒，老年人和小孩在气候变化时，要特别注意保暖，防止受凉。

在应用抗生素等药物的前提下，配合食疗，选用良方，有利于巩固和提高疗效。

一、肺炎的食疗方

1. 生梨 1 个，洗净，连皮切碎，加冰糖和少许水，炖服。

2. 大雪梨 1 个，川贝母粉 5 克，冰糖 20 克。将梨盖切下，挖去梨核，加川贝母粉和冰糖，封口，隔水蒸 1～2 小时，喝汤吃梨，每天 1 个。此方适用于咳无痰。

3. 红皮萝卜 1 个，洗净切碎后，加入麦芽糖 2～3 匙，搁置 1 夜，所得萝卜糖水饮服，有止咳化痰作用。

4. 棉花根 30～50 克，洗净煎汤加糖服，每天 1 剂，连服 7 天。

5. 胡桃肉 50 克，冰糖 100 克，一起捣烂，分 5 次用开水冲服，每天 2 次。

6. 百合 50 克，杏仁 10 克，冰糖适量，炖服，每天 1 剂，每天 3 次。

7. 胡萝卜 120 克，红枣 10 个，煎汤，不定时饮服。

8. 大蒜头 20～30 克，白糖 100 克，将大蒜头捣碎和白糖同浸一夜，去渣取汁，每天服 3～4 次，每次 1 汤匙。

9. 核桃仁 5 个，早晚各服 1 次，治疗肺炎。

10. 梨子 1 个，杏仁 10 克，将梨子洗净切块去核，与杏仁一起，小火炖煮，食梨饮汤。

11. 沙参 30 克，花生仁 15～50 克，加水用小火炖煮，再加蜂蜜，食花生仁并饮汤汁。

12. 秋梨 500 克，白藕 500 克。将梨洗净，去皮、核，切碎；白藕洗净去节切碎，分别以洁净纱布绞汁，再将两汁混合即成，或加入甘蔗 50 克，不拘时饮用，对治疗肺炎效果很好。

13. 竹沥 30～50 克，粳米 100 克。先煮粳米做粥，临熟入竹沥，搅匀，任意食用。可清热化痰止咳。

14. 罗汉果 1 个，柿饼 3 个，冰糖 30 克。前两味加水煮，入冰糖调服，每天分 2 次饮完。可清肺止咳。

15. 无花果 30 克，冰糖适量。将无花果洗净，加水与冰糖共煮汤汁。每天 1 剂，连服 10 天可收显效。治肺炎疗效明显。

16. 甘蔗汁、萝卜汁各半杯，百合 100 克。先煮烂百合，再和入两汁，于睡前服食，每天 1 次。用治肺炎恢复期，促进早日康复。

17. 桃仁 10 克，粳米 100 克。先用水将桃仁浸泡，去衣，研汁，和粳米煮粥食用。可治肺炎咳嗽、胸痛等症。

18. 蜂蜜适量，鸭蛋 1 个。将适量水烧开，待沸后打入鸭蛋，再放蜂蜜烧片刻即成，每日早晚空腹各服 1 次，吃蛋饮汤。补虚润肺，在肺炎恢复期服用，可早日痊愈。

二、保健事项

患者除了卧床休息、大量饮水、吸氧、积极排痰外，肺炎治疗最主要的环节就是抗感染。细菌性肺炎的治疗包括针对病原体治疗和经验性治疗。前者根据痰培养和药物敏感试验结果，选择体外试验敏感的抗菌药物；后者主要根据本地区肺炎病原体流行病学资料，选择可能覆盖病原体的抗菌药物。此外，还根据患者的年龄、基础疾病、疾病严重程度、是否有误吸等因素，选择抗菌药物和给药途径。

疑为肺炎即马上给予首剂抗菌药物。病情稳定后可将静脉途径改为口服治疗。肺炎抗菌药物疗程至少 5 天，多数患者要 7～10 天或更长疗程，体温正常 48～72 小时，无肺炎任何一项临床不稳定征象可停用抗菌药物。肺炎临床稳定标准为：① 体温≤37.8 ℃；② 心率≤100 次/分；③ 呼吸频率≤24 次/分；④ 血压：收缩压≥90 mmHg；⑤ 呼吸室内空气条件下动脉血氧饱和度≥90%或 PaO_2≥60 mmHg；⑥ 能够经口进食；⑦ 精神状态正常。

治疗有效的临床表现为体温下降、症状改善、临床状态稳定、白细胞逐渐降低或恢复正常，而 X 线胸片病灶吸收较迟。如 72 小时后症状无改善，其原因可能有：① 药物未能覆盖致病菌，或细菌耐药。② 特殊病原体感染如结核分枝杆菌、真菌、病毒等。③ 出现并发症或存在影响疗效的宿主因素（如免疫抑制）。④ 非感染性疾病误诊为肺炎。⑤ 药物热。需仔细分析，做必要的检查，进行相应处理。

（一）青壮年和无基础疾病的社区获得性肺炎

选用青霉素类，第一代头孢菌素类等抗生素，因我国肺炎链球菌对大环内酯类抗菌药物耐药率高，故对该菌所致的肺炎不单独使用大环内酯类抗菌药物治疗，对耐药肺炎链球菌可使用对呼吸道感染有特效的氟喹诺酮类（莫西沙星、吉米沙星和左氧氟沙星）。

（二）老年人、有基础疾病或需要住院的社区获得性肺炎

选用氟哇诺酮类、第二/三代头孢菌素、β-内酰胺类/β-内酰胺酶抑制剂，或厄他培南，可联合大环内酯类。

（三）医院获得性肺炎

选用第二/三代头孢菌素、β-内酰胺类/β-内酰胺酶抑制剂、氟喹诺酮类或碳青霉烯类。

（四）重症肺炎

首选广谱的强力抗菌药物，足量、联合用药。初始经验性治疗不足或不合理，而后根据病原学结果调整抗菌药物，其病死率均高于初始治疗正确者。重症社区获得性肺炎选用β-内酰胺类联合大环内酯类或氟喹诺酮类；青霉素过敏者用氟喹诺酮类和氨曲南。医院获得性肺炎可用氟喹诺酮类或氨基糖苷类联合抗假单胞菌β-内酰胺类、广谱青霉素/β-内酰胺酶抑制剂、碳青霉烯类的任何一种，必要时可联合万古霉素、替考拉宁或利奈唑胺。

第六节　矽　肺

矽肺，亦称"硅肺"，为尘肺的一种。它是由于长期吸入大量含游离二氧化硅的粉尘所引起的职业病。常在空气中矽尘浓度较高的采矿、凿岩、矿石破碎、清砂、喷砂、翻砂造型等工种中发生。视病情轻重，可有不同程度的咳嗽、咳痰、咯灰黑色痰、胸痛、胸闷、气急等症状，胸部X线摄片检查可进一步确诊。做好防尘，降低粉尘浓度等措施，可减少或控制矽肺的发生。选用食疗，据病选方，疗效更佳，不妨一试。

一、矽肺的食疗方

1. 大白萝卜、鲜茅根、鲜荸荠各适量。将萝卜、茅根、荸荠洗净，捣烂取汁，三汁混合一起饮用。应长期服用，方能收效。

如每天不拘量吃鲜萝卜及鲜荸荠，日久灰黑痰少，咳嗽必减，1年后恢复健康，症状消失，体重增加。

2. 雪梨膏，每天3～4次，每次1～2汤匙，长期服用。

3. 猪肺1具，白萝卜500克，食盐少许。将肺洗净切块，萝卜洗净切片，一起加水煨熟烂，加盐调味服食，吃猪肺、萝卜，饮汤。有助于矽肺患者康复，应经常食用。

4. 猪板油500克，芝麻粉500克，蜂蜜500克。三味一起混合，搅拌均匀，装瓶备用。每天服数次，每次1汤匙，温开水冲服。常服病可见效。

5. 新鲜梨子，每天食用，量不限。梨是治疗呼吸道疾病的良药与佳果。

6. 甜杏仁120克，大米50克，白蜜200毫升。将甜杏仁用开水略泡片刻，剥去外衣，洗净，剁碎，用冷水浸泡；大米洗净，亦用冷水浸泡。把二味捞在一起，加入清水700毫升，磨成细浆，过滤去渣；锅置火上，放入清水500毫升，加入白蜜，待蜜溶化后，将杏仁浆慢慢倒入锅内，随倒随搅，搅成浓汁，熟后熄火稍焖即成。每天饮服。

7. 银耳20克，沙参30克，百合30克，冰糖50克。先将银耳浸发，用沙锅煎沙参、百合，煎至30分钟后，下银耳和冰糖，再煮30分钟即成。能清肺润肺，防治矽肺病。

8. 花生米50克，大枣5枚，冰糖50克。用水共煮后饮服，每天2次，润肺化痰。用治矽肺久咳少痰者。

二、保健事项

缓慢型矽肺，发展缓慢，不影响寿命，主要控制并发症；速发型矽肺，进展快，5年可达矽肺叁期，明显影响寿命。

要控制矽肺病，关键在预防。我国各地厂矿采用了湿式作业，密闭尘源，通风除尘，设备维护检修等综合性防尘措施，加上个人防护，定期监测空气中粉尘浓度和加强宣传教育，使矽肺病的发生率大大减少，发病工龄延长，病变进展延缓。

各厂矿对于新参加粉尘作业的工人要做好就业前体格检查，包括 X 线胸片。凡有活动性肺内外结核、各种呼吸道疾患（慢性鼻炎、哮喘、支气管扩张、慢性支气管炎、肺气肿等）者，都不宜参加矽尘工作。在厂（矿）工人应作定期体格检查，包括 X 线胸片，检查间隔时间根据接触二氧化硅含量和空气中粉尘浓度而定，一年至二三年一次。如发现有疑似矽肺，应重点密切观察和定期复查；如确诊矽肺，应即调离矽尘作业，根据劳动能力鉴定，安排适当工作，并作综合治疗。有矽尘的厂矿要做好预防结核工作，以降低矽肺合并结核的发病。

1. 心理护理

良好的心理护理会减轻患者的焦虑、恐惧和精神负担。病人能够安心治疗，了解患者心理变化，尽可能地为他们排忧解难。患者因长期受病痛折磨，常出现不正常的行为或对抗行为，我们应给以充分理解，关心体贴患者，从而建立良好的护患关系，鼓励他们与疾病做顽强的斗争，保持乐观态度，提高其战胜疾病的信心。

2. 保持呼吸道通畅

目前在对矽肺病的防治还无重大突破的情况下，由于矽肺病人缺氧和二氧化碳滞留明显，持续给氧仍是一种必要的有效的治疗措施。氧流量一般为 1～3 升/分钟，浓度为 25%～31%，可采用面罩、鼻塞或鼻导管法给氧。在护理中指导病人：注意安全，保持输氧管道的通畅，寒冷季节，湿化瓶内加温水，湿化氧气，避免冷空气刺激而加重呼吸道痉挛。要及时清除口腔、气管内分泌物或异物，保持呼吸道通畅。湿化瓶、鼻氧管，每日更换 1 次，两侧鼻孔更换吸氧，以保护鼻黏膜。

3. 肺功能锻炼

辅导病人心肺功能锻炼，做缩唇式呼吸和呼吸操，可以改善患者的呼吸功能，有助于体内二氧化碳的排出，具体方法是：嘱患者取仰卧位，手放在胸骨下端双侧肋缘交界处，吸气时令气体从鼻孔进入，呼气时缩拢口唇呈吹口哨样，让气体均匀的从两唇之间溢出，吸气与呼气的时间比为 1∶2，在呼气时将手轻轻的向下压迫，吸气时仍用力向下压迫，让腹肌对抗自己的手，一般连续 5～7 次后休息 1 次，再继续进行。经过锻炼，患者的通气功能明显改善，同时提高了患者活动时的耐受能力。

4. 防止并发症发生

（1）矽肺病人病情复杂，应该详细观察，记录病人的生命体征变化，矽肺合并呼吸道感染和病情严重时，应密切观察肺部的小阴影和小阴影的密集度、大阴影、胸膜的变化，高热患者按高热护理常规，特别是细致观察患者意识状态，呼吸频率、节律、深浅等。呼吸频率加快往往是缺氧、病情加重的首要表现。

（2）注意观察咳嗽、咳痰的情况，痰液量、色、性状变化提示病情转归。咯大量黄痰，提示有肺部感染存在，而痰中带血或咯血，提示病情严重或有结核空洞存在，或者大量脓痰突然减少，不易咯出，且出现发热或全身症状加重，提示痰液阻塞在支气管内，气道阻力增加，应及时通知医生，抢救病人。

5. 预防重复感染

肺患者由于呼吸道的防御功能和机体的免疫系统受到吸尘的影响和破坏，以及肺部弥漫性纤维化，造成支气管狭窄、引流不畅，易于引起细菌和病毒的感染。应严格控制与呼吸道传染病的患者接触，病房定时开窗通风，紫外线消毒。矽肺合并肺内感染时，入院时做留痰培养，药敏试验，合理使用抗生素，并主张联合用药，防止耐药、菌群失调。

第七节　高血压

高血压病是一种主要由于高级神经中枢调节血压功能紊乱所引起的疾病，以动脉血压升高为主要表现，尤其是舒张压持续性升高为特点的全身血管性疾病。正常人的血压一般为15/11 kPa（千帕）（80～120 mmHg），凡超过20/12 kPa（千帕）（90～130 mmHg）即为高血压。它有两种类型，一种叫症状性高血压，由某些疾病引起；另一种叫原发性高血压，由于大脑皮层功能紊乱引起。通常把后者称为高血压病。一般常头痛、头晕、失眠、心悸、胸闷、心烦和容易疲乏，甚至肢体麻木等。早期无明显自觉症状，严重时可并发心、脑、肾疾患。因此，应早发现，早预防，早治疗。据病选方，配合食疗，疗效更佳，不妨一试。

一、高血压的食疗方

1. 含钾高的饮食可预防中风。高血压的特征是动脉管壁增厚，当供给足量钾后，可降低高血压病人中风的发生率。

食物补钾主要有瘦肉、鱼及其他海产品；蔬菜有小白菜、油菜、黄瓜、南瓜、番茄、土豆、山芋、葱、蒜等；水果类主要有橘子、香蕉、葡萄干等。

多食瘦肉和鱼等高蛋白食品对高血压病人不会有害，高血压病人也应保证适量的蛋白质供应量。

2. 每天早晨空腹吃糖醋大蒜1～2头，并同时喝一些糖醋汁，连续食用半月，能使血压有所下降。

3. 取新鲜芹菜250克，洗净后用沸水烫两分钟，切细并捣烂绞汁，每日2次，每次服1小杯（约50毫升）。

4. 用荠菜花15克，墨旱莲12克，水煎服，每天3次。

5. 将新鲜菠菜置沸水中烫约2～3分钟，用麻油拌食，每日2次。

6. 用马兰根5克，生地30克水煎，每日2次分服。适用于高血压伴眼底出血患者。

7. 用新鲜茼蒿菜（蓬蒿菜）250克，洗净，切碎，捣烂后取汁，每次1酒杯，温开水和服，每日3次。

8. 胡萝卜200克，洗净，切碎，捣烂后取汁，每次饮服30毫升，对高血压有益。

9. 用新鲜茭白30～60克，旱芹菜50克，水煎服。适用于高血压伴大便秘结患者。

10. 取适量地瓜去皮捣烂绞汁，用凉开水和服，每次1酒杯，每日2～3次。

11. 新鲜番茄1～2个，温水烫洗去皮，切薄片，加白糖少许拌匀后，于每日早晨空腹吃，15天为1个疗程。适用于高血压伴眼底出血患者。

12. 茄子250克，洗净切碎，加大蒜5瓣，同炒熟，入油、食盐少许，经常食用。

13. 用菊花10克，槐花6克，决明子10克，水煎，每日3次分服。适用于高血压伴眼底出血患者。

14. 用新鲜葫芦1只，洗净切碎，捣烂绞汁，以蜂蜜调服，每次半杯至1杯，每日3次。

15. 西瓜籽仁9～15克生食，有一定的降压效果。西瓜翠衣15～30克，草决明子10克，煎汤代茶饮之。

16. 取淡菜15克，焙燥研细末，用松花蛋1个蘸之，每晚1次吃完，连吃5～7天。适用于高血压伴耳鸣眩晕患者。

17. 用海参30克加适量冰糖煮烂，每日空腹服。

18. 海蜇头 60 ~ 90 克，漂洗去除咸味，再用荸荠等量，一起煎汤服用。

19. 将清洁的菊花 100 克剪碎，加入糯米酒 500 克，放锅内拌匀，煮沸。每日服用 2 次，每次 30 毫升。

20. 取菊花 10 克，枸杞 15 克，开水浸泡 15 分钟，当茶饮服。

21. 花生米（带红衣）浸入食醋内，半月后食用。每日临睡前食 5 ~ 10 粒。

22. 海带（洗净）50 ~ 100 克，淡菜 15 克，用水 400 毫升煎汤，连汤带菜分 2 次食用。

23. 取枸杞子 15 克，山楂 20 克，水煎服用，每日 1 剂，每天 3 次，既能降血压，又能降血脂。

24. 将胡桃肉 20 克，桃仁 5 克，共捣成细混状，再加红糖 10 克拌匀，咀嚼吞服，甚验。

25. 夏天每日用冬瓜皮 200 克煎汤代茶饮用。

26. 冬天每日用荸荠 250 克，洗净，连皮煎煮，饮汤吃荸荠。

27. 薏苡仁米 30 克，大米 100 克，加水用文火煮粥，加白糖适量调味食用。

28. 马兰头 30 克煮熟，切细后与豆腐干 100 克拌匀，加麻油、食盐少许调味食用。

29. 荠菜 100 克，豆腐 200 克，共煮成羹食用。可治高血压伴眼底出血。

30. 豌豆苗 250 克，洗净捣烂，包布榨汁服用。

31. 竹笋 250 克，瘦猪肉 200 克，加水炖烂，入葱、姜、盐调味食用。

32. 玉米须 120 克，煎水代茶常饮。适用于肾炎引起的浮肿和高血压，其疗效明显。长期食用玉米油，可降低血中胆固醇，并软化动脉血管，是动脉硬化、高血压患者和老年人的理想食用油。

33. 绿豆 100 克，加水煮烂，再加菊花 30 克，煮 3 分钟，当茶常饮。

34. 黑木耳 15 克，冰糖适量，加水 300 毫升煎汤，服汤吃木耳，分 2 次服。

35. 蚕豆花适量，泡茶饮用。

36. 梨子 1 只，去皮挖心核，切片常食。

37. 苹果每天 1 只，去皮食用，有益高血压患者。

38. 橘子每天 2 只，连橘络一起食用。食之对防治高血压有益。

39. 香蕉每天 1 ~ 2 个，经常食用。

40. 柿饼 1 枚，与荸荠 50 克炖汤食用。

41. 取陈醋 180 毫升，装入大口杯子，然后将 1 个新鲜鸡蛋洗净浸泡在醋里，经过 36 ~ 48 小时后，蛋壳软化，用筷子挑破，把蛋清、蛋黄搅匀，即成醋蛋液，可分 5 ~ 7 天服完，每天 1 次，早晨起床后，用 30 毫升醋蛋液加入二三倍蜂蜜温水调匀服下。1 个月见效，连续服用，具有保健强身，增进健康的作用。

42. 荸荠 10 个切片，和鹌鹑蛋 5 枚共炒，用油盐少许调味食用。

43. 银耳 30 克，用冷水洗净，再用开水冲洗，掰小块后，加白糖或香醋拌匀即可食用。

44. 干香菇 3 ~ 5 个，水煎汤，每天 2 次，连续 10 天，即有显效。

45. 空腹用温水化服蜂蜜，每次半茶杯，每日 1 ~ 2 次。

46. 山楂 10 个，捣碎加冰糖适量，水煎服。能降血脂、降血压。

47. 葡萄汁、芹菜汁各 1 盅，温开水送服，每日 2 ~ 3 次，20 天为 1 个疗程。

48. 青柿子捣烂挤汁，每次服 1 酒盅，每日 3 次。

49. 葵花子，每日早晚各 1 把，剥壳食仁，配服芹菜汁半杯，连服 1 个月。

50. 用芭蕉根 50 克，纯瘦猪肉 100 克，共加水煮熟，吃肉饮汤。可治疗因高血压而致的失眠。

51. 花生秧和花生叶各 30 克，水煎服，每天 3 次。用治高血压。

52. 生白果 3 个，捣碎，开水冲服，每天 1 次，连续服用有效。

53. 白果仁炒黄焙干研细末，每次 3～6 克，红枣汤冲服。

54. 绿豆 50 克，紫菜 50 克，大枣 10 枚，银杏叶 20 克，煮汤服食，能养心气，补心血，通脉降压。适用于高血压及冠心病患者。

55. 松花蛋 1 个，淡菜 50 克，大米 100 克。将松花蛋去皮，淡菜浸泡洗净，同大米共煮做粥，加盐少许调味，食蛋菜粥，每天早晨空腹用。治高血压症。

56. 葱头（即洋葱）不拘量，按常法烹炒蔬菜食用。

葱头是唯一含前列腺素的植物，还含有激活血溶纤维蛋白活性的成分。它是较强的血管舒张剂，能减少外围血管和心脏冠状动脉的阻力，促进钠盐的排泄，所以有降血压的作用，常食有益健康，益寿延年。

57. 海带 30 克，薏苡仁 30 克，鸡蛋 3 个，盐、油、味精、胡椒粉适量。将海带洗净，切成条状，薏苡仁洗净，共放入锅内，加水煨炖至极烂，连汤备用。铁锅置旺火上，放入食油，将打匀的鸡蛋液炒熟，随即将海带、薏苡仁连汤倒入，加调料煮片刻，调入味精即可食。有强的作用。适用于高血压、冠心病、风湿性心脏病患者食用。

58. 柠檬 1 个，马蹄（荸荠）10 个。水煎，可食可饮，常服有效。用治高血压，对心肌梗死患者改善症状也大有益处。

59. 山楂花或山楂叶 15 克，白糖 20 克，水煎代茶饮。长期饮服可降脂、降压，对高脂血症、高血压病有明显疗效。

60. 黑木耳 10 克，白木耳 10 克，柿饼 50 克，冰糖 20 克。加水共煮至烂，此方每日 1 剂，久食有效。治老年人高血压、动脉硬化症。

61. 生柿（野柿）榨汁，以牛奶或米汤调服，每日半杯。用于有中风前兆的患者。

62. 核桃仁 15 克，水煎，加白糖适量冲服，每日两次，常服有效。

63. 白果 3 个，桂圆肉 7 个，同炖服，早晨空腹服用。

64. 发菜 3 克，蚝豉（即牡蛎肉）60 克，水发洗净，瘦猪肉 60 克剁烂制成肉丸。用沙锅加适量清水煮沸，加入大米适量，放进发菜、蚝豉同煲至大米开花为度，再放入肉丸煮熟，吃肉食粥。用治高血压、动脉硬化、老年性便秘。

65. 可常吃鲜桃、杏、山楂、莲子、菱角、花生。

66. 柿饼 10 个水煎，分 2 次服用。

二、保健事项

高血压患者的主要治疗目标是最大限度地降低心血管并发症发生与死亡的总体危险。需要治疗所有可逆性心血管危险因素、亚临床靶器官损害以及各种并存的临床疾病。

降压目标：一般高血压患者，应将血压（收缩压/舒张压）降至 130/90mmHg 以下；65 岁及以上的老年人的收缩压应控制在 140mmHg 以下，如能耐受还可进一步降低；伴有肾脏疾病、糖尿病，或病情稳定的冠心病或脑血管病的高血压患者治疗更宜个体化，一般可以将血压降至 130/90mmHg 以下。伴有严重肾脏疾病或糖尿病，或处于急性期的冠心病或脑血管病患者，应按照相关指南进行血压管理。舒张压低于 60mm Hg 的冠心病患者，应在密切监测血压的情况下逐渐实现降压达标。

1. 减少钠盐摄入

钠盐可显著提升高血压以及高血压的发病风险，而钾盐则可对抗钠盐升高血压的作用。我国各地居民的钠盐摄入量均显著高于目前世界卫生组织每日应少于 6 克的建议，而钾盐摄入则严重不足。因此，所有高血压患者均应采取各种措施，尽可能地减少钠盐的摄入量，并增加食物中钾盐的摄入量。

2. 控制体重

超重和肥胖是导致血压升高的重要原因之一，而以腹部脂肪堆积为典型特征的中心性肥胖，还会进一步增加高血压等心血管与代谢性疾病的风险，适当降低升高的体重，减少体内脂肪含量，可显著降低血压。

衡量超重和肥胖最简便和常用的生理测量指标是体质指数，成年人正常体质指数为18.5～23.9 kg/m。最有效的减重措施是控制能量摄入和增加体力活动。

3. 不吸烟

吸烟是一种不健康行为，是心血管病和癌症的主要危险因素之一。被动吸烟也会显著增加心血管疾病的危险。吸烟可导致血管内皮损害，显著增加高血压患者发生动脉粥样硬化性疾病的风险。戒烟的益处十分肯定，而且任何年龄戒烟均能获益。

4. 限制饮酒

长期大量饮酒可导致血压升高，限制饮酒量则可显著降低高血压的发病风险。每日酒精摄入量男性不应超过25克；女性不应超过15克。不提倡高血压患者饮酒，如饮酒，则应少量：白酒、葡萄酒（或米酒）与啤酒的量分别少于50毫升、100毫升、300毫升。

5. 体育运动

一般的体力活动可增加能量消耗，对健康十分有益。而定期的体育锻炼则可产生重要的治疗作用，可降低血压、改善糖代谢等。因此，建议每天应进行适当的30分钟左右的体力活动；而每周则应有1次以上的有氧体育锻炼，如步行、慢跑、骑车、游泳、做健美操、跳舞和非比赛性划船等。

6. 减轻精神压力，保持心理平衡

心理或精神压力引起心理过激（反应），即人体对环境中心理和生理因素的刺激做出的反应。长期、过度的心理反应，尤其是负面的心理反应会显著增加心血管风险。应采取各种措施，帮助患者预防和缓解精神压力以及纠正和治疗病态心理，必要时建议患者寻求专业的心理辅导或治疗。

第八节　低血压

低血压是以眩晕、乏力为主要表现的疾病。一般把收缩压在12 kPa（千帕）90 mmHg以下，舒张压在8 kPa（千帕）60 mmHg左右的情况，称之为低血压。低血压者容易疲劳，经常头晕，白天昏昏欲睡，夜间失眠，体位改变时，眼前冒金花，并有心悸等症状。此病属于中医的"虚损"范畴。据病选方，配合食疗，效果最佳。平时注意调补，增强体质，能使眩晕、乏力改善，血压逐渐回升。

一、低血压的食疗方

1. 新鲜牛肉250克，洗净剁碎，加姜、葱、盐、胡椒粉一起煮汤食用，效果显著。

2. 黄芪50～100克，母鸡1只，去毛洗净，剖腹去肠杂，黄芪纳入鸡腹内，炖鸡至熟烂，去黄芪渣，吃鸡饮汤。

3. 人参15克（或党参50～100克），瘦猪肉250克，剁碎，一起炖煮烧熟，分次食肉饮汤。能益气养血，回升血压。

4. 当归50～100克，生姜末30克，羊肉500克，洗净切片，用当归、生姜煲羊肉，入调

味品，即可食用。能温中补血，强壮身体。

5. 田七片 30~50 克，母鸡 1 只，去毛除内杂洗净，一起放水清炖，旺火烧沸，文火烧至熟烂，吃鸡肉饮汤汁。可治低血压，疗效很好。

6. 龙眼肉 30 克，粳米 100 克，一起同煮成粥，红糖适量调服食用。

7. 黄芪 50 克，红枣 10 枚，水煎服，每天 1 剂，分 2 次服用。

8. 枸杞子 30 克，大米 100 克，同煮成粥，分次服用。

9. 蹄筋 100 克，鸡脯肉 200 克，料酒、盐、淀粉各适量，蛋清 2 只。先将蹄筋切成段，加水烧开，捞出；鸡脯肉剁成细茸，加料酒、盐、淀粉、蛋清调成浓浆；用植物油煸炒蹄筋，放入调味品，将鸡茸浆慢慢倒入，煎熟即可食用。

10. 鲜牛肉 100 克洗净，切成小块，加水及调料煮熟。放入粳米 200 克，加水煮粥，待肉烂粥熟，加佐料煮沸即可。每日早晨热食，能补虚强体。

11. 熟猪肚 250 克，枸杞、党参、山药、干荔枝各 15 克，龙眼肉、大枣各 20 克。将猪肚斜切成小块，与上述原料共装入瓷碗内，再放入白胡椒粉、冰糖、盐、油，隔水蒸半小时，再加鸡清汤 50 克，蒸至软烂食用。

12. 水发海参 100 克洗净，鹌鹑蛋 10 个加水煮熟去壳，锅烧热放入开水焯过的海参片，加入精盐、酱油、白糖等调料，放入煮好的鹌鹑蛋烧沸即可食用。

13. 黄鳝 1 条，瘦猪肉 100 克，黄芪 50 克。将黄鳝去内脏，洗净，切段，同上述两味加水共煮熟，去药渣，食肉饮汤汁。可治气血虚弱所致的体倦乏力，心悸气短，头昏眼花等症。

14. 鸡蛋 2 个，枸杞 15 克，红枣 10 枚。先将枸杞、红枣用冷水煮约半小时，再将鸡蛋打破共煮至熟，每天食 2 次。能调补气血，增强体质。

15. 白鸽 1 只，北芪、党参各 30 克，淮山药 50 克，红枣 10 枚，共煮汤饮用。能补中益气，治头晕、气短、心悸、乏力等症。

16. 嫩母鸡 1 只，去毛洗净，剖腹去内杂。黄芪 30 克，天麻 15 克，洗净切片装于鸡腹腔内。将鸡放于沙锅中，加葱、姜各 10 克及食盐少许、黄酒 10 毫升、陈皮 10 克、水适量，盖好盖，文火炖至鸡熟烂，加胡椒粉少许，即可食用。益气补虚，回升血压。

17. 太子参 30 克，山药 30 克，薏苡仁 20 克，莲子 15 克，大枣 10 枚，放凉水中浸泡，泡胀洗净，再与糯米 100 克（淘净）及药一起下锅，加水适量，用文火煮。米烂熟后，将药、汤、米一起吃完。早晚各 1 次，15 天为 1 个疗程。

二、保健事项

1. 病因治疗

对体质虚弱者要加强营养；对患有肺结核等消耗性疾病者要加紧治疗；因药物引起者可停用或调整用药剂量。如高血压患者服降压药后血压下降过快而感到不适时，应在医生的指导下调整给药方法和剂量；对体位性低血压患者，由卧位站立时注意不要过猛，或以手扶物，以防因低血压引起摔跤等。

2. 适当加强锻炼

生活要有规律，防止过度疲劳，因为极度疲劳会使血压降得更低。要保持良好的精神状态，适当加强锻炼，提高身体素质，改善神经、血管的调节功能，加速血液循环，减少直立性低血压的发作，老年人锻炼应根据环境条件和自己的身体情况选择运动项目，如太极拳、散步、健身操等。

3. 调整饮食

每餐不宜吃得过饱，因为太饱会使回流心脏的血液相对减少；低血压的老人每日清晨可饮些淡盐开水，或吃稍咸的饮食以增加饮水量，较多的水分进入血液可增加血容量，从而可提高血压；适量饮茶，因茶中的咖啡因能兴奋呼吸中枢及心血管系统；适量饮酒（葡萄酒最好，或饮适量啤酒，不宜饮烈性白酒），可使交感神经兴奋，加快血流，增强心脏功能，降低血液黏稠度。

第九节　高脂血症和动脉硬化

高脂血症可分为原发性和继发性两类。原发性与先天性和遗传有关，由于单基因缺陷或多基因缺陷，使参与脂蛋白转运和代谢的受体、酶或载脂蛋白异常所致，或由于环境因素（饮食、营养、药物）和通过未知的机制而致。继发性多发生于代谢性紊乱疾病（糖尿病、高血压、黏液性水肿、甲状腺功能低下、肥胖、肝肾疾病、肾上腺皮质功能亢进），或与其他因素年龄、性别、季节、饮酒、吸烟、饮食、体力活动、精神紧张、情绪活动等有关。

高脂血症的临床表现主要是脂质在真皮内沉积所引起的黄色瘤和脂质在血管内皮沉积所引起的动脉硬化。尽管高脂血症可引起黄色瘤，但其发生率并不很高；而动脉粥样硬化的发生和发展又是一种缓慢渐进的过程。因此在通常情况下，多数患者并无明显症状和异常体征。不少人是由于其他原因进行血液生化检验时才发现血浆脂蛋白水平升高。

一、高脂血症和动脉硬化的食疗方

1. 黑木耳、银耳。黑木耳能降低血黏度；银耳有降压、降血脂作用，两者都可炒或煮汤。
2. 绿豆粥。绿豆适量洗净，用温水浸泡，粳米（大米）100克，加水煮至豆烂米"开花"，每日2～3次食用。
3. 酸牛奶。含有乳清酸、钙等，可降低胆固醇。常饮对高脂血症有好处。

此外，大豆及其制品、鱼、芹菜、葱、大蒜等都是防治高血脂和动脉硬化的有益食物。

二、保健事项

1. 控制理想体重

许多流行病学资料显示，肥胖人群的平均血浆胆固醇和三酰甘油水平显著高于同龄的非肥胖者。除了体重指数（BMI）与血脂水平呈明显正相关外，身体脂肪的分布也与血浆脂蛋白水平关系密切。一般来说，中心型肥胖者更容易发生高脂血症。肥胖者的体重减轻后，血脂紊乱亦可恢复正常。

2. 运动锻炼

体育运动不但可以增强心肺功能、改善胰岛素抵抗和葡萄糖耐量，而且还可减轻体重、降低血浆三酰甘油和胆固醇水平，升高HDL-胆固醇水平。

为了达到安全有效的目的，进行运动锻炼时应注意以下事项。

（1）运动强度：通常以运动后的心率水平来衡量运动量的大小，适宜的运动强度一般是将运动后的心率控制在个人最大心率的80%左右。运动形式以中速步行、慢跑、游泳、跳绳、做健身操、骑自行车等有氧活动为宜。

（2）运动持续时间：每次运动开始之前，应先进行5～10分钟的预备活动，使心率逐渐达到上述水平，然后维持20～30分钟。运动完后最好再进行5～10分钟的放松活动。每周至少活动3～4次。

（3）运动时应注意安全保护。

3. 戒烟

吸烟可升高血浆胆固醇和三酰甘油水平，降低 HDL-胆固醇水平。停止吸烟 1 年，血浆 HDL-胆固醇可上升至不吸烟者的水平，冠心病的危险程度可降低 50%，甚至接近于不吸烟者。

4. 饮食治疗

血浆脂质主要来源于食物，通过控制饮食，可使血浆胆固醇水平降低 5% ~ 10%，同时有助于减肥，并使降脂药物发挥出最佳的效果。多数Ⅲ型高脂蛋白血症患者通过饮食治疗，同时纠正其他共存的代谢紊乱，常可使血脂水平降至正常。

饮食治疗时机，主要取决于患者的冠心病危险程度和血浆 LDL-胆固醇水平。一般来讲，冠心病的危险程度越高，则开始进行饮食治疗的血浆 LDL-胆固醇水平就越低。

高脂血症的饮食治疗是通过控制饮食的方法，在保持理想体重的同时，降低血浆中的 LDL-胆固醇水平。

饮食结构可直接影响血脂水平的高低。血浆胆固醇水平易受饮食中胆固醇摄入量的影响，进食大量的饱和脂肪酸也可增加胆固醇的合成。通常，肉食、蛋及乳制品等食物（特别是蛋黄和动物内脏）中的胆固醇和饱和脂肪酸含量较多，应限量进食。食用油应以植物油为主，每人每天用量以 25 ~ 30 克为宜。家族性高胆固醇血症患者应严格限制食物中的胆固醇和脂肪酸摄入量。

5. 药物治疗

以降低血清总胆固醇和 LDL-胆固醇为主的有他汀类和树脂类，以降低血清三酰甘油为主的药物有贝特类和烟酸类。

6. 重度血脂异常的非药物治疗

部分血脂异常的患者通过调整饮食和改善生活方式均可以达到比较理想的血脂调节效果，有极少数患者血脂水平非常高，多见于有基因遗传异常的患者，可以通过血浆净化治疗、外科治疗。基因治疗在未来有可能攻克顽固性遗传性的血脂异常。

第十节 中 风

中风是指突然发生昏倒（或不昏倒），口眼歪斜，言语困难，肢体瘫痪（或半身不遂），又叫卒中。现代医学称为脑血管意外，包括脑出血、脑血栓形成、脑栓塞以及蛛网膜下腔出血等疾病。多由血管病变、血液成分异常、血流动力学异常所致。

中风虽然是卒然发生的疾病，但其发生发展是一个较长的过程，先兆可见（高血压、头昏眩晕、手麻木感、肢体局部的知觉障碍，常自觉一瞬间意识不清）。如果年龄在 40 岁以上者，在 1 ~ 2 年要特别注意警惕，采取积极有效的治疗措施，可以预防此病的发生。

中风病以中老年人居多。应控制血压，减轻体重，注意饮食宜清淡，忌食高脂辛辣食物，多吃新鲜蔬菜水果。选用食疗，可以大大减少和避免中风。以下食用良方，不妨一试。

一、 中风的食疗方

1. 生荸荠 100 克，洗净去皮切成薄片；海蜇头 60 克，泡去咸味后同煮熟，荸荠、海蜇和汤并食之。

2. 鲜萝卜适量，洗净切碎，粳米 100 克，加水共煮成粥，早晚食用，或萝卜经常煮汤食之。

3. 甜鲜橙子 1 个，蜂蜜 50 毫升，将橙子带皮切开，同蜂蜜、水共煮成汁，经常饮服。

4. 柠檬生吃，每次 100 克，每日 2 次。

5. 生山楂每天吃 50 克，可有效地预防中风的发生。

6. 新鲜豆浆煮开，蜂蜜调服，早晚各饮 1 茶杯。

7. 栗子肉 20 个，桂圆肉 20 克，大米 100 克，白糖适量。先将栗子切碎与米同煮，待熟时加入桂圆，食时加白糖，一日三餐都可食用。

8. 黑豆 50 克，桃仁 6 克，红糖 50 克。先煮黑豆、桃仁，豆熟去渣取汁，用汁冲红糖，每天饮服 1 次。

9. 墨鱼（即乌贼）1 条，去骨洗净，与桃仁 6 克同煮，熟后饮汤食鱼。

10. 山楂 30 克，红枣 7 枚，水煎服。

11. 莲子 30 克，核桃仁 30 克，冰糖适量，炖食，每晚 1 次。

12. 鲜丝瓜适量，洗净去皮切片，烧汤。加少许食盐、麻油食用。

13. 鲜牛奶每天 2 杯，早晚各 1 次。牛奶不仅不会引起胆固醇增高，反而有降低体内胆固醇的作用。牛奶对脑血管保护十分有效。

14. 虾子炒食常吃，对治疗中风后半身不遂、筋骨疼痛有良好的作用。

15. 先将适量黑芝麻淘洗干净，晒干后炒熟研碎备用。每次取 30 克，同粳米 100 克，煮成芝麻粥食用。有滋补强壮、滋泽五脏、抗衰防老的作用，是中老年人养生保健最理想的食品。可防治心脑血管疾病。

16. 将枸杞叶洗净，用干净纱布袋装好、扎紧，和粳米 100 克同煮成粥服食。具有补肾气、抗衰老作用，预防中风发作。

17. 茄子炒食常吃，对血管硬化病变及出血病人有很好的保健作用（因茄子含维持血管健康的维生素 P，有保护血管功能的作用），可防治中风。

18. 柿汁以牛奶或米汤调服，可治疗中风前兆，有急救作用。

19. 天麻 20 克、猪脑 1 具。同放瓷罐内隔水炖熟服食。每天或隔日 1 次。用于治疗高血压及脑血管意外所致半身不遂症。

20. 银耳 6 克，猪脑 2 具，黑木耳 6 克，香菇 6 克，鹌鹑蛋 3 个，首乌汁 2 茶匙。将木耳、香菇水发后切丝，猪脑洗净去筋，蒸熟切粒状，水发银耳切碎。将上述各原料放开水锅内煮熟，然后放去壳绿豆洗净，共煮至豆烂，用红糖调服。每天 2 次，可连续食用。用治高血脂、高血压病。

21. 黑芝麻 60 克，桑葚 60 克，白糖 15 克，大米 50 克。将黑芝麻、桑葚、大米分别洗净后，同放入罐中捣烂。沙锅内放清水煮沸后加糖，待糖溶化、水再沸后，徐徐加入捣烂的三味，煮成糊状即可食用。香甜可口，除疾益身。

22. 荷叶 5 张，瘦猪肉 250 克，大米 250 克，酱油、盐、香醋、淀粉、食油各适量。将鲜荷叶洗净，裁成方块；大米用水浸泡 1 天后擀成碎粒；将肉切成厚片，加酱、盐、香醋、淀粉、食油拌匀，然后将肉片和大米碎粒用荷叶包成长形，放锅中蒸 30 分钟起锅可食（荷叶降血脂效果颇佳，可预防冠心病）。

23. 嫩鸡肉 1 500 克，菊花瓣 50 克，鸡蛋 3 个，盐、味精、白糖、胡椒面、料酒、豆油、麻油、姜、葱、玉米粉、湿淀粉各适量。将鸡肉洗净，去皮去筋，切成薄片。菊花用清水轻轻洗净。葱切成小指甲片。鸡蛋去黄留清。鸡片用蛋清、盐、料酒、胡椒面、玉米粉调匀拌好。将盐、白糖、味精、胡椒面、麻油兑汁。锅烧热，倒入豆油 1 000 克，待油五成热时，放入鸡片滑散滑透，捞出，沥油。再将锅烧热，放进 3 克热油，下入葱、姜煸炒，即倒入鸡片，烹入料酒炝锅，把兑好酱汁搅匀倒入锅内翻炒几下，随即把菊花瓣投入锅内，翻炒均匀即可。注意菊花下锅不宜太早，掌握好火候，动作要快。适宜于高血压、冠状动脉硬化患者食用。

24. 洋葱 150 克，瘦猪肉 100 克，酱油、香醋、盐、油、白糖、味精各适量。将植物油少许倒入锅内烧至八成热，放入猪肉煸炒，再放洋葱下锅与肉同炒片刻，倒入各种调料再炒少时即成（从洋葱的精油中提炼出烯丙基二硫化合物和二烯丙基二硫化合物，具有预防动脉粥样硬化的作用）。

25. 猪里脊肉 500 克，枸杞嫩头 300 克，1 只鸡蛋取清，麻油 100 克，酒、糖、盐、味精、水淀粉各适量。将猪肉切丝放入碗中用酒、蛋清、盐、味精上浆，旺火烧锅热下麻油，到六成热时放入肉丝煸炒拨散，溜至半生后倒入漏勺内，原锅留油少许，下枸杞头炒，加盐、糖，酌加汤、味精，水淀粉勾芡，倒入肉丝颠炒，淋上麻油即可食用。可预防和治疗高血压、心脏病、动脉硬化。

26. 白木耳、黑木耳各 15 克，冰糖 10 克。将黑、白木耳用清水泡发，洗净，放入小碗内，加水、冰糖，置蒸锅中蒸 1 小时，即可饮汤吃木耳。适用于血管硬化、高血压、冠心病患者食用。

27. 兔肉 200 克，切丁，放入碗中，加盐、食油及料酒、葱、姜等拌匀，干辣椒切丝，陈皮 5 克，用温水浸泡后切成小块，味精、白糖、酱油加水兑汁。铁锅置火上，倒入食油烧至七成热，放干椒丝炸成黄色，下兔肉丁炒，加陈皮、姜、葱，继续炒至肉丁发酥，烹汁和醋，将汁收干，起锅入盘即可食用。适用于冠心病、动脉硬化者食用。

28. 首乌、丹参各 30 克，蜂蜜 30 克。先将二味中药水煎，去渣取汁，再调入蜂蜜拌匀，每天 1 剂，分 3 次服用。治心脏病、冠状动脉粥样硬化、肝脏病。

29. 鸡腿肉 150 克和适量冷水同入锅，在文火中煨开 10 分钟后，下人参 15 克及麦冬 30 克，直煨至肉烂；加入少许盐、味精。趁热嘱患者服用。此方可益气、养血。适用于因心肌梗死引起的脸面苍白，休克长时难以制止或恢复期津枯液润的病患者服用，具有复苏、抗应激、抗休克的作用。

30. 肘子肉 250 克，去皮及脂肪，用普通清汤制法煨制清汤，肉烂用手撕碎，加入榨菜丝 30 克，煮开，下少许味精即可食用。适用于病情稳定的心肌梗死患者食用。具有复苏、抗应激、抗休克的作用。

31. 茄子 200 克，洗净去皮切成片或细丝，用盐、醋、酱油腌半小时，再加入味精、香油拌匀，即可食用。茄子所含的维生素 B_1、维生素 B_2、磷、铁与番茄差不多，其中蛋白质和钙的含量却比番茄高。特别值得向患有高血压、咯血和皮肤紫斑的病者推荐的是：紫色的茄子所含的维生素 P 极多，可以增加人体微血管的抵抗力，防止微血管脆裂出血。而采用生腌茄子的吃法，可以使维生素不致因热受到破坏。

32. 黑木耳 6 克，香菇 6 克，水发洗净切丝；猪脑两副，洗净去筋，蒸熟切粒状；水发银耳 6 克切碎，将上述各种原料放开水锅内煮熟，即放去壳的鹌鹑蛋 3 个，首乌汁 2 茶匙，调好口味，勾入稀淀粉芡即可成羹服食。此方可补脑强心。常食有益于改变脑血流，增加脑细胞营养，推迟衰退。

33. 何首乌 60 克，黑豆 60 克，羊肉 250 克，油、盐各适量。将羊肉洗净切碎，放入瓦锅内炝汁炒透，加入何首乌、黑豆，再加清水约 3 碗。先用旺火烧开，后用文火熬汤，最后加盐、油调味。可饮汤食肉，每天 2 次，每次 1 碗，能养血补心，活血化瘀。可抗胆固醇堆积及治疗动脉粥样硬化引起的高血压、冠心病。

34. 长期吃富含抗坏血酸、硫胺素、核黄素、烟酸、锌元素多的水果，如柠檬、苹果、香蕉、柚、橙、枣、核桃、莲子、葵花子。

二、保健事项

（一）中风的前兆

许多人不了解中风的种种先兆，即使这些中风先兆出现了，他们全不以为然或者无所觉察，从预防中风发生的角度来看，这是一个很大的遗憾，大量临床经验证明只有少数病人在中风之前没有任何征兆，绝大多数病人都有以脑部瞬间缺血的表现而发出的各种信号。

（1）头晕。中老年人中风前兆，会反复出现瞬间眩晕，突然自觉头晕目眩，视物旋转，几秒钟后便恢复常态，可能是短暂性脑缺血发作，所以是中风的先兆，应及早诊治，防止中风发生。

（2）肢体麻木。中老年人出现肢体麻木的异常感觉，除颈椎病、糖尿病外，如伴有头痛、眩晕、头重脚轻、舌头发胀等症状，或有高血压、高血脂、糖尿病或脑动脉硬化等疾病史时，应多加以注意。警惕中风发生的征兆，突然发病或单侧肢体乏力，站立不稳，缓解后很快又发作。

（3）眼睛突然发黑。单眼突然发黑，看不见东西，几秒钟或几十秒钟后便完全恢复正常，医学上称单眼一次性黑蒙。这是中老年人中风先兆最常见的症状，是因为脑缺血引起视网膜缺血所致。中风的又一信号是反复发作、眩晕欲吐、视野缩小或复视。

（4）原因不明的跌跤。由于脑血管硬化，引起脑缺血，运动神经失灵，可产生共济失调与平衡障碍，而容易发生跌跤，也是一种中风先兆症状。

（5）说话吐辞不清。脑供血不足时，使人体运动功能的神经失灵，常见症状之一是突然说话不灵或吐辞不清，甚至不会说话，但持续时间短，最长不超过 24 小时，应引起重视，还有原因不明的口角歪斜、口齿不清或伸舌偏斜都要注意。

（6）哈欠不断。如果无疲倦、睡眠不足等原因，出现连续的打哈欠，这可能是由于脑动脉硬化、缺血，引起脑组织慢性缺血缺氧的表现，是中风病人的先兆。

（二）预防中风

（1）预防中风，就要把中风的危险因素尽可能地降到最低。控制高血压是预防中风的重点。高血压病人要遵医嘱按时服用降压药物，有条件者最好每日测 1 次血压，特别是在调整降压药物阶段，以保持血压稳定。要保持情绪平稳，少做或不做易引起情绪激动的事，如打牌、搓麻将、看体育比赛转播等；饮食须清淡有节制，戒烟酒，保持大便通畅；适量活动，如散步、打太极拳等。

防治动脉粥样硬化，关键在于防治高脂血症和肥胖。建立健康的饮食习惯，多吃新鲜蔬菜和水果，少吃高脂肪高盐（特别是腌制品）的食物如肥肉和动物内脏等；适量运动增加热量消耗；服用降血脂药物。控制糖尿病与其他疾病如心脏病、脉管炎等。

（2）注意中风的先兆征象：一部分病人在中风发作前常有血压升高、波动，头痛头晕、手脚麻木无力等先兆，发现后要尽早采取措施加以控制。

（3）有效控制短暂性脑缺血发作：当病人有短暂性脑缺血发作先兆时，应让其安静休息，并积极治疗，防止其发展为。

（4）注意气象因素的影响：季节与气候变化会使高血压病人情绪不稳，血压波动，诱发中风，在这种时候更要防备中风的发生。

（5）多吃果蔬，不易得中风。蔬菜和水果为何能降低脑中风的风险？首先，是因为其中含有大量维生素 C。据研究，血液中维生素 C 浓度的高低与脑中风密切相关，浓度越高，脑中风的发病危险就越低。此外，维生素 C 还是一种有效的抗氧化剂，能够清除体内自由基。而自由基增多，就会增加患心脏病和脑中风的风险。其次，蔬菜水果中富含膳食纤维，它可以起到抑制总胆固醇浓度升高，从而防止动脉硬化、预防心血管疾病及脑中风的功效。美国一项研究表明，每天从蔬菜和水果中摄入一定量的水溶性膳食纤维，血液中的胆固醇含量可下降 3% ~ 5%。基于这一认识，发达国家国民迅速调整膳食结构，少吃肉、糖、脂肪，多吃果蔬。因此，近年来，在欧美等国，心脑血管病死亡率已呈下降趋势。

（6）预防的要领。

第一，及时治疗可能引起中风的疾病，如动脉硬化、糖尿病、冠心病、高血脂病、高黏滞血症、肥胖病、颈椎病等。高血压是发生中风最危险的因素，也是预防中风的一个中心环节，应有效地控制血压，坚持长期服药，并长期观察血压变化情况，以便及时处理。

第二，重视中风的先兆征象，如头晕、头痛、肢体麻木、昏沉嗜睡、性格反常。一旦小中风发作，应及时到医院诊治。

第三，消除中风的诱发因素，如情绪波动、过度疲劳、用力过猛等。要注意心理预防，保持精神愉快，情绪稳定。提倡健康的生活方式，规律的生活作息，保持大便通畅，避免因用力排便而使血压急剧升高，引发脑血管病。

第四，饮食要有合理结构，以低盐、低脂肪、低胆固醇为宜，适当多食豆制品、蔬菜和水果，戒除吸烟、酗酒等不良习惯。每周至少吃三次鱼，尤其是富含Ω-3脂肪酸的鱼类，或者服用深海鱼油。Ω-3脂肪酸能够调节血液的状态，使血液较不容易形成凝块，进而防止脑梗死。

第五，户外活动（特别是老年人）应注意保暖。应在室内逐步适应环境温度，调节室内空调温度，不宜过高，避免从较高温度的环境突然转移到温度较低的室外。

此外，中风患者还要注意平时外出时多加小心，防止跌跤；起床、低头系鞋带等日常生活动作要缓慢；洗澡时间不宜过长等。

（三）饮食的原则

（1）补钾：钾是人体所需的重要元素之一，担负着维持人体细胞内渗透压、维持神经肌肉正常兴奋性等作用，钾还参与心肌收缩、舒张，参与人体能量代谢，缺钾的人容易发生中风。马铃薯含钾丰富，有报道称，每天吃一个马铃薯，就可以使中风危险下降60%，黄豆、青豆、黑豆、红小豆、绿豆等含钾也很高，宜常吃。

（2）补镁：钙和镁是一对形影不离的亲兄弟，又是一对互不相让的冤家对头。钙能促进心肌收缩，增强神经肌肉兴奋性，而镁则能对抗钙的作用，维持脑细胞内外钙的平衡，从而保护大脑。一旦钙与镁的比例失衡，容易引发中风。常吃玉米、番茄、海带等食品，可以补充丰富的镁，有助于预防中风的发生。

（3）补维生素：预防中风，维生素C和维生素E起着很重要的作用。这两种维生素都有强大的抗氧化作用，维生素C能保护血管内皮系统的完整性，防止发生血栓、出血；维生素E能抗氧化，防止有害物质对脑血管的破坏，保持血管弹性，防止中风发生。常吃蔬菜、水果、玉米油等大有好处。

（4）降脂：高血脂造成动脉硬化，血管堵塞，是引起中风的危险因素之一，因此应经常吃降血脂的食物，如洋葱、海带、卷心菜、深海鱼油等，适当饮醋、饮茶大有益处。

（5）降压：高血压也是引起中风的危险因素之一，而且是更危险的因素。高血压既可以直接造成出血性中风，又可以间接造成血栓性中风，因此，降低血压，保持血压平稳非常重要。可以多吃点芹菜、橄榄油、萝卜等。

（6）降低血液黏稠度：血管里的血液黏稠度增高，导致血液流动缓慢，容易发生堵塞，出现血栓，引发中风。因此，降低血液黏稠度是防治中风的重要内容。为此，可以多吃点黑木耳、韭菜、生菜等。

（四）家庭护理

首先，要对病人进行心理护理。偏瘫病人由于恢复慢、活动受限而产生悲观失望、精神忧郁等各种心理。因此，在护理此类病人时应有同情心和耐心，尊重和体贴关心他们，使他们鼓起生活的勇气，主动配合治疗和进行自我锻炼。

其次，防止各种并发症的发生。首先要防止褥疮的发生，由于病人肢体活动受限，需长时间卧床，故易引起坠积性肺炎和骨突出部位的褥疮发生。因此要定时翻身，用50%的红花酒进行按摩，按摩时手掌或拇指紧贴皮肤，压力由轻到重，再由重到轻，环形按摩。骨突出处可用气圈或棉圈垫上，使突出部位悬空，减少受压。还要选择合适的床垫，一般用海绵垫或气垫床。对大小便失禁的病人应注意保持皮肤和床褥干燥。定期用温水给病人擦澡、擦背，局部按摩，以促进血液循环，改善局部营养状况。对于汗湿、尿湿的床垫随时更换，擦洗后在背部、骶尾部扑上爽身粉。

另外，借助站立床，站立架之类的中风康复辅助用具来练习站立，可以有效地防治肌肉萎缩、肢体功能进一步丧失，以及内脏功能衰退等。

最后，应防止肢体肌肉挛缩和关节畸形。应使病人保持良好的躺坐姿式，协助其被动运动。如防止上肢内收挛缩，可在病人腋下放置一个枕头；防止足下垂，可在患肢给予夹板等。留置导尿管的病人应用无菌引流袋，每日更换1次，密切观察尿的颜色、气味，如有浑浊、臭味则为泌尿系感染，应及时给病人用上抗生素。要鼓励病人多饮水，以冲淡尿液。

总之，对偏瘫病人家庭护理除注意防止并发症外，还要注意语言和肢体功能康复训练，以及日常生活活动的训练，从而逐步达到生活自理以及全身心的康复。

（五）护理中风昏迷病人

（1）眼的护理：中风昏迷者的眼睛经常闭合不拢，瞬眼反射消失，失去对眼球的生理保护作用。这样一则容易使异物落入而损伤角膜；二则容易在改变体位时因枕头或被子碰伤角膜，而导致角膜炎、角膜溃疡和结膜炎；三则易发生角膜干燥。因此要特别注意眼睛的护理。对眼睑闭合不全者，每日可用1%硼酸或生理盐水洗眼1次，然后用0.25%或0.5%金霉素眼药水滴眼，并涂上金霉素眼药膏或硼酸软膏，再用纱布遮盖或带眼罩保护角膜；对眼睑闭合较好者，每日滴0.25%氯霉素眼药水或0.5%金霉素眼药水3~4次。

（2）口腔护理：如有假牙，应取出假牙；常清除口腔分泌物，分泌物较深应用吸引器吸出；保持呼吸道畅通；每日用浸泡过生理盐水的棉球或棉签做口腔护理，如有溃疡可涂以甲紫等。

（3）皮肤护理：可按预防褥疮的方法护理。此外，应让病人取侧卧位，不要仰卧，这样可以避免分泌物、呕吐物误入气管而引起窒息。脑出血及蛛网膜下腔出血的病人应绝对卧床1个月。

第十一节　呃　逆

凡膈下气逆上冲，呃呃连声或阵阵发作谓之呃逆。现代医学指出此征是由于食管、胃、肠、腹膜、膈神经及膈肌受到某种刺激通过神经反射而引起的膈肌阵阵痉挛所致。选用食方，食用方便，疗效甚验，不妨一试。

1. 芦根煎浓汁，当茶频饮。
2. 橘皮6克，竹茹10克，生姜3片，水煎服，每天1剂，每天3~4次。
3. 生姜3片，胡椒10粒捣碎，新鲜鲫鱼1条，同煮熟，食鱼饮汤。
4. 刀豆连壳30克，生姜3片，水煎去渣，加红糖适量，每天分3次服用。
5. 食荔枝、甘蔗对防治呃逆有益。
6. 呃逆不止，用荔枝7个，连壳烧存研为末，米汤送下，极验。
7. 白萝卜2个，洗净切碎，加少量水煮烂，再加饴糖调服有良效。
8. 橘皮、生姜、川椒各6克，水煎服。
9. 糖醋生姜3片，放入口中慢慢咀嚼，约三五分钟后，呃逆弹止。

10. 柿蒂 7 只，煅灰，用少量黄酒调和，1 次服下。

11. 大鸭梨 1 个，丁香 10 粒。将梨洗净，在梨柄处用刀切开，切去部分留作盖，挖去核，装入丁香，将梨盖盖好，以竹签插牢，上锅蒸熟。食时去丁香，每天吃梨 1～2 个，连用 3～5 天即可见效。

12. 甘蔗汁半杯，鲜姜汁 1 汤匙。将两汁和匀稍温饮服。治各种呃逆不止。

13. 将羊奶煮沸，每次饮 1 杯，每日 2 次。可治阴虚所引起的呃逆、反胃症。

14. 打呃时立即吃 1 汤匙白糖。持续打呃 6 周以上者，可重复使用此法数次。

15. 柠檬 1 个，酒适量。将柠檬浸在酒中，打呃时吃酒浸过的柠檬有良好疗效。

16. 麻雀 5 只，大米 100 克，盐少许。将麻雀去毛及内脏，同米煮粥，加盐调味顿服。可治老人呃逆。

17. 萝卜 1 个，洗净切碎，生姜 10 克切碎，共煎汤服。降逆止呕。

18. 蜂蜜 2 汤匙，鲜姜汁 1 汤匙。两味加水 1 汤匙调匀，放锅内蒸热，稍温顿服。

19. 将五味子 5 粒，放入口中慢慢咀嚼，约 3 分钟后，呃逆即可止。

第十二节 消化不良

消化不良，是消化系统的常见病。它多是由于胃液、胆汁、胰液和肠液的分泌减少或缺乏，胃肠道运动功能失常而产生的消化功能障碍。可见有食欲缺乏、腹胀、腹泻、体重减轻、倦怠乏力等症状。中医认为，脾胃虚弱，运化失常所致。据病选方，采用食疗，效果甚佳，不妨一试。

一、消化不良的食疗方

1. 鸡金皮 100 克，晒干研碎过筛，饭前 1 小时用 3 克，与米汤冲服，每天 2 次。可治消化不良、食积等症。

2. 大麦芽、六神曲各 30 克，水煎服，每天 1 剂，分 2 次服用。可治胃弱、消食不良。

3. 羊肉 100 克切丁，同秫米（高粱米）100 克共煮粥食用。治脾胃虚弱而致消化不良。

4. 粟米（即小米）50 克，淮山药 30 克，白糖适量。按常法共煮成粥，后下白糖食用。此方补脾养胃。可治消化不良及小儿、老人调养之用。

5. 糯稻芽、大麦芽各 50 克，水煎服，每天 1 次。养胃暖中，治消化不良，食欲缺乏，食积不化等症。

6. 大米 1 500 克，鲜荷叶 1 张。将米淘干净，放入锅上加水适量，荷叶绿面朝下，盖于水面上，与焖米饭方法相同。熟时取去荷叶即可食用。清香醒脾，别有风味。健脾除湿，开胃升气。适用于暑季消化不良最佳。

7. 红茶 50 克，加水煎煮。每 20 分钟煎液 1 次，加水再煎，共取煎液 4 次。合并煎液，再以小火煎煮浓缩，至煎液较浓时，加白砂糖 500 克，调匀，再煎熬至用铲挑起呈丝状而不粘手时停火，趁热倒在涂过食油的大搪瓷盆中，待稍冷，将糖分割成块即可。每饭后含食 1～2 块。清神、化食，用治消化不良。

8. 橘皮 5 克，大枣 10 枚。先将红枣用锅炒香，然后同橘皮放于杯中，以沸水冲泡约 10 分钟即可饮用。治消化不良。

9. 山药、山楂各 25 克，晒干研末，与白糖 100 克混合，炼蜜为丸，每丸重 15 克，每日 3 次，温水送服。治脾胃虚弱、消化不良。

10. 锅巴 100 克，砂仁、橘皮、神曲各 10 克，以上各味共捣碎，研成细末，每次 5～10

克，每日 2 次。健脾开胃，消食化滞。治消化不良、脘腹胀痛、不思饮食等症。

11. 鲜萝卜 250 克，洗净切片，加清水 3 碗、酸梅 2 枚共煎煮，煎至 1 碗半，加食盐少许调味，即可食用。宽中下气，生津开胃。治食积、腹胀、气逆、纳差等症。

12. 生山楂 15 克，炒麦芽 20 克。水煎服，每天 1 剂，早晚各 1 次。可消积化食，治食积腹胀、消化不良症。

13. 胡萝卜 500 克，洗净，切成小块，同糯米 100 克加水煮粥，待粥熟时，调入饴糖适量温食。补中益气，消胀化滞，可用于消化不良、脘胀食滞症。

14. 山楂 15 克，薏苡仁 30 克，共加水煎煮。每天 1 剂，共分 2 次服。健胃化湿，可治消化不良症。

15. 小麦 100 克，淮山药 50 克，白糖适量，共捣碎，加水煮为糊，用白糖调味食用。补益五脏，适用于脾胃虚弱者调养用。

16. 粟米 100 克，小枣 50 克，红糖或白糖 30 克，按常法煮成粥，食时掺入糖，养肠益胃补虚，可用于消化不良，产妇体虚。

17. 桂花（阴干者）5 克，粳米 100 克，红糖少许。将桂花与米同煮成粥，调入红糖食用。醒脾悦神，适用于脾湿之疾，胃口不开，肠风下痢，口臭等症。

18. 馒头 1 个，用微火烤成黄焦色，研成细末，热开茶水送服。

19. 鲜生姜 10 克，萝卜 1 个，捣碎混合水煎，分早晚 2 次饮汤汁，可消除腹胀。

20. 白萝卜 100 克，洗净切碎，大米 100 克。按常法煮成萝卜粥，调入食盐少许即可食用。消食利膈，用治消化不良、腹胀等症。

二、保健事项

（1）心理和精神的不良应激。

（2）不良饮食习惯，包括刺激性食物（咖啡、浓茶、甜食、油腻、生冷等）和不良饮食习惯（包括空腹、频繁食用刺激性食物，以及不规律进食或暴食暴饮等）。

（3）环境温度的影响。

（4）幽门螺杆菌感染也是部分 FD 患者产生消化不良症状的主要病因之一。

第十三节　胃　炎

胃炎是指人体的胃黏膜炎性疾病，主要症状有胃痛、恶心、呕吐、嗳气泛酸、食欲缺乏，食后感到上腹部膨胀等。有急性和慢性两类。急性胃炎发病急，症状突出；慢性胃炎起病缓，时轻时重。急性胃炎主要因食物中毒、化学品或药物刺激或腐蚀，或严重感染所引起，除部分病人转变为慢性外，大多在短期内痊愈。慢性胃炎可分为肥厚性、萎缩性和浅表性三种，以浅表性最为多见。萎缩性胃炎大多伴有胃酸过少或缺乏，若不积极治疗，常有转变为胃癌的可能性，须密切观察。平时，胃炎患者应注意饮食，少食生冷辛辣之品，不可吃柑橘、酸枣、柿、杨梅、樱桃、李、杏等鲜水果，也应少食花生、橄榄、话梅等干果。保持良好的情绪，注意保暖。此病属于中医的"胃脘痛"范畴。据病选方，配合食疗，疗效显著，不妨一试。

一、胃炎的食疗方

1. 20 毫升饴糖加温开水 100 毫升溶化，顿服，每日 3 次，可缓解胃及十二指肠痉挛疼痛。

2. 大枣 7 枚，丁香 4 粒。大枣去核，丁香研末，装于枣内，烧焦存性后再研末，分 7 次，每次 1 枚，每日 2 次，开水冲服，可治胃痛。

3. 橘皮、生姜各 10 克，红枣肉 7 枚，水煎服，每日 2 次，有止痛、止呕之效。

4. 干橘皮 60 克，炒香研末，每服 6 克，加红糖适量，空腹温开水冲服。

5. 佛手、玄胡索等量，研细末，每次 6 克，米汤送服，可止胃痛。

6. 白胡椒 15 克，置洗净的猪肚内一起炖熟，食猪肚饮汤，可治各种胃痛。

7. 花椒、干姜、橘皮、甘草等分研末（或为丸），饭后服，每次服 3～6 克，每日 2 次。治疗胃气虚寒型胃痛。

8. 胡椒 7 粒，红枣 3 个，杏仁 5 枚，捣烂，热酒送下。常服对胃炎有良效。

9. 糯米 100 克，红枣 10 枚，同煮稀饭常食。有养胃、止痛之效。

10. 粳米 100 克，干姜粉 3～6 克，煮粥，晨起空腹食。治疗胃气虚寒型胃痛。

11. 每早食花生油 2～4 汤匙，连服 1 周。可治胃痛、胃酸过多、胃及十二指肠溃疡。

12. 白萝卜汁，每天饭后饮半杯，服时滴入少量姜汁，温服。

13. 香蕉或生梨 100 克，去皮切成小块，用藕粉适量，烧羹 1 碗，日服两次。

14. 甘蔗汁半杯（约 100 毫升），每日服 1～2 次，可清热和胃缓痛。

15. 青菜适量，洗净切碎，加入大米 100 克煮稀粥，每日 3 次，日常服食。

16. 每天饭后常食苹果 1 个，对消化不良、慢性胃炎、反胃等有效。

17. 大枣、玫瑰花适量，将枣 5 个去核，装入玫瑰花，放碗内盖好，隔水蒸烂，日服 3 次。可治胃及十二指肠溃疡病。

18. 红葡萄酒 15 毫升，每日 2～3 次。常饮可治慢性胃炎。

19. 炒谷、麦芽各 30 克，六神曲 10 克，水煎饮服，每天 1 剂，每日 3 次。治食滞胃痛。

20. 可生吃鲜山楂或炖吃山楂。

21. 锅巴 100 克，陈皮 10 克，鸡内金 10 克，水煮，饮汤。健胃止痛极效。

22. 莱菔子 60 克，研细末粉，每次 6 克，米汤送下。治急性胃炎胃脘胀痛、嗳气等。

23. 山楂 15 克，萝卜籽 10 克，水煎服。消肉滞化食积，平胃脘痛。

24. 向日葵花盘连蒂 1 个，水煎，加蜂蜜服用。可治疗胃出血。

25. 梨汁、鲜藕汁、荸荠汁各 100 毫升，混匀饮入，每日 2 次。有利于胃阴不足患者的治疗。

26. 用鲜马铃薯榨出的汁水，可治酸性胃炎和肠胃消化不良。用法是饭前半小时口服 100 毫升，每日 2～3 次。以粉红色品种的马铃薯最好，它的鲜汁可治胃溃疡，服法同上。

27. 北沙参、麦冬、冰糖各 15 克，加入大米 100 克，煮粥食用，每天 2～3 次。

28. 番茄汁 100 毫升，土豆汁 100 毫升，混合搅匀服下，早晚各服 1 次。

29. 鳖肉 250 克，猪肚 1 个，洗净，将鳖肉置于猪肚内，生姜 30 克，炖烂后，吃肉喝汤，连续 7 次为 1 个疗程。

30. 红糖、菜油各 500 克，鲜生姜 250 克。将铁锅烧热后，先把红糖、菜油放入锅内，待油沸糖溶后，再将生姜切碎捣成糊状，放入锅内充分搅匀，然后装瓶备用。每日早晚空腹各服 1 汤匙。主治慢性胃炎。

31. 白萝卜 100 克，粳米 100 克，同煮成粥食用，消食利胃。

32. 用乌贼骨或鸡蛋壳适量，烘干，研成极细的粉末，每次服用 5 壳，每天 3～4 次，饮前半小时温水送服。治胃酸过多的溃疡病。

33. 鸡蛋壳放锅里焙黄，研成细粉末，3 个鸡蛋壳为 1 副，用白开水送服，每次 5～10 克，连服 10 天。

34. 馒头 1 个，用微火烤成黄焦色，研成细末，热开茶水 1 次冲服。用治胃痛。

35. 鲜生姜 6 克，萝卜 1 个，捣碎混合水煎，分早晚 2 次饮汤汁，可消除胀满。

36. 鲜芹菜根 30 克，甘草 10 克，鲜鸡蛋 1 个。芹菜、甘草煎汤，打入鸡蛋冲服。治反胃呕吐有良效。

37. 用新柿子 1 个，去皮吃，每天 2 次。治疗胃热、胃痛。

38. 橘皮、生姜、川椒各 6 克，三味共用水煎服，治疗胃寒呕吐、疼痛。

39. 鲜枣加冰糖炖服，每晚 1 次，连服 7 天为 1 个疗程。

40. 桂圆 10 个炖服，每晚 1 次。

41. 大枣 7 个，红糖 120 克，生姜 60 克，水煎，吃枣喝汤，可治胃痛。

42. 大枣（去核）7 个，胡椒 7 粒，将胡椒放于枣内，蒸熟吃。常服对胃炎有效。

43. 新鲜牛奶 200 毫升，每天 2 ~ 3 次。具有保护胃壁黏膜，促进溃疡愈合作用，是治疗胃溃疡和十二指肠溃疡的理想佳品。

44. 用新鲜鸡蛋 3 个，打碎搅匀后加冰糖 200 克，黄酒 150 毫升，共熬成焦黄色，每日饭前服 15 毫升。主治胃痉挛。

45. 取威灵仙 30 克，加水 200 毫升，煎半小时去渣取汁，加生鸡蛋 2 个，去壳，兑入药汁，再加红糖 10 克，共煮成蛋汤，每日服 1 剂，约 30 分钟见效，若无效可连服两剂。治胃寒痛或萎缩性胃炎，服之有效。

46. 桂皮 6 克，山楂 15 克，红糖 30 克。先将山楂洗净后用水煮，然后放入桂皮，待山楂熟时，滤汁加红糖，搅匀热饮。治胃寒疼痛。

47. 嫩芋芳去皮，蘸白糖服食，早晚两次，可保胃壁，并能止胃痛。

48. 新鲜卷心菜汁，每天食用 1 升，早、中餐后各喝两杯，晚餐后喝 1 杯。1 个疗程为 30 ~ 40 天即有显效。对于胃炎及胃、十二指肠溃疡病人，能消除炎症，加速溃疡处的愈合。（新鲜卷心菜汁含有植物杀菌素，能抑制细菌生长，可提高胃肠内膜上皮细胞的抵抗力，使细胞内的代谢过程正常化，调节胃里的酸度合适）

二、保健事项

（1）保持精神愉快。精神抑郁或过度紧张和疲劳，容易造成幽门括约肌功能紊乱，胆汁反流而发生慢性胃炎。

（2）尽量少喝酒、少抽烟，胃不好的最好戒烟忌酒。

（3）慎用、忌用对胃黏膜有损伤的药物。此类药物长期滥用会使胃黏膜受到损伤，从而引起慢性胃炎及溃疡。

（4）积极治疗口咽部感染灶，勿将痰液、鼻涕等带菌分泌物吞咽入胃导致慢性胃炎。

（5）过酸、过辣等刺激性食物及生冷不易消化的食物应尽量避免，饮食时要细嚼慢咽，使食物充分与唾液混合，有利于消化和减少胃部的刺激。饮食宜按时定量、营养丰富、含维生素 A、维生素 B、维生素 C 多的食物。忌服浓茶、浓咖啡等有刺激性的饮料。

第十四节　消化性溃疡

消化性溃疡，亦称胃和十二指肠溃疡，主要由于胃和十二指肠局部黏膜的保护功能减退，不能抵抗酸性胃液的消化作用而引起的。神经体液调节功能紊乱与饮食不调等因素在发病中均起一定作用。溃疡多为单个，大多位于十二指肠球部和胃。其特点为慢性、周期性和节律性的上腹疼痛。此病属于中医的"胃脘痛"范畴。胃溃疡的痛多发生在进食后 0.5 ~ 1 小时，胃酸增多或正常；十二指肠溃疡的痛则多出现于食后 3 ~ 4 小时，胃酸一般显著增多。痛可由摄食、药物而获缓解。如有溃疡急性穿孔、幽门梗阻或严重出血及内科保守治疗无效者，可考虑手术治疗。应适当休息，注意饮食（采取易消化而营养较丰富的饮食，并少吃多餐）。配合食疗，据病选方，疗效更佳，不妨一试。

一、消化性溃疡食疗方

1. 糯米或粳米 100 克，红枣 7 枚。按常法煮粥，熟至极烂，经常用。可治胃及十二指肠溃疡，有良好的治疗效果。

2. 洋白菜（圆白菜、包心菜）。将洋白菜洗净，捣烂取汁，每次饮半茶杯。治胃及十二指肠溃疡疼痛，也可预防胃癌。

3. 猪肚 1 个，鲜姜 250 克。将猪肚洗净，装入切片的鲜姜，扎好，放入沙锅中用旺火烧开，改文火煨熟至烂。然后去姜，猪肚切丝，拌酱油吃，饮汤。每个猪肚分 3 天吃完，可连续吃 10 个。此方治胃溃疡（偏胃寒型）。

4. 海蜇 500 克，大枣 500 克，红糖 250 克。三味共煎成膏状，每次 1 汤匙，每天 2 次。用治消化性溃疡。

5. 猪肚 1 只，砂仁末 10 克，胡椒粉、花椒、姜、葱白、猪油、盐、料酒、味精各适量。将猪肚洗净切片，放入锅内煮沸，捞去浮沫，下入砂仁末、胡椒粉及葱白、姜等调料，煨至肉烂汤浓止，分次食用。适用于食欲缺乏、慢性胃炎、胃及十二指肠溃疡等症。

6. 田七末（三七）3 克，藕汁 30 毫升，鸡蛋 1 个，白糖少许。将鸡蛋打破，倒入碗中搅拌；鲜藕汁及田七末加白糖后与鸡蛋搅匀，隔水炖熟服食。可治胃溃疡及十二指肠溃疡出血。

7. 金橘 5 枚，切成小块，陈皮末 10 克，猪肚 250 克，盐及调料。一起加清水用文火炖熟，汤少汁浓，下食盐等调料，食猪肚饮汤。顺气开胃，用于治胃及十二指肠溃疡患者。

8. 土豆汁 100 毫升，白芨 100 克研成细粉，蜂蜜适量。将土豆汁与白芨粉 3 ~ 5 克、蜂蜜搅拌均匀后服用。每天 3 次，每次 1 汤匙。2 周为 1 个疗程，重者可连续服用 1 个月。服药期间忌吃辛辣和黏硬不易消化之食品。

9. 柴胡桂枝汤由柴胡 5 克、半夏 10 克、桂枝 5 克、黄芩 5 克、人参 2 克（也可用党参 10 克）、白芍 10 克、生姜 5 克、大枣 15 克、甘草 3 克组成，水煎，分两次服。可预防消化性溃疡复发。

10. 每次饭前 1 个半小时或饭后 3 小时服用蜂蜜，坚持 1 个疗程（两个月），对胃及十二指肠溃疡疗效明显。它不仅健胃、润肠和通便，还能抑制胃酸分泌，减少胃黏膜的刺激而缓解疼痛，促进溃疡愈合。

11. 牛奶 250 毫升，蜂蜜 50 克，白芨粉 6 克。将牛奶煮沸，调入蜂蜜及白芨粉服用，每天 1 次。经常服用收效。

12. 小白菜 2 棵，蜂蜜适量。将小白菜洗净，绞汁加蜂蜜，每天饮 1 小杯。

13. 豆浆 1 碗，蜂蜜 30 克。将豆浆煮沸加蜂蜜空腹饮用，每天 2 次。

14. 饴糖、乌贼骨、白芨各 2 份，陈皮 1 份。除饴糖外，共研为细末。每次 5 克，用饴糖加开水调匀送服。治泛酸、胃痛、胃及十二指肠溃疡等。

15. 鸡蛋壳研成细末，每次 5 克，蜂蜜调服，每天 3 次。治胃及十二指肠溃疡，泛酸疼痛。

16. 黑鲤鱼 1 尾，白酒、冰糖各适量。将鲤鱼去内脏洗净，切成小块后用白酒浸泡，加盖焖数小时，然后将酒过滤，去渣，取汁约 500 毫升，加冰糖 50 克。每天饭后 2 小时服 100 毫升，每天 2 ~ 3 次。

17. 淮山药 100 克，粳米 100 克。一起加水煮成稀粥，每天 1 剂，分 3 次饮服。

18. 将羊奶煮沸，每次饮 1 杯，每日 3 次。滋阴养胃，治疗消化性溃疡。

19. 橘皮 10 克，大枣 10 枚。水煎饮服，分 2 次服用。适用于消化性溃疡。

20. 莲子 30 克，大米 100 克。按常法煮粥，每天食用，连续服 1 月。适用于胃溃疡患者。

21. 银耳 20 克，红枣 10 枚，糯米 150 克，按常法煮粥，每天服食。养胃滋阴，治胃溃疡。

二、保健事项

（一）治疗的原则

（1）消除症状，促进溃疡愈合。

（2）预防复发和避免并发症。

（3）整体治疗与局部治疗相结合，要强调治疗的长期性和持续性。

（4）选择药物要效果好、价廉、使用方便和个体化。

（5）必要时手术治疗。

（二）用药的原则

（1）胃溃疡与十二指肠溃疡在治疗上既有相同之外，亦有异处。相同点在应用制酸药（包括黏膜皱襞更加向溃疡集中（H2）受体阻滞剂或质子泵抑制剂及一般碱性药物）。不同点是胃溃疡的治疗需用促进胃排空药物如吗丁啉、西沙比利等，而十二指肠溃疡则不宜用此类药，而多用抗胆碱药物如阿托品、普鲁苯辛等。

（2）溃疡的治疗在初治或病情较轻者，可先采用 H2 受体阻滞剂，无效或顽固性溃疡或有并发症者改用质子泵抑制剂。

（3）可辨证加用中药或中成药。

第十五节　胃酸过多

胃酸过多在饮食上要注意以下几方面。

（1）采用定时、定量、少量、多餐的进食方法，这样可以避免过度扩张胃腔，减少胃泌素的分泌。

（2）忌食容易产生气体和带刺激性的食物，如生葱、生蒜、生萝卜、生苤蓝、浓肉汁、浓茶及酒类。容易产生酸液的甜薯、土豆以及不易消化的粗粮、韭菜等也要少吃。

（3）为了中和胃酸补充营养，可以多吃些豆浆、牛奶；为了减轻胃部运动和减少胃液分泌，可在炒菜时多加点动植物油。食物应趁热吃，但也不宜过烫，热的食物能促进食欲，帮助消化。

（4）为了使晚间能安睡，临睡前可吃点热的"夜宵"，如豆浆、米粥、蛋羹等。在注意饮食的同时，应坚持服用碱性药物与抗胆碱性药物，如胃舒平加颠茄，即使症状消失亦应继续服用半年到 1 年时间。

第十六节　胃下垂

胃下垂是指人体站立时，胃的下缘达盆腔，胃小弯弧线最低点降到髂嵴连线以下。它是由于胃壁及腹部肌肉松弛引起的一种慢性疾病。此病属于中医的"胃缓"范畴。多因思虑伤脾，饮食失调，气虚下陷所致。常见有腹胀、恶心、嗳气、胃痛、便秘、腹泻，并伴有眩晕、心悸、乏力等症状。此病宜于食疗调治，食用方便，对此病的恢复大有裨益。

一、胃下垂的食疗方

1. 小茴香 10～15 克，入锅内水煎，去渣取汁，加大米 100 克，煮稀粥。每日 2～3 次，趁热加饴糖调服，5～7 天为 1 个疗程。

2. 黑枣 1 000 克，蜜炙黄芪 200 克，橘皮 30 克，放入大瓷盆中，加白糖 3 匙，熟猪油 2 匙，黄酒 2 匙，拌匀，上笼蒸 3 小时离火。每天 3 次，饭后吃黑枣 5 枚，喝黄芪枣汁半匙，3 个月为 1 个疗程。

3. 童鸡 1 只（母鸡为佳），杀后去毛洗净。鸡切成小块，加水用小火炖熟，再加干姜 5 克，公丁香 3 克，砂仁 5 克（研细末），烧开。每天 2 次，三五天吃 1 只，一般吃 1～5 只鸡即能见效。

4. 取沙锅，将荷叶 1 张铺锅底，猪肚 1 个，洗净切小块放在荷叶上，加水浸没。旺火烧开后加黄酒 3 匙，茴香、桂皮、生姜、胡椒、食盐各少许，继续用文火煨至酥烂食用，猪肚汤每日 2 次，每次吃 1 小碗。

5. 当归 180 克，牛肚 1 000 克，洗净切小块，当归、牛肚同入沙锅，加水浸没。先以旺火烧开，加黄酒 5 匙，再小火煨烂，捞出当归，加饴糖适量，吃肚喝汤。

6. 鸡肫或鸭肫 250 克，洗净切成小块，入生姜、细盐、茴香、酱油各适量，放入沙锅，加水炖煮，烧开后放黄酒 1 盅，小火煨烂食用。

7. 大白肥藕 1 节，把一端横断切开（留作盖），再将糯米洗净，灌满藕眼，合好盖，用竹签插牢，放锅里用旺火烧煮 2 小时后离火。切片加白糖，当作点心常吃。

8. 炙黄芪 100 克，嫩母鸡 1 只，洗净，将黄芪装入鸡腹腔内，然后用线缝牢，放入小盆中，加清汤 500 克，葱、姜、黄酒、盐各适量，上笼用武火蒸 2 小时后，撒上胡椒粉少许，食肉喝汤。

9. 鲫鱼 500 克，黄芪 50 克，炒枳壳 20 克。将鲫鱼洗净，同两味中药（包煎）共炖，待鱼熟烂后，去渣，食肉饮汤。治胃下垂、脱肛等症。

10. 乌龟肉 250 克，黄芪 50 克，共煮熟去药渣，可加盐、葱、姜等调味食用。可治胃下垂、子宫脱垂症。

11. 猪肚 1 个，炒枳壳 30 克，砂仁 10 克。将猪肚洗净，纳入两味中药，扎好，加水煮熟烂后，去药渣，分次食肚饮汤。治胃下垂及胃病。

12. 猪肚 250 克，白胡椒 15 克。猪肚洗净切片，同白胡椒共煮熟后食用。治胃下垂及胃虚寒疼痛。

二、保健事项

1. 少食多餐

由于胃下垂患者消化功能减弱，过多的食物入胃，必然会滞留于胃内引起消化不良。所以，饮食调理的第一要求便是每次用餐量宜少，但次数可以增加，每日 4～6 餐为宜。

2. 细嚼慢咽

胃下垂患者的胃壁张力减低，细嚼慢咽以利于消化吸收及增强胃蠕动和促进排空速度，缓解腹胀不适。

3. 食物细软

平时所吃的食物应细软、清淡、易消化。主食应以软饭为佳，如面条要煮透煮软；副食要剁碎炒熟，少吃生冷蔬菜。但应注意的是，鱼肉不可过熟，因为鱼肉在半生不熟时最嫩和易消化，对胃的负担最小。

4. 营养均衡

胃下垂患者大多体力和肌力都很弱，加之消化吸收不好，容易产生机体营养失衡，故较正常人更感到疲劳和精神不振。因此，患者要注意在少量多餐的基础上力求使膳食营养均衡，糖、脂肪、蛋白质三大营养物质比例适宜。其中脂肪比例偏低些。

5. 减少刺激

刺激性强的食物如辣椒、姜、过量酒精、咖啡、可乐及浓茶等，可使胃下垂患者的反酸、胃灼热症状加重，影响病情改善，故而这些食物应尽量少吃少喝，有所限制。少量饮些果酒和淡茶有利于减缓胃下垂的发生与发展。

6. 防止便秘

日常饮食中多调配些水果蔬菜，因为水果蔬菜中含有较多维生素和纤维素，尤其是后者可促进胃肠蠕动，使粪便变得松软润滑，防止便秘发生。如清晨喝杯淡盐水或睡前喝杯蜂蜜麻油水，以缓解和消除便秘。

7. 动静相宜

胃下垂患者积极参加体育锻炼有助于防止胃下垂继续发展，还可因体力和肌力增强而增强胃张力，胃蠕动，改善症状。

总之，应养成良好的饮食习惯，定时定量，对体瘦者，应增加营养。应积极参加体育锻炼，如散步、练气功、打太极拳等。预防该病，还必须保持乐观情绪。也可采用简便易学的健身法，若已患慢性消化性疾病，应积极彻底治疗，以减少该病的发生。

第十七节　肝硬化

肝硬化亦称"肝硬变"。肝脏因慢性的肝细胞性病变引起纤维组织增生，体积缩小，导致质地变硬，成为肝硬化。肝硬化常见病人有腹水，腹部变大，所以俗称"水臌"。多由病毒性肝炎、慢性肠道感染、血吸虫病、营养不良、酒精中毒等原因引起。此痛早期多因胃肠道阻塞性充血以及肝硬后影响胃肠道分泌和吸收功能，故有食欲缺乏、腹胀、恶心、呕吐、大便秘结或泻泄，以及上腹部不适。到了晚期可出现黄疸、腹部膨胀、肝脾肿大、腹壁静脉怒张、蜘蛛痣、下肢浮肿形成腹水。此病重在早期发现，早期诊断，早期防治，有效地阻止失代偿期的发生。据病选方，食用方便，疗效甚验，不妨一试。

一、肝硬化的食疗方

1. 用赤小豆 500 克，新鲜活鲤鱼 1 条（重 500 克以上），同放沙锅中，加水 2 000～3 000 毫升清炖至小豆煮烂熟透为止。将赤小豆、鱼和汤分数次服下，隔日 1 剂。

2. 取赤小豆 60 克，蚕豆 60 克（越陈越好），黄豆 60 克，白扁豆 60 克，加水 2 000 毫升，小火炖煮，至豆熟烂为度。以白糖调服，每次 1 碗，每日 2 次。消退水肿疗效明显，持久稳定。

3. 赤小豆 100 克，粳米 200 克，加水适量，煮成稀粥，每天服食，早晚各 1 碗。坚持 2 月，水肿渐渐消退。

4. 取大戟 250 克，红枣 500 克，水煮红枣、大戟 1 昼夜，去大戟，把红枣焙干，研粉分 12 包，每次服 1 包，每日 3 次。

5. 猪肚子 1 只，洗净切条，红枣 7 枚，大豆 100 克，共小火煨炖，至肚熟烂，即可食用，每天 2 次，每次 1 碗。

6. 山楂 30 克，红枣 10 枚，红糖适量，每日 1 剂，水煎服。主治肝硬化饮食不佳。

7. 冬瓜 1 个，捣烂挤汁；大枣 20 克，每次煎汤，同冬瓜汁调服。每次服 60 毫升，每日 3 次。

8. 大枣煮水，海鳗鱼脑或鱼卵焙黄研末，用大枣水冲服，每次 3 ~ 6 克。可治肝硬化、脂肪肝、神经衰弱、贫血、身体虚弱等。

9. 黑豆 50 克，核桃仁 30 克，红枣 5 枚，水煎煮汤服食，每日 1 剂，分 3 次服用。

10. 每日吃香蕉 1 ~ 2 根，对肝硬化患者大有裨益。

11. 大枣 10 枚，去核去皮，与粳米 100 克同煮成粥，每天 1 剂，分 3 次服用。

12. 用蜂蜜 2 ~ 3 汤匙，加温开水半杯，搅匀后饮用，每日 2 ~ 3 次。

13. 菟丝子 120 克，车前子 60 克，大蒜 120 克，白蜜糖 100 克，放入洗净猪肚内，煮熟至烂，淡食。治肝硬化腹水见效。

14. 蜈蚣草 30 克，清水 500 毫升，先放入 3 个鸡蛋，再下蜈蚣草。炖好汤药，当茶饮用，次数不拘，饮汤之前将炖好的鸡蛋吃掉。（治愈标准：服鸡蛋炖蜈蚣草汤 4 天后尿如茶褐色，表示有药效，如果继续用，尿恢复正常颜色，表示肝硬化有好转，可继续服用蜈蚣草 120 克、鸡蛋 12 个。）

15. 鲜桃叶 10 克，白糖适量，水煎后服用，每日 3 次，可治疗腹水。

16. 绿豆 50 克，黑豆 50 克，车前子 15 克，大蒜 1 头，共煮汤服食。对肝硬化腹水患者有明显疗效。

17. 猪瘦肉 100 克，半枝莲 50 克，用水煎煮汤汁，早晚空腹饮服。

18. 新鲜泥鳅若干，放入盆中，加香油数滴，清水适量，养 1 天 1 夜，再换清水，3 天后至水清净。再将泥鳅烘干至黄，干而香，然后研成细末，加红糖适量，装入瓷罐备用。每天早晚 1 ~ 2 汤匙，用开水冲服。此方对肝硬化有显著的疗效。

19. 大红枣、花生仁、冰糖各 50 克。加水先煮花生，后下红枣、冰糖。每天睡前 1 剂，连续食饮 1 个月。对治疗急慢性肝炎、肝硬化患者等血清转氨酶活力较高的病有良好的疗效。

20. 西瓜 1 个，砂仁 120 个，大蒜 250 克。将西瓜顶端开一小盖，去瓜瓤不用，留瓜皮，纳入砂仁和大蒜，再把小盖盖好封严，然后用和好的黄泥涂裹西瓜，成为大泥球，放置日光下晒干，再放在木柴火堆上架起烘烤至干，去泥，将瓜干研成细面，备用。每天早晚各服 1.5 克，白开水送下。腹水消失后禁忌食盐及西瓜。治肝硬化腹水、营养性水肿、肾炎浮肿腹水、脾虚腹水以及阳性腹水等症。

21. 新鲜鲫鱼 500 克，赤小豆 500 克。将鱼去鳞及内脏后同赤小豆加水煮烂熟，不加任何调料。每天清晨服用，只趁热饮汤，不吃鱼、豆，连续服饮。治门静脉性肝硬化腹水症，久服排尿量明显增加，腹水可以消退。

22. 绿豆 400 克，大蒜 2 头，白糖少许。先将绿豆用水浸泡 4 小时，加入大蒜，煮沸，再用文火煮至豆烂，加糖调味，每天 3 次分服，连续 7 天为 1 个疗程。两个疗程不见好转，则应停止服用。服用期间禁食盐及辛辣食物。可治晚期血吸虫病腹水症。

23. 赤小豆 500 克，白茅根 1 把。先煮赤小豆沸开，再放白茅根至豆熟即成，只食豆不饮汤。治血吸虫病水肿腹大症。

24. 葫芦壳 100 克，冬瓜皮、西瓜皮各 50 克。水煎汤，当茶频饮。治晚期血吸虫病腹水及各种水肿症。

25. 枸杞子 30 克，麦冬 10 克，鸡蛋 5 个，瘦猪肉 50 克，花生米 30 克。盐、味精、湿淀粉、花生油各适量。先将花生米煎脆，冷却备用。枸杞洗净，入沸水中略焯一下，捞起备用。麦冬洗净，入沸水中煮熟，捞起，切碎为末，备用，瘦猪肉切成丁。再将鸡蛋打入碗内，加少许盐，搅匀，放锅中隔水蒸熟，冷却后将蛋切成丁状。再将锅置旺火上，放花生油把猪肉炒熟，再倒进蛋丁、枸杞子、麦冬碎末，炒匀，放盐少许及湿淀粉勾芡，最后放味精即可食用。可养阴保肝。适用于慢性肝炎、早期肝硬化等患者食用。

26. 猪腿肉 250 克，赤小豆 120 克。共煮烂成浓汁，饮用 1 碗，再将肉与豆吃完，每日用此方 1 次，连用 49 天。补虚弱，消水肿。治腹水。

27. 野鸭 1 只，去毛及内杂物，加赤小豆 100 克，陈皮 5 克，共煮汤食用。补虚利水，治肝硬化腹水。

二、保健事项

（一）治疗

1. 常规治疗

（1）一般治疗。① 休息。肝功能代偿期病人可参加一般轻工作，注意劳逸结合，定期随访。肝功能失代偿期或有并发症者需要休息或住院治疗。② 饮食。以高热量、高蛋白质、维生素丰富而易消化的食物为宜。严禁饮酒，动物脂肪摄入不宜过多，肝性脑病者应严格限制蛋白质食物。有腹腔积液者，应予少钠盐或无钠盐饮食。有食管静脉曲张者，应避免粗糙坚硬食物。

（2）去除病因。药物中毒引起的肝损害时应停药。继发与其他疾病的肝损害，应先治疗原发病。寄生虫感染引起的肝损害，应治疗寄生虫病。营养不良引起的肝损害，应补充营养。细菌感染引起的，应用抗生素治疗。有慢性肝炎活动时，应控制肝炎，必要时抗病毒及免疫调整治疗，如干扰素、阿糖腺苷等。

（3）抗纤维化治疗。临床较为肯定的药物有泼尼松（强的松）、铃兰氨酸、秋水仙碱、青霉胺（D-青霉胺）。

（4）补充维生素。肝硬化时有维生素缺乏的表现，适当补充维生素 B_1、维生素 B_2、维生素 C、维生素 B_6、烟酸、叶酸、维生素 B_{12}、维生素 A、维生素 D 及维生素 K 等。

（5）保护肝细胞，防治肝细胞坏死，促肝细胞再生的药物葡醛内酯（葡萄糖醛酸内酯），可有解除肝脏毒素作用，此外还有肌苷、辅酶 A，均有保护肝细胞膜的作用，能量合剂、蛋白同化剂等均有促进肝细胞再生的作用。近年研究证明，肝细胞生长素、地诺前列酮（前列腺素 E2）、硫醇类（谷胱甘肽、半胱氨酸）、维生素 E 等，有抗肝细胞坏死，促进肝细胞再生作用。

（6）腹腔积液治疗。① 限制钠水摄入；② 利尿剂；③ 放腹腔积液加输注人血白蛋白；④ 提高血浆胶体渗透压：每周定期少量，多次静脉输注鲜血或人血白蛋白；⑤ 腹腔积液浓缩回输：可放腹腔积液 5 000 ~ 10 000 毫升，通过浓缩处理或 500 毫升，再静脉回输；⑥ 腹腔-颈静脉引流，又称 Le Veen 引流法；⑦ 经颈静脉肝内门体分流术（TIPSS）：是一种以介入放射学的方法在肝内的门静脉与肝静脉的主要分支间建立分流通道。

（7）并发症治疗。1）上消化道出血：食管胃底静脉曲张破裂出血最为凶猛，严重威胁患者生命，现详述其治疗方法：① 降低门静脉高压的药物治疗：a. 血管收缩药物，垂体后叶素；b. 生长抑素-奥曲肽（善得定）。② 双囊三腔管压迫止血；③ 食管胃静脉曲张硬化剂治疗；④ 经内镜曲张静脉结扎治疗（EVL）；⑤ 组织结合剂注射：氰酸盐胶治疗食管静脉曲张破裂出血；⑥ 经颈静脉肝内门体支架分流术（TIPSS）；⑦ 手术治疗可分为两类，一类是通过各种不同的分流手术减低门静脉压力，另一类是阻断门奇静脉间的反常血流，从而达到止血目的。2）肝性脑病：目前尚无特殊疗法，治疗宜采取综合措施。① 一般治疗：去除诱因，预防和治疗感染或上消化道出血，避免快速和大量的排钾利尿和放腹水，及时纠正水，电解质紊乱及酸碱平衡失调；②减少肠内毒物的生成和吸收，减少氨的来源：a. 暂时禁食蛋白质：每天供给热量 1 200 千卡和足量维生素，食物成分以碳水化合物为主。病情改善即可给少量豆浆、牛奶、逐步增加蛋白质至每天 30 ~ 40 克；b. 清除肠道内蛋白质和积血；c. 减少肠内氨的生成：口服新霉素、甲硝唑（灭滴灵）对肝性脑病的短期治疗有效，但因为它由肝代谢，故用量应减少。庆大霉素、卡那霉素及氨苄西林（氨苄青霉素）也有抑制肠道细菌生长的作用；d. 减少氨的吸收；口服乳果糖被认为是慢性肝性脑病的首选治疗方法；③ 血氨治疗：对慢性肝性脑病而无明显昏迷者可应用谷氨酸片或 r-氨酸片；昏迷患者可用谷氨酸钾，或谷氨酸钠及精氨酸治疗；纠正氨基酸代谢紊乱，可应用肝用氨基酸输液（支链氨基酸）；④ 口服足够的锌可改善肝性脑病；⑤ 多脏器损害的治疗纠正水、电解质和酸碱平衡失调，保持呼吸道通畅，防治脑水肿，防止出血及休克；⑥ 人工肝：人工肝（artificial liver）辅助系统目前主要有两种；一是通过透析的方法，一种则是通过吸附方法。3）肝肾综合征治疗：① 加强肝病防治，去除并积极治疗各种诱因。a. 摄入低蛋白、高碳水化合物，保证热量供应；b. 避免大量放腹腔积液，积极治疗消化道出血及早发现治疗继发感染；c. 禁用非甾体类抗炎剂；d. 慎用利尿剂，抗生素及乳果糖。② 扩容治疗，根据病情选择血浆、全血或蛋白质。③ 血管活性物质应用。如多巴胺，前列腺素制剂（PGS）。抗血栓素及抗白三烯治疗。④ 抗内毒素治疗。⑤ 其他特殊治疗：透析治疗法；超短波治疗。4）自发性腹膜炎：并发自发性腹膜炎和败血症后，常迅速加重肝的损害，应积极加强支持治疗和抗菌药物治疗的应用，强调早期，联合应用抗生素。

（8）肝移植。自 1963 年第一例人类肝移植以来，由于手术技术的进步，器官采取和保存方法的改善，尤其是新型免疫抑制剂环孢霉素 A 的问世，使肝移植由实验阶段走向临床应用的新时期，成为挽救严重肝病患者的有效方法。

2. 预后

影响预后的因素有：①病因持续作用；②年龄大的男性；③黄疸持续存在，若出现胆酶分离者，预后凶险；④腹腔积液持续或反复出现，利尿剂效果不佳者；⑤出现肝性脑病、上消化道出血、肝肾综合征等；⑥凝血机能障碍，皮下有大片出血者预后不佳。

3. 预防

（1）积极预防病毒性肝炎，合理营养，调整影响肝脏功能的药物，少饮酒等。

（2）即为早诊断、早治疗，定期进行有效体检及时发现无症状的肝硬化病人，监测肝脏结构及功能状态，防止严重的并发症。

（3）通过合理治疗，减少肝硬化对机体的损伤，减少并发症对机体的危害，提高人群的健康状况和生活质量。

第十八节　肠　炎

肠炎是人体小肠或结肠黏膜发炎的总称。它是夏秋两季最常见的肠道疾病，主要症状有腹泻、腹胀、腹痛伴食欲缺乏、恶心、呕吐、肠鸣等。此病分急、慢性两种。多由于饮食不洁，肠道功能紊乱，肠道细菌感染所致。急性肠炎起病急骤，腹泻次数频繁，腹痛剧烈，常伴有发热、脱水等症状；慢性肠炎是因急性肠炎失于调治而继发的，病程缓慢，以长期腹泻、腹痛、营养不良、体质虚弱为主要症状。要防止肠炎的发生，首先必须注意饮食卫生，不暴饮暴食，不吃生冷腐败变质的食物等。常吃醋蒜，有预防肠炎发生的作用。据病选方，配合食疗，疗效更佳，不妨一试。

一、肠炎的食疗方

1. 取紫皮大蒜 30 克，去皮捣碎，加少许白糖、食醋或细盐，拌匀服下，效果显著。每日 3 次，连服 3 日即愈。

2. 鲜马齿苋 250 克，洗净煮熟，吃马齿苋饮汤汁，对急、慢性肠炎有很好的效果。

3. 新鲜车前草叶 30～60 克，洗净切碎，水煎去渣取汁，加大米 100 克煮粥食用。

4. 薏苡仁 100 克，淡竹叶 20 克，水煎代茶频饮，治暑夏肠炎腹泻。

5. 新鲜荷叶 1 张，洗净剪碎，先煎去渣取汁，加粳米 100 克，共熬粥食用，适用于暑湿腹泻等。

6. 用赤小豆 60 克，绿豆 60 克，大米 200 克，共煮稀粥食用，适用于暑热腹泻。

7. 石榴皮 15 克，水煎后加适量红糖服用，每日 2 次，饭前空腹服。

8. 每天鲜山楂生吃 50～100 克。

9. 红枣 10 枚，炒谷、麦芽各 30 克，水煎服用，每天 1 剂，每天 3 次。

10. 特焦山楂研末，白糖水冲服，每次 10 克，每日 3 次。

11. 取石榴皮研末，每次 6 克，加红糖适量，用米汤冲服，每日 3 次。

12. 大枣 10 枚，栗子 250 克，茯苓 30 克，大米 200 克，白糖 50 克，共煮粥食用（白糖后加）。每日 2 次，7 天为 1 个疗程，主治慢性肠炎。

13. 取新鲜鸡蛋打 1 孔，胡椒粒研末，放入蛋内，湿淀粉封口，外壳用面团包至 3～5 毫米厚，在炭火中煨熟，去壳吃蛋，每日 3 次。

14. 鸡内金 10 克，炒麦芽 30 克，陈皮 10 克，先水煎 30 分钟，去渣取汁，加入大米 100 克，共熬稀粥，每日食用 3 次。适用于伤食肠炎。

15. 鸡蛋 2 个打碎，生姜 10 克切碎，加盐、葱花调味，用油煎成蛋饼，熟时用米醋 20 毫升浇之即成，当菜食用。

16. 沙果 10 枚，水 2 000 毫升，煎至 1 000 毫升，饮汤吃果，可治肠炎水泻不止。

17. 食盐 10 克，开水 300 毫升，冲服时加橘汁 100 毫升。治疗急、慢性肠炎效果很好。

18. 绿茶、干姜丝各 5 克，放入瓷杯中，以沸水冲泡，盖好保温浸泡 10 分钟，代茶频频饮用。可治疗急性肠炎。

19. 干香菇 500 克，每次 10 克，每天晚上置保温杯中用开水浸泡当茶饮，每次 1 杯，饮后再用开水冲 1 杯，待第二天早上加热后 1 次喝完，余下的香菇可做菜。8 个月为 1 个疗程；再 8 个月为巩固性疗程。治慢性结肠炎。

20. 生姜洗净，捣烂绞汁，沸水冲泡浓绿茶 1 杯，加葡萄汁、姜汁各 1 汤匙，蜂蜜适量，趁热饮服。

21. 乌梅 500 克，冷水泡发去核，水煎。每 20 分钟取煎汁 1 次，然后加水再煮，共取煎汁 3 次，再合并煎汁，文火熬稠，加入蜂蜜 250 克，至汁浓收膏，待冷入瓶备用。每次 1 汤匙，开水冲服。治疗慢性腹泻颇验。

22. 豆腐 250 克切成小块，在沸水中焯一下捞出，瘦猪肉 100 克切碎，青蒜 50 克切段，旺火炒肉，下豆腐，加入调料，小火炖透，撒上青蒜即可。对慢性肠炎腹泻有良效。

23. 扁豆 20 克，山药 30 克，神曲 30 克，陈皮 10 克，水煎服。每日 1 剂，每日 3 次。

24. 乌梅 30 克，焦山楂 30 克，水煎去渣取汁，加粳米 200 克煮粥，熟后加适量冰糖，稍煮即可。治疗慢性肠炎泄泻、腹胀、纳呆等症状。

25. 取柿饼 2 个，切碎，糯米 60 克，陈皮末 2 克，共煮成粥，连吃 3 天。治慢性肠炎。

26. 茄根烧灰，石榴皮研末，以白糖水服之，可治腹泻不止。

27. 取红糖 20～30 克，置于碗内捣碎，再倒入白酒 20～30 克搅匀，然后点燃酒，慢慢搅拌，直至酒精燃完后冲入少量温开水吞服，过 4～5 小时后就可见效。每天服 2～3 次可将腹泻彻底治愈。

28. 用新鲜苦瓜 1 条，捣烂如泥，加糖适量和匀，两小时后将水滤出，1 次服用。适用于急性肠炎。

29. 鲜萝卜 250 克，酸梅 2 枚，盐少许。将萝卜洗净，切片，加清水 3 碗同酸梅共煮，煎至 1 碗半，加食盐调味。治急、慢性肠炎。

30. 生山楂、炒麦芽各 10 克，水煎饮汤，每天早晚各 1 次。可治消化不良症。

31. 胡萝卜 500 克，糯米 200 克，红糖适量。将胡萝卜洗净，切成小块，同糯米加水煮粥，调入红糖温服。可治慢性肠炎。

32. 小麦 100 克，淮山药、白糖各适量。共捣碎，加水煮为糊，用白糖调味食用。适用于肠炎患者的调养。

33. 桂花（阴干）3 克，粳米 50 克，红糖少许。将桂花与米同煮成粥，调入红糖食之。可治急、慢性肠炎。

34. 苹果洗净，去核去皮，捣烂，每次 100 克，每日 4 次。1 岁以下婴儿可服苹果汁，每次半汤匙。

35. 鲜红枣或干红枣炖服，每晚 1 次。

二、保健事项

（1）注意个人卫生，因为大多数的肠炎都是由病菌感染的。

（2）抗感染药：复方新诺明对治疗各部结肠炎，防止并发症有较好疗效。有的引起恶心、呕吐、头痛、皮疹、粒细胞减少、贫血和肝功能不良。如不见效和有不良反应，可改用甲硝哒唑。新霉素和酞磺噻唑也有效用。

（3）免疫抑制药：硫唑嘌呤，每日 1 次，可改变病的进程，抑制临床表现，但不能改变基础病，常用于静止期减少复发，也可能中毒，应加注意。6 硫基嘌呤（6-MP）与激素合用可减轻症状。

（4）止泻药：可减少排粪次数，减轻腹痛，常用复方苯乙哌啶、可待因和复方樟脑酊。止泻药物对急性发作的溃疡性结肠炎可能引起中毒性巨结肠，应慎重使用。也可给镇静药物和解痉药物。

（5）对症治疗，腹痛可用阿托品。脱水病人应予补液，并注意纠正电解质紊乱和酸中毒。发生休克者应按休克处理。

（6）中医治疗。

（7）去除诱因，卧床休息，进清淡易消化食物。

第十九节　便　秘

便秘是指大便干燥，排便困难。正常之大便，一日一次，或两日一次，并无其他痛苦。反之则三五日一次，或更多日数才排便一次，大便干燥，困难异常，则为便秘。便秘往往与腹肌、提肛肌和肠道平滑肌软弱无力，造成排便动力不足，结肠痉挛，食物残渣太少不足以刺激肠蠕动，以及经常对便意的忽视或未养成定时排便的习惯有关，日久影响排便反射，造成最常见的"习惯性便秘"。中医认为，肠胃燥热、津液气血耗损等均可导致大肠传导失常而引起便秘。据病选方，配合食疗，疗效甚佳，不妨一试。

一、便秘的食疗方

1. 菠菜 150 克，开水烫后用麻油调食，每天分 2 次服食。适用于血虚便秘患者。

2. 芝麻 50 克，粳米 150 克，同煮成粥食用。

3. 胡萝卜 250 克切碎挤汁，加蜂蜜适量，每天早晚各 1 次服用。

4. 猪油完全溶化并搅匀，每日临睡前或清晨空腹服 1 汤匙，连续服用 1~2 个月。治习惯性便秘极验。

5. 将南瓜子炒熟去壳，加一些炒香的黑芝麻和花生仁，一同研细后，再加入适量白糖，每次吃 1 汤匙。治大便秘结。

6. 每天吃香蕉 2 个或梨子 1 个，有利于老年性便秘患者。

7. 橘皮洗净、晒干、烘脆（或文火炒一下），研细末，装瓶备用，每次用蜂蜜调服 2 克，每日 3 次。治疗老年人习惯性便秘。

8. 取净橘皮，切细，加白糖、蜂蜜适量，煮沸，冷却后装瓶备用，按每次 1 汤匙，每日 3 次服用。治老年人习惯性便秘效果很好。

9. 每天早晨，空腹喝 1 杯淡盐开水。适用于习惯性便秘。

10. 取甜杏仁霜 10 克，蜂蜜 1~2 汤匙，温开水 1 杯冲化，每天早晨空腹服用。

11. 火麻仁 15 克，苏子 30 克，研碎，和粳米 200 克煮粥服用。

12. 用鲜甜瓜 500 克，每天早晚各吃 1 次。

13. 松子仁、黑芝麻各等分，研细末，白糖适量，每次服 15 克~30 克，每天 2 次。

14. 番茄叶 5 克，开水浸泡 15 分钟，代茶饮之，以便通为度。治疗热结便秘疗效极好。

15. 桑葚 50 克，加火麻仁 15 克，水煎服，每日 1 剂，每日 2 次。

16. 柏子仁、松子仁、郁李仁各 15 克，冰糖 30 克，水煎服，每日 1 剂，早晚各空腹服用 1 次。

17. 炙黄芪 30 克，人参 3~5 克（或党参 15~30 克），火麻仁 6~10 克，白蜜 30 毫升，粳米 100 克。先将黄芪、人参（或党参）、火麻仁入沙锅煎沸，后改用文火煎成浓汁，分两份于每日早晚同粳米加水适量煮成粥，粥成调入白蜜，稍煮即可服食。适用于气虚便秘患者。

18. 苏子 10~15 克，火麻仁 10~15 克，粳米 100 克。先将苏子、火麻仁捣烂如泥，然后加水慢研，滤汁去渣，再同粳米煮为稀粥食用，每天 2 次服用。

19. 黑芝麻 60 克，蜂蜜 60 毫升，北黄芪 20 克。将芝麻捣烂磨成糊状，煮熟后调蜂蜜，用北黄芪煎出液冲服。分 2 次服用，每天 1 剂。

20. 新鲜土豆、蜂蜜各适量，将土豆洗净加开水捣烂，用净纱布绞汁后加蜂蜜。每天早晚空腹服半茶杯，连服 10~15 天。

21. 制首乌 30~60 克，粳米 100 克，红枣 3~5 枚，红糖适量，将制首乌煎取浓汁，去渣，与粳米、红枣同入沙锅内煮粥，粥将成时，放入红糖或冰糖少许调味，稍煮即成，每日服 1~2 次。血虚便秘服用极验。

22. 桑葚 50 克，糯米 100 克，红糖适量。先将桑葚浸泡片刻，洗净后与米同入沙锅煮粥，粥熟加红糖即成。产后血虚便秘者服食最宜。

二、保健事项

（一）预　防

（1）避免进食过少或食品过于精细、缺乏残渣、对结肠运动的刺激减少。

（2）避免排便习惯受到干扰：由于精神因素、生活规律的改变、长途旅行过度疲劳等未能及时排便的情况下，易引起便秘。

（3）避免滥用泻药：滥用泻药会使肠道的敏感性减弱，形成对某些泻药的依赖性，造成便秘。

（4）合理安排生活和工作，做到劳逸结合。适当的文体活动，特别是腹肌的锻炼有利于胃肠功能的改善，对于久坐少动和精神高度集中的脑力劳动者更为重要。

（5）养成良好的排便习惯，每日定时排便，形成条件反射，建立良好的排便规律。有便意时不要忽视，及时排便。排便的环境和姿势尽量方便，以免抑制便意、破坏排便习惯。

（6）建议患者每天至少喝6杯250毫升的水，进行中等强度的锻炼，并养成定时排便的习惯（每天2次，每次15分钟）。睡醒及餐后结肠的动作电位活动增强，将粪便向结肠远端推进，故晨起及餐后是最易排便的时间。

（7）及时治疗肛裂、肛周感染、子宫附件炎等疾病，泻药应用要谨慎，不要使用洗肠等强烈刺激方法。

（二）治　疗

1. 一般治疗

便秘患者需根据便秘轻重、病因和类型，采用综合治疗，包括一般生活治疗、药物治疗、生物反馈训练和手术治疗，以恢复正常排便生理。重视生活治疗，加强对患者的教育，采取合理的饮食习惯，如增加膳食纤维含量，增加饮水量以加强对结肠的刺激，并养成良好的排便习惯，如晨起排便、有便意及时排便，避免用力排便，同时应增加活动。治疗时应注意清除远端直肠内过多的积粪；需积极调整心态，这些对获得有效治疗均极为重要。

2. 药物治疗

（1）容积性泻剂。主要包括可溶性纤维素（果胶、车前草、燕麦麸等）和不可溶性纤维（植物纤维、木质素等）。容积性泻剂起效慢而副作用小、安全，故对妊娠便秘或轻症便秘有较好疗效，但不适于作为暂时性便秘的迅速通便治疗。

（2）润滑性泻剂。能润滑肠壁，软化大便，使粪便易于排出，使用方便，如开塞露、矿物油或液状石蜡。

（3）盐类泻剂。如硫酸镁、镁乳，这类药可引起严重不良反应，临床应慎用。

（4）渗透性泻剂。常用的药物有乳果糖、山梨醇等。适用于粪块嵌塞或作为慢性便秘者的临时治疗措施，是对容积性轻泻剂疗效差的便秘患者的较好选择。

（5）刺激性泻剂。包括含蒽醌类的植物性泻药（大黄、弗朗鼠李皮、番泻叶、芦荟）、酚酞、蓖麻油、双酯酚汀等。刺激性泻剂应在容积性泻剂和盐类泻剂无效时才使用，有的较为强烈，不适于长期使用。蒽醌类泻剂长期应用可造成结肠黑便病或泻药结肠，引起平滑肌的萎缩和损伤肠肌间神经丛，反而加重便秘，停药后可逆。

（6）促动力剂。莫沙必利、伊托必利有促胃肠动力作用，普卢卡比利可选择性作用于结肠，可根据情况选用。

3. 器械辅助

如果粪便硬结，停滞在直肠内近肛门口处或患者年老体弱、排便动力较差或缺乏者，可用结肠水疗或清洁灌肠的方法。

4. 生物反馈疗法

可用于直肠肛门、盆底肌功能紊乱的便秘患者，其长期疗效较好。生物反馈治疗可训练患者在排便时松弛盆底肌肉，使排便时腹肌、盆底肌群活动协调；而对便意阈值异常的患者，应重视对排便反射的重建和调整对便意感知的训练。训练计划并无特定规范，训练强度较大，但安全有效。对于盆底功能障碍患者，应优先选择生物反馈治疗，而不是手术。

5. 认知疗法

重度便秘患者常有焦虑甚至抑郁等心理因素或障碍的表现，应予以认知疗法，使患者消除紧张情绪，必要时给予抗抑郁、抗焦虑治疗，并请心理专科医师协助诊治。

6. 手术治疗

对严重顽固性便秘上述所有治疗均无效，若为结肠传输功能障碍型便秘、病情严重者可考虑手术治疗，但手术的远期效果尚仍存在争议，病例选择一定要慎重。在便秘这个庞大的病症群中，真正需要手术治疗的还是极少数。

第二十节　冠心病

冠心病即冠状动脉粥样硬化性心脏病的简称，主要为"心绞痛"和"心肌梗死"两大类。冠心病的发生原因，一是脂肪类物质聚积在冠状动脉上；二是纤维性的组织阻塞了冠状动脉，导致冠状动脉粥样硬化，引起心肌缺血、缺氧，诱发冠心病发作，以致猝死。症状可有胸闷气憋、心前区刺痛或绞痛、头昏乏力。轻者也可以无症状，重者如不及时治疗有生命危险。此病属于中医的"真心痛""胸痹"等范畴。此病治疗在于改善冠状动脉的血液供应和减少心肌耗氧量。在应用活血化瘀、抗心绞痛等治疗外，配合食疗，疗效更佳。据病选方，不妨一试。

一、冠心病的食疗方

1. 黑木耳 10 克，水浸发洗净，加入冰糖适量，小火煮汤，睡前服，疗程不限。

2. 用花生米和桂花适量，放入瓶中，用食醋浸泡 3 天，每天起床、睡前吃 10 ~ 15 粒，并饮 1 汤匙醋汁。

3. 海带 30 克，生藕片 50 克，冰糖 20 克，水煎煮熟，吃海带、藕片饮服汤汁，每天 1 次，连服 30 次为 1 个疗程。

4. 佛手 10 克，薏苡仁 30 克，黑木耳 6 克，瘦猪肉 50 壳，经常煮汤服用，每天 1 次，疗程不限。

5. 山楂 250 克打碎，桃仁 50 克（捣烂），共浸在蜂蜜 500 克中，1 周后即可使用。每日 3 次，每次 1 汤匙，开水冲服。

6. 龙眼肉 20 个，红糖适量，水煎汤，每天晚上食 1 次。

7. 山楂生吃每天 50 克，可有效地预防冠心病的发生。

8. 生山楂 500 克洗净，去核，加适量水煮至七成熟时，加入蜂蜜 250 克，再用小火煮开即可食用。

9. 大枣 30 克，山楂 30 克，核桃仁 30 克，炖汤食用，每天晚上 1 次。

10. 大枣 15 枚，山楂 30 克，山楂叶 30 克，柠檬 30 克，煎煮汤食，每天 1 剂，每日 2 次。

11. 柠檬生吃每日 2 次，每次 50 克。

12. 紫皮大蒜 30 克去皮，在沸水中煮去辣味捞出。用粳米 100 克，洗净，放入大蒜水中煮至熟烂，再放入捞出的大蒜煮开即可服食。

13. 干香菇 10 克，水煎食用，连续服用。疗程不限。

14. 将新鲜大蒜洗净，放入米醋中浸泡 1 周后食用，每天 3 次，每次 3 ~ 5 瓣。

15. 陈醋 200 克，放入带盖茶杯中，放 2 个新鲜鸡蛋，盖上盖密封 4 天后，将鸡蛋壳取出，把鸡蛋液和醋搅匀，再盖上密封 3 天后即可服用，1 剂可服 7 天，第一剂药服到第三天时可准备制下一剂。每次口服 5 ~ 10 毫升，每日 3 次。

16. 取新鲜鸡蛋约 25 个，煮熟后去壳，剥去蛋白，将鸡蛋黄放入锅里用文火炒（不可放油），用铲子不停地翻动，炒至变黑、出黑烟为止，然后放入双层干净纱布里，用压榨法取蛋黄油，第一次榨出后，可再炒，榨第二次，油是一滴一滴地滚出，榨完为止。榨出的油约有1小杯的1/3容积。将朱砂1克，珍珠粉3克，共入蛋黄油内搅匀，每天服1剂，连服10剂为1个疗程。适用于冠心病的心绞痛，疗效甚验。也可治疗心律不齐。

17. 用猪心1个，剖开洗净，加党参30克，紫丹参30克，同放入沙锅中，加水适量，文火炖熟，加食盐少许调味，饮汤食猪心。

18. 用新鲜猪心1个，切开洗净，石菖蒲10克，当归30克，加水放入沙锅里炖熟，加葱、姜、盐调味，食心饮汤。

19. 取羊心2只，朱砂末1克，将朱砂末塞入羊心血管内，用线扎好，加水煮熟，用干净纱布滤汁。剖开羊心，去朱砂，将羊心切片。浓汁加少许佐料饮服，每天2次，每次1小碗，羊心可蘸醋酱食用。

20. 取新鲜猪心1个，剖开洗净，山楂3克，葛根50克，共放入沙锅中，加水适量，小火炖熟烂，饮汤食猪心。

21. 嫩豆腐200克，切成小块；小白菜50克洗净，放入沸水中烫一下；冬笋、黑木耳各30克。嫩豆腐块放入沙锅，摆上瘦肉片50克，加入小白菜、木耳、冬笋，旺火煮沸后改用小火焖20分钟，加入佐料、熟豆油等再焖5~10分钟即可食用。

22. 苹果每天1个，经常食用。

23. 香蕉每天2根，经常食用。有利于预防冠心病的发生。

24. 莲子仁30克，大枣7枚，水煎服，每天临睡前服用。

25. 每天临睡前吃干荔枝肉10枚，对冠心病患者十分有利。

26. 每天饮服1杯豆浆。豆浆对预防治疗冠心病是较理想的食品。

27. 每天服食80~150毫升蜂蜜，在1~3个月内，血红蛋白的含量增加，血液成分正常化，心血管紧张度加强，可大大改善病情。可治疗各种心脏病。（蜂蜜能营养心肌和改善心肌的代谢过程，并能扩张冠状血管，治疗心绞痛）

28. 浸发海带250克，切成丝，放入锅内煮5分钟捞出，置盘中，加香醋、白糖、麻油、精盐少许拌匀即可食用。（海带中含有大量的碘，它被认为有防止脂质在动壁沉着的作用。因而海带能使人体血管内胆固醇含量显著下降，对于预防高脂血症、高血压、冠心病、血管硬化等症均有一定的作用。常食海带，对冠心病等患者十分有利）

29. 鲜猕猴桃，可洗净吃，亦可榨汁饮用，常食有益。有降低血胆固醇及甘油三脂水平，对高血压、心血管疾病有效。

30. 海带200克，绿豆200克，红糖200克。将浸发海带切块。煮汤喝。

二、保健事项

1. 预防方法

预防冠心病首先要从生活方式和饮食做起，主要目的是控制血压、血脂、血糖等，降低心脑血管疾病复发的风险。

（1）起居有常。早睡早起，避免熬夜工作，临睡前不看紧张、恐怖的小说和电视。

（2）身心愉快。忌暴怒、惊恐、过度思虑以及过喜。

（3）控制饮食。饮食且清淡，易消化，少食油腻、脂肪、糖类。要用足够的蔬菜和水果，少食多餐，晚餐量少，为宜喝浓茶、咖啡。

（4）戒烟少酒。吸烟是造成心肌硬塞、中风的重要因素，应绝对戒烟。少量饮啤酒、黄酒、葡萄酒等低度酒可促进血脉流通，气血调和，但不能喝烈性酒。

（5）劳逸结合。避免过重体力劳动或突然用力，饱餐后不宜运动。

（6）体育锻炼。运动应根据各人自身的身体条件、兴趣爱好选择，如打太极拳、乒乓球、健身操等。要量力而行，使全身气血流通，减轻心脏负担。

2. 预防药物

（1）用药预防也是冠心病的疾病管理中的一部分，主要指冠心病二级预防的 ABCDE。

（2）所谓二级预防，指在有明确冠心病的患者（包括支架术后和搭桥术后），进行药物和非药物干预，来延缓或阻止动脉硬化的进展。英语国家总结为 ABCDE 五方面。

A：血管紧张素转换酶抑制剂（ACEI）与阿司匹林（Aspirin）。

B：β阻滞剂（β - blocker）与控制血压（Bloodpressurecontrol）。

C：戒烟（Cigarettequitting）与降胆固醇（Choles - terol - lowering）。

D：合理饮食（Diet）与控制糖尿病（Diabetescontrol）。

E：运动（Exercise）与教育（Education）。

阿司匹林的作用是抗血小板聚集。服用阿司匹林的患者，心血管病发生率和死亡率均显著下降。每 5 000 例接受阿司匹林治疗的患者中，会出现 1 例呕血的副作用，但每年可阻止 95 例严重心血管事件发生。

痛风病人不宜使用阿司匹林，因阿司匹林会抑制尿酸排泄。对痛风病人和其他各种原因确实不能耐受阿司匹林者，改为波立维 75 mg 每日 1 次。

阿司匹林每天服 75～150 毫克用于冠心病二级预防；对急性心肌梗死、急性缺血性卒和不稳定心绞痛急性发作期，可把剂量增至每日 150～300 毫克。

3. 急救措施

休息和舌下含化硝酸甘油。一旦发生了心绞痛的症状，要立即休息，同时要舌下含化 1 片硝酸甘油，一般经休息或含化硝酸甘油，通常一两分钟内心绞痛就可以缓解。也可含化或服用中药复方丹参滴丸或救心丸，但其缓解心绞痛需要的时间较长。如果含化硝酸甘油五分钟仍不缓解，可再含化 1 片硝酸甘油。如果是初次发生了心绞痛，无论药物能否缓解，均需尽快到医院去就医，因为初次发生心绞痛，有发生心肌梗死的危险性。

4. 发病前的症状

临床分为隐匿型、心绞痛型、心肌梗死型、心力衰竭型（缺血性心肌病）、猝死型五类。其中最常见的是心绞痛型，最严重的是心肌梗死和猝死两种类型。

（1）心绞痛是一组由于急性暂时性心肌缺血、缺氧所起的症候群。

① 胸部压迫窒息感、闷胀感、剧烈的烧灼样疼痛，一般疼痛持续 1～5 分钟，偶有长达 15 分钟，可自行缓解。

② 疼痛常放射至左肩、左臂前内侧直至小指与无名指。

③ 疼痛在心脏负担加重（例如体力活动增加、过度的精神刺激和受寒）时出现，在休息或舌下含服硝酸甘油数分钟后即可消失。

④ 疼痛发作时，可伴有（也可不伴有）虚脱、出汗、呼吸短促、忧虑、心悸、恶心或头晕症状。

（2）心肌梗死是冠心病的危急症候，通常多有心绞痛发作频繁和加重作为基础，也有无心绞痛史而突发心肌梗死的病例（此种情况最危险，常因没有防备而造成猝死）。心肌梗死的表现如下：

① 突发时胸骨后或心前区剧痛，向左肩、左臂或他处放射，且疼痛持续半小时以上，经休息和含服硝酸甘油不能缓解。

② 呼吸短促、头晕、恶心、多汗、脉搏细微。

③ 皮肤湿冷、灰白、重病病容。

④ 大约十分之一的病人的唯一表现是晕厥或休克。

第二十一节　脱　肛

脱肛是指直肠头垂出肛门之外不能收回的病症。长期的便秘、久泻、久痢、痔疮、咳嗽及过度劳累等都会引起脱肛。选用食疗，食用方便，疗效甚佳，不妨一试。

1. 黄鳝红烧，经常食用。

2. 鳖首（头）数枚，焙黄研末，每次取 3~5 克，早晚 2 次用温开水送下。

3. 香蕉、苹果、梨生吃，量不限或将梨炖服。

4. 莲子 30 克，粳米 100 克，加水适量，煮至莲子熟烂，加白糖调食。

5. 莲子、核桃仁、菱肉、冰糖一起炖服。

6. 南瓜蒂 3 个，花生米 120 克，加水煎服，连服数日。

7. 黄芪 30~50 克，猪大肠 1 段（约 200 克），洗净，与黄芪煨烂，食肠饮汤。

8. 用新鲜竹笋 1 根，洗净切碎，粳米 200 克，加水煮成笋粥，用白糖调服。可治久泻久痢、脱肛。

9. 用鲜芋芳花 3~5 朵，炖陈醋内服。治小儿脱肛。

10. 鲫鱼 250 克，黄芪 50 克。将鲫鱼洗净，同黄芪加水煎煮，待鱼熟透后，加食盐少许调味，食肉饮汤，每日 3 次。可治脱肛。

11. 石榴皮 30 克，明矾 15 克，水煎洗患处。

第二十二节　贫　血

贫血是指人体单位容积血液内红细胞数和血红蛋白含量低于正常的病理状态。常见病人面色苍白，容易疲劳，并有心悸气短、头晕耳鸣、记忆力减退、食欲缺乏等症状。引起贫血的原因很多，主要有缺铁、身体出血或造血功能障碍等。医学上贫血的种类不一。缺铁而影响血红蛋白合成所引起的贫血称"缺铁性贫血"，又称"营养不良性贫血"，是最常见的一种贫血。此病属于中医的"血虚""萎黄"等范畴。此病食疗，疗效显著，食用方便，据病选方，不妨一试。

一、贫血的食疗方

1. 红枣 10 枚，枸杞子 30 克，水煎服，每日 1 剂，每日 3 次，连服 1 个月即可见效。

2. 黑豆 50 克，大枣 7 枚炖服，每天 1 剂，早晚各 1 次。

3. 新鲜鸡蛋 2 个，红枣 10 枚，红糖适量，水煎煮，每天早晨服食。

4. 龙眼肉 30 枚，葡萄干 10 克，水煎煮食用，每日 2 次。

5. 每天吃新鲜苹果 2~3 个，有助于贫血的治疗。

6. 阿胶 1 块，红枣 5 枚，冰糖 20 克，黄酒少许，共放在碗中隔水蒸化服用，每日 2 次，连续服用。

7. 取新鲜紫河车（胎盘）1 只，洗净，清水煎煮，炖熟后食用，每次 1 小碗，每天 3 次。或胎盘焙干研粉，每次 5 克，每日 2 次。治疗贫血，效果显著。

8. 长期食葡萄数量不拘，或经常服用葡萄酒，每天 2 次，每次 30~50 毫升，有利于贫血患者的康复。

9. 大枣 10 枚，粳米 100 克，煮粥，加红糖 2 汤匙，搅匀食用。

10. 花生米（连衣）250 克，煮酥烂，分 3 次食用，连续 1 周即可见良效。

11. 大枣适量，肥藕 1 段，水煮烂，经常食之。

12. 人参末 3 克（或党参末 15 克），大枣 30 枚，冰糖 30 克，粳米 100 克，煮粥常食。

13. 黑木耳 15 克（水泡洗净），红枣 10 枚，红糖 2 汤匙，水煎煮烂，分 2 次食用。

14. 乌骨鸡 1 只（童子鸡最佳），去毛洗净，当归 30 克，党参 30 克，小火炖烂，加入葱、姜等调料，每次 1 碗，食鸡肉饮汤。

15. 糯米 300 克，赤小豆、淮山药各 50 克，大枣 20 枚，莲子 30 克，白扁豆 15 克，先将赤小豆、白扁豆煮烂，再加入大枣、莲子、糯米同煮，最后将去皮山药切成小块加粥中，以熟烂为度。

16. 新鲜鸡蛋 2 个，用碗打散，番茄 2 只，去皮切片，烧番茄鸡蛋汤，加油、盐、葱花调味即可食用。

17. 嫩豆腐 200 克，鸡血（或猪血、鸭血、鹅血等）1 块，烧汤，加调味品少许，每天食用（此汤价廉味美，营养丰富，是贫血患者最理想的补血佳品）。

18. 黄豆、猪肝各 100 克，先煮黄豆至八成熟，再放入猪肝共煮熟，每天 3 次分食，连服半月。可治贫血萎黄。

19. 黄花菜 30 克，瘦猪肉 100 克，炖煮食之，连续 1 个月。治疗贫血颇验。

20. 猪肝 100 克（或鸡肝、鸭肝、羊肝等，动物肝脏的含铁量最丰富，是防治缺铁性贫血的首选食品），洗净切薄片，新鲜菠菜适量，烧猪肝汤，加猪油、盐、葱花、味精等调味食用。功有补肝、养血、明目。

21. 每天饮牛奶 1 ~ 2 杯，加红糖冲服。

22. 紫菜 30 克，瘦猪肉 100 克，烧汤食用。

23. 当归 30 克，生姜 6 克，羊肉 100 克，煮汤食用。适用于冬季血虚有寒者服用。

24. 花生米 100 克，红枣 10 枚，牛肉 100 克，煨烂食用。

25. 新鲜豆浆加红糖适量冲服，每天 2 ~ 3 杯，经常服用。

26. 海参 30 克，鸽子 1 只，去毛杂后同放入盆内加适量水，隔水蒸熟，吃肉饮汤。

27. 动物肝 100 克切成小块，粳米 100 克，葱、姜、油、盐适量，加水煮粥，待肝熟粥稠，即可食用，每日早晚空腹服。

28. 皂矾 6 克（研细），大枣 10 枚去核，烘干研细，与皂矾粉共捣为丸，做 40 丸，每服 4 丸，每日 2 次，半月为 1 个疗程。

29. 每次用熟地 50 克，牛脊骨或猪脊骨 500 克，切块，加水煮汤，食盐调味，饮汤食脊骨。此方补血、滋阴、强筋骨，适用于贫血患者、身体虚弱的小儿，是滋补强壮的良剂。

30. 取胫骨若干（猪、牛、羊骨均可），洗净，先煮 1 小时，去骨后加红枣适量，糯米 200 克，煮成稀粥。每日吃 3 次，每次 1 大碗，30 天为 1 个疗程。适用于贫血、再生障碍性贫血患者，有很好的效果。

31. 煅皂矾 30 克，用水溶化，黄豆或黑豆（更佳）250 克，浸于皂矾水中，待豆浸胀后，取出晒干，炒熟食用。每次饭前吃 10 ~ 15 克，宜细嚼慢咽。

32. 菠菜 60 克，鸡蛋 2 个，羊肝 100 克，姜丝、盐各适量。将菠菜洗净，切段，羊肝切片，用沸水煮，水再沸放入姜丝、盐，打入鸡蛋卧煮。日服 2 次，经常食用。治贫血疗效显著。

33. 将猪肚 1 个用盐水抓洗，去净油脂，切碎置于瓦上焙干，捣碎，研为细末，装入干净瓶中备用，每天服 2 次，每次 15 克，连续服用 1 个月余可恢复正常。主治恶性贫血。

34. 猪皮 100 ~ 150 克，黄酒半碗，红糖 50 克。以黄酒加等量清水煮猪皮，待猪皮烂熟调入红糖，每天服用 2 次。治失血性贫血症。

35. 黄鳝 150 克，姜汁 20 毫升，花生油、盐各少许，大米 100 克。将黄鳝去皮骨，洗净切丝，用姜汁、花生油拌匀，待蒸米饭水干时，在饭上放鱼丝，盖严，用小火焖熟即食用。治病后虚损、贫血。

36. 母鸭 1 只，去毛及内杂物，洗净，与当归 30 克一起入沙锅，加适量清水、盐少许。先用旺火烧，然后改文火煨至鸭肉熟烂，去当归药渣，加葱花、酱油、味精调味，吃鸭肉饮汤汁，每周 2 次。滋补养血，治久病体虚、头昏眩晕、贫血等症。

37. 常服柑橘、柠檬、沙果、杏、桂圆、荔枝等水果。

38. 花生衣煮水服，可治再生障碍性贫血。

39. 用大枣 120 克煮汤致浓，食用，每日 2 次。可治血小板减少。

40. 柿叶 3 克，花生衣少许，碾碎用水送服，连续 2 个月。可治血小板减少。

41. 贫血症与饮食习惯很有关系。此外，即使铁质的摄取量充分，倘若各种营养成分不平衡，也会使人体不能充分吸收铁。维生素 C 和蛋白质对铁的吸收有很大促进作用。很多人就是忽视了维生素 C 和蛋白质食物，才引起了贫血。

黄绿色蔬菜富含铁，鱼肉富含蛋白质，而柑橘类水果的维生素 C 含量十分充分，但综合食用才能身体好。

二、保健事项

（一）贫血的早期症状

1. 神经系统

头昏、耳鸣、头痛、失眠、多梦、记忆减退、注意力不集中等，乃是贫血缺氧导致神经组织损害所致常见的症状。小儿贫血会哭闹不安、躁动甚至影响智力发育。

2. 皮肤黏膜

苍白是贫血时皮肤、黏膜的主要表现。贫血时机体通过神经体液调节进行有效血容量重新分配，相对次要脏器如皮肤、黏膜则供血减少。另外，由于单位容积血液内红细胞和血红蛋白含量减少，也会引起皮肤、黏膜颜色变淡。粗糙、缺少光泽甚至形成溃疡，是贫血时皮肤、黏膜的另一类表现，可能还与贫血的原发病有关。溶血性贫血，特别是血管外溶血性贫血，可引起皮肤、黏膜黄染。

3. 呼吸循环系统

贫血时红细胞内合成较多的 2,3-磷酸甘油酸（2,3-DPG），以降低血红蛋白对氧的亲和力，使氧解离曲线右移，组织获得更多的氧。气急或呼吸困难，大都是由于呼吸中枢低氧或高碳酸血症所致。故轻度贫血无明显表现，仅活动后引起呼吸加快加深并有心悸、心率加快。贫血愈重，活动量愈大，症状愈明显。重度贫血时，即使平静状态也可能有气短甚至短促呼吸。长期贫血，心脏超负荷工作且供氧不足，会导致贫血性心脏病，此时不仅有心率变化，还可有心律失常和心功能不全。

4. 消化系统

贫血时消化腺分泌减少甚至腺体萎缩，进而导致消化功能减低、消化不良，出现腹部胀满、食欲减低、大便规律和性状的改变等。长期慢性溶血可合并胆道结石和脾大。缺铁性贫血可有吞咽异物感或异嗜症。巨幼细胞贫血或恶性贫血可引起舌炎、舌萎缩、牛肉舌、镜面舌等。

5. 泌尿生殖内分泌系统

血管外溶血出现无胆红素的高尿胆原尿；血管内溶血出现血红蛋白尿和含铁血黄素尿，重者甚至可发生游离血红蛋白堵塞肾小管，进而引起少尿、无尿、急性肾衰竭。长期贫血影响睾酮的分泌，减弱男性特征；对女性，因影响女性激素的分泌而导致月经异常，如闭经或月经过多。在男女两性中性欲减退均多见。长期贫血会影响各内分泌腺体的功能和红细胞生成素的分泌。

第二十三节　再生障碍性贫血

再生障碍性贫血（简称"再障"），是由于骨髓造血功能低下或衰竭所引起的一种贫血病症。伴有白细胞和血小板显著减少。此病的发生同骨髓造血功能受到某些化学、物理、药物等的抑制有关。其表现为气血两虚型（面色萎黄、神疲乏力、心悸头晕）、脾肾阳虚型（面色苍白、肢寒怕冷、腰腿酸软、便溏）、肝肾阴虚型（低热盗汗、五心烦热、舌红少津、面颊潮红）三种类型。此病属于中医"虚劳""血枯""血虚"等范畴。据病选方，疗效甚验，不妨一试。

一、再生障碍性贫血食疗方

1. 大枣 10 枚，粳米 100 克，共煮粥，加红糖适量调味，每天早晚常食。适用于气血两虚型再障患者。

2. 黄芪 5 克，当归 20 克，煎汁。母鸡 1 只，去毛洗净，浓煎鸡汤。每次以粳米 100 克用上述汁或鸡汁煮粥，早晚趁热取食。适用于气血两虚型再障患者，久服有效。

3. 党参 30 克，红枣 10 枚，用冷水适量浸泡发后，用文火煎煮 2 次，每日分 2 次服用。

4. 羊肉 500 克，洗净切块，黄芪、党参、当归各 30 克（纱布袋装）同放入沙锅内，加水 1 000 毫升，文火煨煮，至羊肉烧烂时入生姜末 30 克、食盐适量，吃肉喝汤，每次 1 碗，每天 2 次。适用于脾肾阳虚型再障患者。

5. 羊胫骨 1～2 根（敲碎），红枣 30 枚，糯米 100 克，共煮成稀粥，调味服食，每日 2 次服完。适用于脾肾亏虚型再障患者。

6. 牛骨髓、山药、蜂蜜各 250 克，冬虫夏草、胎盘粉各 30 克，共捣匀入瓷罐中，放锅内炖 1 小时即可，每天 2 次，每服 2 汤匙。适用于脾肾亏虚型再障患者。

7. 党参、山药、龙眼肉、黄芪、茯苓各 30 克，甘草 10 克，白术、枸杞子各 20 克，山萸肉、当归、肉苁蓉各 15 克，大枣 30 枚。上述味加水 1 000 毫升，煮取 500 毫升；再加水 500 毫升，煮取 300 毫升。两次药汁混合，文火浓缩至 500 毫升，加蜂蜜 150 毫升收膏。每服 15 毫升，每天 3 次。此膏适用于脾肾亏虚型再障患者。

8. 红枣 15 枚，龙眼肉 20 枚，黑木耳 15 克，温水泡发洗净，放入小碗，加水和红糖适量，隔水蒸 1 小时，吃红枣、龙眼肉、木耳，饮汤。此方适用于肝肾阴虚型再障患者，久服效果显著。

9. 新鲜胎盘 1 只，洗净切块，文火煎煮煨汤服用；或胎盘 1 只。洗净焙干，研细粉，每次 10 克，枣汤送下，每天 2 次。适用于肝肾阴虚再障患者。

10. 淮山药片 30 克，桂圆肉 20 克，甲鱼 1 只（约重 500 克）。甲鱼宰杀，洗净，连甲带肉加适量水，与山药、桂圆清炖，至烂熟，吃肉喝汤。适用于肝肾阴虚型再障患者。

11. 黄根（茜草科，四蕊三角瓣花的根部）30 克，猪骨 500 克，加水煮汤（不加油盐），每天 3 次，每次服用 1 小碗。适用于脾肾两虚型再障患者。

12. 猪脊髓 250 克，冬虫夏草 10 克，枸杞子 30 克，枣仁 30 克捣碎，共煎汤同食，3 天为 1 剂。适用于脾肾两虚再障患者。

13. 乳鸽 1 对，去毛洗净，红枣 15 枚，清炖至熟烂，加少许葱、姜、食盐调味，食肉喝汤，连续食用 2～3 月。

14. 猪蹄 1 只，花生仁 50 克，大枣 10 枚。将猪蹄去毛洗净，与花生仁、大枣共煮至熟烂食。经常食用，可补虚补血，治疗再障。

15. 龙眼肉 30 克，当归 30 克，母鸡半只。先炖母鸡至半熟，下龙眼肉、当归，共炖至熟，吃肉饮汤。能滋阴补血。用治老年气血虚弱，产后体虚乏力，营养不足引起的贫血等症。

16. 龙眼肉 10 枚，莲子、芡实各 30 克。水煎汤，临睡前顿服。

二、保健事项

1. 尽可能去除导致再障的各种病因

这主要包括改善贫血，预防重要脏器出血、防治感染及心理治疗。一般认为 Hb<50 克/升，有心功能代偿不全者，对贫血耐受能力很差或有大出血倾向者有输血适应证，但应注意有些老年病人，特别是高龄患者由于各器官功能衰退，即使血红蛋白达 60 克/升，也应考虑适当输血，以防各种严重并发症发生。有骨髓移植适应证患者，骨髓移植术前应尽量避免输血，因为输血可引起同种免疫抗体如 HLA 抗体、血小板抗体等，影响以后骨髓的植入。有的再障患者需长期反复输血，应注意血液传播的疾病，如各种病毒性肝炎、艾滋病病毒感染、巨细胞病毒等。因此在有条件的情况下，尽量输"去血浆和白细胞"的红细胞。此外，长期大量输血可以引起血色病，也应注意观察。止血一般常用维生素 C、止血敏、肾上腺皮质激素等。如检查发现有纤维蛋白溶解活性增高表现，应加用抗纤溶药物如 6-氨基己酸等。女性月经量过多或流血不止，可在月经来潮前 7～10 天开始用丙酸睾丸酮 100 毫克，肌注每日 1 次，直至月经来潮停用，可减少出血。血小板<$10×10^9$/升，伴有严重出血者，有输血小板的适应证。皮肤大片瘀斑、口腔黏膜血泡或出血、眼底出血等，应积极输血小板，改善出血情况。因临床经验提示，有上述情况者，常常容易发生中枢神经系统出血，而在此种情况下，一旦发生中枢神经系统出血，抢救很困难。输血小板在一开始就应注意尽量少用供者，最好用同一供者，用不含白细胞的单采血小板以尽量减少血小板抗体的产生。

再障患者感染防治十分重要，因粒细胞减少，免疫功能异常，感染常是再障死亡的重要原因之一。预防感染平时应注意适当营养、讲究卫生、尽量减少与人群接触，尽可能清除全身已存在的各种感染病灶，以防导致全身感染。一旦发生感染，如不明原因发热，不论当时是否能找到感染灶，应首先试用抗细菌治疗，抗细菌治疗无效，应考虑病毒感染或真菌感染，同时合用或单用抗病毒或抗真菌治疗，病原体明确后，应按药物敏感试验用药。再障用药还应注意尽量避免对造血有影响的药物。在抗感染方面，目前一般不主张输注白细胞，因为粒细胞在血液中寿命仅几小时，必须每日连续输注直到感染控制，而反复输注 HLA 不合的粒细胞易产生抗体，影响以后的治疗。在粒细胞极度低下的严重感染情况下，适当应用粒细胞集落刺激因子（G-CSF）或粒巨噬细胞集落刺激因子（GM-CSF）有利于控制感染。心理治疗主要包括提高治病信心，提高对疾病的认识和加强对治疗的配合。

2. 雄激素和蛋白合成同化激素治疗

雄激素是治疗慢性再障的首选药物。它能促使肾脏产生红细胞生成素（EPO）；巨噬细胞产生粒/巨噬细胞集落刺激因子；在肝脏和肾脏存在 5β-降解酶，使睾酮降解为 5β-双氢睾酮和胆脘醇酮，后两者对造血干细胞具有直接刺激作用，促使其增殖和分化，因此雄激素治疗必须在有一定量残存造血干细胞的基础上，才能发挥效果。急性再障有时显示不出效果，可能与残存的干细胞太少有关。对慢性再障有一定的疗效。

3. 造血干细胞移植

异基因骨髓或直干细胞移植是急性再障的首选治疗方法，移植后长期无病存活率可达 60%～80%，其适应证一般年龄<20 岁，有 HLA 配型相符供者，术前少量输血或未经输血，因

输血易使受者对献血员次要组织相容性抗原致敏，易发生排斥而使移植失败。预处理一般以环磷酰胺 50 mg/（kg·d），连续 4 d 静脉点滴。一般认为，输入有核细胞数应≥$3×10^8$kg（供者体重）。移植物抗宿主病（GVHD）是异基因骨髓移植失败的重要原因之一，因此在异基因骨髓移植后要常规采用预防 GVHD 措施，应用免疫抑制剂，如环孢素 A（CSA）、环磷酰胺等（见异基因骨髓移植）。去除移植物中 T 细胞可以减少 GVHD 的发生，但移植失败率增高，此法不常用。急性再障持久性植入率>80%，5 年生存率>70%。因此急性再障有移植适应证者应首选异基因骨髓或血干细胞移植，但必须按移植常规进行，尽量减少移植相关并发症。

4. 免疫抑制剂治疗

一部分再障患者是由于免疫功能失调，因此近年有用免疫抑制剂治疗再障，目前常用的有抗淋巴细胞球蛋白（ALG）和抗胸腺细胞球蛋白（ATG），剂量为 40 mg/（kg·d），静脉点滴，连用 4 天，或 10～15 mg/（kg·d），静脉点滴 8～14 天，可同时合用肾上腺皮质激素，或用单倍体相合亲属提供的骨髓细胞输注，在上述免疫抑制治疗后应用雄激素，一般认为羟甲基雄酮效果好，副作用轻，3 mg/（kg·d），连用 3 个月后评价疗效。有效率 20%～80%，多为 45%～50%，完全缓解率约占 20%，有效病例中 15%有复发。从目前积累的病例分析看，疗效与不同 ATG 或 ALG 制剂和选择病例有关。诊断后早期用药（<6 个月）、粒细胞≥$0.2×10^9$/L、血小板≥$30×10^9$/L 效果较好。一般认为疗效与病因、年龄无关，联合应用大剂量肾上腺皮质激素比单用 ATG 或 ALG 效果要好。药物反应有发热、血小板减少、低血压、血清病反应等；应积极处理。

5. 造血细胞因子治疗

由于再障是干细胞疾病，应用造血细胞因子治疗近年已有报道。大致可分为以下几种情况：用 EPO 治再障必须大剂量才能有效；G-CSF、GM-CSF、IL-3 治疗再障对提高中性粒细胞减少感染，有一定效果，但对改善贫血和提高血小板效果不佳，大剂量应用可能有效，而这种效果常在停药后随之消失，有的甚至使粒细胞降至比用药前更低。因此有人认为，只有在严重粒细胞缺乏或合并严重感染时应用上述细胞因子，一般不作为常规应用；联合用药治疗重型再障可提高其疗效，如与 ALG 或 ATG 和环孢素 A（CSA）联合治疗；或 CSA 和雄激素联合治疗等。已有报道 ALG、CSA、甲基强的松龙和 rhG-CSF 治疗重型再障效果明显提高。

第二十四节　血小板减少性紫癜

血小板减少性紫癜是一种与自身免疫有关的疾病。此病是一种以出血为主要表现的疾患，皮肤出血者，多属于中医的"发斑""红疹"和"肌衄"范畴；内脏出血者，又包括在中医的"血症"之中。该病分急性与慢性两型，急性型多见于儿童，慢性型见于青年，以女性为多。多由感染、药物过敏、脾功能亢进及其他血液病等引起。此病首先要控制出血，减少血小板破坏，保护血小板，提高其数量；其次要避免外伤、感染等；同时要注意休息，配合食疗，有助于血小板的生成与其数量的提高。选用食疗良方，更为奏效，不妨一试。

一、血小板减少性紫癜食疗方

1. 花生米衣（红皮）500 克，红枣 500 克，加糖适量，分 10 天服完，连续服用。
2. 大枣 50 个，茅根 50 克，水煎，分 2 次饮汤吃枣。
3. 绿豆 50 克，红枣 15 枚，加水煮至绿豆开花时，加红糖服用。每天 1 剂，15 天为 1 个疗程。或加粳米煮粥服食。对贫血、低热、血小板减少性紫癜有良好的疗效。
4. 海参 50 克，红枣 20 枚，冰糖适量，水煎煮，分 3 次服用，每天 1 剂，10 天为 1 个疗程。

5. 藕节 250 克，水煎至稠，再入大枣 1 000 克，煎至熟，去藕节，吃大枣，每次 10 枚，每天 2 ~ 3 次，连服 2 ~ 3 个月。治血小板减少性紫癜甚验。

6. 花生仁（带红皮）60 克，红糖 30 克，加水炖熟至烂，每天服食。

7. 花生仁连皮 60 克，龙眼肉 10 枚，红枣 1 枚，加火煨烂，每天食用。

8. 黑芝麻 30 克（捣碎），鸡蛋 2 只（去壳），加适量糖或少许食盐同煮熟。每日 1 剂，分 2 次服用，连服 10 天。

9. 鸡血藤 30 克，仙鹤草 30 克，红糖 30 克，水煎服，每天 1 剂，分 2 ~ 3 次服用，15 天为 1 个疗程。

10. 花生衣 50 克，红枣 7 枚，水煎，阿胶 1 块烊化，一同服用，每天 1 剂，分 3 次服，15 天为 1 个疗程（花生衣具有止血作用，它能对抗纤维蛋白溶解，增强骨髓制造血小板的功能，缩短出血时间，还能提高血小板的量，改善血小板的质，加强毛细血管收缩功能，纠正凝血因子缺陷等，其止血有效成分可溶于水。故煎水服治血小板减少性紫癜、再生障碍性贫血、血友病及各种出血疾患）。

11. 龟板胶 15 克，阿胶 15 克，红枣 15 枚，将红枣煎汤，龟胶、阿胶烊化，与红枣汤一同服用。

12. 红枣 30 枚，粳米 100 克，加水煮红枣粥，经常服食。

13. 龙眼肉 20 个，花生米连衣 30 克，粳米 200 克，煮成稀粥食用。

14. 花生内衣、红糖适量，煮水饮服。

15. 柿叶 3 克，花生衣 15 克，碾碎用温水送服，连续 2 个月。

16. 黄鱼白（即黄花鱼肚里的白脬）适量。将黄鱼白焙干，研成细末内服，每次 3 克，每日 3 次。大补气血，治血小板减少性紫癜、再障性贫血症。

17. 猪肘 1 000 克，冰糖 150 克，红枣 1 000 克。先将刮洗干净的猪肘放入锅内煮开，捞去浮沫；另起锅下猪肘翻炒呈红色，将红枣及冰糖放入，加汤用微火煨烂、汁浓即成，分次食用。对血小板减少性紫癜疗效理想。

18. 大红枣适量。将枣洗净，每日生吃 3 次，每次 15 ~ 30 个，连吃 1 周。

二、保健事项

预防感冒，密切观察紫斑的变化，如密度、颜色、大小等；注意体温、神志及出血情况，有助于了解疾病的预后和转归，从而予以及时的处理。避免外伤，出血严重者须绝对卧床休息。慢性患者可适当参加锻炼，保持心情愉快。饮食宜细软，如有消化道出血，应进半流质或流质，忌食烟酒辛辣刺激之物。斑疹瘙痒者，可用炉甘石洗剂或九华粉洗剂涂擦，注意皮肤卫生，避免抓搔划破皮肤，引起感染。

第二十五节　过敏性紫癜

过敏性紫癜是一种微血管变态反应出血性疾病。其特征为血小板并不减少，而血管壁的通透性显著增加。过敏性紫癜最为常见，是由感染、药物、食物或其他因素引起的。除皮肤和黏膜出血外，常伴有胃肠或关节出血、肾炎，以及荨麻疹。此病属于中医的"血症""发斑""肌衄"等范畴。此病应避免过敏因素，消除感染病灶，迅速控制病情，选用抗过敏药物。配合食疗，更能奏效，选用良方，不妨一试。

一、过敏性紫癜食疗方

1. 大枣 10 个（去核），细嚼吃，每天 3 次，连吃 3~5 天即有效。适用于过敏性紫癜、皮肤出血紫斑。

2. 大枣 60 个，白茅根 50 克，水煎服，分 2 次喝汤吃枣。适用于"肾型过敏性紫癜"伴有蛋白尿及血尿患者。

3. 大枣 20 个，杭白芍 30 克，甘草 10 克，水煎服，每天 1 剂，分 2~3 次服用。适用于"腹型过敏性紫癜"伴有腹痛、腹泻患者。

4. 红枣 10 枚，生地 30 克，紫草 10 克，甘草 10 克，水煎当茶饮用。

5. 仙鹤草 50 克，大枣 30 个，水煎服，分 2~3 次饮汤食枣。

6. 桂圆肉 20 克，大枣 10 个，党参 30 克，水煎服，每天 1 剂，分 2 次服食。

7. 兔肉 500 克，红枣 100 克，红糖适量。将兔肉洗净，切块，同红枣、红糖共放锅内隔水炖熟，可分 3 次服食。

8. 生花生仁（带红衣）20 枚，大枣 7 枚。先将大枣煮汤备用，生花生仁与大枣共捣成泥状，每日 1 剂，枣汤送服。治过敏性紫癜，有促进血小板数量提升、消退紫癜之功效。

二、保健事项

1. 支持治疗为主，包括充分水化，以及监测腹部和肾脏并发症。

2. 大多数患者几周内可以康复，无需治疗。

3. 非甾体类抗炎药（NSAIDs）有助于缓解关节疼痛而不加重皮肤紫癜。但是，肾功能不全的患者需要慎用 NSAIDs。

4. 临床医生经常使用糖皮质激素治疗皮下水肿和肾炎。但是，尚无前瞻性对照研究可以证明其有效性。随机对照研究不支持激素用于预防和治疗肾脏疾病，但是也有学者主张应用糖皮质激素。

5. 强的松的剂量为 1 mg/（kg·d），服用 2 周，然后在 2 周内减停，可缩短腹部和关节疼痛的持续时间，但要注意糖皮质激素的副作用。

6. 其他治疗方案也可以联合以下药物或处理方法：硫唑嘌呤、环磷酰胺、环孢素、双嘧达莫、血浆置换、高剂量静脉注射免疫球蛋白（IVIG）、达那唑或鱼油。重症过敏性紫癜性肾炎的治疗方案可以有：甲基强的松龙冲击治疗 30 mg/（kg·d）共 3 天，然后口服强的松在 2 mg/（kg·d）共 2 个月、环磷酰胺 2 mg/（kg·d）共 2 个月，以及双嘧达莫 5 mg/（kg·d）共 6 个月。最近的研究报道：对于成人重症过敏性紫癜，糖皮质激素再加上血浆置换治疗可以获得良好疗效。

第二十六节　糖尿病

糖尿病是因胰岛素相对或绝对不足而引起的以糖代谢紊乱、血糖增高为主征的慢性疾病。早期无症状，晚期典型病人有多尿、多食、多饮、消瘦、疲乏等临床表现。早期诊断依靠化验尿糖和空腹血糖，超过了正常人的血糖浓度（4.4~6.4 毫摩尔/升），还可以进行葡萄糖耐量试验等。此病易并发感染如肺结核、疖痈等，以及发生动脉硬化、白内障等疾病。重者可发生糖尿病酮症酸中毒以致昏迷。此病属于中医的"消渴"范畴。按病情可采用饮食控制，药物对症治疗。配合食疗，有利于预防、治疗此病，促进早日康复。据病选方，不妨一试。

一、糖尿病食疗方

1. 取新鲜南瓜，洗净切块，加水煮熟即可食用，每天 250～500 克，连吃 1 个月为 1 个疗程。或吃南瓜粉，每天 3 次，每次 30 克，连续服用 2 月。

2. 生南瓜子 50 粒，饭后吃，连续 1 个月后，体力和精力都有所改善。

3. 取生鸡蛋 5 个，打碎置碗中，再加入上等好醋 150 毫升调和，泡约 36 小时，再用醋、蜂蜜各 250 毫升与原有的蛋醋液和匀，每日早晚口服 15 毫升。

4. 人参 10 克，加水适量，隔水炖 2 小时，分次温服。或人参粉 1 克，每日 3 次，温开水冲服。

5. 苦瓜 250 克，洗净切块，水煮食用。或将苦瓜干燥后制成粉剂，每次 10 克，每天 3 次。

6. 猪胰 1 具，洗净切片，山药 100 克，加水适量煲汤，熟后加盐调味，饮汤食猪胰和山药。或用猪胰数具，洗净焙干研细粉，每次 3～5 克，每日服 3 次，连续食用。

7. 枸杞子 30 克，兔肉 250 克，切成小块，加水适量煲汤，熟后加食盐、姜末少许调味服食。

8. 鲜马铃薯 1 000 克，加水煮熟后可食用，每餐 200 克，既无使血糖升高之弊，又可代替主食。病人无饥饿感，又给病人增加了营养。马铃薯是糖尿病人较理想的食品。

9. 山药 100 克，黄芪 50 克，生地 30 克，乌梅 30 克，水煎服，每天 2 次，连续服 1 个月。

10. 鲜甘薯叶 100 克，鲜冬瓜适量，水煎服。或用甘薯干藤 50 克，干冬瓜皮 20 克，水煎服，每日 1 剂，一般以 30 天为 1 个疗程。

11. 菊芋块根（即洋生姜）30 克（鲜品 50～100 克），水煎连渣服。

12. 青豌豆 500 克，煮熟淡食或嫩豌豆苗捣烂绞汁，每次约 1 小杯，每日饮服 2 次，以效为度。

13. 冬瓜、麦冬、花粉各 50～100 克，水煎服，每日 3 次，饮用。

14. 1～3 杯番石榴汁，每日 3 次，饭后服。

15. 莲子、茯苓、黄精、麦冬各 50 克，研面蒸糕食用。

16. 桑葚汁，每次服 20 毫升，早晚服用。或鲜桑葚果 100 克，煎水服用。

17. 海蜇皮 100 克，清水浸泡除咸味，然后再用开水浸泡一下，捞出切成细丝，加适量食醋搅拌即可食用。海蜇皮性味凉，能滋阴解渴。主治糖尿病口渴欲饮、舌红唇燥。

18. 新鲜西瓜皮、冬瓜皮各 50 克，玄参 30 克，水煎服。

19. 黄连适量，研成细末，拌和鲇鱼滑涎为丸，每丸如梧桐子大小，晒干，每次服 7 粒，每日 3 次，并以乌梅 30 克，煎汤送服。一般多于半月内有一定疗效。

20. 取鲜冬瓜去皮切片，每次煮食 100 克，加食盐少许调味，饭后 1 次吃完。

21. 用菠菜根，鸡肫皮等份研末，每次 10 克，每日服用 3 次，颇验。

22. 可用田螺数百只，预养在清水中漂去泥，再另换一盆清水浸泡 1 夜，然后将水煮沸，每日饮服此水。

23. 40 厘米长猪脊骨 1 段（约有瘦肉 150 克），大枣 49 枚，莲子肉 49 枚，一起炖服瘦肉、汤、莲肉、大枣。

24. 黑木耳、扁豆等份，晒干，共研成粉，每次服 10 克，白开水送服。

25. 泥鳅 10 条，干荷叶 3 张。泥鳅阴干，去头尾，烧灰，碾为细末，与等量干荷叶研末。每次服 10 克，用凉开水送下，每日 3 次，以不思水为止。治消渴、饮水无度。

26. 白鸽 1 只，山药、玉竹各 50 克。白鸽去毛杂洗净，与两味共煮，食肉喝汤。治糖尿病气短乏力症。

27. 山药 200 克。将山药洗净蒸食，饭前 1 次吃完，每日 2 次。治糖尿病口渴、尿多、易饥症。

28. 玉米粒 500 克，加水煎煮至开花，分 4 ~ 5 次吃。经常食用，有降低血糖及利尿作用，适用于尿带甜味，身有浮肿，尿量增多的患者食用。

29. 白木耳 15 克，玉竹 30 克。将白木耳水发洗净，与玉竹同煎汤，每日饮汤 2 次。

30. 兔 1 只，洗净，同适量山药共煎浓汁，放冷，渴时即饮。

31. 乌梅 50 克，开水泡后当茶饮。

32. 蘑菇为菜或煮汁饮服，有益于改善糖尿病症状（蘑菇具有降血糖作用）。

33. 将嫩笋削皮切成方片状，用酱油浸泡一下即捞出，锅内放入植物油烧至八成热，下笋片煎炸至黄色即可食用。能补益气力，可治糖尿病。

34. 芹菜 500 克，洗净，捣烂绞汁煮沸饮用。或用芹菜煎水适量服用，每天 2 次。可清热、止渴，治消渴症。

35. 番石榴干果 50 克，苦瓜 1 个，水煎服，每日 1 ~ 2 次。

36. 西瓜嫩皮煎水服用。

37. 猪肝 150 克，菠菜 100 克，把猪肝切成片，加黄酒、精盐、味精拌匀。炒锅上火后加水 500 克，开锅同时下猪肝和菠菜，待稍翻滚，用勺推几下，加味精出锅。

二、保健事项

目前尚无根治糖尿病的方法，但通过多种治疗手段可以控制糖尿病。主要包括 5 个方面：糖尿病患者的教育，自我监测血糖，饮食治疗，运动治疗和药物治疗。

（一）一般治疗

1. 教育

要教育糖尿病患者懂得糖尿病的基本知识，树立战胜疾病的信心，如何控制糖尿病，控制好糖尿病对健康的益处。根据每个糖尿病患者的病情特点制订恰当的治疗方案。

2. 自我监测血糖

随着小型快捷血糖测定仪的逐步普及，病人可以根据血糖水平随时调整降血糖药物的剂量。1 型糖尿病进行强化治疗时每天至少监测 4 次血糖（餐前），血糖不稳定时要监测 8 次（三餐前、后，睡前和凌晨 3：00）。强化治疗时空腹血糖应控制在 7.2 毫摩尔/升以下，餐后两小时血糖低于 10 毫摩尔/升，HbA1c 小于 7%。2 型糖尿病患者自我监测血糖的频度可适当减少。

（二）药物治疗

1. 口服药物治疗

（1）磺脲类药物。2 型 DM 患者经饮食控制、运动、降低体重等治疗后，疗效尚不满意者均可用磺脲类药物。因降糖机制主要是刺激胰岛素分泌，所以对有一定胰岛功能者疗效较好。对一些发病年龄较小，体形不胖的糖尿病患者在早期也有一定疗效。但对肥胖者使用磺脲类药物时，要特别注意饮食控制，使体重逐渐下降，与双胍类或 α-葡萄糖苷酶抑制剂降糖药联用较好。下列情况属禁忌证：一是严重肝、肾功能不全；二是合并严重感染，创伤及大手术期间，临时改用胰岛素治疗；三是糖尿病酮症、酮症酸中毒期间，临时改用胰岛素治疗；四是糖尿病孕妇，妊娠高血糖对胎儿有致畸形作用，早产、死产发生率高，故应严格控制血糖，应把空腹血糖控制在 105 毫克/升（5.8 毫摩尔/升）以下，餐后 2 小时血糖控制在 120 毫克/升（6.7 毫摩尔/升）以下，但控制血糖不宜用口服降糖药；五是对磺脲类药物过敏或出现明显不良反应。

（2）双胍类降糖药。降血糖的主要机制是增加外周组织对葡萄糖的利用，增加葡萄糖的无氧酵解，减少胃肠道对葡萄糖的吸收，降低体重。① 适应证。肥胖型 2 型糖尿病，单用饮食治疗效果不满意者；2 型糖尿病单用磺脲类药物效果不好，可加双胍类药物；1 型糖尿病用胰岛素治疗病情不稳定，用双胍类药物可减少胰岛素剂量；2 型糖尿病继发性失效改用胰岛素治疗时，可加用双胍类药物，能减少胰岛素用量。② 禁忌证。严重肝、肾、心、肺疾病，消耗性疾病，营养不良，缺氧性疾病；糖尿病酮症，酮症酸中毒；伴有严重感染、手术、创伤等应激状况时暂停双胍类药物，改用胰岛素治疗；妊娠期不能使用。③ 不良反应。一是胃肠道反应。最常见表现为恶心、呕吐、食欲下降、腹痛、腹泻，发生率可达 20%。为避免这些不良反应，应在餐中或餐后服药。二是头痛、头晕、金属味。三是乳酸中毒，多见于长期、大量应用降糖灵，伴有肝、肾功能减退，缺氧性疾病，急性感染、胃肠道疾病时，降糖片引起酸中毒的机会较少。

（3）α-葡萄糖苷酶抑制剂。1 型和 2 型糖尿病均可使用，可以与磺脲类，双胍类或胰岛素联用。① 倍欣（伏格列波糖），餐前即刻口服。② 拜唐苹及卡博平（阿卡波糖），餐前即刻口服。主要不良反应有：腹痛、肠胀气、腹泻、肛门排气增多。

（4）胰岛素增敏剂。能增强胰岛素作用，改善糖代谢。可以单用，也可与磺脲类、双胍类或胰岛素联用。有肝脏病或心功能不全者不宜应用。

（5）格列奈类胰岛素促分泌剂。① 瑞格列奈（诺和龙），为快速促胰岛素分泌剂，餐前即刻口服，每次主餐时服，不进餐不服。② 那格列奈（唐力），作用类似于瑞格列奈。

2. 胰岛素治疗

胰岛素制剂有动物胰岛素、人胰岛素和胰岛素类似物。根据作用时间分为短效、中效和长效胰岛素，并已制成混合制剂，如诺和灵 30R，优泌林 70/30。

（1）1 型糖尿病　需要用胰岛素治疗。非强化治疗者每天注射 2~3 次，强化治疗者每天注射 3~4 次，或用胰岛素泵治疗。需经常调整剂量。

（2）2 型糖尿病　口服降糖药失效者先采用联合治疗方式，方法为原口服降糖药剂量不变，睡前晚 10：00 注射中效胰岛素或长效胰岛素类似物，一般每隔 3 天调整 1 次，目的为使空腹血糖降到 4.9~8.0 毫摩尔/升，无效者停用口服降糖药，改为每天注射 2 次胰岛素。胰岛素治疗的最大不良反应为低血糖。

（三）运动治疗

增加体力活动可改善机体对胰岛素的敏感性，降低体重，减少身体脂肪含量，增强体力，提高工作能力和生活质量。运动的强度和时间长短应根据病人的总体健康状况来定，找到适合病人的运动量和病人感兴趣的项目。运动形式可多样，如散步、快步走、健美操、跳舞、打太极拳、跑步、游泳等。

（四）饮食治疗

饮食治疗是各种类型糖尿病治疗的基础，一部分轻型糖尿病患者单用饮食治疗就可控制病情。

1. 总热量

总热量的需要量要根据患者的年龄、性别、身高、体重、体力活动量、病情等综合因素来确定。首先要算出每个人的标准体重，可参照下述公式：标准体重（kg）=身高（cm）- 105 或标准体重（kg）=[身高(cm) - 100]×0.9；女性的标准体重应再减去 2 kg。也可根据年龄、性别、身高查表获得。算出标准体重后再依据每个人日常体力活动情况估算出每千克标准体重热量需要量。

根据标准体重计算出每日所需要的热量后，还要根据病人的其他情况作相应调整。儿童、青春期、哺乳期、营养不良、消瘦以及有慢性消耗性疾病应酌情增加总热量。肥胖者要严格限制总热量和脂肪量的摄入，给予低热量饮食，每天总热量不超过 1 500 千卡，一般以每月降低体重 0.5 ~ 1.0 千克为宜，待接近标准体重时，再按前述方法计算每天所需的总热量。另外，年龄大者较年龄小者需要热量少，成年女子比男子所需热量要少一些。

2. 碳水化合物

碳水化合物每克产热 4 千卡，是热量的主要来源，现认为碳水化合物应占饮食总热量的 55% ~ 65%，可用下面公式计算：

根据我国人民生活习惯，可进主食（米或面）250 ~ 400 克。可作如下初步估计，休息者每天主食 200 ~ 250 克，轻度体力劳动者 250 ~ 300 克，中度体力劳动者 300 ~ 400 克，重体力劳动者 400 克以上。

3. 蛋白质

蛋白质每克产热量 4 千卡，占总热量的 12% ~ 15%。蛋白质的需要量成人每千克体重约 1 克。儿童、孕妇、哺乳期妇女，营养不良、消瘦、有消耗性疾病者宜增加至每千克体重 1.5 ~ 2.0 克。糖尿病肾病患者应减少蛋白质摄入量，每千克体重 0.8 克，若已有肾功能不全，应摄入高质量蛋白质，摄入量应进一步减至每千克体重 0.6 克。

4. 脂肪

脂肪的能量较高，每克产热量 9 千卡，约占总热量 25%，一般不超过 30%。脂肪的需要量为每日每千克体重 0.8 ~ 1 克。动物脂肪主要含饱和脂肪酸，植物油中含不饱和脂肪酸多，糖尿病患者易患动脉粥样硬化，应采用植物油为主。

第二十七节　肥胖病

肥胖症，又称肥胖病。此病是由于摄入食物的热量大于人体活动需要量，而造成体内脂肪沉积过多。体重超过标准体重 20% 以上者称为肥胖症。脂肪主要沉积于腹部、臀部、乳房、颈等处。常见于体力劳动较少而进食过多及内分泌功能紊乱的中、老年患者。肥胖病使人体态笨拙，行动不便，疾病缠身。此病属于中医的"痰湿"范畴。肥胖病可引起种种令人生畏的并发症，如糖尿病、高脂血症、动脉粥样硬化、冠心病、高血压病、胆石症、痛风等。因此，肥胖病严重影响身体健康。所以，越来越多的肥胖病患者正在寻找减肥的良方。其实，花钱少，疗效好，无副作用的减肥良方就是食疗。另外，减肥还要控制热量的摄入，适当运动，有助于减肥。据病选方，采用食疗，效果显著，不妨一试。

一、肥胖症食疗方

1. 茶叶（乌龙茶，是茶中上品）15 克，开水泡浸，20 分钟后饮服，每天 5 ~ 6 杯，1 个月后，体重可降 2 千克，两个月后，体重降 3 千克。可消脂减肥健身。肥胖欲减肥之人，常饮有效；对胆固醇高的人亦有疗效。

2. 乌龙茶 5 克，首乌 30 克，山楂肉 20 克。后两味加水共煎，去渣，以其汤液冲泡乌龙茶代茶饮用。可消脂祛肥益寿，适于肥胖病人饮用。

3. 夏天可采新鲜荷叶（或干荷叶）1 张，洗净切细，水煎去渣，取汁与粳米 50 克、冰糖适量煮粥服食。清香可口，别有风味。冬天可用干荷叶 50 克，水煎煮茶，当饮料常饮。

4. 取上等食醋 20 毫升，温水冲服，每天 1 次，在 1 个月内就可以减轻体重 3 ~ 5 千克。

5. 绿豆 50 克，荷叶 1 张，白糖少许，共煮成汤代茶饮服。夏天饮用，既能解暑，又能减肥降脂，可用于肥胖病患者。

6. 玉米须适量，水煎煮当茶常饮，利尿降压促分泌，对肥胖病、慢性肾炎、膀胱炎、胆囊炎、风湿痛、高血压等均有良好的疗效。

7. 海带 100 克，煮汤食用，每天 1 剂，连续食用，体重自减。

8. 绿豆 50 克，海带 100 克，水煎煮食用，每日 1 剂，连服见效。祛脂减肥，可用于肥胖病患者。

9. 海带 50 克，草决明 30 克，水煎煮，滤除药渣，吃海带饮汤。可祛脂降压，适于冠心病及肥胖病人减肥食用。

10. 用清水把黄豆（500 克）洗净，放入锅里炒 20～30 分钟，炒至金黄。找一个大口瓶，把凉的黄豆放入，装至半瓶左右，然后加满食用醋，浸泡 7 天即可食用。每天早晚分别吃 10～20 粒醋泡黄豆。贵在坚持，定收良效。

11. 用新鲜冬瓜 250 克，洗净切片，不用盐，每天煮汤食用（冬瓜，不含脂肪，含钠量极低），常食可减肥。《食疗本草》说："欲得体瘦轻健者可常食之。"这是肥胖病、水肿病人的食疗佳品。

12. 取新鲜黄瓜 1～2 根，温水洗净，每天生吃，或用麻油、大蒜冷拌食用。新鲜黄瓜含有一种被称为丙酸的物质，它可抑制体内的糖转化成脂肪。因此多吃黄瓜可去脂减肥，保持形体健美，它是减肥的理想食品，

13. 新鲜萝卜，洗净，当水果食用，每天 2～3 个。能消脂祛肥，并有助消化，促进新陈代谢，适于肥胖患者食用。

14. 冬瓜皮 30 克，何首乌 30 克，山楂 30 克，三味水煎常饮。可减肥降脂，适用于肥胖病、高脂血症患者食用。

15. 绿豆芽作菜肴，清脆爽口，常吃有益减肥。

16. 冬瓜 150 克，海带 100 克，一起煮汤，吃冬瓜、海带，饮汤，常食能减肥。

17. 韭菜适量，洗净切段，炒作菜肴，芳香可口，有利减肥。韭菜含有大量纤维素，有通利大便作用，能排出肠道中过剩的营养。

18. 每人每天只要吃番茄 2～3 个，既能满足人体生理需要的多种维生素，又可防止发胖，有益健身美容。番茄含有丰富的维生素 P、维生素 C、维生素 A。此外，维生素 B_1、维生素 B_2 的含量也不少。

19. 菠菜 250 克，洗净，开水烫后，用麻油、盐少许，拌匀食用，有助于减肥。

20. 常吃新鲜草莓或草莓罐头可以减肥，有益健身。

21. 苹果每天吃 1～2 个，有很好的减肥作用，可保持形体健美，身体健康。但要经常食用，否则效果不大。

22. 香菜适量，经常食用，有利减肥，有益健康。

23. 红薯适量，烧熟常吃，是较理想的减肥保健佳品。红薯含有丰富的纤维素，对肠子的蠕动还能起到良好的刺激作用，促使排泄畅通，预防便秘，促进新陈代谢，具有明显的减肥作用。

24. 山楂 30 克，红枣 7 枚，水煎常饮。可以防止增肥，促进健康，减少疾病，十分有益人体健美。

25. 魔芋适量烧熟，经常食用，可以增加肠蠕动，加速排泄，有利减肥。

26. 常食黄瓜、冬瓜、韭菜、绿豆芽、白萝卜、海藻类食品都可使肥胖者减肥。

二、保健事项

治疗的两个主要环节是减少热量摄入及增加热量消耗。强调以行为、饮食、运动为主的综合治疗，必要时辅以药物或手术治疗。继发性肥胖症应针对病因进行治疗。各种并发症及伴随病应给予相应的处理。

1. 行为治疗

通过宣传教育使病人及其家属对肥胖症及其危害性有正确的认识，从而配合治疗、采取健康的生活方式、改变饮食和运动习惯，自觉地长期坚持是肥胖症治疗首位及最重要的措施。

2. 控制饮食及增加体力活动

轻度肥胖者，控制进食总量，采用低热量、低脂肪饮食，避免摄入高糖类食物，使每日摄入的总热量低于消耗量，多作体力劳动和体育锻炼，如能使体重每月减轻 500～1 000 克而渐渐达到正常标准体重，不必用药物治疗。

中度以上肥胖更须严格控制总热量，女性患者要求限制热量摄入在 5～6.3 MJ（1200～1500 kcal）/d，如超过 6.3 MJ/d 者，则无效。男性应控制在 6.3～7.6 MJ（1500～1800 kcal）/d，以此标准每周可望减重 0.45～0.9 千克。食物中宜保证适量含必需氨基酸的动物性蛋白（占总蛋白量的三分之一较为合适），蛋白质摄入量每日每千克体重不少于 1 克。脂肪摄入量应严格限制，同时应限制钠的摄入，以免体重减轻时发生水钠潴留，并对降低血压及减少食欲也有好处。此外限制甜食、啤酒等如前述。如经以上饮食控制数周体重仍不能降低，可将总热量减至 3.4～5 MJ（800～1200 kcal）/d，但热量过少，病人易感疲乏软弱、畏寒乏力、精神委顿等，必须严密观察。据研究，饮食治疗早期蛋白质消耗较多，以致体重下降较快而呈负氮平衡，当持续低热量饮食时，发生保护性氮质潴留反应，逐渐重建氮平衡，于是脂肪消耗渐增多，但脂肪产热量约 10 倍于蛋白质，故脂肪组织消失量明显少于蛋白质组织量，而蛋白质相反，合成较多时，反可使体重回升，这是人体对限制热量的调节过程，因此饮食治疗往往效果不显著，在此情况下，宜鼓励运动疗法以增加热量消耗。

3. 药物治疗

对严重肥胖患者可应用药物减轻体重，然后继续维持。但临床上如何更好地应用这类药物仍有待探讨，用药可能产生药物副作用及耐药性，因而选择药物治疗的适应证必须十分慎重，根据患者的个体情况衡量可能得到的益处和潜在的危险（利弊得失），以作出决定。

4. 外科治疗

空回肠短路手术、胆管胰腺短路手术、胃短路手术、胃成形术、迷走神经切断术及胃气囊术等，可供选择。手术有效（指体重降低>20%）率可达 95%，死亡率<1%，不少患者可获得长期疗效，术前并发症可不同程度地得到改善或治愈。但手术可能并发吸收不良、贫血、管道狭窄等，有一定的危险性，仅用于重度肥胖、减肥失败又有严重并发症，而这些并发症有可能通过体重减轻而改善者。术前要对患者的全身情况作出充分估计，特别是糖尿病、高血压和心肺功能等，给予相应的监测和处理。

第二十八节　甲状腺功能亢进症

甲状腺功能亢进症，是一种内分泌病，简称"甲亢"。它是甲状腺激素分泌过多引起的，有甲状腺肿大、精神紧张、心悸、手抖、怕热、食欲增加、体重减轻、眼突等症状；基础代谢增高；同位素放射性免疫测定（T3、T4）增高；促甲状腺激素降低，吸碘率提高。此病属于中医的"瘿病"范畴。治疗给抗甲状腺药物及放射性碘131等，大多能治愈。必要时也可手术治疗。另外，可配合食疗，更为奏效，据病选方，不妨一试。

一、甲状腺功能亢进症食疗方

1. 绿豆100克，海带100克，紫菜50克，红糖适量。先将海带蒸半小时，再用清水泡1夜，捞出切条，与洗净的紫菜、绿豆共入锅中，加入适量共煮烂熟，调入红糖稍炖即成。每日分2～3次服食，连服15～20天为1个疗程。海带含有大量碘，能促进病理产物及炎性渗出的吸收，对治疗甲状腺肿与甲状腺功能亢进有效。

2. 紫菜50克，陈皮10克，萝卜250克切碎，每天煮汤服用。有化痰、软坚、消瘿、散结之功。紫菜含有丰富碘质，有利于甲状腺肿及甲状腺功能亢进的治疗。

3. 紫菜20克，淡菜60克，将紫菜用清水洗净，淡菜用清水浸透，入瓦锅内加水同煨，熟时吃菜饮汤。

4. 海带、红糖各适量，将海带洗净，锅内加水煮烂后切成细丝，盛入碗中用红糖腌拌2日，常吃有效。

5. 海带、海藻、紫菜、龙须菜各30克，煎汤代茶饮用。

6. 荸荠500克，猪靥肉（猪咽喉旁的靥）1副，共煮烂熟，分两次食饮。

7. 蚝豉（牡蛎肉）100克，海带50克，加水共煮。每天分2次服食。

8. 青柿子（未成熟者）1 000克，蜂蜜适量。将柿子洗净，切碎，捣烂，用纱布挤压取汁，将柿汁放在锅中煮沸，改用文火煎熬成浓稠膏状，加入蜂蜜1倍，搅匀，再煎入蜜，停火待冷装瓶备用，每次1汤匙，用沸水冲溶化饮用，每天2次。可治甲状腺功能亢进和地方性甲状腺肿大等症。

9. 海蜇100克，荸荠100克，两味洗净，加水煮熟，分次食用，可治甲亢。

10. 海带50克，绿豆50克，粳米100克，陈皮6克，红糖60克。将海带洗净切丝，锅内加清水，入粳米、绿豆、海带、陈皮，煮至绿豆开花为度，放入红糖溶化服食。用治青春期甲亢、缺碘性甲状腺肿大。

11. 可常吃适量富含各种维生素的新鲜水果，如苹果、桃、枣、柠檬、椰子、芒果、无花果、香蕉、柿等。

12. 莲子30克，花生米30克，冰糖30克。共煮熟烂，分次食用。

13. 宜常吃的干果有：花生、核桃、莲子、菱角、鸡头米。

二、保健事项

甲亢治疗有三种方法，抗甲状腺药物治疗，放射性碘治疗和手术治疗。

（1）抗甲状腺药物治疗适应范围广，无论大人、小孩，男性还是女性，轻症或者重症甲亢，首次发病还是甲亢复发，孕妇或哺乳女性甲亢都可以用药物治疗。抗甲状腺药物有两种——咪唑类和硫氧嘧啶类，代表药物分别为甲巯咪唑（又称"他巴唑"）和丙基硫氧嘧啶（又称"丙嘧"）。

（2）药物治疗适合甲亢孕妇、儿童、甲状腺轻度肿大的患者，治疗一般需要1～2年，治疗中需要根据甲状腺功能情况增减药物剂量。药物治疗有一些副作用，包括粒细胞减少、药物过敏、肝功能受损、关节疼痛和血管炎，药物治疗初期需要严密监测药物的副作用，尤其是粒细胞缺乏，需要告诫患者一旦出现发热或咽痛，需要立即检查粒细胞以便明确是否出现粒细胞缺乏，一旦出现，立即停药急诊。药物治疗另一个缺点是停药后复发率高，大约在50%。

（3）放射性碘治疗和手术治疗都属于破坏性治疗，甲亢不容易复发，治疗只需要一次。放射性碘适合甲状腺中度肿大或甲亢复发的患者，医生根据患者甲状腺对放射性碘的摄取率计算每个患者需要的放射剂量。放射性碘对孕妇和哺乳妇女是绝对禁忌证。放射性碘治疗不适合有甲状腺眼病的甲亢患者，因为治疗后眼病可能会加剧。

（4）手术治疗适合那些甲状腺肿大显著，或高度怀疑的甲状腺恶性肿瘤的，或甲状腺肿大有压迫气管引起呼吸困难者。手术前需要用药物将甲状腺功能控制在正常范围，术前还需要口服复方碘溶液做术前准备。

第二十九节　肾　炎

肾炎分急性和慢性两种。肾炎是机体（特别是肾小球）对某些致病原的免疫与感染反应，两侧肾脏非化脓性的炎性病变。通常指肾小球肾炎。急性肾炎多见于幼儿及青少年，一般有眼皮和面部浮肿、血尿、尿少、低烧、血压升高等症状。急性肾炎治疗不当或不彻底，可演变成慢性肾炎。慢性肾炎多见于成人，病程迁延。其表现为全身浮肿、少尿、腰痛、蛋白尿、血尿、疲乏、消瘦或贫血等症状，以及不同程度的肾功能减退。此病属于中医的"水肿""虚劳"等范畴。患者在药物治疗的基础上，配合食疗，对提高疗效、缩短疗程、早日康复十分有益。据病选方，不妨一试。

一、肾炎食疗方

1. 冬瓜每天不拘量，煮汤食用。
2. 玉米须 250 克，每天水煎当茶饮用 3 个月。可降血压、消水肿。治急、慢性肾炎。
3. 西瓜每天不拘量食用。
4. 西瓜皮、冬瓜皮各适量，红枣 7 枚，黑豆 30 克炖服，每天 1 剂。
5. 鲜白茅根、鲜芦根各 30 克，西瓜皮 30 克，同水煎服。
6. 鲜苹果每天 1 个食用。
7. 西瓜皮、冬瓜皮、赤小豆各 30 克，煮水饮服。可治各种水肿、肾炎。
8. 菠萝肉 100 克，鲜白茅根 50 克，水煎煮服用。
9. 山楂 60 克，益母草 30 克，鲜白茅根 50 克煮水服，可治急、慢性肾炎。
10. 甲鱼 1 只，洗净，山楂 50 克，大蒜 100 克，冰糖、黄酒各适量，入沙锅中，加水炖熟烂，分次食用。可治慢性肾炎。
11. 生黄芪 50 克，薏苡仁 30 克，赤小豆 30 克，鸡内金 10 克（碾细末），金橘饼 2 枚，糯米 100 克。先用水 600 毫升，煮黄芪 20 分钟，去渣取汁，下入薏苡仁、赤小豆，煮 30 分钟，再次入鸡内金细末、糯米，煮熟成粥。每天 1 剂，分 2 次服用，食用嚼服金橘饼 1 枚，连续服用 3 个月。治慢性肾炎颇验。
12. 用新鲜鲤鱼（或黑鱼）1 条（约 500 克重），洗净与赤小豆 100 克一起煮汤食用。
13. 冬瓜 300 克，捣碎挤汁，加冰糖末 30 克，每日早、晚各饮服 1 次。
14. 赤小豆 100 克，红糖 30 克，水煎豆煮烂，饮汤吃豆。
15. 茯苓粉 50 克，粳米 100 克，煮稀粥，加白糖适量，每天早晚食用。
16. 花生米 50 克，赤小豆 50 克，薏苡仁 30 克，红枣 10 枚，冰糖少许，经常煎汤食用。
17. 黑鱼 1 条，洗净去鳞，加黑豆 100 克，同煮汤，即可食用。
18. 用母鸡（童子鸡 1 只），去毛洗净，再加黄芪 100 克，放入鸡腹内，用线缝牢鸡腹，然后入沙锅炖烂，去药渣，吃鸡肉喝汤。

19. 新鲜鲫鱼 1 条（约 250 克重），加入通草 10 克，一起煮汤，去渣饮汁吃鱼。

20. 青头雄鸭 1 只，去毛洗净，与冬瓜 500 克一起炖煨熟烂，加少许食盐、葱调味，即可食用。早晚各 1 次，每次 1 碗。

21. 杜仲 30 克，核桃仁 50 克，先水煎，去渣取汁，再用猪腰或羊腰 1 对，去白膜、内臊洗净切片，放入药汁煮汤食用。

22. 黄芪 30 克，淮山药 30 克，龟板 30 克，三味同煎煮汤食用。消除蛋白尿、退水肿。

23. 将新鲜鸡蛋打一小口，把蛋清和蛋黄搅匀，再将蚯蚓 1 条捣末放入有口的鸡蛋内，再搅匀，蒸 15 分钟即可，取出食用。每天服用 1 只蚯蚓鸡蛋，治肾炎蛋白尿。坚持 2～3 个月，方能有效。

24. 用陈蚕豆（越陈越好）200 克，红糖 15 克，将蚕豆和红糖放进沙锅中，加清水 2 000 毫升，用文火煮至 250 毫升饮服。

25. 用陈蚕豆 200 克，猪肉 200 克炖煮服用。若加以冬瓜皮和黄豆同煮，消炎退水肿效果会更好。

26. 荸荠洗净，不拘量煮熟食用，或荸荠苗煎汤饮服。治慢性肾炎水肿有显著疗效。

27. 每次可用新鲜乌鱼 1 条（100～150 克），去鳞和内脏洗净，冬瓜 500 克（连皮），赤小豆 60 克，加葱头 5 枚，清水适量，煲汤服用，不要加盐。适用于急性肾炎患者恢复期。

28. 绿豆 90 克，赤小豆 60 克，加熟附片 6 克煮汤，空腹饮用，每天 1 剂，分 3 次服用。适用于急性肾炎水肿患者。

29. 赤小豆 60 克，冬瓜 100 克，每天煮汤饮之。适用于急性肾炎浮肿患者。

30. 每次用新鲜荠菜 200～240 克（干品 60 克），洗净放瓦锅中，加水 3 大碗，煎至 1 碗水时，放入鸡蛋 1 个（去壳搅匀），煮熟，加食盐少许饮用，每日 1～2 次。连服 1 个月为 1 个疗程。适用于急性肾炎恢复期。

31. 每次可用大蒜 60～90 克，西瓜 1 个（1 500～2 000 克），先用尖刀在西瓜上挖一个三角形的洞，大蒜去皮洗净放入西瓜内，再用挖出的瓜皮塞住洞口，并将洞口用瓦碟盖好，隔水蒸熟，吃蒜和瓜，趁热服下。适用于慢性肾炎患者。

32. 新鲜鲫鱼 1 条，去内脏，将砂仁末 6 克、甘草末 3 克放入鱼腹中，用线缚好，清炖煮烂服食。适用于慢性肾炎饮食不佳者。

33. 新鲜鲤鱼 1 条，去肠及内脏，留鳞，用大蒜瓣填入鱼腹，用纸包好，用线缠住，外用黄泥封裹，于灰中煨熟，剥去纸泥，食鱼。适用于慢性肾炎患者。

34. 甲鱼 1 只（约 250 克），去内脏，洗净，赤小豆 100 克，不加盐清炖吃。适用于慢性肾炎伴有阴虚内热患者。

35. 大冬瓜 1 个，一头切开洗净，纳入大蒜 120 克，赤小豆 120 克，放饭锅上蒸熟，不时饮汁。

36. 新鲜羊奶每日饮服 500～1 000 毫升，连服 1 个月。治疗慢性肾炎颇验。

37. 每天空腹饮豆浆或豆奶 250～500 毫升。连续服用 1 个月，有利于慢性肾炎的恢复。

38. 藕节 100 克，白茅根 100 克，水煎当茶饮之。可治肾炎血尿。

39. 薏苡仁 50 克，大米 100 克，一起煮成稀粥。经常服食，可治慢性肾炎。

40. 黑豆 50 克，红枣 7 枚，一起煮至豆烂，吃豆、枣，饮汤。主治慢性肾炎。

41. 野鸭 1 只，大蒜 50 克，将野鸭去毛及内杂物，洗净，大蒜剥皮填于鸭腹内，煮熟食肉饮汤。每 3 日食 1 只，连服数次。可治慢性肾炎及水肿。

42. 芋头 1 000 克，洗净切片，锅内煅灰研末，与红糖 250 克和匀，每次食 50 克，每天 3 次，连续服用。可利水消肿，治慢性肾炎。

43. 泥鳅 500 克，去内脏，清炖至五成熟时，加入豆腐 250 克，炖至鱼熟，加入蒜末，不放盐。治水肿。

44. 赤小豆 50 克，温水浸泡 2～3 小时，加水煮烂，放入 50 克粳米（或大米）与豆同煮，熟后加白糖适量。还可用绿豆、大米、小米混合煮粥或蒸饭。治水肿。

45. 西瓜瓤去籽，用纱布挤汁，用大火烧开，改小火煮煎成膏状，稍凉加入白糖，将膏状吸干，装瓶。每次 15 克，沸水冲饮，每日 3 次。治水肿、尿少。

二、保健事项

以休息及对症治疗为主。急性肾衰竭者应予透析，待其自然恢复。

1. 一般治疗

急性期应卧床休息，待临床症状好转后逐步增加活动量。急性期应给予低盐饮食（每日 3 克以下）。肾功能正常者不需要限制蛋白质摄入量，但氮质血症时应限制蛋白质摄入，并以优质动物蛋白为主。少尿者应限制液体摄入量。

2. 对症治疗

利尿消肿、降压，预防并发症。

3. 透析治疗

当发生急性肾衰而有透析指征时，应及时给予透析治疗。

第三十节　泌尿系统感染

泌尿系统感染是肾盂肾炎、膀胱炎、尿道炎的总称，是由细菌直接感染泌尿系统而致的炎症，通常分为急性和慢性两种。急性的发病快，症状突出；慢性的泌尿系统感染一般是由急性泌尿系统感染没治好发展而成的。此病以尿频、尿急、尿痛以及伴有腰痛为特征。有的可见发热、少尿、血尿、小便淋漓不畅、乏力等症状。属于中医的"淋症"范畴。此病要多饮茶水，最好选用清热通淋之品淡煎代茶，经常保持小便通畅，注意尿道清洁，性生活卫生，不要过劳等，都是预防泌尿系统感染复发的重要措施。配合食疗，据病选方，疗效更佳，不妨一试。

一、泌尿系统感染食疗方

1. 玉米须 120 克，水煎代茶饮之。

2. 取大西瓜 1 个，随量饮之，能利尿，可缓解急性膀胱炎的症状。亦可用西瓜皮煎汤代茶饮之。

3. 绿豆 60 克，赤小豆 30 克，车前草、白糖各适量，加水煮服。清热解毒，利尿通淋。

4. 鲜荸荠洗净，加水煮熟，吃荸荠饮汤。利尿清肿，可治肾盂肾炎、膀胱炎。

5. 新鲜冬瓜 500 克，绿豆 50 克，加白糖适量，煮汤饮服。既能清热利尿，又能防暑降温，是防治泌尿系统感染的最佳饮料。

6. 车前子捣碎用细布包裹，放入粳米中同煮，粥成去车前子。每天饮服，能清湿热、利小便，可治膀胱炎、腹泻下痢。

7. 白茅根 150 克，藕节 10 节，加水煎，代茶饮服。能清热利尿、凉血止血，可治泌尿系统感染伴有尿少、血尿患者。

8. 竹叶 30～50 克洗净，滑石 30 克，加水煎去渣取汁，加入大米 100 克，煮粥，每日早晚各服 1 次。

9. 新鲜车前草叶 30 ~ 50 克，葱白 30 克，洗净切碎，水煎去药渣取汁，与大米 100 克煮粥，每日早晚各服 1 次。

10. 绿豆 50 克，黑豆 50 克，车前子 15 克，蜂蜜 1 匙。将车前子用纱布包好，用绿豆、黑豆共入锅中，加水适量煎煮，至豆烂熟，离火，弃药包，调入蜂蜜即成，吃豆饮汤。适用于小便不利，尿短急痛，腰酸腰痛患者。

11. 金银花 30 ~ 50 克，甘草末 10 克，开水浸泡 10 分钟，代茶饮之。清热解毒，利尿通淋。可治发热，尿痛。

12. 绿豆芽 500 克，白糖适量。将绿豆芽洗净，捣烂，用纱布压挤取汁，加白糖代茶饮服。可治泌尿系统感染、尿赤、尿频、淋浊等症。

13. 鲜甘蔗汁 1 杯，藕汁 1 杯，混匀服用，每天分 2 ~ 3 次饮完。治泌尿系统感染，伴有血尿、尿道刺痛等症。

14. 芹菜 2 500 克。将鲜芹菜洗净，捣烂取汁，加热至沸，每次服 60 毫升，每日 3 次。

15. 干柿饼 2 个，灯心草 6 克，白糖适量，煎汤饮食。有清热利尿，通淋止血之功效。可治尿道炎、膀胱炎及血尿等症。

16. 蚬肉 20 克，秋海棠 30 克，冰糖适量，加水共煮，食肉饮汤。清热利尿，治尿路感染。

17. 冬瓜 250 克，切片；葱白 100 克，切段；豆豉 50 克，加水共煮作羹，早晚空腹食用。

二、保健事项

1. 保持外阴清洁

（1）女婴在大小便后应及时更换尿布，洗涤会阴和臀部，所用尿布必须干净清洁。1 岁以后的孩子，不论男女，都不应穿开裆裤，不要就地而坐，以免外阴和尿道感染。

（2）成人应每日清洗外阴 1 次，勤换内裤，大便后习惯擦拭肛门，应从前向后，避免将肛门污物带到尿道口。

（3）禁用坐浴，如果坐在浴盆内洗澡，污水容易浸入尿道，引起感染。因女性尿道短而宽，尿道口与阴道、肛门靠近，尤应注意。

2. 注意性生活卫生

泌尿系统感染的发病原因，性生活卫生习惯不良较为常见，男女一方外阴、阴道、尿道的病菌极容易传给对方，也容易自身感染。因此性生活前，应清洗外生殖器。如果使用避孕工具，应将避孕工具清洗或消毒。性交前后，都应排尿一次。此外，戒除手淫，尤其是用器物手淫，防止尿道感染和损伤。

3. 清除入侵病菌

（1）积极治疗感染性疾病，如扁桃体炎、皮肤疖肿或外伤感染、胆囊炎、盆腔炎、阑尾炎、前列腺炎、龋齿感染、鼻窦炎等，要足量用药，彻底除净，防止病菌通过血管、淋巴道等进入泌尿系统，同时杀灭已经侵入泌尿道的病菌。

（2）多喝开水，增加尿量，使尿液不断地冲洗泌尿道，尽快排出细菌和毒素，保持泌尿道清洁。

4. 根治防变

（1）彻底治疗：已经发现泌尿系统感染的病人，要在足够的疗程内足量用药，不可以掉以轻心。间断治疗或过早停药，就有可能迁延不愈转为慢性。一般要求，在症状完全消失，尿液检查恢复正常后，还要继续用药 3 ~ 5 天，停药后每星期复查 1 次尿液，连续 3 次以上未见异常方可认为基本治愈。

（2）寻找慢性病因：慢性病人要查找迁延不愈的原因，看看是否存在尿路梗阻或其他感染性疾病，尤其是尿道口的感染性疾病；是否有导致机体抵抗力降低的慢性消耗性疾病如糖尿病、肝病、肿瘤、结核病、其他肾脏病等；是否近段时间内还在服用免疫抑制药物如强的松、昆明山海棠、青霉胺及抗肿瘤药物；是否违背医嘱用药不正规等。然后有针对性地预防。

（3）长期追踪观察：慢性泌尿系统感染的彻底治愈是长期的事情，应追踪观察。如在停药后6~9周内症状再现，应视为重新感染或原病复发，要再连续服药半年左右。停药后的半年里仍要每月复查尿液，有复发征象立即治疗，避免病情演化至最后，成为尿毒症等。

5. 动静适宜

加强体育锻炼，增强体质，是预防泌尿系统感染的重要方面。一旦感染，在发热、尿化验异常的急性期，应卧床休息。恢复期就要参加适度的体力活动，避免体质虚弱，迁延不愈。活动的方式可因人而异，但不能过度疲劳。

6. 女性预防

每一年有10%的女人会发生泌尿道感染。医师诠释道，因为女人的尿道要比男人的短，一般只有4厘米长，尿道内腔比较宽，而外口临近阴道、肛门这些易被细菌污染的部位，因此很容易遭到感染。加之女人外生殖器皱褶比较多，近尿道口处常有细菌寄生，要是身板抵抗力下降，细菌就会趁机侵入。女人泌尿系统感染预防应做到以下几方面。

（1）保持外阴清洁。

（2）防止尿液满留。有尿意时，及时排尿，不要憋尿，每晚临睡前，排空膀胱。怀孕5个月以上的妇女困觉时以左侧、右侧卧位为宜，免得卵巢榨取输尿管，导致尿流不畅。积极治疗导致尿路梗阻的疾病，如泌尿系统结石、肿瘤、肾奔拉、瘢痕狭小、泌尿系统先本性畸形等。

（3）注意性生活卫生。

第三十一节　泌尿系统结石

泌尿系统结石是泌尿系统常见的疾病之一。泌尿系统结石包括肾结石、尿管结石和膀胱结石。结石病的病因较复杂，现代医学认为是由于尿液内胶体（黏液蛋白、核酸等）和晶体（尿酸钙、草酸钙、磷酸钙等结晶）之间平衡失调，过饱和状态不能维持，结果晶体沉淀，产生结石。它与饮食营养、感染、尿液淤积、异物和新陈代谢紊乱等因素有关。常以腰部绞痛、尿血、排尿困难为特征。此病属于中医的"砂淋""石淋""血淋"等范畴。

此病患者要多饮水，可以稀释尿，使尿内尿酸钙、草酸钙、磷酸钙等结晶浓度下降，如使每日尿量超过2 500毫升，可保证大多数人不发生泌尿系统结石。另外，合理饮食对于防治泌尿系统结石有重要意义。应适当限制含钙、含草酸的食物。牛奶、黄豆、豆制品等含钙较多，菠菜、甜菜、红茶、巧克力、果仁含草酸较多，对于尿中草酸钙、磷酸钙结晶多的人应少食。尿路结石患者，还应适当控制动物蛋白质的摄食。因为多量动物蛋白质可使肠内酸度增加，促进钙盐溶解和吸收，使尿中草酸盐增加。减少动物蛋白质的摄入，可减少形成结石的两个危险因素——尿高钙和尿高草酸。对于尿酸过多引起的结石，应避免进食过多的动物内脏，如肝、脑、肾等，不宜多饮红茶、可可，也不宜多吃巧克力、鱼肉等食品，因为这些饮料和食物富含嘌呤，可使血液中尿酸含量增加。尿路结石病人最好饮用磁化水，除饮用外，烧饭、烧菜也用磁化水。因为经过磁场作用的水，其所带的电荷发生改变，导致离子之间的静电引力破坏，从而可使尿液中晶体的溶解度增加。大量饮用磁化水，每天至少2 000毫升以上，可使结石大者化小，小者化无，还能预防结石的再形成。临睡时饮一大杯磁化水，更能起到稀释尿液、减少尿结晶聚合沉淀的作用。长期处于高温环境下工作和生活的人，由于汗多，尿量少，尿液易浓缩，特别要注意多饮水。

一、泌尿系统结石食疗方

1. 鸡内金 500 克，文火焙干，研成粉末，装入胶囊，每天 3 次，每次 5 克，连续服用。
2. 荠菜、金钱草各 60 克，鸡内金 15 克，每天 1 剂，每日 3 次。以结石排出为度。
3. 胡桃仁 60 克，黄芪 30 克，每天 1 剂，分 3 次服用。适用于气虚伴有结石的患者。
4. 胡桃仁 100 克，大米 200 克，加水煮稀粥饮用。
5. 乌梅每天 5 枚，或生核桃仁每日 100 克，多饮水服用，对磷酸盐结石有防治作用。
6. 用黄牛角文火焙干，研粉过筛，每日 3 次，每次 10 克，用适量米醋、黄酒送服，对防治草酸盐结石有较好效果。
7. 以鲤鱼齿烧灰研末，用酒吞服，每次 1~2 克，每日 3 次。
8. 核桃仁 120 克，冰糖 120 克，用香油炸酥核桃仁，共研为细末。每次用 30~60 克，每天 3~4 次，用温开水送服。具有溶解结石作用。
9. 向日葵梗心 100 厘米，剪成 3 厘米长的小段，水煎服，每天 1 剂，连服 1 个月。治结石伴血淋。
10. 鱼脑石（即黄鱼头中的耳石 2 枚）30 枚，煅后研末，温水送服，每次 1~1.5 克，每天 2~3 次。
11. 荸荠茎（又名通天草）30~60 克，煎汤代茶饮。有通淋排石作用，可治泌尿结石。
12. 鲜葫芦、蜂蜜各适量。将葫芦捣烂绞取其汁，调以蜂蜜，每次服半杯或 1 杯，每日 2 次。利尿排石，可治尿路结石。
13. 玉米须 100 克，加水煎汤饮，可随时不拘量饮用。通淋排石。
14. 鲜杨桃 5 个，蜂蜜适量。将杨桃切成块，加清水 5 碗煎至 3 碗，冲入蜂蜜饮用。治膀胱结石。
15. 猪蹄两只，去毛，洗净，放入锅中，用水煮至八成烂，然后放入 100 克花生米，共同炖烂食用。
16. 南瓜子 20 克去壳，取仁捣烂如泥，加白糖适量搅拌。早、晚空腹用温开水冲服，连服 3~5 天即可奏效。
17. 豆腐 150 克，红糖 50 克，加适量水煮，待红糖溶解后加入米酒 50 毫升，1 次食完。每天 1 次，连服 5 天。
18. 母猪蹄 1 具（即 4 只），通草 1 800 克，加水，充分煎煮后食肉、喝汤，忌用盐。
19. 将黄花菜 30 克放入豆浆里煮开食用。每天早晚各 1 次，连用 5 天。
20. 生花生米 20 克捣烂，用热豆浆 1 碗冲服，每天 2 次，连用 3 天。
21. 鲫鱼 1 条，猪脚 1 对，煮熟后，分两次连汤食下。
22. 取适量的活虾子，微炒后，用黄酒煮食，连食 3 天。

二、保健事项

1. 保守治疗

（1）适应证：结石直径小于 0.5 厘米者（90%可自行排出）；小结石无继发感染、无明显症状者；一般情况极差或合并有其他严重疾病，不能耐受手术治疗者。

（2）方法：适当增加饮水量，保持每天尿量在 2 500 毫升以上，增加运动量，改变体位，促进结石自然排出。肾绞痛时可用新针治疗（肾腧穴、中极穴、阿是穴），或手指按压痛点。药物心痛定、黄体酮、葡萄糖酸钙、泌尿灵等可松弛平滑肌而止痛。理疗和局部热敷可缓解症状。

如已知结石成分，应根据结石成分来调节饮食，酸化或碱化尿液，如尿酸结石者应禁食动物脏腑，同时碱化尿液；磷酸盐结石则不宜素食，同时应酸化尿液。

2. 体外冲击波碎石（ESWL）

冲击波是指水下高压快脉冲放电时借助液电效应而产生的基本压力脉冲，此波以超水介质声速在水中传播，并依赖介质中相邻质点在平衡位置的振动来完成能量的传递。人体软组织密度与水相似，故冲击波可经水透入人体，并在人体组织中保持原来的传播方向，当遇到结石时，由于结石与水密度相差悬殊，能量急剧释放，在结石内产生很强的拉伸内应力，这种力一旦超过结石的拉伸强度极限，结石便碎裂。冲击波经反射器聚能产生高能区，若使结石准确定位于高能区，反复击发，几乎所有尿路结石均可破碎。但有多种因素影响治愈效果，如肾功能的好坏、结石的大小、部位等。一般肾结石的疗效高于输尿管结石，输尿管结石的疗效与其在原位停留时间及输尿管局部病变有密切关系。目前 ESWL 治疗尿路结石的适应证已放宽，几乎全尿路结石均可采取 ESWL 治疗。

3. 输尿管镜、肾盂镜取石

输尿管镜取石，目前仅作为 ESWL 治疗后形成石阶的辅助措施，肾盂镜取石基本上已被 ESWL 所替代。

4. 开放手术

由于 ESWL 的应用，使得开放手术的指征已大大缩小。开放手术的指征是：ESWL 禁忌证者；输尿管结石，急性梗阻导致尿闭者；ESWL 术后并发石阶引起阻塞、感染、发热不退者；输尿管结石停留时间很长，局部病变严重。

第三十二节　早　泄

早泄是指同房时，阴茎尚未接触阴道就射精，或一经接触就立即射精的不正常现象。大多由精神过度紧张或严重神经衰弱所引起。长期手淫恶习或过频性交也是诱因之一。防治此病，要解除思想顾虑，树立信心，正确对待性生活，戒除手淫恶习，加强体育锻炼。配合食疗，选用良方，更为奏效，不妨一试。

一、早泄食疗方

1. 核桃仁 30 克，狗鞭 60 克，加水炖熟至烂食用，每天 1 剂，连续服用，以愈为度。

2. 莲子肉 30 克，麻雀 3 只，加水煨烂，每天服食，连续服用见效。

3. 枸杞子 200 克，糯米 2 000 克，炒熟研至细粉，拌匀服用。每天 3 次，每次 15～20 克。

4. 公鸡 1 只，去毛及内脏，加油和少量盐放锅中炒熟，盛大碗内加糯米酒酿 500 克，隔水蒸熟，每天食用。

5. 羊肾 1 对，去白筋膜及导管，加入肉苁蓉（切片用黄酒浸）、杜仲各 20 克，共煮汤，调味食用。

6. 枸杞子 50 克，鸽子 1 只，去毛杂后同放入大碗中，加水适量，隔水蒸熟食用。

7. 虾肉 50 克，用水泡软，锅中放油加热后，与切好的山药片 250 克同炒熟，加盐、葱调味后食用。

8. 狗肉 250 克，黑豆 60 克，白糖适量，加水煮熟食用。

9. 猪腰 1 对剖开，去筋膜及导管，切片，将核桃仁、枸杞子各 20 克放入一起煮熟服食。

10. 羊肉 500 克，枸杞子 30 克，羊肉切小方块先煮至八成熟，加姜末少许，放入枸杞子，加入清汤与调味品,用文火炖至肉烂。最宜阳痿、早泄患者食用。

11. 牛肉 200 克,切成小块,加盐、姜、葱、黄酒等调料,同粳米煮粥食用。

12. 鱼鳔 15 克,用香油炸略黄,然后用清水泡发,用碗盛鱼鳔,取莲须用纱布包好,加适量汤,隔水蒸熟,饮汤吃肉。能填精补髓,止早泄,固肾精。

13. 麻雀 5 只,去毛杂,菟丝子、覆盆子各 20 克,用 1 000 克米酒浸泡,半月后饮服。

14. 麻雀 3 只,去毛杂,切碎炒熟,与大米煮粥,少许调味后即可食用。

15. 大米 500 克,莲子 50 克,芡实 50 克,将大米洗净,莲子、芡实用温水泡发,一起同入锅中,搅匀,加适量水,如焖米饭样烧熟,食时将饭搅开。治遗精、早泄。

16. 淮山药 50 克,肉苁蓉 30 克,菟丝子 30 克,核桃仁 2 个,瘦羊肉 500 克,羊腔骨 1具,粳米 100 克,葱白 3 根,姜、花椒、八角、料酒、胡椒粉、盐各适量。先将羊腔骨剁成数节洗净。瘦羊肉洗净后,焯去血水沫,再洗净,切成小块,将淮山药等四味用纱布包扎好,生姜、葱白拍松。再将药物、食物和粳米同时放入沙锅内,加清水适量,烧沸,捞去浮沫,下花椒、八角、料酒,改用文火煮,炖至肉烂为止。食时加胡椒粉、盐调味,分次食用。能补肾壮阳,治肾阳不足、肾精亏损引起的早泄、遗精、阳痿等症。

二、保健事项

多数患者为延长射精潜伏期,在性交期间把思维转向其他方面如饮食、游玩等,企图延缓射精潜伏期,或使用避孕套、饮酒等方法,但效果不佳,相反却常导致性欲减退、性快感障碍,甚至可引起勃起功能障碍等,从而加重病情。所以早泄的治疗应根据发病原因,选择适当的治疗方法。

1. 心理治疗

需要夫妻双方协同。应告知夫妻双方早泄是比较普遍存在的问题,夫妻双方需懂得重建射精条件反射的必要性和可能性,消除患者的焦虑、不安、自罪感等异常心理,建立治愈疾病的信心。只要双方配合治疗,还是可以治愈的。

2. 行为方法指导

性快感集中训练的基本治疗法,其目的就是通过拥抱、抚摸、按摩等触觉刺激手段来教导患者体验和享受性的快感,克服心理障碍。还可在达到高潮前向下牵拉阴囊和睾丸,或用拇指和食指压挤龟头使性兴奋降低,勃起硬度也能减少 10% ~ 25%。长久训练后再以女上位方式进行性交,仍采用抽动—停止—再抽动形式反复训练,逐渐提高射精刺激阈,从而达到较满意的人为控制后才射精。

3. 口服药物治疗

有报道抗抑郁药 clomipra-mine 对早泄治疗的有效率达 58%,但对中度早泄无效。有实验研究报道,多巴胺类药物可提高大脑皮质射精中枢的兴奋性,而 5-羟色胺类药物则可抑制其兴奋性。最近,其他一些抗抑郁制剂、α-肾上腺素受体阻断剂和 5-羟色胺再吸收抑制剂也被用于治疗早泄,这些药物虽然有效率可达到 50%左右,但副作用也较多,临床使用时应合理使用。

4. 局部用药

主要为局部麻醉药,可于性交前涂在阴茎头,通过局部麻醉作用来延缓射精潜伏期。

第三十三节　阳　痿

阳痿是一种男子常见的疾病,以性功能障碍为主要症状。是指男子阴茎不能勃起,同房时阳具不举而不能性交。多由前列腺炎或神经机能障碍引起。此外，长期手淫、精神因素、饮酒过量、过度疲劳、过度焦虑等也能引起阳痿。只要自己注意，克服不良恶习，配合食疗，据病选方，疗效甚验，不妨一试。

一、阳痿食疗方

1. 麻雀 5 只，去毛及内腔；菟丝子 20 克，肉苁蓉 30 克，用布包好与麻雀同煮，待熟去药渣，吃肉饮汤。补肾壮阳，可治阳痿。

2. 麻雀卵 5 个，加羊肉 250 克，盐、姜、葱等调料，一起煮汤食用。

3. 蛇床子、五味子、菟丝子、枸杞子、覆盆子等份研末，制成如梧桐子大小蜜丸，每次 10 克，温黄酒送服，早晚各 1 次。

4. 猪腰子或羊腰子 1 对，洗净切片，加枸杞子 30 克，用椒盐煮羹食用。

5. 羊肉片 200 克，加大葱、生姜少许，虾米 30 克同煮，吃肉饮汤。

6. 虾米 30 克，冬虫夏草 10 克，九香虫 10 克，加水同煮，食虾喝汤。

7. 取枸杞子 30 克，核桃肉 3～4 枚，捣烂置碗中，加入适量的白糖和水，炖熟后即可食用。

8. 麻雀肉粥治阳痿。麻雀肉性味甘，无毒，为温补强壮之品。孟洗在《食疗本草》中指出其功效："继五脏不足气，助阳道、益精髓，宜常食之。"据现代医学文献介绍，麻雀肉是一种健身佳品，能温补肾阳，增强人体免疫力和性神经功能，用于治疗肾阳虚所致的阳痿，有良好的效果。

麻雀肉粥的制法为：麻雀 3～5 只，将其肉切碎，炒熟，倒入料酒 50 克，煮 5～10 分钟，再放入切碎的葱白、大米、盐少许，一起煮软。每天早晨空腹服食。应注意，感冒发热时停服。不要和白薯、李子同食。

9. 狗肉 250 克，黑豆 50 克，炖烂加少许食盐、葱、花椒调味，经常适量服用。

10. 鸡蛋黄 1 个，柠檬汁 1 杯，调蜂蜜适量，先用开水冲淡，再加黄酒少许，调匀，临睡前服，每天 1 次，连服 1～2 月。

11. 泥鳅 250 克，洗净，韭菜适量，加油、盐同炒熟，久食见效。

12. 取羊肾 1 对，去白膜及导管，洗净，放碗内蒸熟，切片蘸蒜汁或姜汁食之，连用 1 月。

13. 新鲜韭菜（又叫起阳草）60 克，粳米 100 克，同煮成粥即可食用。

14. 补骨脂、杜仲、胡桃仁各 30 克，前两味煎药取汁，胡桃仁轧细，将药汁同胡桃仁并入粳米 100 克，煮成稀粥，粥熟加入适量糖调味，每日早晨空腹服。

15. 鹿角胶 30 克，大米 150 克，生姜 3 片。先将大米煮成粥，待水开后，再入鹿角胶、生姜同煮为稀粥食用。

16. 补骨脂、杜仲各 30 克，煮沸 15～20 分钟后，去药渣取汁；胡桃仁 30 克，捣成泥；羊肾 1 对，洗净切片。将药汁、胡桃仁和羊肾片同做汤羹，并入生姜末、蒜泥各 5 克，加食盐少许调味，每晚趁热食用，连续服用。

17. 韭菜子 150 克，覆盆子 150 克，两味均炒熟、研细、混匀，浸于黄酒中 7 天后即可饮用。每次可饮 50～100 毫升，每天 2 次。

18. 羊肾 1 对，羊肉 100 克，枸杞子 250 克，葱白 3 根，粳米 150 克，共煮成稀粥，连续服用 2～3 月。

19. 核桃仁 30 克，加牛鞭或狗鞭炖食，每晚 1 次（注意服药期间不能同房），连服 4 个疗程，每疗程为 7 天。

20. 白果 10 克，捣碎，芡实、金樱子各 12 克，共煎汤服。

21. 生核桃仁 60 克，细细嚼食，每日服用，持续服用月余见效。

22. 胡桃仁 15 克，打碎，红枣 5～7 个，去皮，芡实粉 30 克。将芡实粉用凉水打糊，入沸水搅拌，放入核桃仁、红枣煮粥，可加糖适量，经常随意食用。

23. 胡桃仁 30 克，加莲子 30 克与狗鞭 60 克炖食，每天 1 剂，连服 1～2 个月。

24. 核桃仁 50 克，枸杞子 50 克，糯米 2 000 克，研成细粉末，炒熟，每天 3 次，每次 20 克。

25. 枸杞子 30 克，鸽子 1 只，去毛洗净，放入锅内加适量水隔水蒸熟，吃肉饮汤。

26. 公鸡 1 只，去毛洗净，加油和少量盐放锅中炒熟，盛大碗内加糯米酒 500 克，共隔水蒸熟食。

27. 泥鳅 100 克，虾子 50 克，一起煮汤食用。可治阳痿、遗精，疗效显著。

28. 羊肉、海参、盐、葱、姜各适量。海参泡发洗净，切片，加调料，同羊肉煮汤服食，可连续食用。具有补肾壮阳之功效。

29. 狗鞭 5 件，黄酒适量。将狗鞭用瓦焙干，研为细末，每天服 3 克，用黄酒送下。可治阳痿重症久治不愈者。

30. 菟丝子 15 克，枸杞子 15 克，雀蛋 10 个。先将雀蛋煮熟，剥皮，加水煮两味中药约半小时，下雀蛋再煮 15 分钟即成，可饮汤吃蛋，连吃数次。治阳痿、早泄有很好的疗效。

31. 活虾 100 克，热黄酒半杯。将活虾洗净，用滚热黄酒烫死，吃虾喝酒，每日 1 次，连吃 7 天为 1 个疗程。

二、保健事项

1. 学习性知识

有的未婚男子自称阳痿（无性欲或不能勃起），往往只是没有足够刺激引起性欲，不能视为病态。新婚夫妻性生活时，男方紧张、激动，女方恐惧、羞涩，配合不好，导致性交失败是缺乏经验，不是病态，要互相理解、安慰，随着时间推移大多能满意和谐。

2. 了解生理波动

当男子在发热、过度疲劳、情绪不佳等情况下出现暂时性的或一个阶段的阳痿，多半是一种正常的抑制和生理的波动，男方不要徒增思想负担，女方不要因之埋怨、指责，以免弄假成真，导致阳痿。

3. 谨慎用药

避免服用或停止服用可能引起阳痿的药物。如因疾病必须服用某类药物时，应尽量选择那些对性功能没有影响的药物。

4. 节房事

长期房事过度，沉浸于色情，是导致阳痿的原因之一。实践证明，夫妻分床，停止性生活一段时间，避免各种类型的性刺激，让中枢神经和性器官得到充分休息，是防治阳痿的有效措施。

5. 饮食调养

狗肉、羊肉、麻雀、核桃、牛鞭、羊肾等，含锌食物如牡蛎、牛肉、鸡肝、蛋、花生米、猪肉、鸡肉等，含精氨酸食物如山药、银杏、冻豆腐、鳝鱼、海参、墨鱼、章鱼等，都有助于提高性功能。

6. 提高身体素质

身体虚弱，过度疲劳，睡眠不足，紧张持久的脑力劳动，都是发病因素，应当积极从事体育锻炼，增强体质，并且注意休息，防止过劳而使调整中枢神经系统的功能失衡。

7. 消除心理因素

要对性知识有充分的了解，充分认识精神因素对性功能的影响。要正确对待"性欲"，不能看作是见不得人的事而厌恶和恐惧，不能因为一两次性交失败而沮丧担忧，缺乏信心。夫妻双方要增加感情交流，消除不和谐因素，默契配合。女方应关怀、爱抚、鼓励丈夫，尽量避免不满情绪流露，避免给丈夫造成精神压力。性交时思想要集中，特别是在达到性快感高峰，即将射精时，更要思想集中。

第三十四节　前列腺肥大

前列腺肥大是老年男子常见的疾病。发病与内分泌的失调及前列腺慢性炎症有关。此病的最初症状是排尿次数增多，特别是夜尿更为明显，病人排尿不畅，排尿困难，尿流变细，尿有滴沥等。若前列腺进一步增大，压迫尿道，就会出现尿潴留，不能小便，腹部胀痛，容易合并泌尿系统感染，也可影响肾功能，甚至发生肾性高血压和尿毒症。此病属于中医的"淋症""癃闭"范畴。中医认为此病是下焦膀胱湿热，老年人中气不足，肾虚失摄所致。此病的防治，首先要节欲房事，发现有小便异常，应立即就医，及早防治。配合食疗，据病选方，更为有效，不妨一试。

一、前列腺肥大食疗方

1. 田螺 250 克，洗净去尾尖，鲜嫩坤草（益母草）125 克，切碎，车前子 30 克，小茴香 10 克，用干净布包好，共煎汤饮用，食田螺肉，饮坤草汤汁。适用于膀胱湿热患者。

2. 葵菜 1 500 克，葱白 1 把（去须切细），粳米 100 克，葵菜择其叶及嫩心，切细，加水煮 5～10 分钟，取其浓汁，然后下米及葱白煮熟，加入少许浓豉汁为粥。每天空腹食用，分数次食用。此方有助膀胱湿热患者的治疗。

3. 青头雄鸭 1 只，去毛及内脏，党参 30 克，黄芪 20 克，升麻 15 克，柴胡 15 克，四味药用干净布包纳入鸭腹内，煮熟后去药渣，加少许盐调味，空腹食用，饮汤吃鸭。适宜于中气不足的老年患者服用。

4. 猪肚 1 个，洗净，青粱米 100 克，纳入猪肚内，用线扎紧，隔水用文火慢炖至熟烂，调味服食。适用于中气下陷老年患者。

5. 新鲜鲤鱼或鲫鱼 1 条（约 500 克），去除肠杂，再入黄芪 100 克，加水适量煲汤，入葱、盐、姜调味，饮汤食鱼肉。补中益气，通利小便。

6. 猪小肚（猪膀胱）1 个，洗净，巴戟天 30 克，胡桃仁 20 克，纳入猪小肚内，隔水炖熟，加葱、盐调味服食。适用于肾阳不足的老年患者，可温肾利尿。

7. 猪腰 1 个，洗净，去白筋膜及导管，切成小块，杜仲 30 克，肉苁蓉 30 克，葱白 5 根，加水煲汤，加食盐少许调味，吃猪腰饮汤汁。此方补益肾气，适宜于老年肾气不足患者服用。

8. 蛤蜊肉 150～250 克，坤草嫩苗 500 克，洗净切碎，加怀牛膝 30 克煎汤，调味服食。适用于肾阳亏损患者服用。

9. 鸡（以白雄鸡为佳）1 只，去毛及肠杂，熟地黄 50 克，丹皮 20 克，泽泻 20 克，怀牛膝 20 克，茯苓 30 克，诸药用布包放入鸡腹内炖熟，调味食用。该方能滋养肾阴，清热利尿，适用于肾阴不足的老年患者服用。

10. 每天饭后吃 50 克炒熟的白瓜子，3 个月为 1 个疗程，2 个疗程有明显治疗效果。

11. 葱白 500 克捣碎，加入麝香少许，分 2 包，敷于脐上。先热熨 1 包，各 15 分钟交替使用。通利小便，效果颇佳。

12. 独头大蒜 1 头，栀子 3 枚，盐少许，捣烂敷脐上，用胶布固定。适用于小便不通患者。

13. 田螺数个捣烂，和食盐少许，敷脐部，小便自通。

14. 鲜白兰花 30 克, 猪瘦肉 150 克, 加清水适量煲汤, 入精盐调味, 食肉饮汤。

15. 糯米粉、黄酒各适量。将糯米粉和成面团, 按常法烙饼, 临睡之前吃, 用黄酒送服, 连服数日, 症状大减。可治前列腺肥大、尿频症。

16. 韭菜适量, 洗净切碎, 捣烂, 绞取韭菜汁 1 杯, 加入白酒 10 毫升, 蒸热服, 每天 1 次, 连续服用。温肾利尿, 适用于肾虚不足的老年患者服用。

二、保健事项

（1）保持清洁: 男性的阴囊伸缩性大, 分泌汗液较多, 加之阴部通风差, 容易藏污纳垢, 局部细菌常会乘虚而入。这样就会导致前列腺炎、前列腺肥大、性功能下降。若不注意还会发生危险。因此, 坚持清洗会阴部是预防前列腺炎的一个重要环节。

（2）防止受寒: 秋冬季节天气寒冷, 因此应该注意防寒保暖。预防感冒和上呼吸道感染的发生; 不要久坐在凉石头上, 因为寒冷可以使交感神经兴奋增强, 导致尿道内压增加而引起逆流。

（3）按摩保健: 可以在临睡前做自我按摩, 以达到保健的目的。操作如下: 取仰卧位, 左脚伸直, 左手放在神阙穴（肚脐）上, 用中指、食指、无名指三指旋转, 同时再用右手三指放在会阴穴部旋转按摩, 一共 100 次。完毕换手做同样动作。肚脐的周围有气海、关元、中极各穴, 中医认为是丹田之所在, 这种按摩有利于膀胱恢复。小便后稍加按摩可以促使膀胱排空, 减少残余尿量。会阴穴为生死穴, 可以通任督二脉, 按摩使得会阴处血液循环加快, 起到消炎、止痛和消肿的作用。

（4）前列腺炎未彻底治愈, 或尿道炎、膀胱炎、精阜炎等, 使前列腺组织充血而增生肥大。要进行彻底的根治。

（5）过度的性生活和手淫, 使性器官充血, 前列腺组织因持久瘀血也会使前列腺增生肥大。因此, 要掌握适度的性生活频率。

（6）经常酗酒或长期饮酒, 嗜食辛辣等刺激性食物, 刺激前列腺增生肥大。要控酒戒烟。

（7）缺乏体育锻炼, 动脉易于硬化, 前列腺局部的血液循环不良, 也会导致本病。要加强体育锻炼。

（8）情绪不畅, 就会导致肝淤气滞, 气血不通, 造成体内瘀血, 而引起前列腺的循环受阻, 导致增生发生。要保持良好的心情。

（9）憋尿时间过长, 饮水量减少会使尿液浓缩、排尿次数减少, 导致尿内毒素沉积, 尿液内的有害物质就会损害前列腺。

（10）改善膳食结构, 饮食习惯不健康也是诱发前列疾腺病的一个重要因素。

第三十五节　神经衰弱

神经衰弱是一种神经活动机能失调的病, 多由大脑皮层中枢神经系统兴奋与抑制过程失去平衡所致。主要表现为记忆力差, 容易激动, 头昏, 头痛, 失眠, 心烦, 多梦, 心慌, 易疲劳等症状。此病属于中医的"失眠""心悸""虚劳""脏躁"等范畴。此病单靠吃药治疗难以治愈。最有效、最安全的防治措施是食疗, 结合适量体疗、心疗, 效果最佳。据病选方, 不妨一试。

一、神经衰弱食疗方

1. 何首乌 200 克, 桑叶 30 克, 黑芝麻 250 克, 胡桃仁 250 克, 何首乌、桑叶研细粉, 同后两味药共捣泥状, 制蜜丸如梧桐子大小, 每次 10 克, 每天早晚各 1 次。

2. 红枣 7 枚，炒酸枣仁 30 克，加合欢皮 30 克水煎，每天 1 次，睡前服用。

3. 向日葵子 50 克，酸奶 1 杯，每晚边吃边饮。可治失眠、神经衰弱。

4. 常吃新鲜葡萄，数量不限。可治神经衰弱和过度疲劳。

5. 龙眼肉 20 个，鸡蛋 1 个，红糖适量，每晚睡前服 1 次，可治神经衰弱，失眠和健忘等症。

6. 莲子 30 克，百合 30 克，冰糖适量，水煎煮烂，睡前服用。

7. 浮小麦（即洗淘时漂浮在水面的干瘪麦粒）100 克，甘草 5 克，大枣 15 枚，用水煎服，每天 1 剂，分 2 次服用。

8. 莲子芯 30 枚，加少许盐水煎，每晚临睡前服。可治心烦、失眠患者。

9. 莲子 50 克，芡实 50 克，糯米 100 克，常煮稀粥食用。

10. 龙眼肉 20 个，红枣 7 枚，加适量白糖，水煎煮，晚上睡前食用。

11. 每晚睡前饮 1 杯酸奶，加 1 个香蕉，可治失眠，尤其对半夜不能入眠的患者，饮用后可使血糖升高，使患者再度入睡。

12. 甲鱼 1 只（约 250 克），洗净，红枣 7 枚，龙眼肉 15 个，共炖熟至烂食用。适用于阴虚有热患者。

13. 桑葚 50 克，远志 5 克，冰糖适量，水煎服，每日 1 剂，每天 1 次。常用于阴虚阳亢、心肾不交的失眠患者。

14. 莲子 30 克，炒酸枣仁 15 克，红枣 5 枚，粳米 100 克，煮粥常食。

15. 牛奶 1 杯，临睡前 1 小时饮完（牛奶中的色氨酸能使人产生疲倦的感觉，故使人达到安眠的目的）。

16. 合欢皮 10 克，红枣 10 枚，甘草 5 克，煎汤服用。此方能解郁、舒心、安神。

17. 淫羊藿 30 克，加水 300 毫升，煮到 100 毫升后，与煮好的蛋黄调和，即成蛋黄淫羊藿汤，每次服 100 毫升，每日服 3 次，连服半个月。

18. 用枸杞叶 200 克，猪心 1 个，洗净切成小片，锅内放入花生油或菜油，将猪心和枸杞叶同炒熟，加食盐少许，调味食用。

19. 大枣 20 枚，葱白梗 7 根，加水 3 杯，煮至 1 杯，睡前弃渣服用。

20. 神经衰弱失眠时，把 1 汤匙莴笋浆液溶化于 1 杯水中服下。莴笋的乳白色浆液具有镇静安神作用。

21. 睡觉前吃点面包，体内胰腺就会分泌出胰岛素，把面包所含的氨基酸进行代谢，起到镇静神经作用，引人入睡。

22. 牛奶煮蛋黄，可治"虚烦不眠"之症。效果良好。

23. 大枣 10 枚，秫米 50 克，两味煮粥食用。秫米含色胺酸，具有催眠作用。大枣是治"惊悸怔忡、恍惚健忘"之佳品。

24. 黄花菜 30 克，瘦猪肉 100 克，烧汤食用。能"安五脏、利心志、治寐时不安"。

25. 每天可吃苹果 1 个或香蕉 2 根，有抗肌肉疲劳的作用。或把橘橙水果切开，放在枕头边，闻其芳香气味，有利于入睡。因为水果的芳香气味对神经有镇静作用。

26. 鲜花生叶、赤小豆各 30 克和蜂蜜适量，加水煎，睡前半小时服用。

27. 鲜百合 50 克，加蜂蜜 1 匙拌和，蒸熟食用。宁心安神有显效。

28. 小米 100 克，加水煎煮成粥，加白糖适量调服，睡前半小时进食 1 小碗，能使人迅速发困、安眠入睡。

29. 桂圆肉 250 克，白酒 500 毫升。将桂圆肉切碎，装入瓷瓶中，用酒浸泡 15～20 天。每天 2 次，每次服 10～100 毫升，治神经衰弱。

30. 糯米 100 克，薏苡仁米 50 克，红枣 10 枚。按常法煮粥食用，每天 1 次。益气安神，治神经衰弱症。

31. 瘦猪肉 50 克，淮山药 30 克，枸杞子 15 克。共煮饮汤，每天 1 次。养血安神，用于治疗神经衰弱。

32. 桑葚 100 克，冰糖 10 克，加水共煎煮，用糖调饮，治神经衰弱，失眠。

33. 黄酒 50 毫升，核桃仁 5 个，白糖 50 克。将核桃仁与白糖放入罐中共捣为泥，放入锅中，下黄酒调匀，用小火煎煮 10 分钟即成。每天食 2 次，连用 3 天。治神经衰弱。

34. 鸽肉质细嫩，富含蛋白质和多种维生素，具有滋阴壮阳、养血补气功用，对用脑过度而引起的神经衰弱有一定疗效。此外，还能治疗和防止高血压、血管硬化。因此常吃鸽肉有益于健康。食法有数种，但以煮、蒸为好。宰杀时，可勒颈至死，而不用刀杀，以免血液流掉，影响营养价值。

35. 鲜百合 50 克，生、熟枣仁各 15 克。将鲜百合用清水浸泡 1 夜。取生、熟枣仁水煎去渣，用其汁将百合煮熟，连汤吃下。常食可清心安神，治神经衰弱、更年期综合征。

36. 啤酒半瓶，每晚睡前半小时饮，连饮数周。可着枕即睡，通宵熟睡。

37. 核桃仁 30 克，黑芝麻 30 克，再加等量的桑叶，三味共做成药丸，每丸 3 克，每天服 2 次，每次 1 丸。此方可治失眠和神经衰弱。

二、保健事项

（1）神经衰弱的治疗一般以心理治疗为主，辅以药物、物理或其他疗法。

（2）心理治疗以解释支援治疗为主，并要与病人建立良好的关系，消除患者的疑病观念，让患者理解产生神经衰弱的过程及与心理事件的关系。

（3）药物起到镇静安神作用，帮助调整机体的生理紊乱。

（4）可适当合并针灸、耳针静电或交流电离子导入等理疗。

（5）为了提高疗效，应合理安排作息制度，坚持锻炼身体，适当参加文体活动。

第三十六节　自汗、盗汗

自汗是指人体一因活动就常出汗，多由阳气虚弱不能固密所致，治宜益气固表。盗汗是指睡中汗出，醒时即止，多由阴虚阳浮，津液外泄所致，治宜滋阴敛汗。选用食疗，据病选方，疗效甚验，不妨一试。

一、自汗、盗汗食疗方

1. 浮小麦 100 克，大枣 10 枚，水煎服，每天 1 剂。可治盗汗。

2. 桂圆肉 20 克，蜜枇杷 20 克，加水 500 毫升煎至 300 毫升，每天 1 剂，临睡前半小时温服，1 剂分 2 次服，连服 4~5 天，治盗汗。

3. 山萸肉 20 克，大枣 10 枚，水煎服，每天 1 剂，睡前服用。

4. 碧桃干 15 枚，大枣 7 枚，煎汤饮，每晚 1 剂，连服 3 剂，治盗汗。

5. 黑豆 100 克，黄芪 50 克，红枣 10 枚，水煎汤，分 2 次服，每天 1 剂。治气虚自汗。

6. 黄芪 15~30 克，羊肉 100 克，龙眼肉 10 克，淮山药 30 克，先将羊肉用沸水煮片刻，捞出用冷水浸泡以除膻味。烧开水，放入羊肉和三味中药同煮汤，食时调好味，可饮汤吃肉。主治病后体虚盗汗。

7. 瘦猪肉 50 克，黑豆与浮小麦各 30 克。一起共煮饮汤，每天 2 次服用。治身虚自汗、多汗。

8. 猪心 1 个，黄芪 15 克，党参 15 克，五味子 5 克。将三味中药纳入猪心内，加水炖熟，吃肉饮汤。可治体弱的自汗、盗汗症。

9. 百合 30 克，银耳 10 克，冰糖 30 克，水煎服。治阴虚盗汗症。

10. 泥鳅 5 条，生姜 3 片，黄芪 30 克，淮山药 50 克，红枣 7 枚。将泥鳅放清水中养 3 日令污物排出，一起共煮浓汤，分次饮服。治体虚多汗、自汗等症。

11. 羊肉 100 克，糯米 100 克，红枣 7 枚，生姜 3 片。将羊肉切碎，与糯米、红枣一起炖煮，入姜末等调味，佐饭吃。治盗汗、自汗。

12. 浮小麦 50 克，龙眼肉 7 个，红枣 7 枚，生姜 2 片。水煎汤，吃龙眼和枣，饮汤，每天 1 剂。敛虚汗，治自汗。

13. 羊肚 1 个，黄芪 50 克，黑豆 50 克。加水共煮熟烂，加食盐少许调味，食肚饮汤，分次饮服。治疗体虚汗多、自汗。

14. 韭菜根 100 克，洗净，水煎汤，1 次服用。治自汗、盗汗等症。

15. 黄芪 15～30 克，浮小麦 50～100 克，红枣 7 枚，水煎服，每日 1 剂。可治气虚自汗。

16. 太子参 15 克，红枣 10 枚，煎汤服。可治小儿多汗、自汗、盗汗。

17. 黑豆 30 克，浮小麦 50 克，乌梅 5 枚，水煎服。治盗汗、多汗。

18. 麸皮 50 克（煎时用布包），野毛豆 50 克，煎汁去渣煮瘦猪肉，连汤带肉吃。治自汗、多汗。

19. 黄芪 50 克，水煎汁去渣，取汁与粳米 100 克、大枣 10 枚煮成粥服食。治多汗、自汗、乏力等。

20. 黑豆 50 克，红枣 10 枚，加水煎煮汤，食时加蜜糖少许，每晚睡前服 1 小碗，吃枣、豆，饮汤，连服 10 天。

21. 龙眼肉 30 克，太子参 30 克煮汤，加糖少许，吃龙眼肉，饮汤，连服 10 天，睡前服。

22. 炙黄芪 50 克，母鸡胸脯或瘦猪肉 50 克，切块，加冰糖及水适量，蒸至酥烂。吃肉饮汤，每周吃 2～3 次，连服 2～4 周。

23. 红枣 50 克，加黄芪 100 克，糯稻根 20 克。煮汤，饮汤食枣，连服 10 天，可服 1～2 个疗程。

24. 龙眼肉 20 克，酸枣仁 10 克，芡实 15 克，冰糖适量。炖汤每晚睡前服。

25. 太子参 20 克，莲子 20 枚，冰糖 30 克。先将太子参及莲子浸泡，加入冰糖，装在盛药的碗内，隔水蒸 1 小时即成，可吃莲子饮汤。补气敛汗，用于病后体弱、自汗、盗汗等症。

二、保健事项

根据病史、伴随症等进行诊断。

（1）怕热、食欲亢进、颈部肿块、眼突而多汗者，多为瘿气。

（2）病前 1～4 周有咽痛史，症见发热恶寒或持续低热，关节酸痛而多汗者，应考虑痹病等。

（3）饥饿时，或胃切除患者于餐后突然多汗，伴心悸、面色白者，多为饥厥。

（4）起病急骤，伴高热者，多属温热性外感病。温热病后期热退之后，因体虚未复，亦常有自汗表现。

（5）妇女产后，自汗或盗汗不止，称为产后汗症。

（6）临床一般不会以自汗为主诉而就诊，其他疾病中有自汗主症时，应有原发病特点，对此应全面分析，并作相应的实验室检查，如抗"O"、血沉、黏蛋白、T3、T4、基础代谢率等，以助确立诊断。

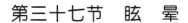

根据不同的病症进行对症治疗。

第三十七节 眩 晕

眩晕即头旋眼花之意。多见于神经官能症、耳源性眩晕、前庭功能紊乱、脑震荡后遗症、颈椎病及高血压病等疾患。眩晕大都是由脑部血液供应不足所引起的。多由体虚、肝风、痰湿或精神刺激等所致。此病以虚者多见。虚症可见肝肾阴亏，虚阳上亢，或心脾气血不足所致，如肝肾阴亏、腰膝酸软、梦遗、耳鸣等症；心脾两虚，常兼见心悸失眠、肢倦食少、面色光白、唇舌色淡等症状。据病选方，食用方便，疗效甚验，不妨一试。

一、眩晕食疗方

1. 黄芪 50 克，入沙锅内水煎，去渣取汁，放入羊脑 1 具，红枣 10 枚，用旺火烧开，加黄酒 2 汤匙，葱、姜适量，炖煮烂熟，吃脑、枣、饮汤，每日 1 剂，连用 15 剂为 1 个疗程。适用于气血不足的眩晕患者。

2. 用龙眼肉 10 克，莲子肉 10 克，百合 10 克，大枣 7 枚，冰糖适量，炖汤食用。每天 1 剂，经常食用。适用于气血不足的眩晕患者。

3. 将核桃仁 500 克或芝麻 500 克捣研成泥状，再适当加些白糖食用，每次 2 匙，早晚各 1 次。适用于肾虚性眩晕患者。

4. 用核桃的荚与鸡蛋同煮，吃蛋喝汤。

5. 菊花 15 克，枸杞子 10 克，甘草 5 克，决明子 10 克，水煎汤，当茶常饮。适用于高血压性眩晕患者。

6. 冬虫夏草 10 克，洗净入沙锅内水煎，去渣取汁，倒入瓷盆内，加猪脑 1 具（去血筋后洗净），黄酒 1 匙，冷水 3 匙，细盐少许，上笼蒸 2 小时离火。猪脑佐膳食，脑汁水每日 2 次分服。适用于肾虚性眩晕患者。

7. 天麻 10 克，钩藤 15 克，石决明 30 克，洗净，共布包，入沙锅水煎，去布包取汁，趁热冲烫藕粉或葛粉 30 克，加白糖调味食用。每天 1 剂，连服 1 周。适用于肝阳上亢性眩晕患者。

8. 橘皮、杏仁各 10 克，丝瓜 1 段，洗净水煎去渣取汁，代茶饮用。适用于痰湿性眩晕患者。

9. 黑芝麻炒熟磨碎，用大米 50 克加水、白糖适量（粥熟放糖）煮粥，后用芝麻 30 克调于粥内，焖 2～3 分钟，早晚温食。适用于肾虚性眩晕患者。

10. 取天麻 20 克洗净，白毛乌鸡 1 只，去毛洗净，切成块，加调料炖熟食用。适用于气血两虚性眩晕患者。

11. 茯苓 500 克，入沙锅内水煎，去渣取汁，加赤小豆 30 克，粳米 100 克，共煮粥吃。每天 1 剂，连服 7 天。适用于痰湿型眩晕患者。

12. 猪肚 1 只，洗净，内装磁石粉、生牡蛎各 100 克（布包），茯苓 100 克，石菖蒲 60 克，黄酒 2 匙，冷水半碗。最后用线将口缝好，肚子两头也用线扎牢。将猪肚放入沙锅内，加水浸没，上火煮炖 3～4 小时，至猪肚熟烂离火，将药取出，烘干研粉，每日 2 次，每次 3 克，饭后用肚汤送服。猪肚分次食完。适用于脾胃虚弱性眩晕患者。

13. 龙眼肉 10 克，炒枣仁 10 克，红枣 10 枚，冰糖适量，合煮炖汤，每天临睡前服。适用于气血两虚性眩晕患者。

14. 鳖首 1 个，黄瓜子 15 克，共焙干研细粉，每日分 3 次服下，黄酒为引。5 个鳖首（头）为 1 个疗程，连服数疗程。适用于脑震荡后遗症眩晕患者。

15. 黄鳝 1 条，瘦猪肉 100 克，黄芪 50 克。黄鳝去内脏，洗净，切段，同其他两味加水共煮，去药渣食用。治疗气血虚所致体倦乏力、心悸、眩晕症。

16. 白果仁 5 个，龙眼肉 10 枚。加水同煮汤，每天空腹服。

17. 麻雀 2 只，天麻 20 克。将麻雀去毛及内脏杂物，洗净，同天麻片共放入碗内，加水蒸熟食用。治阳虚性眩晕症。

18. 毛鸡蛋（孵化胚胎）、食盐各适量。将毛蛋蒸熟，用细食盐蘸食。每次饭前吃 1 个，每日 2 ~ 3 次。补虚损止眩晕。

19. 猪脑 1 对，川芎 15 克，当归 30 克。将猪脑及两味中药放入碗内，加水少许蒸熟，吃脑饮汤。治血虚眩晕症。

20. 鸽子 1 只，黄芪 30 克，党参 30 克。共煮汤饮用。对脑部血液供应不足而引起的眩晕有很好的疗效。

二、保健事项

（1）在饮食方面，患者应该多吃清淡的食物，少吃高脂肪、含盐量过高、甜食或非常油腻的食物，戒烟少酒。切忌生冷瓜果、物，以免生痰助湿，如冬瓜、萝卜、玉米、小米、荷叶粥、黑木耳、茄子、豌豆苗、番茄、莴笋、豆油、茶、鲤鱼、海蜇以及豆类、豆制品等。

（2）保持良好的心态与愉悦乐观的心情是预防的关键。

（3）保证充足的睡眠和休息，尽量保证卧室与整个屋子处于安静的环境下，不要出现嘈杂的声音。

（4）保持室内空气的新鲜与流通，经常开窗透气。在适宜的气候下，经常去室外比较幽静的地方散步，多呼吸新鲜空气，少去拥挤及空气污染大、不流通的地方。

（5）平时的工作与生活中不要过于忧虑，不要给自己很大的心理压力，多参加一些简单的娱乐活动，以此转移注意力。

（6）要进行饮食调养。眩晕症病人的饮食应以富有营养和新鲜清淡为原则，要多食蛋类、瘦肉、青菜及水果。忌食肥甘辛辣之物，如肥肉、油炸物、酒类、辣椒等。肥甘辛辣之物，能生痰助火，会使眩晕加重。因此，患高血压病、脑动脉硬化症的人应当慎用肥甘辛辣之物。营养丰富的食物，可补充身体之虚，使气血旺盛，脑髓充实。对因贫血、白细胞减少症或慢性消耗性疾病所引起的眩晕症，尤应以营养调理为主。在眩晕症的急性发作期，应适当控制水和盐的摄入量。现代医学认为，这样可减轻内耳迷路和前庭神经核的水肿，从而使眩晕症状缓解或减轻发作。

（7）要进行精神调养。眩晕症病人的精神调养也是不容忽视的。忧郁、恼怒等精神刺激可致肝阳上亢或肝风内动，而诱发眩晕。因此，眩晕病人应胸怀宽广，精神乐观，心情舒畅，情绪稳定，这对预防眩晕症发作和减轻发作次数十分重要。

（8）要注意休息起居。过度疲劳或睡眠不足为眩晕症的诱发因素之一。不论眩晕发作时或发作后都应注意休息。在眩晕症急性发作期病人应卧床休息。如椎底动脉供血不足引起的眩晕，站立时症状会加重，卧床时症状可减轻。卧床休息还能防止因晕倒而造成的身体伤害。眩晕症病人保证充足的睡眠甚为重要。在充足睡眠后，其症状可减轻或消失。再者，眩晕症病人应尽量避免头颈左右前后的转动。如有内耳病变，可因头位的改变影响前庭系统的功能而诱发眩晕。颈椎病患者颈部转动或仰俯时，可使椎动脉受压而影响脑部血液循环，使脑供血不足而诱发眩晕。声光的刺激也可加重眩晕，故居室宜安静，光线要暗。

（9）对于具体的病症引起的眩晕采取对应的治疗方法。

① 脑血管性眩晕。

夏冬季节由于血液黏稠度增加，容易发生各种脑血管意外，导致脑血管性眩晕的发生。应注意多饮水，不要突然改变体位，如夜晚上厕所时猛起，都容易引发脑血管性眩晕。一旦发生，应尽快到医院就诊，经确诊后可以适当给以扩血管药物、抗血小板聚集药物（如阿司匹林）、抗凝药物等。

② 脑肿瘤性眩晕。

此类眩晕发病多较缓慢，初期症状较轻，不易发现。对于逐渐出现的轻度眩晕，若伴有单侧耳鸣、耳聋等症状，或其他邻近脑神经受损的体征，如病侧面部麻木及感觉减退、周围性面瘫等，应尽早到医院诊治，明确诊断，早期手术治疗。

③ 颈源性眩晕。

应注意平时工作学习的体位，在长时间伏案工作后应适当活动颈部。枕头高度适宜，不能垫枕过高，以导致颈源性眩晕的发生。治疗上多采用康复方法，如颈椎颌枕吊带牵引、推拿手法治疗、针灸等，严重的需要手术治疗。

④ 其他疾病引起的眩晕。

如内分泌性眩晕、高血压性眩晕、眼源性眩晕，应积极治疗原发病，如控制血压，治疗眼科疾病，在原发病恢复的基础上，眩晕可以自然缓解。

⑤ 神经官能性眩晕。

对于因精神因素导致的眩晕，首先应消除病人的焦虑不安情绪，在医生的指导下进行治疗。

第三十八节　老年性痴呆

老年性痴呆症是老年人常见疾病，其病因多由人体内脂质代谢紊乱，脂质堆积于脑动脉内膜，使动脉管腔狭窄，管壁硬化所致。由于动脉硬化，血管弹性减退，造成供血不足，影响大脑的营养代谢，导致脑神经细胞发生退行性改变和大脑萎缩，从而表现为一系列高级神经活动障碍。轻则动作迟缓，情绪低沉，缺乏思维，神志恍惚；重则烦躁激动，哭笑无常，身体震颤、哆嗦。此病在药物治疗的同时，配合食疗，据病选方，疗效更佳，不妨一试。

一、老年性痴呆症食疗方

1. 取新鲜大鲢鱼头 1 个，洗净。豆腐适量，切成小块，加入食盐、姜末、辣椒少许，放入锅中，再加适量清水，用中火煮熟即可食用。能补脑健身，是老年人佐餐佳品。

2. 何首乌 50 克，洗净，水煎 30 分钟，取浓汁去渣，加入洗净大米 250 克，煮成咖啡色的粥，味略甜，较可口。益肾健脾，补脑降脂。何首乌有降脂作用，能阻止胆固醇和脂肪在肠内的吸收，同时还含有卵磷脂，能促进脑细胞营养代谢。

3. 取干山楂片 10 克，绿茶 2 克，同置于保温杯内，冲入沸水，覆盖约 5 分钟后，代茶饮服。能降脂降压，醒脑提神。山楂能减少肠道对胆固醇的吸收，并有扩张血管的作用，因此对高血压、动脉硬化、高胆固醇血症均有一定疗效。茶能解除疲劳，提神醒脑。此茶适用于高血压、脑动脉硬化患者服用。

4. 取干山楂 250 克，文火炒熟成老黄色，加入蜂蜜 100 克，用微火搅拌而成。每次食 5~6 克，每日 2~3 次。此品酸甜而香，其味可口，适宜老人服用。

5. 取鲜蘑菇 50 克，鹌鹑蛋 3 只，加水 200 毫升，一起煮汤，加入调料，连鹌鹑蛋同蘑菇汤一并食用。能补脑益智，降脂稳压，是老人食疗理想的保健食品。

6. 黑木耳 15 克，红枣 10 枚，两味用水浸泡，去杂质，洗净后加水适量，用文火烧煮 1

小时成黏稠状，加入蜂蜜适量，分 2 天食用。两味营养丰富，含有蛋白质、碳水化合物、维生素和微量元素，可滋阴补血，益气安神，对心脑疾病有良好的保健作用。

7. 秫米 100 克，粳米 50 克，红枣 15 枚，共用冷水浸泡 30 分钟，洗净后加水 1 000 毫升，煮沸后用文火煮成黏稠稀粥，分次食用。有滋阴补肺、健脾养心的作用。治疗心虚失眠，烦躁妄想，大便溏薄，食欲缺乏，胃肠功能欠佳等病症，最宜老年人服用。

8. 取干葛根 250 克，碾成细末，除去粗纤维，加蜂蜜少许，用沸水调成半透明薄糊状流质，每天 1 次，作点心服用。葛根可扩张血管，增加动脉血流量，对脑神经细胞有修复功能，并有降低血压作用。

9. 新鲜石菖蒲 6 克，洗净后排于碗底，用新鲜青鱼 300 克，去鳞、内杂，洗净后置于石菖蒲上，入食盐 3 克、味精少许、生姜 2 片，放在蒸锅内用中火蒸 30 分钟即可食用。食时不但鱼肉鲜美，还因石菖蒲芳香，故而更觉可口，实为佐餐上品。石菖蒲其味芳香，中医为芳香开窍之良药，还能促进消化腺的分泌，缓解血管痉挛，并可促进神经细胞的代谢。

10. 核桃仁，每天 2 枚，早晚各 1 枚，长期食用。核桃有"长寿果"之美称，营养丰富，含有钙、磷、铁、胡萝卜素、烟酸、维生素 B 族、蛋白质、脂肪，主要有亚油酸、亚麻酸等不饱和脂肪酸，对大脑神经十分有益，是补精健脑首选之佳品。

11. 经常适量吃土豆。土豆，被称为"地下面包""十全十美"的食品。它含有的营养素相当齐全而且丰富，人体需要的各种营养素它几乎都具备。它含有蛋白质、脂肪、碳水化合物、钙、铁、镁、钾等元素，烟酸、维生素 C、维生素 B_1 及丰富的胶原和黏多糖等。能防治动脉硬化和冠心病，并有降低血胆固醇的作用，是老年人理想的保健食品。

12. 酸牛奶。含有乳酸钙等。可降低胆固醇，常饮对动脉硬化十分有益。

13. 黑木耳、银耳各适量，水浸泡去杂洗净，同冰糖一起煮汤食用。黑木耳能降低血黏度，银耳有降压、降血脂作用，是老年人防治心、脑疾病的食疗佳品。

14. 蜂蜜适量饮服。蜂蜜，被誉为"大自然赠与人类的贵重礼物和营养库"。这并非夸大，它的确含有任何食品也比不上的极其丰富的多种营养素，如葡萄糖、果糖、蛋白质、矿物质和多种有益于人体代谢的酶与各种维生素。蜂蜜具有补中益气，安五脏，除百病，和百药，解百毒的妙用，对防治心、脑、肝、肺等疾患，长期服用皆可奏效。因此，有人称它是"滋补之王"，是延年益寿的佳品。

15. 木耳 20 克，大枣 20 枚，鸡蛋 2 只，加水同煮。蛋熟去壳再煮，喜甜食者可加少许红糖，1 次食完，常食有效。鸡蛋营养丰富，其中的卵磷脂、胆固醇和卵黄素对神经系统及身体生长有很大作用，经常食用有健脑益智的功效。

16. 山楂 15 克，枸杞子 20 克，水煎汤，频频饮用，每天 1 剂，连续服用。益肾健脑，适用于老年性痴呆症患者食用。

17. 鸡蛋 1 只，小米 50 克，共煮粥，沸时加盐、味精、麻油、葱花搅匀，煮熟食用。

18. 白面及食油适量，先将白面加油炒熟，再将核桃仁 10 克及黑芝麻 30 克炒熟，食用时用沸水调成糊状即可。每天 1 次，每次 2~3 汤匙。可健脑、补肾、养心。

二、保健事项

（1）营造良好的生活环境，注重调整心理因素，加强脑功能锻炼，合理的饮食营养，正确地选服中药，保证安全，避免意外伤害。

（2）加强家庭护理，制订护理计划，适当进行体育锻炼。

（3）运用西医研究成果进行治疗，中医药膳疗方进行调理。饮水中含铝是引起老年性痴呆的原因之一，避免摄入含铝的水和食物。

（4）加强运动与康复锻炼。

（5）积极预防疾病恶化与并发症发生、发展，密切关注在行为方面出现的并发症，及时加以相应的治疗。

第三十九节　中　暑

中暑是人们在夏季长时间受烈日的照射或在高温环境中工作，身体调节体温的能力不能适应，体内产生的热能不能适当地向外散，积聚而发生高热的常见急症。轻者全身不适，体温升高，头晕面红，泛恶心慌；重者面色苍白，皮肤湿冷，呼吸不匀，心跳加快，血压下降，高烧昏迷，如不及时迅速抢救可致死亡。在夏季除做好综合性防暑降温措施外，配合食疗，可减少中暑的发生，据病选方，不妨一试。此病重在预防，若发现中暑应迅速抢救。

一、中暑食疗方

1. 西瓜随量吃（西瓜汁多味甜，凉爽可口，止渴除烦，清热解暑，消暑居诸之首，号称天然白虎汤。西瓜含有丰富的水分、果糖类、维生素 C、钾盐、苹果酸、氨基酸、胡萝卜素等，有益于人体健康，还能防治疾病）。

2. 绿豆 500 克，加水煮烂即成绿豆汤，随意饮服。可清热解毒，消暑止渴。

3. 绿豆 150 克浸泡后，与大米 500 克同煮成稀粥食用。可清热解暑，防止疮疖、痱疹等。

4. 甜瓜洗净后吃，不限量。

5. 新鲜荷叶 1 张，洗净剪碎煎水，捞出药渣，加粳米 200 克煮粥。有清热解暑、生津、健脾、宽中之功效，是预防中暑、泄泻的良方。

6. 用适量菊花兑入煮好的粥中，再稍煮 5 分钟即可食用。常食能散风解热，清肝明目，对暑热伴有肝火旺盛者效果很好。

7. 淡竹叶 30 克，荷叶 1 张，水煎代茶饮，是解暑热的清凉饮料。

8. 西瓜翠衣 200 克，鲜芦根 100 克，鲜荷叶 1 张，水煎当茶饮。可治疗中暑及暑热爽湿之症。

9. 菠萝 1 个，洗净去皮，切碎捣烂挤汁，放食盐 2 克、白糖适量，冲凉开水代茶饮。

10. 青梅（打碎）3~5 只，茶叶 10 克，冲开水至 1 000 毫升，待凉后饮用。

11. 新鲜藿香、新鲜佩兰各 30 克，薄荷 10 克，白糖适量，开水 1 000 毫升浸泡，凉后频频饮用，解暑效果很好。

12. 麦冬 30 克，五味子、甘草各 3 克，冲开水 1 000 毫升，凉后饮服。

13. 番茄 500 克，洗净切片，加水 1 000 毫升，煮 20 分钟，取汁，加白糖 100 克，凉饮代茶。

14. 金银花 30 克，白糖适量，冲开水 2 000 毫升，置凉，代茶饮。

15. 新鲜嫩竹叶 500 克洗净，加开水 5 000 毫升冲泡，凉后饮服。

16. 食醋 1 汤匙，白糖 10 克，冲开水 1 碗，凉饮，尤其对暑天汗多、微微怕风的人，饮之有效。

17. 鲜枇杷叶（去毛）、鲜竹叶、鲜芦根各 30 克，洗净切碎，加水 1 000 毫升，煮沸 10 分钟，滤去药渣，取汁，放入食盐 3 克、白糖适量，凉后饮服。

18. 鲜车前草 30 克，鲜淡竹叶 10 克，鲜白茅根 30 克，开水泡后凉饮。

19. 西洋参 5 克或太子参 15 克，麦冬 10 克，五味子 3 克，开水泡饮。适用于体虚气弱患者。

20. 用鲜苦瓜 1 个，洗净去瓤，纳入绿茶，把瓜悬挂于通风处阴干，然后把瓜连同茶叶一并切碎，每次取 5～10 克，用沸水冲泡，代茶频频饮用。对夏天中暑发热，烦躁口渴，小便黄赤者可见效。

21. 用冬瓜和盐腌萝卜烧汤饮服，是防暑降温之佳品。

22. 酸梅汤：将乌梅 200 克洗净后置于锅内，加清水 2 500 毫升，赤砂糖 1 000 克，煮沸，保温 20 分钟，过滤，冷却，按所需冲入凉开水即可，随便饮用，生津除热清暑。

23. 啤酒适量饮服。消暑解渴，解除疲劳。啤酒是高营养、高热量的饮料，所含酒精、糖类和氨基酸等都是高热量成分。1 升啤酒的热量相当于 500 克马铃薯、0.8 升牛奶或 7 个鸡蛋。科学家将啤酒誉为"液体面包"。同时，啤酒含有大量的水分，其渗透压比茶水、白开水更接近人体体液，能迅速调节人体内的物质和新陈代谢。因此饮用啤酒能及时地得到热能补充，平衡机体物质。另外，人体在排汗时会流失大量的无机盐类，其中主要是钾，而啤酒中正好含有较丰富的钾、钠、镁等元素，钾含量为最高。此外啤酒还可以产生一种轻微的刺激，引起中枢神经的适度兴奋，使人感到舒适，促进食欲，帮助消化，从而调节机体平衡的效能，因此啤酒消除疲劳的效果又快又好。

24. 绿豆 60 克，新鲜荷叶 1 张，加水煎煮，饮时加适量的糖调服。消热、解暑、解毒。饮之有烦渴顿消、暑热骤清之感。

25. 苹果、绿豆、冰糖共水煎，凉后服。

二、保健事项

（1）外出时根据自己的体力决定行程长短，不要过度疲劳，否则抗暑能力会下降。出门戴上透气、散热及通风性能好的凉帽，打上太阳伞，既可防止中暑，又可预防"日射病"（太阳直射引起的脑部水肿）。

（2）多喝水，适当补充淡盐水。在室内打开电扇，加速空气对流，但不要直吹身体；使用空调时，温度不要太低。

（3）随身必备药物，可选择十滴水、藿香正气水、清凉油、风油精、仁丹、六一散、诸葛行军散等。

特别要提醒心脑血管病患者，高温天气尽量少出门，并随时带好常用药，以防高温诱发原发病。由于中暑和其他疾病发病的病因不同，故需要区别对待。因此，如果原有心脑血管疾病的患者感到不舒服，应赶紧到阴凉通风处，口服一些防暑药。若症状很快缓解，就可能是中暑；如果不见好转，有可能是其他疾病，应尽快服用心血管药物。假如有人出现晕倒或昏迷，并有不明原因的高热，应立即拨打急救电话或送到就近医院。

第四十节　骨质疏松症

骨质疏松是老年人一种常见的疾病。此病的特征是：骨组织中的胶原质逐渐减少，而石灰质则逐渐增多，因而内质变得十分疏松。成人骨组织中含有 65% 矿物质和 35% 有机物质，因而骨既坚硬，又有一定程度的弹性，但随年龄的增长，渐渐出现骨代谢异常。30 岁以后，人体以每年 1% 的比例失去骨质，如得不到及时补充，骨质日渐稀疏，脆性增强，故易患骨质疏松而引起骨折。此病是由于钙摄入不足和吸收不良引起的，也是老人骨代谢异常的主要病因。

中医学认为：肾主骨，藏精，生髓。特别是老年人，肾精虚衰，因而易出现筋骨懈惰，腰肌挛缩，腰背疼痛等症状。对于老年人骨质疏松症的防治，加强饮食治疗十分必要。重在补肾，并选择含钙量丰富的动、植物食物，坚其筋骨，延缓衰老，选用良方，不妨一试。

一、骨质疏松食疗方

1. 肉骨头 1 000 克，黄豆 250 克，用文火煮烂，加姜末、食盐、少许香醋等调味品，每日适量饮服。

2. 海带、虾皮各适量，加油、盐等调味品，每日做汤食用。

3. 取牛奶 500 克，粳米或糯米 200 克，加适量水煮粥，熟后加白糖适量，每天早晨食用。

4. 新鲜蚌肉 500 克，洗净，开水略焯。韭菜 200 克，切段，用旺火炒至变色，再加入蚌肉略炒，放油、盐调味后即可食用。

5. 鲜牛奶、鲜豆浆各 300 克，调入蜂蜜适量，每天服两次。

6. 海带 200 克，温水泡发洗净，切成丝状，猪排骨 500 克洗净，切成段，用沸水略焯。锅内放排骨、葱、姜，加水煮沸，撇去浮沫，煮 20 分钟，加入海带及其他调料煮沸 10 分钟即可食用。

7. 经常吃香蕉，可防治骨质疏松症。

8. 各种新鲜鱼均可，取 500 克左右，豆腐 500 克，加调味品适量，炖熟后服食。

9. 核桃肉 100 克，芝麻 150 克，加大豆面粉 250 克，烙饼食用。

10. 粳米 100 克，黄豆粉 20 克，核桃仁 10 克，山药 20 克，黄芪 10 克，黑芝麻 10 克，红枣 5 枚，同煮至熟烂，可长期食用。

11. 牛排骨 500 克，黑豆 250 克，用文火煮烂，加姜末、黄酒、食盐等调料，每天饮用适量。

12. 猪蹄筋切成段，加水烧开，捞出；鸡肉切成细茸，加料酒、盐、蛋清调成浓浆。用植物油煸炒蹄筋，放入调味品，将鸡茸浆慢慢倒入，煎熟即可。

13. 猪蹄 2 只，去毛洗净，加青豆 250 克，放水适量，小火煨至熟烂，加入调料，每日适量饮服汤汁，吃猪蹄肉。

14. 新鲜牛肉 100 克，洗净，切成小块，加水及调料煮熟。再放入粳米 200 克，加水煮粥，待肉烂粥熟，加佐料煮沸即可。每天早餐热食，有滋养脾胃、强筋壮骨之功效。

15. 羊腿肉 500 克，枸杞子 30 克，山药 50 克。羊肉先煮至八九成熟时切成方块，加少许姜末，放入枸杞子、山药，加入清汤与调料烧开，用文火炖至肉烂即可食用。补肾填精，壮腰健骨。

16. 取胫骨若干（猪、牛、羊骨均可），洗净，先煮 1 小时，去骨后加红枣 15 枚，糯米 100 克，煮成稀粥，经常服食。此方最宜老人食用，能补肾填髓，强筋壮骨。

17. 核桃仁 50 克，捣碎，与粳米 100 克共入锅中加水煮粥，佐膳食用。主治老年肾亏腰痛、腰脚软弱无力。

18. 黑豆 50 克，粳米 100 克，加水煮粥至黑豆糜烂，加红糖调服。能益气血，填骨髓，乌须发，增气力，延年益寿，为老人的滋补珍品。

19. 枸杞子 30 克洗净，和粳米 100 克同煮成粥食用，能滋肾填精，抗衰防老。

20. 先将黑芝麻适量淘洗干净，晒干后炒熟研碎，每次取 30～50 克，同粳米 100 克煮粥，经常食用。

21. 乌骨鸡 1 只，去毛及内杂物，洗净后切块，加黑豆 250 克，一起入沙锅煨炖，至乌骨鸡熟、豆烂，加葱花、酱油、食盐、味精少许调味后，吃鸡肉、黑豆及汤，每周吃 1 只鸡，连服数次。补精添髓，强健身体。乌骨鸡具有很高的营养价值，含有丰富的蛋白质及 17 种氨基酸，胡萝卜素、维生素 C、维生素 E 含量极丰富，并含有多种微量元素等多种营养物质。血钙较高有利于骨骼生长，防治骨质疏松症、佝偻病。维生素 E 对提高人体生理功能，延缓衰老有益。其所含脂肪多为不饱和脂肪酸，不会引起血管硬化和血脂增高，故对老人健康有利。

22. 可以常吃大豆及其制品、发菜、虾皮、芹菜、香蕉等。

二、保健事项

（1）控制饮食结构，避免酸性物质摄入过量，加剧酸性体质。大多数的蔬菜、水果都属于碱性食物，而大多数的肉类、谷物、糖、酒、鱼虾等类食物都属于酸性食物，健康人每天的酸性食物和碱性食物的摄入比例应遵守 1∶4 的比例。壳寡肽为一种动物性活性碱，能迅速排出人体体液偏酸性物质，维持血液中钙浓度的稳定，保持人体弱碱性环境可预防和缓解骨质疏松。

（2）吸烟会影响骨峰的形成，过量饮酒不利于骨骼的新陈代谢，喝浓咖啡能增加尿钙排泄、影响身体对钙的吸收，摄取过多的盐以及蛋白质过量亦会增加钙流失。日常生活中应该避免形成上述不良习惯。

（3）运动可促进人体的新陈代谢。进行户外运动以及接受适量的日光照射，都有利于钙的吸收。运动中肌肉收缩，直接作用于骨骼的牵拉，有助于增加骨密度。因此，适当运动对预防骨质疏松亦是有益处的。

（4）防止缺钙还必须养成良好的生活习惯。如彻夜唱卡拉 OK、打麻将、夜不归宿等生活无规律，都会加重体质酸化。应当养成良好的生活习惯，从而保持弱碱性体质，预防骨质疏松症的发生。

（5）不要食用被污染的食物，如被污染的水、农作物、家禽鱼蛋等，要吃一些绿色有机食品，防止病从口入。

（6）保持良好的心情，不要有过大的心理压力，压力过重会导致酸性物质的沉积，影响代谢的正常进行。适当地调节心情和自身压力可以保持弱碱性体质，从而预防骨质疏松的发生。

第五章　肿瘤患者的食疗方法及保健事项

第一节　食道癌

　　食道癌又称"食管癌"，是指食管黏膜的恶性肿瘤，亦是常见的消化系统肿瘤之一。多见于中年以后的男性。其因可能与长期食过热、过干、过硬食物，吞咽过快，或长期饮酒刺激及食含有亚硝胺类化合物的食物有关。早期症状为吞咽不畅，咽部有异物感或进食后梗噎不适，逐渐发展为下咽困难。确定诊断主要通过 X 射线食道造影和食管脱落细胞检查，必要时做食管镜检查和活体组织检查。绝大多数的食管癌为鳞状细胞癌，少数见于食道下端的为腺癌。根据不同病情，选用手术、放疗和化疗，配合食疗，有助于食道癌治疗。据病选方，不妨一试。

一、食道癌食疗方

　　1. 用生大蒜 15 克，分 3 次口服，可配合放疗、化疗治疗食管癌、胃癌等。手术后服用大蒜可防止癌症转移。对有食管癌、胃癌家族史的人，更应经常食用大蒜，以防癌于未然，消患于未形。大蒜有显著的防治癌症作用。

　　2. 饮新鲜鹅血，每天 1 杯，可以治疗食管癌（鹅血有破血散结之功）。亦可用鹅血治疗化疗所致的白细胞减少症，对缓解恶性肿瘤，提高白细胞数量有良好的疗效。

　　3. 萝卜 500 克，洗净切片，加适量蜂蜜，水煮熟，时时含咽，适用于食道癌病人放疗后吞咽不利。

　　4. 经常吃黄瓜，黄瓜中的苦味来源于葫芦素 C，它具有抗肿瘤作用，有利于防治食道癌。

　　5. 姜汁 30 毫升，粳米 100 克，加水煮粥，分次食用。

　　6. 新鲜莴笋洗净晾干，切成丝，加白糖、精盐、醋、麻油一起凉拌，食之美味可口。适用于食道癌、胃癌患者（莴笋的乳状浆味道清新而带苦味，能刺激消化，增强胃液和消化酶的分泌，增加胆汁分泌，刺激消化道各器官的蠕动，有助于增进食欲）。

　　7. 将生韭菜洗净晾干捣汁，每天饮 1 小杯，有利于食道癌的治疗。

　　8. 白萝卜 500 克，洗净切碎，水煎熟烂，加冰糖适量，吃萝卜饮汤汁，分次食用。有顺气化痰、抗癌治癌之功。

　　9. 猕猴桃生吃，随量食之，果肉细嫩，酸甜味浓，营养丰富，特别是维生素 C 含量高，对食道癌病人十分有益，可以防治癌症。

　　10. 牛奶每天饮 1 杯，可以防治食道癌。牛奶中丰富的蛋白质和乳脂能保护食道黏膜，修复溃疡面，减少致癌物质对食道的刺激。此外，还含有多种维生素和微量元素以及多种免疫球蛋白，能增强机体的免疫抗癌能力。

　　11. 银耳 50 克，水泡洗净，冰糖 30 克，加水炖烂，分次食用，可防治食道癌。

　　12. 多吃蘑菜，它具有破血散结之功，可治食道癌。

　　13. 食道癌病人放疗，常有口干咽燥，吞咽不利，可饮芦笋汁、藕粉糊、西瓜汁、藕汁、甘蔗汁、葛粉糊、米汁等，也可多吃绿豆汤、西瓜、萝卜汤、猪肺汤、银耳羹、青菜汤、豆浆等食物。

　　14. 取黄鱼鳔、香油适量。黄鱼鳔用香油炸酥，压碎为末，每次 5 克，每日 3 次，温开水送服。可治食道癌、胃癌。

15. 韭菜汁 100 毫升，牛乳 50 毫升，生姜汁 20 毫升，三汁液混合在一起，分 2 ~ 3 次服。连续服用数天，可治食道癌。

16. 新鲜鲫鱼 1 尾，大蒜适量。将鱼去肠杂洗净，大蒜切成片，填满鱼腹，加水清炖，熟后入葱、姜、香醋、盐少许调味，食鱼饮汤，可治食道癌、胃癌。

17. 生菱角肉 50 枚，白糖适量。加水适量，以文火煮至浓黑色汤，分 2 ~ 3 次饮服。可治各种癌症。民间用此方治疗食道癌、胃癌、子宫癌，长期服用有效。

二、保健事项

食管癌的人群分布与年龄、性别、职业、种族、地域、生活环境、饮食生活习惯、遗传易感性等有一定关系。已有调查资料显示，食管癌可能是多种因素所致的疾病。已提出的病因如下：

（1）化学病因。

亚硝胺。这类化合物及其前体分布很广，可在体内、外形成，致癌性强。在高发区的膳食、饮水、酸菜甚至病人的唾液中，测得的亚硝酸盐含量均远高于低发区。

（2）生物性病因。

真菌。在某些高发区的粮食中、食管癌病人的上消化道中或切除的食管癌标本上，均能分离出多种真菌，其中某些真菌有致癌作用。有些真菌能促使亚硝胺及其前体的形成，更促进癌症的发生。

（3）缺乏某些微量元素。

钼、铁、锌、氟、硒等在粮食、蔬菜、饮水中含量偏低。

（4）缺乏维生素。

缺乏维生素 A、维生素 B_2、维生素 C 以及动物蛋白、新鲜蔬菜、水果摄入不足，是食管癌高发区的一个共同特点。

（5）烟、酒、热食、热饮、口腔不洁等因素。

长期饮烈性酒、嗜好吸烟，食物过硬、过热、进食过快，引起慢性刺激、炎症、创伤或口腔不洁、龋齿等均可能与食管癌的发生有关。

（6）远离亚硝酸盐有助于预防食道癌。

食管是一切饮食经过的器官，食物在食管内成团，有序进入胃内消化。要从饮食上预防食道癌，最关键的是尽量远离含有亚硝酸盐的食物。亚硝酸盐已经被确认与食管癌的关系密切，而真菌能够增强亚硝酸盐的致癌作用。所以要禁食隔夜蔬菜、腐烂水果、发霉的粮食，尽量少吃市售的咸鱼咸肉和腌菜，以及煎、炸、烤的食品。此外饮水要注意水源，自来水也要防被污染，否则也会致癌。

（7）吞咽有梗阻感要及早检查。

食管癌早期症状为：进食时胸骨后不适，有烧灼感或疼痛；食物通过时局部有异物感或摩擦感；有时吞咽食物在某一部位有停滞或轻度梗阻感。如果有以上症状，应及时到医院检查。早期食管癌的治疗主要包括开胸手术和内镜下黏膜切除手术等。

第二节 胃 癌

胃癌是胃黏膜的恶性病变，是消化道的一种常见恶性肿瘤，多见于中年以后的男性。早期症状为食欲减退、嗳气或上腹不适，继后胃区疼痛，无规律性、进行性消瘦，甚至出现纳呆、乏力等症状。常需 X 射线造影、纤维胃镜检查以明确诊断。治疗有手术切除，中西医结合治疗，另配合食疗，更为有效。据病选方，不妨一试。

一、胃癌食疗方

1. 常吃醋浸大蒜头，每天 1 ~ 2 个，对萎缩性胃炎有很好的治疗作用，可以防止癌变。（大蒜可杀菌，有抑制炎症、防癌抗癌的作用）

2. 多吃萝卜，可抗癌防癌。（萝卜中含有的多种酶，能完全消除有致癌作用的亚硝胺。萝卜中的木质素，有提高巨噬细胞和杀灭癌细胞的能力。萝卜含有多种营养成分，可增进食欲，帮助消化，对癌症病人的治疗十分有益）

3. 生大蒜汁炒陈皮末，加冰糖适量，再拌入糯米或粳米粥内，制成大蒜粥，可用于治疗消化道癌。

4. 多吃苦瓜，可防癌抗癌。对经常有食欲缺乏、低热、口干的癌症患者十分相宜（苦瓜内含有一种具有抗癌作用的蛋白质，能使体内的免疫细胞杀灭癌细胞）。

5. 癌症患者发热或在化疗、放疗后出现热象，可用菊花 30 克煮水，或食用蒸茄。用麻油、米醋拌蒸熟的茄子食用，不仅美味可口，而且有很好的退热作用。茄子含有丰富的营养成分，茄子含龙葵碱，对增强人体抗癌能力很有帮助，用于治疗胃癌、唇癌和子宫颈癌有良好的效果。

6. 食用芦笋，能防癌治癌，一般在 2 ~ 4 周后就开始生效，要连续食用。此方用于各种癌症的防治，效果很好（芦笋是百合科石刁柏属的多年生草本植物，早春时嫩茎破土而出，状若春笋，故名。它含丰富的组织蛋白，这种蛋白能有效地调节细胞的生长，把细胞的繁殖控制在正常范围内，不仅有抑制癌症发展的能力，还含有特别丰富的叶酸和核酸，可增强人体的抗癌能力）。

7. 柑橘、樱桃、草莓、杨梅、葡萄、李子、苹果生吃，量不限。

8. 化疗期间多吃新鲜葡萄，可减轻化疗药物带来的副作用。

9. 猕猴桃生吃，每天 500 克。可以防治胃癌。

10. 山楂 30 克，红枣 30 克，陈皮末 15 克，煮食，每日 1 次。

11. 柿饼 7 枚，焙为末，加红糖 50 克，空腹服。可治胃出血。

12. 白果 15 克，藕节 15 克，共研为末，分 3 次，1 日服完。治疗胃出血。

13. 柠檬生吃，每天 500 克。

14. 经常食红枣，可以防癌治癌，具有抗胃肠道恶性癌变的作用。红枣不仅含有一组三萜类化合物（如山楂酸等，山楂酸有较强的抑制癌症作用，抑癌力可超过抗癌药 5-氟脲嘧啶），还含有丰富的环磷酸腺苷。

15. 日常食用海带，可以有效地调节血液的酸碱值。因海带是含钙极为丰富的碱性食物。另外，它还含有藻酸，除有利于人体排便外，还有抑制致癌物质锶 90 为消化器官所吸收的作用。

16. 白花蛇舌草 150 克，白茅根 100 克，白糖适量，水煎服，当茶饮。

17. 半枝莲 50 ~ 100 克，白茅根 50 ~ 100 克，冰糖 50 克，水煎服，当茶饮。

18. 藕粉 2 汤匙，蜂蜜 1 汤匙，开水冲和调匀饮服，或用肥藕绞汁饮服。

19. 猴头菇 30 克，猪瘦肉 150 克，加水清炖至熟烂，分 2 次食用，可防癌抗癌。

20. 薏米仁 50 克，粳米 100 克，煮成稀粥，每天早晚饮服，可治疗胃癌。

21. 新鲜番茄用开水烫洗后，去皮生吃，可滋养胃肠功能，营养丰富，含有大量维生素，对防癌十分有益。

22. 民间流传皮蛋可以治疗胃癌。虽然不一定有明显疗效，但营养丰富，可以食用。

23. 胃癌病人化学药物治疗（简称化疗）时，若有消化不良，宜吃萝卜、山楂、木瓜、大枣、扁豆、莴笋等健脾开胃食品；如出现全身乏力、白细胞数量下降，宜食山药、黄芪、瘦肉、肝、牛肉、黄鳝、泥鳅、鹌鹑、甲鱼、母鸡及赤豆、莲子、龙眼肉、核桃、大枣、卷心菜、番茄、香菇、蘑菇、豆腐等食物。

24. 胃癌病人手术后，宜食牛奶、豆浆、藕粉、稀粥、蛋羹、菜汤、果汁、红枣汤、桂圆汤、山药瘦肉汤、猪肝汤等。

25. 石榴皮炒后研末冲服，每次 9 克，每日 3 次。可治胃出血。

二、保健事项

胃癌在我国各种恶性肿瘤中居首位，胃癌发病有明显的地域性，在我国的西北与东部沿海地区，胃癌发病率比南方地区明显偏高。易发年龄在 50 岁以上，男女发病率之比为 2∶1。胃癌的预后与胃癌的病理分期、部位、组织类型、生物学行为以及治疗措施有关。

1. 地域环境及饮食生活因素

长期食用熏烤、盐腌食品的人群中，胃远端癌发病率高，这与食品中亚硝酸盐、真菌毒素、多环芳烃化合物等致癌物或前致癌物含量高有关。吸烟者的胃癌发病率较不吸烟者高 50%。

2. 幽门螺杆菌（Hp）感染

我国胃癌高发区成人 Hp 感染率在 60%以上。幽门螺杆菌能促使硝酸盐转化成亚硝酸盐及亚硝胺而致癌。Hp 感染引起胃黏膜慢性炎症，加上环境致病因素，加速黏膜上皮细胞的过度增殖，导致畸变致癌。研究表明，幽门螺杆菌的毒性产物 CagA、VacA 可能具有促癌作用，胃癌病人中抗 CagA 抗体检出率较一般人群明显偏高。

3. 癌前病变

胃疾病包括胃息肉、慢性萎缩性胃炎及胃部分切除后的残胃，这些病变都可能伴有不同程度的慢性炎症、胃黏膜上皮化生或非典型增生，有可能转变为癌。癌前病变是指容易发生癌变的胃黏膜病理组织学改变，是从良性上皮组织转变成癌过程中的交界性病理变化。胃黏膜上皮的异型增生属于癌前病变，根据细胞的异型程度，可分为轻、中、重三度，重度异型增生与分化较好的早期胃癌有时很难区分。

第三节　肠　癌

肠癌是肠黏膜的恶性肿瘤，为消化道常见的癌症。多见于中老年人，其发生与大肠的腺瘤和肠血吸虫病有一定的关系。按发生部位分为结肠癌和直肠癌两种，后者较多见。早期症状有排便习惯改变、粪便带血和黏液，易与痔疮和痢疾相混淆，必须加以鉴别。通过直肠指诊、乙状结肠镜检查、钡剂灌肠 X 射线摄片和活组织检查等可以明确诊断。分别给予放疗、化疗、手术，配合食疗，更有效。据病选方，不妨一试。

一、肠癌食疗方

1. 将煨熟的茄子用米酒浸泡 3 昼夜即成。用茄子酒治疗肠癌便血，每天 3 次，每次饮 1 酒杯（约 20 毫升），甚有效验。

2. 每天喝牛奶 500 毫升，能防癌抗癌，（牛奶中富含的维生素 A、D 以及钙、钾、磷等多种矿物质，能抑制或减少促发致癌物生成的胆酸分泌，从而预防肠癌的发生。有利于肠癌术后的康复）。

3. 芹菜中含有丰富的营养和纤维素，可促进致癌物质的排泄，常吃芹菜，对预防老年性便秘和结肠癌及直肠癌是极为有利的。

4. 对肠燥便秘的癌症患者，可用甜杏仁 15 克，糯米 50 克，研末成糊状，煮熟后加蜂蜜 1 匙调匀，每天早、晚服用，有润肠通便、扶正抗癌之效。

5. 经常吃马铃薯，可防治老年人多发的习惯性便秘。此品内含粗纤维较多，对预防肠癌有一定作用。

6. 枸杞头 200 克，白糖 30 克，加水同煮食用。或枸杞头 100 克，鸡蛋 3 只，打散搅匀，烧蛋花汤食之。能清热解毒，通畅肠胃。适用于肠癌患者服用。

7. 萝卜洗净，经常当水果食用。或萝卜切片，水煮至熟，吃萝卜饮汤，可防癌抗癌。

8. 红薯洗净，加水煮熟，随量服食，可防治肠癌。

9. 新鲜桃、梨、无花果，每天适量吃。

10. 经常吃新鲜白菜，可以疏通大便，防治肠癌病变。

11. 肠癌病人，有泻下脓血者可服荸荠。将荸荠洗净，生熟皆宜。

12. 丝瓜 500 克，去皮洗净，切成薄片，烧汤，入葱、盐、味精调味，分次食用。能抗病毒感染，抑制肿瘤。

13. 香油，新鲜豆芽 500 克，用旺火烧熟，加细盐调味食用。

14. 莴笋 500 克，洗净，放锅中煮沸，捞起切碎，加入适量食盐、白糖调味，加麻油拌匀服食。

15. 菠菜 250 克，洗净，在沸水中烫约 3 分钟。加入适量细盐、味精、麻油拌匀后服食。

16. 黑木耳 15～30 克，冰糖 30 克，大枣 10 枚。将黑木耳用清水泡发半天，放碗中加冰糖、大枣隔水炖 1 小时，早晚空腹食用，连续数天。

17. 香蕉 3 根，每天 3 次食用。

18. 山楂，生吃或炖吃。

19. 黄瓜 250 克洗净，切成薄片，加细盐、香醋、白糖、麻油拌匀食用。

20. 浸发海带 250 克，豆腐丝 100 克，先将浸泡的海带洗净，用开水烫一下，取出切成丝，放在盘内。把豆腐丝及酱油、细盐、白糖、香醋、香油（或花生油）、姜末一起拌匀食用（海带中含较多的粗纤维，食用海带能润肠通便，并使粪便中的致癌物质加速排泄，从而对于预防大肠癌的发生有一定作用）。

21. 海带 50 克，苡仁米 50 克，鸡蛋 2 个，一起烧汤，先将海带、苡仁米烧至熟烂，后放鸡蛋，再入盐、葱、味精、酱油、猪油适量调味即可食用。

二、保健事项

（一）注意肠癌发生的早期信号

1. 突然体重下降。
2. 原因不明的贫血。
3. 腹胀、腹痛、消化不良、食欲减退。
4. 腹部有肿块。
5. 大便带血（或出现黑便）及有下坠感。
6. 大便内有脓血或黏液血丝。
7. 大便习惯改变，便频或腹泻、便秘交替。
8. 经久不愈的肛门溃疡，持续性的肛门疼痛。
9. 大便形状改变、变细、变扁或带槽沟。
10. 发现有结肠多发息肉或乳头状腺瘤。

（二）预防肠癌的根本宗旨是注意饮食习惯

天气冷会让人胃口大开，但是"吃多"了不仅使人担心发胖，更担心健康亮红灯。尤其是晚餐，如果进食不当，过饱、过晚，都可能损害人体健康，甚至有可能促进大肠癌的发生。

1. 晚餐不过饱

中医认为，"胃不和，卧不宁"。如果晚餐过量，必然会造成胃肠负担加重，其紧张工作的信息不断传向大脑，使人失眠、多梦，久而久之，易引起神经衰弱等疾病。

中年人如果长期晚餐过饱，反复刺激胰岛素大量分泌，往往会造成胰岛素β细胞负担加重，进而衰竭，诱发糖尿病。同时晚餐过饱，必然有部分蛋白质不能消化吸收，在肠道细菌的作用下，会产生有毒物质，加之睡眠时肠蠕动减慢，相对延长了这些物质在肠道的停留时间，有可能促进大肠癌的发生。

2. 晚餐和晚餐后都不宜经常吃甜食

这是因为肝脏、脂肪组织与肌肉等糖代谢活性，在一天 24 小时的不同阶段中，会有不同的改变。原则上，物质代谢的活性，会随着阳光强弱的变化而改变；身体方面则受休息或活动状态的影响强烈。白糖经消化分解为果糖与葡萄糖，被人体吸收后分别转变成能量与脂肪，由于运动能抑制胰岛素分泌，对白糖转换成脂肪也有抑制作用。所以摄取白糖后立即运动，就会抑制血液中中性脂肪浓度增高；而摄取白糖后立刻休息，结果则相反，久而久之会令人发胖。

3. 晚餐不宜吃得太晚，否则易患尿道结石

不少人因工作关系很晚才吃晚餐，餐后不久就上床睡觉。在睡眠状态下血液流速变慢，小便排泄也随之减少，而饮食中的钙盐除被人体吸收外，余下的须经尿道排出。据测定，人体排尿高峰一般在进食后 4 ~ 5 小时，如果晚餐太晚，比如到晚上八九点钟才进食，排尿高峰便在凌晨零点以后，此时入睡得正香，高浓度的钙盐与尿液在尿道中滞留，与尿酸结合生成草酸钙，当其浓度较高时，在正常体温下析出结晶并沉淀、积聚，形成结石。因此，除多饮水外，应尽早进晚餐，使进食后的排泄高峰提前，排一次尿后再睡觉最好。

4. 晚餐不宜吃荤食

医学研究发现，晚餐经常吃荤食的人比经常吃素食的人，血脂高三四倍。患高血脂、高血压的人，如果晚餐经常吃荤，等于火上浇油。晚餐经常摄入过多的热量，易引起胆固醇增高，而过多的胆固醇堆积在血管壁上，久了就会诱发动脉硬化和冠心病。

5. 每天服用小剂量（75 毫克 1 片）阿司匹林，坚持 1 年，可使肠癌风险降低 22%

服用阿司匹林时间越长，其防癌作用就越大。每日 1 片阿司匹林，连续 5 年后，患肠癌危险可降低 30%。

（三）高危人群必须引起高度的重视

1. 盆腔接受过放射治疗者。
2. 慢性溃疡性结肠炎患者。
3. 家庭人员曾患有腺癌（如肺癌、肠癌、胃癌、甲状腺癌和乳腺癌）者。
4. 大肠癌高发地区的成人。
5. 过去曾罹患大肠癌，并经手术治疗的患者。
6. 曾患有大肠息肉者，或是父母、兄弟姐妹被发现有家族性结肠多发性息肉病者。
7. 血吸虫病患者。
8. 大肠癌患者的家庭成员。

第四节 肝 癌

肝癌是消化系统的一种常见的恶性肿瘤，死亡率甚高，分原发性与继发性两种。前者起源于胆管细胞，后者多为消化道恶性肿瘤的转移。肿瘤可局部生长或弥散生长。早期患者多无特殊症状，可见有上腹或右上腹部胀痛、食欲缺乏、消瘦、黄疸、腹水，病情进展较快。甲胎蛋白等同位素、B超等检查有助于诊断。对于早期、局限性肝癌应及早施行手术治疗，不宜手术切除者，可用抗癌药物治疗，并配合食疗，以提高身体的抗癌能力。据病选方，不妨一试。

一、肝癌食疗方

1. 用紫皮大蒜 30 克，去皮，放入沸水中煮 1 分钟后捞出，然后取粳米 60 克，放入大蒜液中煮成稀粥，再将蒜放入粥内，稍沸后食用，可防治肝癌（大蒜中富含微量元素硒、锗，可促使人体内合成大量有抗癌作用的干扰素和巨噬细胞；有显著的抗凝血作用，防止癌栓生成，故能有效地减少癌的扩散；锗还可增强其他抗癌药物的药效）。

2. 无花果生吃，每日 500 克，分次食用。有防癌抗癌作用。

3. 莲子 100 克，加冰糖 50 克，炖煮熟烂，每天服用 1～2 次。

4. 山楂生吃或煎汁液服，每日 30～50 克，可防治肝癌（山楂种子含有苦杏仁苷，对癌细胞有抑制作用）。

5. 新鲜葡萄，每天服食 500 克，可防治肝癌。

6. 新鲜草莓，每天吃 250～500 克，可防治肝癌（草莓中含抗癌的异蛋白质物质，可抑制肿瘤生长，防治癌症）。

7. 常吃杏和杏干，可以预防癌症（杏中含有丰富的维生素 A、维生素 C、儿茶酚以及黄酮类物质）。

8. 多吃些富含胡萝卜素和抗坏血酸的水果，如柚、柑橘、柠檬、苹果、梨、桃、山楂等，可以防癌。

9. 经常食用胡萝卜，对预防癌症有很好的作用。

10. 宜选用牛奶、豆浆、鸡蛋及含维生素 K 的菠菜，有助于肝癌病人的治疗，缓解病情，延长寿命。

二、保健事项

（1）注意饮用水安全，一些饮用水常被多氯联苯、氯仿等污染；池塘中生长的蓝绿藻是强烈的致癌植物；华支睾吸虫感染可刺激胆管上皮增生，导致原发性胆管癌。

（2）扔掉家里的霉变食物。尤其是霉变的玉米、花生，因为这些食物中含有黄曲霉毒素，黄曲霉素的代谢产物黄曲霉素 B_1 会导致肝癌。建议多吃新鲜食物。

（3）保持健康体重，拒绝肥胖，远离糖尿病。因为肥胖和糖尿病是诱发肝癌的危险因素。

（4）戒酒。酒精进入人体后，主要在肝脏进行分解代谢，酒精对肝细胞的毒性使肝细胞对脂肪酸的分解和代谢发生障碍，引起肝内脂肪沉积而造成脂肪肝。饮酒越多，脂肪肝也就越严重，还可诱发肝纤维化，进而引起肝硬化甚至肝癌。

（5）病毒性肝炎是原发性肝癌诸多致病因素中的最主要因素，中国约有 1.2 亿 HBsAg 阳性者，因此成为世界上肝癌发病率最高的国家。尤其是乙型和丙型肝炎病毒与肝癌发病有密切的关系。存在肝硬化是大多数肝细胞癌的共同特征，约 70% 的原发性肝癌发生在肝硬化的基础上，且多数是由慢性乙型和丙型肝炎发展而成的。

（6）定期查体是早发现肝癌的最简单方法。建议定期体检，尤其是高危人群（乙肝或丙肝患者）最好每半年通过甲胎蛋白（AFP）检测或 B 超排查有无癌变。

（7）自检：肝病的表现多数以消化道症状为主，一旦出现不明原因的恶心、呕吐、腹胀、食欲缺乏、乏力、厌油腻等症状，要意识到可能是肝脏出了问题，如果发现尿色明显发黄，大便颜色浅白，一定要尽快到医院就诊。

第五节　肺　癌

肺癌是指支气管黏膜和肺泡细胞的恶性病变，是呼吸系统的一种常见恶性肿瘤。多发于老年男性。肺癌早期可能无明显症状。患者年龄较大，有长期吸烟习惯或吸入某些化学致癌物质的人，常见有持久性咳嗽、胸痛、痰中带血等症状。经 X 射线胸部透视、拍片或痰液脱落细胞检查，可以早期发现，早期确诊。治疗应根据病情不同，选用手术、放疗、化疗，并配合食疗。据病选方，不妨一试。

一、肺癌食疗方

1. 大蒜头 50 克，去皮捣烂，冰糖 100 克，开水 500 毫升，浸泡 1 昼夜，分 3 次服大蒜液汁。该方用来治疗肺癌，有一定疗效。

2. 用紫皮大蒜 30 克，去皮，放入沸水中煮 1 分钟后捞出，然后取粳米 100 克，放在蒜液中煮成稀粥，再将蒜放入粥内，稍沸后食用。这对于治疗肺癌咯血很有效验。

3. 莲子 50 克，红枣 10 枚，水煎至莲枣熟烂，每天分 3 次服用，吃莲子、枣肉，饮汤。

4. 百合 30 克，白木耳 30 克，冰糖适量，水煎熟烂，分早晚服食。

5. 大梨 1 个，去皮挖核，川贝母 5 克，捣碎装入梨中，水煮 20 分钟，去川贝母，食梨饮汤汁。

6. 用陈芥菜卤煮豆腐，防治肺纤维化或放射性肺炎。有利于肺癌的治疗。

7. 宜吃杏子和杏干，杏有抗癌防癌作用。杏为抗癌之果，有生津止渴、润肺化痰之功。

8. 猪肺 1 具，洗净，萝卜 500 克，洗净切片，加水适量，旺火煮沸，改小火炖，待肺、萝卜烧熟，放少许食盐调味，分次服用。

9. 鲜枇杷食用，量不限。

10. 鲜藕 1 000 克，水煎煮熟烂，切成薄片，加蜂蜜食用。

11. 淡菜 50 克，瘦猪肉 200 克，加水炖煮，烧熟，入葱花、食盐调味食用。适用于肺癌伴有咯血患者。

12. 冬虫夏草 50 克，雄老鸭 1 只，去毛除杂洗净，一起煨汤。待烧熟后，加适量冰糖，分次食用。可使病情明显缓解，延长寿命。

13. 荸荠洗净，水煮熟，去皮随时食用，或绞汁饮服亦佳。

14. 柿饼 5 枚，冰糖 50 克，水煎煮，分 3 次服用。

15. 肺癌病人放射治疗（简称放疗），常出现津液耗损、口干舌燥，宜选饮梨汁、藕汁、荸荠汁、橘汁、番茄汁、茅根汁等，可多吃枇杷、梨子、西瓜、绿豆汤、冬瓜汤等。

16. 肺癌病人，伴有咳嗽，宜食用萝卜、山药、百合、芝麻、杏、枇杷、梨、柿、橘子、金橘、荸荠、罗汉果、冰糖及猪肺、胖头鱼、鸭子、蛤蜊、海蜇、泥鳅等化痰止咳、软坚散结之品。

17. 肺癌病人，伴有咯血，宜食用藕、百合、莲子、红枣、黑木耳、白木耳、荸荠、淡菜、海参、豆浆等。

18. 猪瘦肉 200 克，甜杏仁 30 克。瘦肉切小块，与杏仁一起入沙锅煨炖，至肉熟烂，入蜂蜜调服（甜杏仁有抗癌作用，可治肺癌）。

二、保健事项

肺癌是发病率和死亡率增长最快、对人群健康和生命威胁最大的恶性肿瘤之一。近 50 年来许多国家都报道肺癌的发病率和死亡率均明显增高，男性肺癌发病率和死亡率均占所有恶性肿瘤的第一位，女性发病率占第二位，死亡率占第二位。肺癌的病因至今尚不完全明确，大量资料表明，长期大量吸烟与肺癌的发生有非常密切的关系。已有的研究证明：长期大量吸烟者患肺癌的概率是不吸烟者的 10 ~ 20 倍，开始吸烟的年龄越小，患肺癌的概率越高。此外，吸烟不仅直接影响本人的身体健康，还对周围人群的健康产生不良影响，导致被动吸烟者肺癌患病率明显增加。城市居民肺癌的发病率比农村高，这可能与城市大气污染和烟尘中含有致癌物质有关。因此应该提倡不吸烟，并加强城市环境卫生工作。

肺癌是可以预防的，也是可以控制的。研究表明：西方发达国家通过控烟和保护环境，近年来肺癌的发病率和死亡率已明显下降。肺癌的预防可分为三级，一级预防是病因干预；二级预防是肺癌的筛查和早期诊断，达到肺癌的早诊早治；三级预防为康复预防。

1. 禁止和控制吸烟

戒烟能明显降低肺癌的发生率，且戒烟越早肺癌发病率降低越明显。因此，戒烟是预防肺癌最有效的途径。

2. 保护环境

大气污染、沉降指数、烟雾指数、苯并芘等暴露剂量与肺癌的发生率呈正比例关系，保护环境、减少大气污染是降低肺癌发病率的重要措施。

3. 职业因素的预防

许多职业致癌物增加肺癌发病率已经得到公认，减少职业致癌物的暴露就能降低肺癌发病率。

4. 科学饮食

增加饮食中蔬菜、水果等可以预防肺癌。

第六节　乳腺癌

乳腺癌是指乳腺上皮细胞的恶性肿瘤，为妇女最常见的癌瘤之一。多见于绝经期前后，偶可发生于男子。早期症状为乳房内摸到无痛的肿块。正常哺乳对预防该症有一定作用。定期自我检查和普查可以早期发现，是防治的有效措施。应根据病情施行手术、放疗、化疗，配合食疗，疗效更佳。据病选方，不妨一试。

一、乳腺癌食疗方

1. 取生大蒜 15 克，分 3 次食用，可配合放疗、化疗治疗乳腺癌。晚期乳腺癌病人若能坚持服用大蒜，可使病情明显缓解，延长寿命（大蒜能从多方面阻止强烈的致癌物质，同时可激活人体巨噬细胞、吞噬癌细胞的能力，使免疫功能增强，并能达到防治癌症的目的。有人讨厌大蒜味，可在食后喝点浓茶，或取 1 ~ 2 枚红枣放入口内咀嚼片刻，即可解除异味）。

2. 蟹壳烘烤后研成粉吞服，每次 5 克，每天 2 次。蟹有破血散结之功，可用于治疗乳腺癌。

3. 新鲜虾子或对虾 100 克，洗净晾干，加姜、蒜、醋、食盐等，旺火烧油锅，放入上述料烧熟，鲜嫩可口，经常食之（虾肉含有微量元素硒，具有抗癌作用）。

4. 丝瓜 500 克，去皮洗净切片，炒食或烧汤食用均可。

5. 芦笋 300 克，每天 2 次，连续食用，可防治乳腺癌。

6. 香榧 30 克，每日食用 3 次。

7. 龙眼肉 30 克，每天食用 3 次，可减轻化疗药物带来的副作用。

8. 红枣 10 枚，山楂 30 克，煮食，每日 2 次。

9. 乳腺癌病人放疗后，常出现低热口干、全身乏力，可食用牡蛎、蛤蜊、蚌肉等，以增强体质，配合治疗。

10. 多吃富含维生素 C 的新鲜蔬菜和水果，如白菜、茄子、雪里蕻、番茄、黄瓜、冬瓜、杏、枇杷、柑橘、橙子、苹果、香蕉、柠檬、荸荠等，它们会抑制癌细胞产生的透明质酸酶，能阻止癌细胞的扩散和转移。同时，足够的维生素还会抑制亚硝胺的合成与吸收，甚至刺激机体产生抗癌物质 —— 干扰素，既能抑制癌细胞的增生，又可防止其扩散。

11. 茄子鲜叶有抗癌药效，将鲜叶晒干研末，治疗乳腺癌表面溃烂有很高疗效，一般上药 15 分钟后即可减轻疼痛。

12. 蘑菇 50 克，粳米 100 克，一起同煮成粥，分次食用，可防癌抗癌。

13. 螃蟹 2 只，枸杞、柑橘、李子各 5 个。螃蟹煮熟佐餐每日分食，其他两味加水煎汤代茶饮，可连续服食，治愈为止。

14. 大活鲫鱼、食盐各适量，大蒜 20 克。鱼去肠杂洗净，一起清炖，熟后入调料食用。

15. 蘑菇、豆腐、油、盐各适量，将蘑菇洗净，豆腐切成小块，两料加水共煮，熟后再入油、盐等调料。每次吃小半碗，日服 2 ~ 3 次。

16. 花生米、薏苡米、赤小豆、红枣各 30 克。先煮赤小豆至熟，再下花生米、薏苡米、红枣共煮熟烂，分次食用。

二、保健事项

（1）建立良好的生活方式，调整好生活节奏，保持心情舒畅。

（2）坚持体育锻炼，积极参加社交活动，避免和减少精神、心理紧张因素，保持心态平和。

（3）养成良好的饮食习惯。婴幼儿时期注意营养均衡，提倡母乳喂养；儿童发育期减少摄入过量的高蛋白和低纤维饮食；青春期不要大量摄入脂肪和动物蛋白，加强锻炼身体；绝经后控制总热量的摄入，避免肥胖。平时养成不过量摄入肉类、煎蛋、黄油、奶酪、甜食等饮食习惯，少食腌、熏、炸、烤食品，增加食用新鲜蔬菜、水果、维生素、胡萝卜素、橄榄油、鱼、豆类制品等。

（4）积极治疗乳腺疾病。

（5）不乱用外源性雌激素。

（6）不长期过量饮酒。

（7）在乳腺癌高危人群中开展药物性预防。美国国立癌症中心负责开展了三苯氧胺与雷洛昔芬等药物预防乳腺癌的探索性研究。

建议女性朋友了解一些乳腺疾病的科普知识，掌握乳腺自我检查方法，养成定期乳腺自查习惯，积极参加乳腺癌筛查，防患于未然。

第七节　子宫颈癌

子宫颈癌是妇女生殖器官中最常见的恶性肿瘤。其发生多与子宫颈糜烂、炎症、撕裂和配偶的包皮垢等长期刺激有关。常表现为阴道不规则流血及白带增多，或有性交后出血等现象。初期症状不明显，脱落细胞检查有助于早期发现。做好妇女卫生保健，避免分娩时子宫颈撕裂，或及时予以修补，彻底治疗慢性子宫颈炎，加强普查早期发现等，是防治子宫颈癌的重要措施。根据病情，分别给予放疗、化疗、手术，并配合食疗，更为有效。据病选方，不妨一试。

一、子宫颈癌食疗方

1. 大蒜 15 克，去皮捣烂，泡水取汁，加蜂蜜调服，每天 3 次服用。配合化疗，治疗子宫颈癌。

2. 薏苡仁 50 克，粳米 100 克，水煮成粥，每天分次食用，可抗癌治癌。

3. 香菇 30 克，老鸭 1 只，去毛洗净，加水炖煮，至鸭熟烂，加入少许食盐、葱花调味，分次食用，有利于子宫颈癌的治疗。

4. 甲鱼 1 只（250～500 克），去杂洗净，冰糖 100 克，一起清炖，分 3 次食用。适用于初、中期病人阴虚内热者效果最佳。因晚期病人消化力很差，不适用。

5. 绿豆 100 克，红枣 10 枚，水煎煮至豆烂，每天分 3 次服用。

6. 淡菜 50 克，瘦猪肉 100 克，水炖熟烂，加少许食盐、葱白、醋调味，分 2 次食用。适用于子宫颈癌并伴有出血的病人。

7. 无花果，每天 500 克，分次食用。

8. 黄花菜 100 克，百叶 200 克，一起烧熟，加入调料后即可食用。

9. 黑木耳 30 克，红枣 10 枚，水煎服用，每天分 2 次食用。

10. 山楂 30 克，冰糖适量，水煎服，分 2 次食用。

11. 龙眼肉 30 克，红糖适量，水煎服食。

12. 兔肉 250 克，蘑菇 50 克，兔肉洗净切块，一起清炖，待烧熟后放入生姜末、葱白、味精、细盐等调味品，分 2 次食用。

13. 瘦猪肉 250 克，白果 10 枚，一起炖煮至熟，加冰糖适量，分 2 次食用。

14. 红苋菜 200 克，用 4 碗水煎至 1 碗，温服，每天 2～3 次。清热解毒，治子宫颈癌。

15. 槐蕈（槐树生长的香蕈）6 克，水煎服，可连续食用。各种癌症手术后转移，亦可持续服用（槐蕈含有抗癌物质，对子宫颈癌有辅助治疗作用）。

二、保健事项

宫颈癌是女性生殖器最常见的恶性肿瘤，发病年龄多为 40～55 岁，其次为 60～69 岁。其发病与早婚早育、性生活紊乱及通过性交传染的某些病毒（如人类疱疹病毒 II 型、人类乳头瘤病毒及人类巨细胞病毒等）特别是人类乳头病毒 HPV16、18 型感染有关。子宫颈癌的发生往往经过慢性宫颈炎（尤其是宫颈糜烂）、宫颈鳞状上皮不典型增生、原位癌至浸润癌的长达几年、十几年或几十年的漫长过程。宫颈部的病变易于发现，因而早期诊断不难，根治率高。即使晚期，经过积极治疗亦可获得长期缓解。

注意危险信号，及时治疗。

（1）不规则阴道流血：早期表现为性交后或妇科检查后少量出血，以后可能月经间期或绝经后少量不规则出血。晚期流血增多，甚至发生致命性大流血。

（2）阴道排液：表现为白带增多，为浆液性、脓性或米汤样血性恶臭白带。

（3）疼痛：为晚期症状，表现为持续的腰骶部或坐骨神经痛。

（4）妇科检查可见宫颈糜烂、溃疡或呈菜花状新生物。

第六章　外科病患者的食疗方法及保健事项

第一节　阑尾炎

　　阑尾炎是一种常见的急腹症，因阑尾受细菌感染或管道梗阻而引起，可分为急性和慢性两种。此病来势很急，腹部疼痛阵阵加剧，然后转至右下腹疼痛，并固定在一点，伴有发热、恶心、呕吐等症状，急者应及早治疗，手术切除。如不及时治疗，往往造成阑尾穿孔，引起腹膜炎。慢者可保守治疗。术后选用食疗，对此病有一定疗效，据病选方，不妨一试。

一、阑尾炎食疗方

　　1. 甜瓜子 30～50 克，白糖适量，同捣烂，水煎服，每天 1 剂，分 2～3 次服食。
　　2. 山楂 50 克，捣碎；桃仁 10 克，捣碎；红糖适量。上述各味共用水煎服，每天 3 次，连续服用。或山楂捣汁冲服。
　　3. 冬瓜仁 30～50 克，萝卜 100 克，洗净切碎，同煎去渣取汁，每天 3～4 次。
　　4. 白果肉 15 克，水煎服，每天 2 次。
　　5. 大蒜头 30～50 克，陈醋 100 毫升，加少量水煮熟，食蒜，饮醋汤汁。
　　6. 多食苹果、香蕉、山楂。有助于阑尾炎病人康复。
　　7. 苦菜 100 克，白糖少许，水煎服，每天分 3 次服用。用于治疗化脓性阑尾炎。
　　8. 樱桃、杨梅、草莓、余甘子常食，量不限。

二、保健事项

　　（1）饭后不可以做剧烈运动。
　　（2）注意饮食卫生。

第二节　胰腺炎

　　胰腺炎是一种外科常见急腹症，分急性和慢性两种。急性胰腺炎是由于暴饮暴食，胆总管梗阻，胰管阻塞，胰管内压力增高引起的胰液从肢管外溢，胰酶激活后消化胰腺自身组织而产生的急性炎症。若治疗不彻底，急性胰腺炎反复发作会成慢性胰腺炎。病人主要症状有左上腹部和左腰背剧烈疼痛，发热，呕吐胆汁液体、黄疸，严重时发生休克。发作数小时后，化验血、尿淀粉酶均升高。此病注意饮食节制，控制饮食过饱和酗酒是预防胰腺炎的重要措施。此外，选用食疗，效果更佳。据病选方，不妨一试。

一、胰腺炎食疗方

　　1. 猪胰腺加花生米炖熟烂食用，每日 1 剂，主治慢性胰腺炎有良效。
　　2. 猪、羊等动物胰腺数量不限，焙干研细粉，每次服用 6 克，每日 3 次。
　　3. 鸡内金或鸡肫 250 克，焙黄研末吞服，每次 6～10 克，每日 3 次，治慢性胰腺炎。

二、保健事项

急性胰腺炎是一种相当严重的疾病，急性出血坏死性胰腺炎尤为凶险，发病急剧，死亡率高。已知胰腺炎发病主要由于胰液逆流和胰酶损害胰腺，可以针对这些因素进行预防。

1. 胆道疾病

避免或消除胆道疾病。例如，预防肠道蛔虫，及时治疗胆道结石以及避免引起胆道疾病急性发作。

2. 酗酒

平素酗酒的人由于慢性酒精中毒和营养不良而致肝、胰等器官受到损害，抗感染的能力下降。在此基础上，可因一次酗酒而致急性胰腺炎。

3. 暴食暴饮

可以导致胃肠功能紊乱，使肠道的正常活动及排空发生障碍，阻碍胆汁和胰液的正常引流，引起胰腺炎。

第三节　胆结石

胆结石是一种常见病，是指人体胆囊内或肝内、外胆管任何部位发生结石的一种疾病。多发于肥胖中年妇女。胆结石形成与代谢紊乱、胆汁瘀滞和胆道系统感染引起胆汁成分异常有关。胆结石按成分不同可分为胆固醇、胆色素钙盐及混合性三类。我国以胆色素钙盐结石最为多见。胆色素结石可呈单个、多个或泥沙样。常伴有胆囊炎及胆管炎。二者互为因果，平时可无症状，发病时可突然发生剧烈难忍的右上腹阵发性绞痛，称为胆绞痛，可伴有恶心、呕吐、黄疸和发热。检查时可见胆囊肿大，压痛明显，B超检查可见有胆囊内光点光团增强，一般情况采用清热退黄，利胆排石治疗。配合食疗，有助于胆结石症的防治。患胆结石症的人应特别注意保养和饮食，以预防反复发作，首先不要饮食过饱，平时少吸烟与饮酒，少喝浓茶与咖啡，也不宜吃过酸的食物，宜多饮开水、稀饭、豆浆等清淡的饮食。如屡有发作，必要时须手术治疗。据病选方，不妨一试。

一、胆结石食疗方

1. 山楂不限量生吃或炖服均可，主治胆固醇性结石及预防此病。

2. 金橘生食，量不限，可治胆囊炎、胆结石。

3. 鸡内金 300 克，烘干碾细粉末，乌梅 10 个煎汤，取鸡内金粉 6～10 克，乌梅汤送服，每天 3 次，可治胆结石及预防此病。

4. 蒲公英 50 克，洗净切碎，水煎取汁去渣，与粳米 50～100 克、冰糖适量煮成稀粥，每日早晚各 1 次，连食 1 周，可治疗胆囊炎、胆结石症。

5. 栀子仁 5～10 克，碾成粉末，粳米 100 克，煮粥至熟，加入栀子末稍煮即可。每天早晚各 1 次，5～7 天为 1 个疗程。

6. 每天吃炒熟的南瓜子 50～100 克，可预防胆结石（南瓜子含有大量磷质，磷质能防止矿物质在体内积聚成结石）。

7. 经常吃点生姜或姜汤，或做菜时加点生姜，既能增进菜香美味，又能预防胆结石（生姜含有生姜粉，能抑制胆固醇的吸收，减少结石晶核的形成及胆汁中黏蛋白的形成，从而起到防治胆结石的作用）。

8. 萝卜 500 克，荠菜 500 克，洗净，切碎，绞汁，混合炖服。此方不仅能清热、止咳、化痰，且利胆消炎，预防结石形成。

9. 茼蒿菜（新鲜）洗净，切碎，捣烂取汁，每次服 1 酒杯，温开水送服，每日 2 次。

10. 草决明子 15～30 克，煎汤代茶频饮，既能润肠通便，又可降低血胆固醇，每日 1 剂，每日 3 次。连续服用 1 个月为 1 个疗程。

11. 新鲜葫芦 250 克，捣烂绞汁，以蜂蜜调服，每次 1 小杯，每日 2 次，或以水煎代茶饮之也可。

二、保健事项

我们国家的传统医学强调"治未病"，也就是预防疾病的成因。所以对于有胆结石高危因素的人群应该注意：① 按时合理早餐；② 规律三餐；③ 多进食高纤维饮食，减少高热量食物的摄入；④ 避免不合理的快速减肥；⑤ 适当增加运动。

第四节 痔 疮

痔疮是一种常见的肛管疾病。由于肛管和直肠末端的静脉曲张，形成一柔软的静脉块，称为痔。多见于坐立过久，经常便秘或妊娠患者。痔疮有内痔、外痔和内外混合痔三种。轻则平时无明显症状，解大便用力时，常有瘙痒、疼痛、流血、下坠等症状；重则有大量流血，疼痛剧烈，脱肛难收等症状。此病多见于青壮年（尤其 20～40 岁），老年人由于体力衰退，活动量减少，症状亦随之缓解。因为发病率高，故有"十人九痔"的说法。平时保持大便通畅，戒除辛辣之品，可防止此病的发生和发展。选用食疗，据病选方，更为奏效，不妨一试。

一、痔疮食疗方

1. 用黑木耳 10 克，水发洗净与冰糖 30 克加水清炖食用。治痔疮极效。

2. 鲜无花果 10 个，水 1 500 毫升，煮开后倒入干净盆内，用消毒棉蘸洗患处，主治外痔效果良好。

3. 红枣 250 克炒焦，红糖 60 克，加水适量煎汤，分 5 次食枣饮汤。

4. 柿蒂 10 支，地榆炭 12 克，水煎服，可治痔疮出血。

5. 无花果 1～2 个，水煎或空腹时生食，每天 2 次。另用叶柄白色浆液涂患处，有消肿止痛之功；或用无花果叶煮水坐浴亦有效。

6. 猕猴桃切碎捣烂，用凉开水冲服，每次 1～2 个，每日 2～3 次，可治痔疮出血。

7. 柿霜对痔疮出血有良好止血效果，每日取适量柿霜服之有效。

8. 大枣 3 枚，硫磺 30 克，一起放进锅里炒至锅中冒烟起火，大枣全部烧焦后离火，凉后研成细末口服。成人每日 3 次，于饭前半小时用温开水冲下，直至好转。主治内痔出血。

9. 柿饼 1～2 个，加水煮烂，每天吃 2 次。可治痔疮出血。

10. 荸荠 500 克，洗净，红糖适量，加水煮 1 小时，每天食用，可治痔疮。

11. 荸荠 30～60 克，适量海蜇，煮汤饮服。治痔疮出血。

12. 山豆根 15 克，和猪大肠一段洗净同炖煮烂，吃肠喝汤，治内痔。

13. 马齿苋 100 克，猪大肠 1 段（约 5 寸长）。先将两味洗净，然后将马齿苋切碎装入大肠内，两头扎好，放锅内蒸熟。每天晚饭后 1 次吃完，连续服用。

14. 鲫鱼 1 条（200 克左右），韭菜适量，酱油、盐各少许。将鱼开膛去杂物，留鳞，鱼腹内洗净，加入韭菜装满，放入盖碗内，加酱油、盐，盖上盖，蒸半小时即成。食鱼肉饮汤，每天 1 次。治痔漏、内外痔疮。

15. 绿豆 200 克，猪大肠 1 段，醋少许。先将猪大肠翻开用醋洗净（连洗 3 次），把绿豆填入猪肠内，用线将两端扎紧，放入水锅中煮约 1 个半小时即成。食时切成段，1 次吃完，每天 1 次。用于内外痔及便时出血。

16. 瘦猪肉 100 克，槐花 50 克。加水共煎汤服食，每日 1 次。用于治痔疮出血。

17. 红糖 120 克，金针菜 120 克。将金针菜加水煎至剩一半时，调入红糖温服，每天 1 次，能活血消肿。对初起痔疮可以消散，对较重症者有减轻痛苦之功。

18. 麒麟菜 30 克，白糖适量。共煎水饮，每天 2 次。可治外痔肿痛及痔疮初起疼痛。

19. 羊血 250 克，米醋 300 毫升，盐少许。将羊血凝固后用开水烫一下，去除血污，切成小块，用米醋煮熟，加细盐调味。只吃羊血，不饮醋汤。据《随息居饮食谱》载，羊血"熟食但止血，患肠风痔血者宜之。"米醋能散瘀，止血，解毒，杀虫，治大便下血。此方可治内痔出血，疗效理想。

20. 野鸡 1 只，白面、花椒、盐、葱白、醋各适量。将鸡收拾干净，取其肉剁碎，加入调料搅拌成鸡茸馅，用白面作为馅饼，蘸醋食之。能补虚温中，收敛止血。治痔气下血不止，神疲无力症。

21. 猪皮 150 克，黄酒半碗，红糖 50 克。将黄酒加等量水煮猪皮，用文火煮至稀烂即成，加入红糖调服。吃猪皮饮汤，每天分 2 次吃完，可连用数天。治内痔下血症。

22. 赤小豆 500 克，醋、酒各适量。将赤小豆洗净，用醋煮熟晒干，再用白酒浸至酒尽为止，晾干，研为末，以白酒送服，每次 5 克，每天 3 次。治痔疮下血。

23. 黄鳝不拘量。将黄鳝去肠杂，切段，洗净，加水煮熟，调味，食肉喝汤。能补虚，通血，助力。治内痔出血、脱肛，子宫脱垂等症。

24. 田螺 500 克，食油 15 克，葡萄酒（或黄酒）40 毫升，盐、酱油、胡椒粉、葱、姜各适量。将洗净的田螺，用剪刀把尖部剪去一点。炒锅上火，倒油烧热，下田螺翻炒，炒至田螺口上的盖子脱落时，加入酒、葱、姜同炒几下，加盐、酱油，再加适量水焖 10 分钟，加胡椒粉翻匀出锅即可食用。治痔疮。

25. 带皮香蕉 2 根，加水炖，连皮食并饮汤。可治痔疮出血、大便干结。

26. 鳗鲡（白鳝）1 条，花椒、盐、酱油各少许。将鱼去头及肠杂物，剔骨，肉切片，放于炭火上炙烤至熟，然后把炒焦的花椒及盐研成细末，同鱼片拌匀蘸酱油食之，每天 1 次。经常食用有效。可治各种痔疮。

二、保健事项

（1）体育锻炼。

（2）预防便秘。

（3）养成定时排便的习惯。

（4）保持肛门周围清洁。

（5）注意下身保暖。

（6）避免久坐久立。

（7）注意孕产期保健。

（8）常做提肛运动。

（9）及时用药。

第五节 脚气病

脚气病，是由于"维生素 B_1 缺乏"而引起的疾病。有湿脚气与干脚气之分。足胫肿大，软弱麻木无力的为湿脚气，多由湿邪阻于经络所致，治宜健脾渗湿；足胫不肿，麻木酸痛的为干脚气，多由风邪阻于经络，血行不畅所致，治宜祛风、活血、通络。如见呼吸急促、心悸烦躁、胸闷呕吐、神志恍惚的为脚气冲心，多属危重症候。在药物治疗的同时，可选用食疗，多吃富含维生素 B_1 的食物，可预防此病发生。据病选方，效果更佳，不妨一试。

一、脚气病食疗方

1. 紫菜 30 克，车前子 20 克。水煎服，每天 2 次。可治湿性脚气症。

2. 嫩松针 50 克，猪肝 50～100 克，水煎，去松针，吃肝饮汤，每日 2 次。

3. 糠秕 150～200 克，红糖 30～50 克，用清水 2 碗煮糠秕，经几沸后剩至 1 碗，去渣，加红糖即成。每天早晚各服 1 次。治麻痹型或冲心型脚气。

4. 生花生仁（带衣用）100 克，赤小豆 100 克，红枣 100 克，洗净后加水煮汤饮用，每日 3 次。可治虚寒性脚气症。

5. 赤小豆 150 克，冬瓜 300 克，共煮汤服，每天 2～3 次。

6. 葱头 100 克，萝卜籽 50 克。加水煮煎 1 小时，取原汤 1 碗饮服。治脚气肿痛。

7. 糯米糠秕、发芽小麦各等量。磨成粉，加水和面成团，蒸熟食之，每日吃数枚。能补中益气。用于治孕妇脚气浮肿及其他脚气。

8. 花生米 90 克，赤小豆 60 克，红枣 60 克，大蒜 30 克，水煎煮 1 小时至豆烂，可食可饮，日服 3 次。

9. 大白萝卜、赤小豆各等量。水煎煮至豆烂，分次食用。治脚气、出汗过多症。

10. 豆腐渣 100 克，小麦粉 100 克，加水烧沸，将豆腐渣与小麦粉制成糊状即可食用。

11. 多食富含维生素 B_1 的水果，如杏仁、苹果、山楂、橘、柚子、橙子、柠檬、核桃仁、香蕉。

12. 薏苡仁 30 克，粳米 100 克，按常法煮粥食用，可治干、湿脚气，效果很好。

13. 淡豆豉 250 克，黄酒 1000 毫升，浸泡半月后方可饮服。

14. 黑大豆煮汁饮，主治脚气冲心危重症候。

15. 赤小豆 50 克，大米 100 克，按常法煮粥食之。

16. 南瓜煮熟常吃，可除脚气。

17. 干花椒 250 克，食用醋 250 克。将干花椒放入一搪瓷盆内，倒入醋搅动，至花椒全浸入醋中，浸泡 1 个星期，然后每天将患脚或手放醋里浸泡。每天 2～3 次，每次浸泡 10～15 分钟。连续应用即可痊愈，而且不易复发。

18. 白萝卜 500 克，洗净切片，煮水洗脚，可治脚气。

二、保健事项

因人体内不能制造硫胺素，储备量也有限，人的肠道细菌虽能合成硫胺素，但数量很少而且主要为焦磷酸酯型，肠道不易吸收。故必须每日从食物中摄入维生素 B_1。

预防脚气病重要措施之一是加强粮食加工的卫生监督和指导，防止谷物辗磨过程中硫胺素的耗损。另外应加强营养卫生的宣传，由于产米地区及以米为主的食者，强调食物品种多样化及平衡膳食的重要意义。天然食品中硫胺素含量每 100 克中以猪肉最高，达 0.5～1.2 毫克（其他肉类为 0.1～0.2 毫克），猪肝 0.4 毫克，黄豆 0.8 毫克，糙籼 0.34 毫克，止白粳 0.13 毫克。蔬菜、果品、蛋类每 100 克中含硫胺素不大于 0.1 毫克。故肉类、豆制品皆为硫胺素很好的来源。对孕妇、乳母、青少年、体力劳动者宜增添这类食品。脚气病流行地区可分发预防剂量的维生素 B_1 日常服用。维生素 B_1 的每日需要量为婴儿 0.5 毫克，儿童 1～1.5 毫克，孕妇和乳母 2～3 毫克。肾上腺皮质激素和促肾上腺皮质激素能对抗硫胺素的生理作用，阻碍丙酮酸的氧化。过多量的叶酸或烟酸都会阻碍硫胺素在肝内的加磷作用。利尿剂可使硫胺素的排泄增加。上述情况应予注意，以避免医源性脚气病的发生或加重。

第七章 妇科病患者的食疗方法及保健事项

第一节 月经不调

月经不调是妇女的一种常见疾病。多见于青春期的青年或绝经期妇女。是指月经周期、经色、经量、经质等方面异常而发生的疾病。卵巢功能失调、全身性疾病或其他内分泌腺体疾病影响卵巢功能都能引起月经失调。可见有月经量多，经期不规则，1 个月来几次或几个月来 1 次，淋漓不尽。长期月经过多，会引起头晕眼花、心悸气短等贫血症状。首先必须请妇科医生检查确诊，找出原因，对症治疗。另外，注意经期卫生，避免重体力劳动，少吃生冷或刺激性食物。据病选方，配合食疗，疗效甚好，不妨一试。

一、月经不调食疗方

1. 未出蛋壳的毛鸡蛋 1 只，大葱 1 根，生姜 30 克，用麻油在锅内同炒，去葱、姜，再与黄芪 50 克、当归 30 克煎汤服用。

2. 可用燕麦、鲜鸡血和黄酒 1 汤匙一起炖服，也可加水煎煮后去渣饮汤。

3. 将豆浆 1 碗、韭菜汁半碗，调匀后空腹服下，甚效。如每天坚持饮用红糖豆浆，也可使月经正常。适用于气血不足患者。

4. 将白木耳隔汤或置饭锅上蒸，膨胀酥烂后酌加冰糖，日服 2 ~ 3 次，每次 10 克。

5. 用黑木耳焙燥研末，用黄酒或红糖水送服，每次 5 ~ 10 克，每日 2 次。或加水煮烂，再加红糖服用亦可。

6. 白梅为梅的未成熟果实，经盐渍而成，每天食 5 枚，每日 1 次，颇有效验。

7. 荔枝 15 枚，当归 20 克，加水煎煮，再加红糖适量服用。

8. 鲫鱼 1 条（250 克左右），洗净，用文火煮汤，熟后加姜、葱、盐、黄酒等调料，食鱼饮汤，甚验。

9. 龙眼肉 20 枚，加红糖 30 克，水煎汤，每天服食 1 次。补虚养血调经。

10. 当归 30 克，羊肉 250 克，生姜 30 克，一起煮汤，加佐料食用。适用于血虚有寒症的患者。

11. 用荸荠烧存性，研末和酒服用，效果良好。或荸荠煮熟食用，治血热月经不调。

12. 蛤蜊肉 250 克，加水煮烂，佐以调料食用，治血热月经量过多。

13. 用荠菜与墨鱼同煎汤饮，或瘦猪肉烧汤食。治月经量过多效果显著。

14. 取西瓜子仁浓煎代茶，常用颇验。

15. 用猪皮 100 克，水煎加黄酒少许，文火久煮，稀烂后加红糖调服。

16. 可用马兰头煎水服，或与鸭蛋（鸡蛋）同煮，碎壳后，煮至蛋呈黑色，吃蛋喝汤，极验。马兰头对倒经也有较好的疗效。

17. 取核桃仁烧存性，研末，空腹以温酒调服。

18. 枸杞子 30 克，瘦猪肉 200 克，同炖熟食用，益肾养血调经。

19. 龟肉与益母草 50 克，同煨熟烂，去药渣，加红糖调服。或龟板煅烧后研末，开水送服同样奏效。

20. 取狗肉焙干研末，制丸吞服甚验。

21. 用淡菜煮汤，喝汤吃淡菜，极验。

22. 乌鸡白凤丸，每天 2 次，每次 1 丸，是妇科调经的良药。

23. 莲子肉研末，日服 3 次，每次 6 克，用温水送服。或莲房炙成炭，研成粉，用热酒送下，皆有效验。

24. 芡实米 30 克，肉苁蓉 30 克，茺蔚子 10 克，红糖适量，同煎服，每日 1 剂，分 2 次服。

25. 旱莲草 50 克，当归 50 克，白毛乌骨鸡 1 只，去毛肠杂，洗净，共煮食之。

26. 丹参适量，加水煮后饮汤即可。或研末，每服 10 克，每日 2 次，用温开水送服，或用黄酒送服，或红糖水送服。

27. 用桃仁 10 克，当归 30 克，红糖适量，同煎服用。

28. 用鸡蛋 2 只，打散后加红糖 2 匙，黄酒 100 毫升，再加水 100 毫升，用小火蒸熟食用。

29. 月季花 15 克，山楂 15 克，水煎服。

30. 艾叶 30 克，红糖 20 克，水煎去药渣取汁，打入鸡蛋 2 只，煮熟后食用。

31. 生藕 250 克，捣汁，用温开水冲服。

32. 大枣 20 枚，益母草 15 克，红糖 15 克。加水共炖，饮汤食枣，每天早晚各 1 次。养血调经。

33. 黑豆 50 克，红糖适量。水煎煮至豆熟烂，加红糖调服。治妇女月经不调。

34. 鸡蛋 2 个，洗干净，同川芎 10 克加水共煮，待鸡蛋熟后，去壳，再煮 20 分钟，吃蛋饮汤。行血调经，治妇女月经病。

35. 生山楂肉 50 克，红糖 30 克。将山楂水煎去渣，冲入红糖，热饮。活血调经，治妇女月经错乱。

36. 北黄芪 50 克，老母鸡 1 只，盐适量。将鸡去毛除杂物，洗净沥干，把黄芪纳入鸡腹内，煮沸后改文火炖，待熟时加盐少许，可食肉饮汤，每天 2 次，分次食用。补血调经，用治月经不调、白带过多、血虚头晕等妇科疾患。

37. 鲤鱼 500 克，黄酒 250 毫升。将鱼去杂物，洗净，用刀将鱼肉片下，放入锅内，倒入黄酒煮吃。健中调经，可治妇女经多不净。

38. 瘦猪肉 100 克，益母草 20 克，红糖适量。水煎煲汤，每天饮服 2 次。治妇女经血不调、经血过多等症。

39. 淡菜 50~100 克，猪肉 100 克，共煮烂，于月经来潮前服食。治经血过多。

40. 鸡蛋 2 个，红糖 100 克。水煎煮熟，吃蛋饮汤。治妇女血虚、月经不调。

41. 牡丹花 2 朵（去芯），鸡蛋 5 个，牛奶 250 克，白面 200 克，白糖 150 克，小苏打少许。将牡丹花洗净，花瓣摘下切成丝。鸡蛋去壳打花，同牛奶、白面、白糖、小苏打混拌在一起，搅匀。倒一半在开了锅的湿屉布上，摊平，上面撒匀牡丹花丝，然后再倒入余下的一半混合料，摊平，盖好盖蒸 20 分钟，取出，扣在案板上，上面再撒牡丹花丝即可食用。可治各种虚弱症以及妇女月经不调。

42. 豆腐 100 克，羊肉 50 克，生姜 20 克，共煮熟后加盐少许，饮汤食肉及豆腐。治体虚者及妇女月经不调。

43. 米醋 200 克，豆腐 250 克，将豆腐切块用醋煮，文火煨炖为好。煮熟后饭前吃，1 次吃完。治月经不调，适用于身体尚壮之妇人用。

44. 用干芹菜 50 克，黄花菜 30 克，共煎煮汤，每天 1 剂，分 2 次饮服。治妇人月经赶前错后。

45. 艾叶 30 克，老母鸡 1 只，白酒 120 克。先将鸡开膛去毛杂物，洗净切块，锅内加水 1

大碗，下鸡、艾叶和酒共炖，烧开后改用文火煨熟，食肉饮汤，日用 2 次。治妇女月经来潮不断，日久身体虚弱。

二、保健事项

1. 注意情绪的调节

长期的精神压抑、生闷气或遭受重大精神刺激和心理创伤，都可导致月经失调或痛经、闭经。这是因为月经是卵巢分泌的激素刺激子宫内膜后形成的，卵巢分泌激素又受脑下垂体和下丘脑释放激素的控制，所以无论是卵巢、脑下垂体，还是下丘脑的功能发生异常，都会影响到月经。

2. 避免寒冷刺激

据研究，妇女经期受寒冷刺激，会使盆腔内的血管过分收缩，可引起月经过少甚至闭经。因此，妇女日常生活应有规律，避免劳累过度，尤其是经期要防寒避湿。

3. 不可盲目节食

有关专家研究表明，少女的脂肪至少占体重的 17%，方可发生月经初潮，体内脂肪含量至少达到体重 22%，才能维持正常的月经周期。过度节食，由于机体能量摄入不足，造成体内大量脂肪和蛋白质被耗用，致使雌激素合成障碍而明显缺乏，影响月经来潮，甚至经量稀少或闭经。因此，追求身材苗条的女性，切不可盲目节食。

4. 忌嗜烟酒

酒烟中的某些成分和酒精可以干扰与月经有关的生理过程，引起月经不调。在吸烟和过量饮酒的女性中，有 25%～32% 的人因月经不调而到医院诊治。每天吸烟 1 包以上或饮高度白酒 100 毫升以上的女性中，月经不调者是不吸烟、喝酒妇女的 3 倍。故妇女应不吸烟，少饮酒。

第二节　痛　经

痛经，又叫"月经痛"，是妇女常见疾病之一，尤以青年妇女为多见。痛经是指妇女月经前后或行经时出现下腹部剧烈疼痛。常因精神紧张、子宫发育不良以及子宫和生殖器炎症引起。痛经的发生多数在经前一两天或月经来潮的第一天开始，于月经来后逐渐减轻以致消失，无明显生殖器官器质性疾病者为原发性痛经；由于生殖器官病变（如盆腔炎、子宫内膜异位症等）所引起者称继发性痛经。若随着月经的周期持续发作，影响生活和工作，严重者能影响生育。应注意生理卫生和经期保健，消除恐惧紧张情绪，避免受寒着凉。据病选方，配合食疗，更为奏效，不妨一试。

一、痛经食疗方

1. 红枣 7 枚，花椒 10 克，生姜 5 克，水煎服，每日 1 剂，每日 2 次。适用于寒凝痛经。
2. 山楂 30 克，红糖 30 克，水煎服，每天 1 剂，每天 2～3 次。适用于血瘀痛经。
3. 向日葵花盘（干品）60 克，水煎后加红糖适量，分 2 次服下。
4. 生姜 15～30 克，大枣 7 枚，水煎服，加红糖 30 克，分 2 次服。
5. 丹参 30～50 克，红糖 30 克，水煎服，每天 1 剂，每天 2～3 次。
6. 月季花 10～20 克，艾叶 5～10 克，红糖 30 克，水煎服。
7. 韭菜洗净，捣取汁，每次 1 酒盅，用黄酒 1 汤匙调服，每天 2 次。
8. 艾叶 20 克，水煎去艾叶取汁，打入鸡蛋 2 只，煮熟加红糖 30 克，服食。

9. 桃仁 10 克，红花 15 克，加红糖适量，水煎服，每天 1 剂，每天 2 次。

10. 当归 30 ~ 50 克，生姜 5 ~ 10 克，红枣 7 枚，红糖 30 克，水煎服。

11. 白酒 50 毫升，红糖 30 克，将酒盛在瓷杯内加热至 100 ℃，然后放红糖，待再次沸腾即可。疼痛时趁热服下，每天 1 次，连服 2 天。

12. 取益母草 30 ~ 60 克，荔枝核 15 克，鸡蛋 2 个，加水同煎，蛋熟后去壳取蛋再煮片刻，去药渣加红糖调味，吃蛋饮汤。

13. 鸡蛋 2 个，艾叶 10 克，当归 30 克，生姜 15 克，红糖适量，加适量水煎煮。鸡蛋煮熟后去壳取蛋，放入药汁内再煮，煲好后，饮汤吃蛋。

14. 大枣 10 枚，生姜 24 克，胡椒 9 克，水煎后，分 2 次服。

二、保健事项

（1）月经期间要注意腰腹部的保暖。

（2）月经期间不要做剧烈的运动。

（3）月经期间要注意个人卫生。

第三节　闭　经

闭经分原发性和继发性，是指女子年满 18 岁尚未来月经者称为原发性闭经；已有月经而停止 3 个月以上者称为继发性闭经（除妊娠、哺乳和经绝期外）。全身性疾病、染色体异常、环境改变、精神刺激都可影响丘脑下部、脑垂体、卵巢功能而引起闭经。生殖器官炎症或发育异常及重度贫血也可表现为闭经。常可导致不孕症。此病属于中医的"经闭""不月"等范畴。宜选用活血化瘀、养血通经之品。据病选用，配合食疗，疗效甚佳，不妨一试。

一、闭经食疗方

1. 生山楂肉 50 克（不带核），红糖 30 克。水煎服，分早晚空腹饮服。或可将生山楂肉 60 克早晚空腹慢慢嚼服。

2. 鸡内金 10 克，山楂 15 ~ 30 克，研末，用红糖冲服，每天 2 次。

3. 山楂 15 克，红花 10 克，鸡内金 10 克，红糖 30 克，水煎汤汁，分 2 次服。

4. 当归 30 克，大枣 7 枚，山楂 30 克，红糖适量，水煎服，每天 1 剂，每天 2 ~ 3 次。

5. 益母草 50 克，桃仁 10 克，红糖 30 克，水煎服，每天分 3 次服用。

6. 大枣 100 克，生姜 15 克，红糖 100 克，水煎代茶饮之，连用至月经来潮止。

7. 用当归 100 克，绍兴黄酒 100 克，浸泡半月后，每天早晚各饮 1 酒盅，甚效。

8. 将黑鱼头涂泥炙燥，去泥研末，每次 10 克，用黄酒送下，可通经。

9. 益母草膏常服，甚有效验。

10. 乌鸡白凤丸常服，每天早晚各 1 粒，用红糖或黄酒送下。

11. 紫河车洗净，水煎煮食用，或烘干研细末，装胶囊，每天 2 ~ 3 次，每次 2 ~ 3 枚，用温水送下。

12. 生黑豆 30 克，红花 10 克，红糖 30 克，水煎服，每天 1 剂，每天 2 ~ 3 次。

13. 丹参 30 克，水煎，加黄酒 30 毫升饮服，每日 1 次，连服 3 天。

14. 白鸽 1 只，大枣 10 枚，牛膝 30 克，炙鳖甲、炙龟板各 30 克，先煎鳖甲和龟板，半小时后放入牛膝，共煎去药渣，取汁放入收拾干净的白鸽、大枣共炖煮熟食用。吃肉饮汤，每天 2 次。治妇女闭经、月经量少等症。

15. 团鱼（鳖）1 只，黄酒适量。将鲜活肥大的团鱼头砍下，取其血滴入碗内，兑入同等量的黄酒搅匀，再用同等量的开水冲服，治妇女干血痨、经闭。

16. 团鱼肉洗净同瘦猪肉炖食，或连服数只亦有同等功效。治妇人经闭。

17. 瘦猪肉 150 克，当归 50 克，生姜 30 克。同煮，吃肉饮汤，每天 1 次。治妇女血虚经闭、干血痨症。

18. 乌鸡肉 150 克，丝瓜 100 克，鸡内金 15 克，共煮至烂，服时加盐少许。可治因体弱血虚引起的经闭、月经量少。是妇人调经食疗之佳品。

二、保健事项

本病多与精神过度紧张，导致内分泌功能紊乱有关。中医学认为，由于精神过度紧张，气机运动逆乱，冲任功能失调，血海不能满盈所致。

（1）增强体质，提高健康水平，平时加强体育锻炼，常作保健体操或打太极拳等。

（2）避免精神刺激，稳定情绪，保持气血通畅。经期要注意保暖，尤以腰部以下为要，两足不受寒，不涉冷水，并禁食生冷瓜果。

（3）经期身体抵抗力弱，避免重体力劳动，注意劳逸适度，协调冲任气血。经期不服寒凉药。加强营养，注意脾胃，在食欲良好的情况下，可多食肉类、禽蛋类、牛奶以及新鲜蔬菜，不食辛辣刺激食品。

（4）去除慢性病灶，哺乳不宜过久，谨慎从事人工流产术，正确掌握口服避孕药。肥胖病人应适当限制饮食及水盐摄入。

（5）日常生活中以茶为饮品除预防和改善闭经外还能调节人体机理平衡，增强人体抵抗力，极大地降低疾病的复发率。像紫草、棱芯草、药仙茅、仙灵脾等有补气养血，消炎灭菌，清利湿热，除异味，止痒的作用。

第四节　白带过多

白带是女子阴道内流出的乳白色分泌物，因绵绵如带得名。健康妇女的阴道内平时常有少量白色透明、无味稀薄的黏液分泌物，无其他症状，这都属于正常生理现象。如有分泌物增多，颜色不同，有特殊气味，则称为白带过多。在妇女中发病率甚高，素有"十女九带"之称，是妇科的最常见病、多发病。常见有带多色白，带下如脓，上腹隐痛；或带为黄色，伴有泡沫，阴道奇痒；或带下绵绵，下腹坠胀，腰疼腰酸；或带下质薄、乏力等症状。多由带脉失约、任脉不固、脾虚肝郁、湿浊下注所致。此病一般常见于妇女生殖系统各种炎症。中年和老年妇女突然带下过多，应及时进行检查，特别引起重视。据病选方，选用食疗，疗效甚验，不妨一试。

一、白带过多食疗方

1. 香椿皮 30 克，车前草 10 克，水煎成浓汤，去渣后加适量红糖调服。治湿热白带颇验。春天可多食香椿头，既可口清新，开胃，又可预防白带过多。

2. 新鲜马齿苋洗净捣烂绞汁，与鸡蛋清混合，搅拌后用开水冲服，每日 1 次。

3. 鲜芹菜 250 克，水煎浓汤饮服。或常食芹菜，或用芹菜籽加酒和水煎服，皆可。

4. 茄子 200 克，水煎汤服。或以白茄花 20 克，土茯苓 30 克，仁米 30 克，加水煎服汤液。可治妇女白带如崩。

5. 向日葵茎干品切碎，每次 30 克，水煎加糖服下。或加红枣服。治疗白带过多甚效。

6. 白鸡冠花 20 克，金樱子 15 克，白果 10 个，水煎服（白鸡冠花治白带，红鸡冠花治赤带，据病选用）。

7. 淮山药 50 克，金樱子 20 克，水煎服。

8. 蛤蜊肉加调料，经常煮食。可治妇女崩带及虚热症状。

9. 淡菜 30 克，洗净，煮汤连淡菜一起吃。或淡菜 50 克，韭菜 100 克，洗净，同煮食。

10. 白果 30 克焙黄研细末，用黄酒冲服，每日 3 次，每次 3 ~ 5 克。

11. 花生仁 120 克，乌梅 5 枚，水煎煮熟，分次服用。

12. 乌龟放入猪肚内用火煨熟，去壳，加少许盐、葱、姜等调味品食用。或龟板煅存性研末，以开水吞服。可治妇女崩漏带下。

13. 白果仁 6 克，冬瓜子 30 克，加水两碗，煎至 1 碗，温服。

14. 核桃仁 30 克，经常食用。或煅烧存性，研末，用温酒空腹调服。

15. 黑豆 100 克，白果 10 个，黄酒 1 汤匙，和水合煎服用。可治妇女腰酸、腰痛、下肢无力、白带量多等症。

16. 韭菜籽炒熟，研细末，每次取 3 ~ 5 克，温水送服。或经常炒食韭菜。

17. 白果仁 10 个，去壳捣碎，用豆浆冲服，可加糖少许，每晨空腹时服。

18. 取石榴皮 60 克，加水煮煎后，取汁加入蜂蜜调服。

19. 秫米 100 克，黄芪 50 克，加水共煎服用。治白带多最为有效，适用于孕妇带下症。

20. 扁豆或扁豆花炒熟研为细末，每次 6 克，用米汤送下。

21. 用豇头子或蚕豆花，加水煎服，可治脾虚白带。

22. 取白果仁 3 ~ 5 个，打碎，另取鸡蛋 1 个，上打一小孔，将白果末放入，置饭上蒸熟食，日服 1 ~ 2 个。止带止浊功效卓著。

23. 将莲子研末，每次 5 ~ 10 克，开水吞服；或莲子 30 克，白果 6 克，水煎服；或莲子、芡实、鲜荷叶加糯米煮粥食；或莲房炙研末用黄酒送服等，皆有效验。

24. 用雀肉煮食，每天 3 ~ 5 只；或食熟雀蛋，有显著止带作用，对妇人带下血枯的病症十分相宜。

25. 用乌饭树根 50 克，红枣 7 个，加水煮后去渣服，食枣。具有强筋骨、益气力之效。

26. 豆腐锅巴，将它晒干研末，或生捣后制成丸药服用，赤带可用红糖汤冲服，白带则用白糖水送下。治妇人带下有良效。

27. 将桑耳烧炭存性，研末，用酒调服，有止带作用。

28. 用连根空心菜（又名蕹菜）250 克，鲜白槿花 150 克，炖猪肉或鸡蛋，吃肉喝汤。

29. 荠菜做菜食用，或取荠菜花水煎汁服用。

30. 将荞麦炒后研末食用，每次 16 ~ 20 克，可除白浊白带。

31. 野荠菜 50 ~ 100 克，全草水煮代茶饮用，有良好止带止血作用，对白带极验（民间称为白带草）。

32. 莲子 200 克，荞麦粉 200 克，鸡蛋 6 个。将莲子砸碎研粉，鸡蛋打破取蛋清，再将莲粉、蛋清加水和荞麦粉，揉匀，做成绿豆大的丸。每天饭前用温开水送服，每日 2 次，每次 10 克。治妇女长年白带不净，身体虚弱。

33. 花生仁 100 克，冰糖适量。煮熟食花生仁饮汤，可治妇女体虚白带过多。

34. 胡椒 7 粒，鸡蛋 1 个。先将胡椒炒焦，研成末。再将鸡蛋捅一孔，把胡椒填入蛋内，用厚纸将孔封固，置于火上煨熟，去壳吃蛋，每天 2 次。治妇人寒性白带。

35. 冬瓜 200 克，淮山药 150 克，食盐少许。一起煮汤，调入食盐，即可食用。祛湿热，止带浊，利小便。治妇女白带过多，黏稠污臭，小便黄短。

36. 白果 10 克，胡椒 3 克，莲子 15 克，共水煎服。

二、保健事项

1. 定期检查
即使没有任何不适也应该定期检查，每年至少做一次全面的妇科体检。

2. 切忌过度清洁
频繁使用药字号洗液、消毒护垫等，容易破坏阴道弱酸性环境，阴道的弱酸性环境能保持阴道的自洁功能，弱酸配方的女性护理液更适合日常的清洁保养。

3. 及时就医
无论出现何种情况的白带增多或其他不适，都应立即去医院诊治。

4. 在医生指导下用药
用药若不对症，就有可能加重病情。

5. 平日不用卫生护垫
有些女性朋友担心白带弄脏内裤或懒得洗内裤，平日总是用卫生护垫。这种做法是不可取的，很容易滋生大量的细菌。所以，不是月经期尽量不要用卫生护垫。每天晚上要用清水洗净外阴，更换内裤。

6. 增强免疫力
要经常锻炼身体，增强体质；要保证充足的睡眠；多食富含维生素的食品；要学会调节自己的情绪，心情愉快时免疫力会增强。

7. 重视怀孕时的护养
妊娠时性激素水平、阴道内糖原和酸度都会增高，容易受真菌侵袭。对孕妇而言，不宜使用口服药物，而应选择针对局部的预防和辅助治疗方案。

8. 警惕洗衣机
几乎每个洗衣桶内都暗藏真菌，而且洗衣机用得越勤，真菌越多。不过不用担心，对付洗衣机里的真菌有一个百试不爽的杀手锏：用 60 ℃ 左右的热水清洗洗衣桶，定时用衣物除菌液清洗一下。

9. 注意公共场所卫生
公共场合可能隐藏着大量的真菌。出门在外，不要使用宾馆的浴盆、要穿着长的睡衣、使用马桶前垫上卫生纸等。

10. 正确避孕
避孕药中的雌激素有促进真菌侵袭的作用。如果反复发生真菌性阴道炎，就尽量不要使用药物避孕。

11. 伴侣同治
如果女性感染了真菌性阴道炎，需要治疗的不仅是自己，还有其伴侣，这样才会有预期的疗效。

12. 穿着全棉内裤
紧身化纤内裤会使阴道局部的温度及湿度增高，这可是真菌拍手称快的"居住"环境。还是选用棉质的内裤吧。

13. 控制血糖，正确清洗外阴
女性糖尿病人阴道糖原含量高，糖原作用下发酵产生碱性物质，令正常的阴道 pH 从 3.5 ~ 4.5 偏离至 5.5，破坏了阴道的自洁功能，易于被真菌侵害。所以，在控制血糖的同时，还要注意每天用温水清洗外阴。若有异味，应立即去医院检查治疗。

第五节　先兆流产

先兆流产是流产的一种，多发生在妊娠早期。中医称此病为"胎动不安""胎漏"，认为是患者肾气不足；或孕后房事不节而伤肾，冲任不固，胎失所系；或气虚冲任不固，胎失所栽；或血虚冲任血少，胎失所养；或热干扰冲任，损伤胎元所致。症状常见有：胎动心烦、小腹坠痛、阴道流血等。注意孕妇保健，节制房事，可以预防此病。宜选用补肾益气，养血安胎之品。配合食疗，选用良方，更为有效，不妨一试。

一、先兆流产食疗方

1. 取新鲜活鲤鱼 1 条（约 500 克），洗净切片煎汤，再取苎麻根 30 克，加水煎煮，去渣留汁，入鲤鱼汤中，并加糯米 50 克，葱、油、盐适量，煮熟食用。

2. 每次用鲜鸡蛋 1 只，去壳搅匀。清水 1 碗煮沸，加入阿胶 1 块溶化，再倒入鸡蛋搅拌成羹，食盐调味服食，可连服 3 ~ 5 天。

3. 将莲子 100 克去芯洗净，与葡萄干 50 克共放陶瓷罐中，加水 1 000 毫升，用旺火隔水炖至莲子烂熟，分次服食。

4. 猪腰 1 对，剖开，去腰臊，洗净，再切成 3 片，同桑寄生 50 克、黄芩 10 克共放入搪瓷罐内，加水 500 毫升，用旺火隔水炖至猪肾烂熟，吃猪肾饮汤。

5. 黑豆 50 克，糯米 100 克，续断 50 克，装入干净纱布袋内，一起放入锅中，加水用文火煮粥食用。

6. 将生地黄洗净捣汁，取汁 100 毫升。糯米 100 克，加水煮粥，待粥快熟时，加入地黄汁，调匀饮服。

7. 黑母鸡 1 只，去毛及内杂，洗净。党参 30 克，白术 15 克，黄芩 10 克，桑寄生 50 克，白芍 50 克，大枣 10 枚，生姜 10 克，洗净，装入干净纱布袋内，与鸡同置锅中，放入黄酒 50 毫升，加水至没药为度。用旺火煮至鸡熟，去药，食鸡肉喝汤。

8. 艾叶 30 ~ 50 克，母鸡 1 只，去毛洗净，加水适量，煨熟后，分次吃鸡肉饮汤。

9. 紫河车（胎盘）200 克，加艾叶 30 克煮汤，加少许葱白、食盐调味食用。

10. 艾叶 30 克，加水 300 毫升，煎 10 分钟，放入新鸡蛋两个，煎煮 10 分钟，取出鸡蛋，剥壳后再放入艾叶汤内煮 5 分钟。每次清晨吃两个艾叶鸡蛋并服 15 毫升艾叶汤，甚验。

11. 葱白 60 克，捣烂取汁蒸服。

12. 荷叶 1 张，加红糖适量，水煎服，每天 3 次，连服 3 ~ 5 天。可治胎漏。

13. 老南瓜蒂烧成炭状，研成细末，每次 10 克，用糯米汤送服。

14. 卷心荷叶 1 张，煎取浓汁服用。可治孕妇热病胎动。

15. 取荷蒂 2 枚，焙干研末，用糯米泔水调服。治妊娠腹痛，胎动不安。

16. 香油 100 克，蜂蜜 200 克。分别将上述两味用小火煎煮至沸。晾温，共混合调匀。每次饮 1 汤匙，每日 2 次。补中、安胎。治先兆流产、漏血症。

二、保健事项

我们要了解先兆流产的原因，及时做好预防工作，积极地进行治疗。

1. 染色体异常

染色体异常是流产的主要原因。染色体异常包括数量异常及结构异常两大类。曾有研究显示，在早期自然流产中有 50%～60%的妊娠物有染色体异常。夫妇中如有一人染色体异常，它可传至子代，导致流产或反复流产。

2. 母体因素

（1）全身性疾病，全身感染时高热可诱发子宫收缩引起流产；某些已知病原体感染如弓形虫、单纯疱疹、人支原体、解脲支原体、巨细胞病毒与流产有关；孕妇心力衰竭、严重贫血、高血压、慢性肾炎及严重营养不良等缺血缺氧性疾病亦可导致流产。

（2）内分泌异常，如黄体功能不足、甲状腺功能低下、未控制的糖尿病等。

（3）免疫功能异常。

（4）严重营养缺乏。

（5）不良习惯，如吸烟、酗酒、过量饮用咖啡或使用海洛因等毒品。

（6）环境中的不良因素，如甲醛、苯、铅等有害化学物质。

（7）子宫缺陷，如先天性子宫畸形、子宫黏膜下肌瘤、宫腔粘连等。

（8）创伤，如挤压腹部或快速撞击，甚至手术、性交过度等。

（9）情感创伤，如过度恐惧、忧伤、愤怒等。

若阴道流血停止、腹痛消失、B 超证实胚胎存活，可继续妊娠。若临床症状加重，B 超发现胚胎发育不良，血 HCG（人绒毛膜性腺激素）持续不升或下降，表明流产不可避免，应终止妊娠。孕早期应注意休息、避免过度劳累，孕期的前三个月应避免同房，尽量避免接触有毒有害化学物质，以期避免先兆流产的发生。

第六节　妊娠水肿

孕妇足踝部轻微水肿，逐渐向外阴、下腹部及面部发展，多见妊娠中、后期，尤其以下肢浮肿为甚，称为妊娠水肿。选用健脾渗湿之品，宜用饮食疗法，选用良方，效果良验，不妨一试。

一、妊娠水肿食疗方

1. 将鲤鱼头 1 个，冬瓜 100 克，加水用文火煮沸，待鲤鱼头熟透，即可吃鱼头喝汤，一般 5～7 次妊娠期水肿就可消失。

2. 蜂蜜 1 杯，加冬瓜仁 50 克，每日 3～5 次煎服。

3. 冬瓜 200 克，红枣 10 枚，共水煎，加白糖适量。吃冬瓜、红枣，饮汤，常服水肿自退。

4. 黑鱼 1 条，去鳞皮、肠杂后洗净，赤小豆 100 克，煮熟食用，消水肿甚佳。

5. 冬瓜连皮 200 克，黄豆 100 克，赤小豆 100 克，煎汤代茶饮服。

6. 小麦芽、大豆粉、糯米糠量各成相等比例，加适量白糖，制成饼后蒸食。

7. 用玉米须 100 克，常煎水当茶饮服，水肿渐渐消除。

8. 西瓜每天 1 个，随量食用。

9. 白术 20 克，茯苓皮 30 克，冬瓜皮 100 克，水煎汤汁，分 3 次饮服。

10. 赤豆炖鲤鱼汤，鱼、豆、汤并食，水肿自消。

11. 瘦猪肉 150 克，葵瓜子仁 30 克。先将肉切片与葵瓜子仁同煮，可食肉饮汤。日用 2

次，治妊娠期间小便不通，或量少数频，有很好效果。

二、保健事项

妊娠水肿主要由于孕妇内分泌发生改变，致使体内组织中水分及盐类潴留（钠潴留）；另外，妊娠子宫压迫盆腔及下肢的静脉，阻碍血液回流，使静脉压增高，故水肿经常发生在肢远端，以足部及小腿为主。特别从事站立工作的妇女更为明显。

水肿孕妇饮食宜少盐，食盐用量为每天 4 克，避免咸食。如在妊娠晚期，仅见脚部浮肿，且无其他不适者，为妊娠后期常见现象，可不必作特殊治疗，多在产后自行消失。

妊娠后，若肢体面目浮肿，少气懒言、食欲缺乏、腰痛、大便溏薄，舌质淡，苔白，脉滑无力，多为病态，应及时进行治疗，主要分为两类。

（1）脾虚型。临床表现：妊娠数月，面目四肢浮肿或遍及全身，伴胸闷气短、口淡无味、食欲缺乏、大便溏薄，舌质胖嫩，苔薄白或腻、边有齿痕，脉缓滑无力。

（2）肾阳虚型。临床表现：妊娠数月，面浮肢肿，尤以腰以下为甚，四肢欠温、腰膝无力，舌质淡或边有齿痕，苔白润，脉沉迟。

第七节　妊娠合并心脏病

妊娠合并心脏病，包括风湿性心脏病、先天性心脏病、贫血性心脏病、高血压心脏病等。可见心悸、气短、水肿、尿少、头晕、眼花等症状。据病选方，食疗有助治疗，不妨一试。

一、妊娠合并心脏病食疗方

1. 红枣 10 枚，莲子 50 克，白糖 1 汤匙，加水后用小火慢炖至酥烂，宜当点心食用。

2. 韭白 250 克，蜂蜜 250 克，猪心 2 只，黄豆 250 克，黄酒 2 匙，先用文火煮煎黄豆至熟烂，猪心洗净后切成四块，合韭白、黄豆一起放入沙锅，加水后上火再煮熟烂，然后放蜂蜜，小大烧顷刻离火，装瓶备食用，每日 2 次，每次 2 匙，饭后服，加少许调味品，吃猪心、黄豆。

3. 桂圆肉 7~10 个，鸡蛋 1 个，红糖少许，先将鸡蛋打散，加红糖、桂圆肉，一起蒸熟食用。

4. 新鲜柠檬 1 000 克，切片，放入大瓷盆中，用白糖 500 克拌匀，入瓶腌制半月即可食用，每次用开水泡 2~3 片柠檬片热饮。

5. 黄豆芽适量，水煮汤，每天温服数次。治孕妇高血压症。

6. 红枣 15 枚，粳米 100 克，按常法共煮成粥，连续服用。

7. 海参 50 克，冰糖 50 克，海参洗净，加水同冰糖煮烂，每天服用，吃参肉饮汤。

8. 蜂蜜。每天服 2~3 次，每次 2~3 汤匙。有营养心肌，保护心脏的良好作用。

二、保健事项

（一）不宜妊娠的情况

未孕时有器质性心脏病的育龄妇女，如有以下情况则不宜妊娠

（1）心功能 Ⅲ 级或 Ⅲ 级以上，严重的二尖瓣狭窄伴有肺动脉高压，或有较明显发绀的先天性心脏病，应先行修复手术，如不愿手术或不能手术者。

（2）风湿性心脏病伴有心房颤动者或心率快难以控制者。

（3）心脏明显扩大（提示有心肌损害或严重瓣膜病变）或曾有脑栓塞恢复不全者。

（4）曾有心力衰竭史或伴有严重的内科并发症，如慢性肾炎、肺结核患者。

上述患者应严格避孕。

（二）妊娠期

（1）治疗性人工流产，患器质性心脏病的孕妇，如有上述不宜妊娠的指征，应尽早做人工流产。妊娠 3 个月内可行吸宫术，妊娠超过 3 个月，应选择适合的中止妊娠措施。孕期出现心力衰竭者，需待心衰控制后再做人工流产。

（2）加强产前检查，心功能Ⅰ、Ⅱ级孕妇可继续妊娠，应从孕早期开始进行系统产前检查，严密观察心功能情况。最好由产科和内科共同监护。心功能Ⅰ级或Ⅱ级患者孕期劳累或有上呼吸道感染时，可迅速恶化为Ⅲ级，甚至出现心力衰竭。

（3）预防心衰，每天夜间保证睡眠 10 小时，日间餐后休息 0.5～1 小时。限制活动量，限制食盐量，每天不超过 4 克。积极防治贫血，给予铁剂、叶酸、维生素 B 和 C、钙剂等。加强营养。整个妊娠期体重增加不宜超过 11 公斤。

（4）早期发现心衰，当体力突然下降、阵咳、心率加快、肺底持续湿啰音，且咳嗽后不消失，水肿加重或体重增长过快时，均应提高警惕。

（5）及时治疗急性心衰，取半卧位，以利呼吸和减少回心血量，立即吸氧，给予镇静剂、利尿剂（一般以速尿静注或口服），静注强心药物西地兰或毒毛旋花子苷 K。症状改善后可酌情口服毛地黄制剂地戈辛。

（6）适时入院，即使无症状，也应于预产期前 2 周入院。孕期心功能恶化为Ⅲ级或有感染者应及时住院治疗。

（7）有心脏病手术史者的处理仍取决于手术后心脏功能情况。

（三）分娩期

（1）产程开始即应给抗生素，积极防治感染。每日 4 次测体温，勤数脉搏和呼吸。

（2）使产妇安静休息，可给少量镇静剂，间断吸氧，预防心衰和胎儿宫内窘迫。

（3）如无剖宫产指征，可经阴道分娩，但应尽量缩短产程，可行会阴侧切术、产钳术等。严密观察心功能情况。因产程延长可加重心脏负担，故可适当放宽剖宫产指征。以硬膜外麻醉为宜。如发生心衰，需积极控制心衰后再行剖宫产术。

（4）胎儿娩出后腹部放置沙袋加压，防止腹压骤然降低发生心衰，并立即肌注吗啡或苯巴比妥钠。如产后出血超过 300 毫升，肌注催产素。需输血输液时，应注意速度勿过快。

（四）产褥期

产妇充分休息。观察体温、脉搏、心率、血压及阴道出血情况，警惕心衰及感染，继续应用抗生素。如果心脏功能差，不适宜再次妊娠的妇女可采取长效避孕措施。

第八节　恶露不绝

恶露不绝，亦称"恶露不止"，是指产妇分娩后，子宫内遗留残余的败血和浊液称为恶露。在正常情况下，一般产后 20 天以内，完全排净。如果超过这段时间，仍淋漓不断者，即为"恶露不绝"，多由气虚不摄，瘀血内停，阴虚血热所致。此症多见于子宫复原不全、子宫内膜炎及胎盘、胎膜残留等。应做好产后保健，防止劳力过早、过度。宜选用益气、活血、养阴之品，配合食疗，据病选方，疗效甚佳，不妨一试。

一、恶露不绝食疗方

1. 黄芪 50 克，当归 20 克，水煎 2 次，去渣取汁，同粳米 100 克，共煮成粥，入红糖适量调服。每天 1 剂，连服 5～7 天。适用于气虚患者。

2. 人参末 10 克或党参 50 克，生姜 3 片，红枣 7 枚，粳米 100 克，加水煮稀粥，每天 2～3 次服用。适用于气虚，小腹下坠，气短懒言，倦怠乏力患者。

3. 黄芪 200 克，党参 100 克，当归 50 克，大枣 50 枚，前三味药加水煎煮 3 次，去药渣取浓汁 100 毫升，再入大枣用文火煨烂，去枣核，再加入红糖 200 克稍煮，即成参芪补膏。每天 3 次，每次服 15～30 毫升。适用于气虚患者甚验。

4. 党参 20 克，黄芪 30 克，当归 15 克，丹参 15 克，甘草 5 克，加清水浸泡半小时，煎汁去渣，入麦片 100 克，龙眼肉 30 克，红枣 5 枚，生姜末 5 克，共煮成粥，每天服食 2～3 次。适用于气血两虚患者。

5. 当归、益母草各 15 克，桃仁 10 克，丹参 15 克，甘草 5 克，泡姜 5 克，水煎，加红糖适量调服，每天 1 剂，每日 3 次，连服 5～7 天。适用于血瘀，恶露不绝，腹痛拒按，有血块的妇女患者。

6. 山楂 20 克，益母草 20 克，艾叶 15 克，加水煎汤，红糖调服，每日 1 剂，每天 3 次，连续服用，适用于血瘀患者。

7. 艾叶 30 克，煎浓汁，加红糖适量调服，每天 2 次，连服 5～7 天。

8. 丹参 30 克，红糖 30 克，水煎服，每天 2～3 次，连服 5～7 天。

9. 益母草 30～60 克，加红糖 30～50 克，水煎服，每天 2～3 次，连用 5～7 天。

10. 何首乌 60 克，水煎去渣取汁，入粳米 100 克，大枣 7 枚，冰糖适量，同煮成粥，每天早晚服食。适用于阴虚血少患者。

11. 肉苁蓉 50～100 克，冰糖适量，水煎服，每天 1 剂，每日 3 次。适用于血虚有热者。

12. 旱莲草、白茅根各 30～50 克，水煎去渣取汁，加瘦猪肉 100 克，切薄片，用水煮熟即可食用，连服 1 周。

13. 生藕捣汁，炖温服。或山楂 30 克，煎汤，红糖调服。

14. 赤豆 100 克，红糖 60 克。将赤豆炒焦，加水与红糖同煎至熟烂，分 2～3 次食完。

15. 桃仁 10 克，莲藕 250 克，盐少许，前两味洗净切碎，加水煮，用盐调味，可饮汤食藕。治妇女产后恶露排出不畅。

16. 益母草 30 克，龙眼核 15 克，鸡蛋 2 个，红糖适量同煮，吃蛋饮汤。

二、保健事项

（1）室内空气要流通，祛除秽浊之气，以利机体气血早日复原。鼓励产妇早日起床活动，有助于气血运行，使积滞在子宫内的余瘀尽快排出。

（2）寒温要适宜，气虚证和血瘀证要注意保暖，避免寒邪入侵。血热证者衣被不宜过暖，以免加重症状。保持会阴部清洁，每晚用温水或 1∶5000 高锰酸钾溶液坐浴。

（3）饮食宜清淡而富于营养，气虚者可食鸡汤、桂圆汤、大枣汤等。血热者可食鲜藕、梨、黄瓜、西瓜、番茄等水果。但一般应慎食生冷、辛辣之物。

第九节　产后便秘

产后便秘是产妇的疾病之一。多由分娩过劳，体力消耗过大，或失血过多，气血过耗，或饮食过精和少渣，甚至是无渣食物，或产后腹壁肌肉松弛，肠蠕动减慢等，致使大多数产妇在产后出现不同程度的便秘。对于便秘的产妇，应注意腹肌的锻炼，多吃水果和含有纤维素的蔬菜，食疗最佳，既能解除产妇解便之难，又能补体之虚。选用良方，更为奏效，不妨一试。

一、产后便秘食疗方

1. 麻油半酒盅，蜂蜜 2 酒盅，调和，每天分早晚 2 次炖热服。

2. 用蜂蜜 2~3 汤匙，加温开水半杯，搅匀后饮用，每日 2~3 次。

3. 取核桃肉适量，在锅内炒香后研成细末，每晚睡前服 1 次，每次 30 克，用温开水送服。

4. 蜂蜜 30 克，牛奶 200 毫升，芝麻 30 克。将芝麻炒熟，研末；蜂蜜和牛奶煮沸，调入芝麻末服用。每日晨空腹服用效果最佳。

5. 香蕉每天早晨空腹吃 1~2 根。

6. 新鲜菠菜 250 克，洗净，炒熟或烧汤食用。具有养血润便之功，最宜产妇食用。

7. 松子仁 20 克，芝麻 30 克，麻子仁 20 克，粳米 200 克，煮粥食之。

8. 杏仁 10 克，桃仁 10 克，陈皮 5 克，水煎服，每日 1 剂，每日 2~3 次。

9. 肥藕 250 克，粳米 200 克，小火煨熟至烂，蜜调服食。

10. 红薯洗净，煮熟食之。

11. 花生仁 50 克，白木耳 15 克，白糖适量，煮熟至烂服食。

12. 甘蔗汁 150 毫升，每天饮服 2 次，既能补血又能通便。

13. 桑葚膏，每天 2~3 次，每次 2~3 汤匙。养血润燥，滑肠通便。

14. 用牛肉和兔肉切成碎末，加黄豆和大米煮成粥食用。具有补气润肠通便之功。

15. 黄豆皮 120 克，水煎分 3~4 次服用，每日 1 剂。

16. 新鲜竹笋 200 克，瘦猪肉 100 克，切成薄片，菜油 30 克，加盐适量，佐以调料，炒熟食之。

17. 甜杏仁 30 克，核桃肉 50 克，同黑芝麻 50 克，一起捣烂，加水后用文火煮熟，加红糖调服。

二、保健事项

（1）产妇便秘的预防：可通过身体运动，促进肠蠕动，帮助恢复肌肉紧张度。健康、顺产的产妇，产后第二天即可开始下床活动，逐日增加起床时间和活动范围。也可以在床上做产后体操，做缩肛运动，锻炼骨盆底部肌肉，促使肛门部血液回流。方法是做忍大便的动作，将肛门向上提，然后放松。早晚各一次，每次 10~30 回。产妇的饮食要合理搭配，荤素结合，适当吃一些新鲜蔬菜瓜果。少吃辣椒、胡椒、芥末等刺激性食物，尤其是不可饮酒。麻油和蜂蜜有润肠通便作用，产后宜适当多食用。注意保持每日定时排便的习惯。如果便秘症状较重，可以使用通便药物。

如果有的水果吃后导致宝宝腹泻。食用蜂蜜可以解决这个问题。

（2）产妇一般应多吃鸡鸭肉蛋等高蛋白的食物，如果在进食高蛋白食物的同时，再合理搭配一些含纤维较多的食物，如蔬菜、水果和粗粮等。以提供较多的食物残渣，这样既有利于营养丰富，又利于大便的通畅 。

（3）产妇宜多饮水。产妇失血多，不时还有恶露排出因此要补充水分。如补充白开水、淡盐水、菜汤、豆浆、果汁等。

（4）要多吃植物油。如芝麻油、花生油、豆油等。植物油能直接润肠，且在肠道中分解的脂肪酸尚有刺激肠蠕动的作用。

（5）要适当选择食用"产气"食物，如豆类、红薯、土豆等。

第十节　产后乳汁不通

母乳是婴儿最适宜的天然的营养库，既经济，又卫生；即温度适宜，喂养又方便。它的多种成分最能满足婴儿的营养需要，并且容易消化、吸收。另外，母乳中含有抗体，吃母乳可以减少婴儿发病，是婴儿最理想的食品。但是，不少产妇却因种种原因，导致产后缺乳，影响婴儿的哺育生长。据宋朝《妇人良方》说："妇人乳汁不行，皆由气血虚弱，经络不调所致。"主张药疗与食饵结合，调补气血，疏通经络，催通乳汁。妇人缺乳，通乳食疗，疗效显著，不妨一试。

一、通乳食疗方

1. 猪蹄 1 只，洗净，与通草 10 克，加水 1 500 毫升同煮，待水开后再用文火煮烂食用，每日 1 剂，分 3 次喝完。

2. 新鲜鲫鱼 2 条（约 500 克），洗净，清炖或加黄豆芽 50 克，或用路路通 10 克煮汤喝吃鱼肉。

3. 红大豆 120 克，糯米 200 克，煮粥，早晚连吃 5～7 天。或用赤小豆 250 克煮浓汤，加红糖调味，早晚饮服。

4. 猪骨 500 克，木通 10 克，食醋适量，加水炖烂食用，每天 3 次，1 天饮完。

5. 南瓜子 120 克，去壳取仁，捣烂如泥或焙干研末，加红糖适量搅拌，每次 30 克，早晚用温开水冲服 1 次。

6. 豆腐 200 克，红糖 50 克，加适量水煮，待红糖化后加黄酒 50 毫升，1 次吃完。

7. 花生仁 100 克，捣烂后与大米 200 克同煮粥，分次服用。

8. 黄花菜 30～50 克，瘦猪肉 250 克，同炖食之，或与猪蹄 1 只同煮熟烂食用。

9. 老母鸡 1 只，去毛洗净；穿山甲 50 克，砸碎，塞入鸡腹内，用线缝好，入沙锅炖熟烂，去穿山甲，吃鸡肉喝汤。

10. 河蟹 1 只，洗净捣烂，加米酒煮熟服用，每日 1 剂，连用 3～5 天。

11. 鸡蛋 2 个，鲜肥藕 250 克，加水煮熟，去蛋壳，汤、藕、蛋全食，连用 5～7 天。

12. 牛奶、干果、瘦猪肉各 60 克，红枣 5 枚，水煎服，每天 1 剂。

13. 鹅蛋 3 个，黄酒 120 克，混合放锅内炖熟食之。

14. 猪油、葱须、芝麻、红糖各 100 克，捣烂加水煎。每日早饭前服 1 次。

15. 胡桃 10 枚去壳，加炙鳖甲 30 克，共研细末，米酒冲服。

16. 花生仁 100 克，煮熟烂后，加红糖 30 克、米酒 50 毫升，略煎后食花生米饮汤。

17. 黑芝麻 250 克，炒熟研细末，用猪蹄汤送服更佳，养血增乳，用于治产后奶水不足。

18. 香椿头 60 克，鸡蛋 2 个打散，共炒熟，加少许食盐、花生油等调味食用。

19. 胎盘粉 20 克，分 4 次各用蜂蜜 1 汤匙，用温水冲服。或用新鲜胎盘 1 个，加瘦猪肉煮烂食之，极验。

20. 猪蹄 3～4 只，王不留行 50 克，研细末，取药末 10 克，用黄酒调匀，然后冲入煮熟的猪蹄汁 1 碗食用。古人说："王不留，再加猪蹄乳常流。"服后用手轻轻按摩乳房，乳水即可自然流出。

21. 黄花菜 60 克，红枣 15 枚，红糖适量，水煎，每次服 1 杯，每天 3 次。

22. 丝瓜连同籽 30 克，烧存性研末，用米酒送服，每次 6 克。

23. 羊肉 250 克，猪蹄 2 只，加水煮熟，用少许葱、姜、食盐调味，饮汤吃肉，每次 1 碗，每天 3 次。

24. 虾米 120 克，加黄酒适量，同煮至虾米熟烂，调味后，趁热服用，可治产后乳少。

25. 母鸡 1 只，去毛洗净，王不留行 50 克，装入鸡腹中缝好，煮熟烂，分次食用。

26. 赤小豆 60 克，糯米 150 克，红枣 7 枚，煮粥服食。

27. 北瓜子仁 30 克，鸡蛋 2 个，打散搅匀，用油、盐炒熟食用，其验。

28. 浓煎鲫鱼汤 1 碗，冲服鹿角霜粉 10 克，下乳汁极效。

29. 冬瓜 100 克，鲢鱼 1 条，同煮食用。

30. 酒酿 1 碗，鸡蛋 2 个，打散搅匀，冲鸡蛋花吃，即能发奶。

31. 鲜木瓜煮淡水鱼，喝汤并吃鱼。

32. 嫩豌豆苗捣烂榨汁服用，可治产后乳汁不下。或青豌豆煮熟淡食。

33. 莴苣煨猪蹄，或莴苣籽与猪蹄煮汤食用，催乳有卓效。

34. 生花生米 30 克捣烂，用热豆浆 1 碗冲服，每日 2 次，连用 3 ~ 5 天即可奏效。

35. 将黄豆芽 30 克放入豆浆里煮开食用。

36. 豆腐 2 块，丝瓜 150 克，香菇 30 克，猪蹄 1 只，盐、生姜、味精各适量，先将猪蹄煮烂，再将豆腐切成小块，丝瓜洗净后切片与香菇、调料等再煮 20 分钟，可食可饮。能增进奶汁分泌，是产妇的补品。

37. 带鱼 200 克，将带鱼洗净沥干，切段，放锅内加水煮至鱼烂。可食肉饮汤，每天 3 次，可治妇人产后无奶或乳汁不足。

38. 芝麻 30 克，大米 100 克，红糖适量。将铁锅烧干后炒芝麻，研成细末；大米洗净，用水煮粥至烂，取汤用。用米汤与炒好的芝麻末冲拌，加入红糖即可服用。养血增乳，可治产后无奶或乳水少。

39. 花生米 50 克，红糖 50 克，加水共煮至花生熟烂，再放入米酒，1 次吃完。催奶其验。

二、保健事项

（1）勿食冷饮、冷食。

（2）保证充足的热量：产妇分娩后体虚，需要补充热量，防热量不足而造成乳汁缺乏加重，一般较平时每日多供给 500 千卡热量。蛋白质营养状况对乳汁分泌能力影响极大，故每天应多供给 20 克优质蛋白质。应适量多进食脂肪。

（3）多补充钙和铁，每日供钙不应少于 1 200 毫克。

（4）多补充维生素：维生素 E、维生素 B_1 有增加乳汁分泌的作用，故应广泛摄取维生素。

（5）宜多进汤水，既补充水分，又补充营养。

（6）忌服小麦麸、大麦芽、内金、神曲等回乳之品。

第十一节　更年期综合征

女性更年期综合征又称"绝经期综合征"。一般是指妇女在 45 ~ 55 岁绝经，部分妇女在绝经前后由于卵巢功能衰退，影响植物性神经系统，出现阵发性忽冷忽热、面部潮红、出汗、失眠、记忆减退、心悸易怒、头晕、目眩、形体发胖等一系列功能紊乱的症状，并易情绪激动。实际上，男性也有更年期，男性比女性推迟10年左右，男性更年期的症状不如女性那么明显，有性功能减退的现象。这些症状多为暂时性功能紊乱，一般不会持久，如能正确对待，这一段时间过后能自然消失。必要时也可求医诊治。此病要注意避免各种不良刺激，心胸开朗乐观，积极参加体育活动，平时注意生活有规律。选用合理的膳食，进行饮食调理，对防治更年期综合征也是极为重要的。据病选方，更为奏效，不妨一试。

一、女性更年期综合征食疗方

1. 酸枣仁30克，红枣7枚，水煎，每天1剂，睡前1次服用，有安神降压之功效。

2. 百合30克，合欢皮10克，红枣10枚，水煎服，每天1剂，分2次服用。

3. 桑葚（新鲜紫红）30克，洗净，浸泡片刻，糯米50克，冰糖适量，加水适量，共煮成粥，每天早晨空腹温热食下。

4. 红枣10枚，龙眼肉15克，加红糖适量，水煎汤饮用。有养血安神之效。可治头昏、心悸、失眠等症状。

5. 赤豆50克，红枣10枚，糯米100克，同煮粥食用，具有健脾益气，补血宁神的功效。可治神疲乏力、失眠不安等症。

6. 浮小麦30~50克，甘草10克，红枣10枚，麦冬10克，水煎代茶饮，有养心宁神之效。可治心悸、心烦、多汗等症。

7. 菊花10克，槐花5克，合欢花5克，绿茶1撮，沸水泡或水煎代茶饮。

8. 甲鱼1只，去内脏洗净，枸杞子30克，放入甲鱼腹内，加葱、姜、糖、黄酒等清蒸，熟后吃甲鱼肉和枸杞子，喝汤。可治阴虚内热，潮热盗汗，腰膝酸软等症。

9. 山楂15克，荷叶15克，共捣碎，用水煎代茶饮。可治更年期肥胖征、高血脂征。

10. 百合50克，温水浸泡，粳米100克，同煮粥食用。有润肺补中，养心安神之功。

11. 银耳30克，清水浸泡，洗净，大米100克，同煮粥服用。具有润肺生津，滋阴除烦之效。

12. 莲子肉20克，红枣10枚，大米100克，加水适量，同煮粥食用。能健脾益气，有宁心强智之功。治四肢乏力、失眠、健忘等症。

13. 常吃新鲜沙果，量不限。

14. 龙眼肉20枚，新鲜鸡蛋1个，冰糖适量，水煎服。

15. 每天晚上睡前，吃干荔枝肉15~20个，有利于更年期综合征的改善。

16. 新鲜番茄，沸水浸泡3分钟，去皮，切薄片，加白糖渍10分钟，每天吃1~2个。能开胃养血，治疗更年期月经过多引起的贫血。

17. 核桃仁30克，红枣10枚，黑芝麻20克，水煎服用。有补脑益肾、催眠安神之效。

18. 猪心1个，朱砂2克。先将猪心洗净控干血水，把朱砂灌入猪心内，用水炖熟至烂，吃肉饮汤。具有镇静、安神之功，治妇女更年期出现的心跳、心悸、脾气急躁等症有良好的效果。

19. 鲜百合50克，生、熟枣仁各15克。百合用清水浸泡1夜，取生熟枣仁用水煎去渣，其汁将百合煮熟，连汁吃饮。宁心安神，治更年期综合征。

20. 瘦猪肉250克，鲜百合100克，盐少许。将瘦猪肉切成小块，与百合加盐共煮烂熟，1次服完。养血安神，可治更年期综合征。

二、保健事项

（1）起居调养：生活要有规律，注意劳逸结合，保证充足的睡眠，但不宜过多卧床休息。在身体条件允许时，应主动从事力所能及的工作和家务，尽量参加一些文体活动和社会活动，以丰富精神生活，增强身体素质。保持和谐的性生活。

（2）心理调养：患者首先要理解，更年期是一个正常的生理变化过程，出现一些症状是不可避免的，不必过分焦虑，要解除思想负担，保持豁达、乐观的情绪，多参加一些娱乐活动，以增加生活乐趣。注意改善人际关系，及时疏导心理障碍。

（3）饮食调养：适当限制高脂肪食物及糖类食物，少吃盐，不吸烟，不喝酒，多吃富含蛋白质的食物及瓜果蔬菜。

（4）定期体检：更年期妇女应当定期到医院做健康检查，包括妇科检查、防癌检查等，做到心中有数，发现病情及早治疗。

第八章　小儿科病患者的食疗方法及保健事项

第一节　小儿咳喘

小儿咳喘，包括小儿支气管炎、小儿肺炎，是呼吸道常见疾病。小儿支气管炎是指支气管黏膜的炎症，常继发于上感。以上感病毒感染或细菌感染为多见。该病多发生于 3 岁以下儿童，见有咳嗽持续，喉中痰鸣，痰液为黏液和脓性，可伴全身症状。肺炎是指不同病原体或异物等引起的肺部炎症，主要表现为发热、咳嗽、气促及呼吸困难。此类疾病属于中医的"咳喘"范畴。咳喘在药物治疗的同时，配合食疗，选用良方，更为有效，不妨一试。

一、小儿咳喘食疗方

1. 鲜藕汁 250 克，蜂蜜 50 克。将鲜藕捣烂取汁，加蜂蜜调匀，分 5 次服用，连用数天。治疗小儿咳嗽。

2. 鸭梨 2 个，大米 50 克。将梨洗净，切块，加水适量煎煮半小时，捞去梨渣不用，再加入大米煮粥，趁热食用。可治小儿肺热咳嗽。

3. 大蒜头 15 克，蜂蜜 15 克。将大蒜去皮捣烂，用开水 1 杯浸泡，凉后再炖 1 小时，取汁调蜂蜜服用。可治小儿久咳不止。

4. 大梨 1 个，麻黄 1 克。将梨洗净，挖去核，纳入麻黄，上锅蒸熟。去麻黄，吃梨饮汁，分次服完。润肺止嗽，可治小儿支气管炎，效果很好。

5. 核桃仁 30 克，冰糖 30 克，梨 100 克。将梨、核桃仁、冰糖同捣烂，加水煮成浓汁。每次服 1 汤匙，日服 3 次。

6. 罗汉果半个，柿饼 3 个，冰糖少许。一起加水煎煮，每天 1 剂，每日 3 次。可治小儿支气管炎、肺炎。

7. 鸡蛋 1~2 个，蜂蜜 1~2 汤匙。将鸡蛋去壳，在油锅内煎熟，趁热加蜂蜜服食。可治小儿支气管炎、支气管哮喘。此方每天早晨 1 次，连服 2~3 个月，有明显的疗效。能增强体质，减少疾病的复发。

8. 甜杏仁 9 克，冰糖 9 克，麦冬 10 克，将杏仁、冰糖捣碎、研末，麦冬煎水送下，每天 1 剂，每日 3~4 次。可治咳喘。

9. 豆腐、冰糖、青葱各适量。用青葱管纳入冰糖，放在豆腐里，上锅蒸至冰糖溶解，青葱浸出液后，便可趁热吃豆腐并饮汤。止咳定喘。

10. 红萝卜 200 克，大枣 10 个，冰糖 30 克。将红萝卜洗净切片，与大枣同加水煮，饮时加冰糖调味食用。可治小儿肺炎。

11. 冰糖 500 克，花生米 250 克。先将冰糖放在锅中，加水少许，用文火煎熬至用铲挑起成丝状而不粘手时停火。趁热加入炒熟的花生米，调匀。然后倒在涂有食油的大盘中压平，待稍冷，用刀割成小块即可。可经常食用。

12. 取生蜂蜜 250 克，净锅烧热后先倒入点香油，油热后再倒入蜂蜜慢火熬煮。待蜂蜜热到膨胀起来时，可采用扇子煽动的办法降低液面温度，继续熬数分钟即可盛起装瓶备用。每天 3~4 次，每次 1 汤匙，温开水冲服，连续用 7~10 天即可见效。

13. 熟番木瓜 1 个，去皮后加蜂蜜炖熟常吃。止咳平喘。

14. 生姜汁半杯，蜂蜜 50 克，炖热慢慢服饮。治疗咳喘效果很好。

15. 核桃仁 30 克，甜杏仁 30 克，蜂蜜 50 克，同蒸熟，加生姜汁数滴适量服食。

16. 柿饼 3 个，煮水 1 小碗，冲蜂蜜频服。可治咳嗽气喘。

17. 冰糖 30 克，杏仁 15 克。煎汤服饮，每天 1 剂，每天 2 ~ 3 次。可治小儿气喘。

18. 川贝母 15 克，冰糖 50 克，大米汤 1 大碗。将川贝母及冰糖泡入米汤内，隔水炖 15 分钟。每天早晚各 1 次。5 岁以下小儿用量酌减。可治小儿支气管炎、肺炎、百日咳症。

二、保健事项

（1）预防感冒着凉。感冒着凉是导致小儿咳喘最重要的原因。要注意保暖。

（2）室内要注意通风，切记通风时要控制室内的温度。

（3）尽量少去公共场所，避免交叉感染的机会。

（4）可以采用按摩的保健方法进行保健。

止咳的穴位及指压法：在第五胸椎上部左右 2 厘米是厥阴腧穴，只要在此处用力压 6 秒钟，不论是急性咳嗽或喉咙有异物存在，会立即止咳。采用这种方法时，必须边吐气边进行，只要重复三次就能见效。另一种方法是在锁骨中间天突穴采用相同指压方法，止咳效果也非常显著。如果是小孩的话，不妨减轻压力，增加次数，也会收到相同的止咳功效。

厥阴腧穴取穴方法：取穴时通常采用正坐或俯卧姿势，该穴位于人体的背部，第五胸椎棘突上方，左右二指宽处（二厘米左右）。

第二节　小儿厌食

厌食就是食欲缺乏，常见于 1 ~ 6 岁的儿童，初起时一般不影响精神和营养状况，如长期得不到改善，可使患儿出现面色苍白，身体消瘦，口渴喜饮，大便干硬，甚至便秘难解等症状。多由饮食不调所致，造成消化功能紊乱。纠正厌食，首先要注意养成良好的饮食卫生习惯。同时，选用开胃健胃的食品，可以增进食欲。食疗有方，食用方便，疗效甚验，不妨一试。

一、小儿厌食食疗方

1. 取一些新鲜番茄，洗干净，用开水泡后，去掉皮、籽，然后捣烂挤汁。每天饮服 100 毫升（番茄汁里最好不放糖），每天 2 ~ 3 次。番茄含有苹果酸、柠檬酸、维生素 B_1、维生素 B_2、维生素 C 等，有生津止渴、健胃消食作用。饮服不放糖的番茄汁对口渴、厌食、便秘大有益处。

2. 取山楂 10 ~ 15 克，洗干净，放入锅内加水 300 毫升，用文火煎煮，煎至只剩 50 毫升时加少许白糖。每次饮服 30 毫升，每天 2 次，连服 7~10 天。山楂含有大量维生素 C 和苹果酸、柠檬酸等，能促进胃液分泌，增加胃内酵素，有健胃助消化的功效。

3. 取雪梨 3 只，洗净，连皮切碎，去心核，加水适量，文火煎煮半小时，捞去梨块，再加入淘净的粳米 50 克，煮成稀粥，每天分 2 ~ 3 次食完。梨含有维生素 B、C 以及苹果酸、柠檬酸等，有清热生津作用。粳米含有蛋白质、脂肪、碳水化合物、磷、钙、铁、核黄素、烟酸等，有补养脾胃的作用。其中烟酸是组织中很重要的递氢体，含有烟酰胺的酶类和核黄素的酶类往往连锁参与组织的生理氧化过程，促进体内的新陈代谢，故梨粥可以治疗津液不足的厌食患儿，疗效很好。

4. 取一些生姜，洗干净，切成薄片，用醋浸 1 昼夜。每次取生姜 3~4 片，加一点糖，用滚开水冲泡饮服。生姜汁有辛辣和芳香成分，是胃肠道祛寒除湿开胃的佳品。胃肠道虚寒会使消化吸收功能减弱，而辛温的姜可以促进消化道的功能恢复正常。姜还能刺激胃黏膜，使胃肠道充血，增强消化功能；消化液分泌旺盛，又能刺激小肠，使小肠的吸收功能加强，从而起到健胃作用。醋可增加胃酸，促进食欲，帮助消化。

5. 取洗净晒干的鸡金皮（又称鸡内金）30 克，焙黄，研成极细的粉末，用温开水吞服，每天 3 次。3 岁以下的幼儿，每次服 0.3 克；3~5 岁每次服 0.6 克；6 岁以上每次服 1 克。鸡金皮含有胃激素、消化酶等，可使胃液及胃酸分泌量增加，胃的蠕动增强，加速胃内容物的排空，增进食欲。此方对积食引起的厌食疗效甚佳。

6. 按年龄大小每次吃葡萄干 15~30 粒，每天 2 次。婴幼儿可饮服葡萄汁。取新鲜葡萄，洗净，挤汁备用，每次 5~10 毫升，每天 3 次。葡萄含有蛋白质、卵磷脂、酒石酸、苹果酸、枸橼酸、胡萝卜素、维生素 A、维生素 B_1、维生素 B_2 和氨基酸等，有健胃、补气、增进食欲的作用，是胃肠虚弱者适宜的营养佳品。

7. 山楂片 20 克，大枣 10 枚，鸡内金 2 个，白糖少许。将山楂片及大枣烤焦呈黑黄色，加鸡内金末、白糖煮水频频温服，每日 2~3 次，连服 3~5 天。治小儿厌食、消化不良。

8. 山楂（去核）、淮山药、白糖各适量。将山楂、山药洗净蒸熟，冷后加白糖搅匀压成薄饼食服。可治小儿不思饮食，脾虚胃弱，消化不良等症。

9. 锅巴 1500 克，炒砂仁 60 克，莲肉 120 克，鸡内金 30 克，山楂 120 克，炒神曲 100 克，白糖、米粉各适量。先将锅巴炒黄，再炒鸡内金，将莲肉用锅蒸 20 分钟。然后将前六味共捣碎，研成细末，调入白糖、米粉拌匀，按常法制蒸饼或烙饼，但火力不宜过大，时间不且过长，以防药性挥发，影响疗效。此方有补气运脾之功。治小儿厌食症有很好疗效。

10. 白萝卜、葱白各适量。将上述两味洗净，切小片，捣烂取汁，每次饮 1 小杯，每天 3 次。健脾开胃，增进食欲。

11. 猪肚 250 克，大米 100 克，盐少许。先用盐将猪肚搓洗净，切小丁，与大米煮作烂粥，加盐调味分次食用。具有健脾养胃之功。可治小儿食欲缺乏，病后虚弱，四肢乏力。

12. 栗子肉 10 枚，粳米 50 克，蜂蜜适量。栗子与粳米一起煮粥，粥至熟烂，下蜂蜜调味，每日 2 次服食，养胃健脾。

13. 食无花果，每次 2 枚，开胃助消化。

14. 糯稻芽、大麦芽各 20~30 克，两味共用水煎当茶饮，和胃健中。

15. 橘皮 3~5 克，大枣 5 枚。水煎服，每日 1 剂，每天 3 次。饭前服可治食欲缺乏；饭后饮可治消化不良。

16. 小麦 50 克，淮山药 50 克，蜂蜜适量。将前两味共捣碎后加水煮糊，然后加蜂蜜调味即可食用。适用于小儿脾胃虚弱者调养食用。

17. 粟米（即小米）30 克，淮山药 20 克，白糖适量。按常法共煮作粥，后下白糖调食，健脾开胃。适用于饮食不振，纳谷不香，小儿厌食调养之用。

18. 鲜胡萝卜 50 克，酸梅 5 枚，盐少许。先将胡萝卜洗净，切片，加清水 1 大碗同酸酶共煮，煎至半碗，加食盐调味。生津养胃，促进食欲。对于津液不足、厌食的患儿效果甚佳。

二、保健事项

（1）先带孩子到正规医院儿科或消化内科进行全面细致的检查，排除那些可以导致厌食的慢性疾病，排除缺铁、缺锌。饮食要规律，定时进餐，保证饮食卫生；生活规律，睡眠充足，定时排便；营养要全面，多吃粗粮杂粮和水果蔬菜；节制零食和甜食，少喝饮料。

（2）改善进食环境，使孩子能够集中精力去进食，并保持心情舒畅。

（3）家长应该避免"追喂"等过分关注孩子进食的行为；当孩子故意拒食时，不能迁就，如一两顿不吃，家长也不要担心，这说明孩子摄入的能量已经够了，到一定的时间孩子自然会要求进食；决不能以满足要求作为让孩子进食的条件。

（4）加强体育锻炼，尤其是长跑、游泳等耗氧运动。

（5）不要盲目吃药，莫滥用保健补品；可以适当服用调理脾胃，促进消化吸收功能的中、西药，但注意：一是要看小儿科或消化专科医生，不要听信游医巫医的甜言蜜语；二是不要过分依赖药物，孩子的胃肠消化功能潜力很大，如果严格按照以上几条去做的话，大部分孩子的厌食症是可以不药而愈的。

第三节　小儿腹泻

小儿腹泻又称"小儿泄泻"，是小儿最常见的一种消化道疾病，主要以大便次数增多，质地稀薄为特征，甚至每日十余次，排出蛋花样稀薄粪便，或夹有未消化食物残渣及黏液，并伴有发热、呕吐、腹胀等全身症状。此病好发于夏秋季节。多由于脾胃虚弱，乳食不节或饮食不洁及肠道外感染所致。一旦腹泻，首先要调理饮食，选用食疗，据病选方，疗效可靠，不妨一试。

一、小儿腹泻食疗方

1. 生山楂5克，炒麦芽5克，水煎服，儿童按岁增减用量。

2. 山楂6克，研末加适量红糖，开水冲服，每日3次。

3. 山楂10克，橘皮5克，生姜2片，水煎分3次服。

4. 橘饼泡汤代茶，可治因食过多而消化不良腹泻。

5. 山楂3~5个，葱白2~3棵，食醋3汤匙，食盐1撮，将葱白切碎，山楂压碎与醋、盐一起放在炒锅里炒烂，用纱布包成饼状，放在患儿脐部热敷30分钟，每晚1次。

6. 干橘皮3克，砂仁1.5克，鸡内金6个，共研末。取粳米30克，煮粥，熟后加入研末食用，每天2~3次。

7. 食饴糖、蜂蜜煮苹果。

8. 橘皮5克，荷叶1角，焦山楂3克，生麦芽15克，白糖少许，水煎煮汁去渣加糖饮用，每日4~5次。

9. 石榴皮10~15克，加少量红糖煎汤饮服，每日3次。

10. 新鲜藕200克，生姜20克，剁碎，用干净纱布绞汁，每日分数次服完。

11. 炒扁豆50克或新鲜白扁豆100克，粳米100克，同煮为粥，日常食用。

12. 去芯的莲子肉30克，饭锅巴适量，加水煲粥，白糖调味食用。

13. 取山药30克，粳米100克（略炒），共煮成粥，熟后加胡椒末少许、白糖调服。

14. 取西瓜1个，用碗取西瓜汁适量服用。

15. 荠菜1把，老姜1片，红枣3枚，煎汤入红糖适量，食后即愈。

16. 将香蕉1根烘热烘软，趁热吃下，每次1只，每天2~3次。

17. 取柿饼1个剪碎，同粳米100克，煮粥食用，每日1剂，每天3~4次。

18. 选新苹果1个，洗干净，将苹果刮成泥状，每次食适量。或将苹果去皮，切成薄片，放入碗内隔水在锅中炖烂，分次食用。

19. 取绿豆粉 10 克，与鸡蛋清调和为饼，敷患儿的足心。

20. 绿豆 50 克，甘草 3 克，水煎汤服，每日 3～4 次。

21. 蜂蜜 50 毫升，温开水冲服，每天 2 次。适用于婴儿腹泻。1～3 天即愈。

22. 取胡萝卜 500 克切碎，加入 1 000 毫升的水，至沸腾，再煮 15 分钟即成胡萝卜汤汁。即可食用，奏效神速。适用于婴儿腹泻。

23. 浓米汤 200 毫升，分 6 次喂下，适用于婴儿腹泻，见效快。

24. 马齿苋 30 克，鲜者加 5 倍，煎汁去渣，加大米适量煮成粥食用。适用于细菌性痢疾腹泻患儿，疗效甚验。

25. 大蒜 15 克，沸水中煮 2～3 分钟捞出，水中入粳米 100 克熬粥，温服。适用于细菌性痢疾腹泻患儿，效果很好。

26. 乌梅 10 枚，加水 500 毫升煎汤，调少量红糖代茶饮。每日服数次。此方适用于小儿久泻久痢，气虚阴伤，烦渴口干之症。

27. 新鲜马齿苋 100 克（干者 30 克），绿豆 30～50 克，煎汤服食，每日 3～4 次，饮服 3～4 天。用于小儿夏秋湿热泻、脓血痢疾、尿道炎等症，效果颇佳。

28. 黄瓜 5 条，蜂蜜 100 毫升。将黄瓜洗净，去瓤，切成条，放在锅内，加少许水，煮混后即去掉多余水，趁热加入蜂蜜，调匀至沸即成。用于治小儿夏季发热泄泻症。

29. 山药 100 克，莲肉 100 克，麦芽 50 克，茯苓 50 克，大米 500 克，白糖 100 克。将前五味共磨成细粉，加水煮成糊状，加白糖调服，日服 3 次。可治小儿的胃机能紊乱、泄泻症。

30. 砂仁 10 克，猪肚 250 克，油、盐少许。将砂仁研成末，猪肚洗净，切成小丁状，与砂仁末拌匀，加油、盐调料，放入蒸锅内蒸熟服食。可治小儿脾虚久泻，消食开胃。

31. 藕粉 30 克，加水 120 毫升，煮成 100 毫升。每日 3 次，每次 30 毫升。可治婴儿腹泻。

32. 莲子 100 克，山药 100 克，薏苡仁 150 克，白扁豆 150 克，炒或烘熟研粉，每天 50 克，加少量砂糖调糊服食，或加入米面粉中做糕饼吃。

33. 用干香菇 250 克，加水煎成 500 毫升浓汁；另以陈皮 25 克，加水煎汁 50 毫升，与香菇液混合，再加冰糖 150 克及适量的水加热溶化，全部共成 1 000 毫升，即为香菇糖浆，每次饭后服用 20～30 毫升，每日 3 次。香菇含有香菇多糖、氨基酸、香菇素及多种酶，能健脾开胃益气止泻。

34. 猪肚 500 克洗净切碎，加姜、大蒜、黄酒及适量水煮酥，取出捣烂，配以莲子（去芯）250 克煮酥，茯苓粉 100 克，加糖（或盐）及粳米粉 500 克，混合拌匀，做成糕或饼，蒸或煎烤，每块饼和糕约 50 克，每天服 1～2 次。益气健脾，强胃止泻。

35. 核桃肉 2 个，山楂 2 个，冰糖 1 块，共煮食。

36. 山楂 30 克，水煎服。

37. 无花果 3～5 个，切成片状，水煎服，每日 3 次。

38. 大枣 10 枚，栗子 250 克，茯苓 20 克，大米 100 克，白糖 30 克，共煮粥食用（白糖后加）。每日 2 次，5 天为 1 个疗程。

39. 鸡蛋打一孔，胡椒粒研末，放入蛋内，湿纸封口，外壳用面团包至 3～5 毫米厚，在炭火中煨熟，去壳，每日 3 次。

40. 鸡蛋 3 个打碎，生姜 15 克切碎，加盐、葱调味，用油煎成饼，熟时用米醋 15 毫升浇之即成，当菜食用。

41. 取山药去皮晒干，研成粉末，加水煮沸成粥，调入适量白糖，可治婴幼儿单纯性腹泻（消化不良）。每天用山药粉 10 克左右，分 2～3 次煮成粥，每次 1～2 匙，连服 3 天即可见效。

42. 小儿如果因消化不良，引起腹泻不止，可把苹果放在火上烤至苹果往外滴水为止，去果皮后食用。每日 1~2 次。每次 1 个，一般 3 天可治愈。

二、保健事项

（1）小儿胃肠道发育不够成熟，酶的活性较低，但营养需要相对地多，胃肠道负担重。所以，在饮食上要注意吃一些易消化的食物。

（2）防止消化道内与消化道外感染，以前者为主。

① 消化道内感染：致病微生物可随污染的食物或水进入小儿消化道，因而易发生在人工喂养儿。哺喂时所用器皿或食物本身如未经消毒或消毒不够，亦有感染可能。病毒也可通过呼吸道或水源感染。其次是由成人带菌（毒）者的传染，如病房内暴发细菌性（或病毒性）肠炎后部分医护人员受染，成为无症状肠道带菌（毒）者，可导致病原传播。

② 消化道外感染：消化道外的器官、组织受到感染也可引起腹泻，常见于中耳炎、咽炎、肺炎、泌尿道感染和皮肤感染等。腹泻多不严重，年龄越小者越多见。引起腹泻的原因一部分是因为肠道外感染引起消化功能紊乱，另一部分可能是肠道内外均为同一病原（主要是病毒）感所引起。

（3）防止因滥用抗生素所致的肠道菌群紊乱。长期较大量地应用广谱抗生素，如氯霉素、卡那霉素、庆大霉素、氨苄青霉素、各种头孢霉素，特别是两种或以上并用时，除可直接刺激肠道或刺激植物神经引起肠蠕动增快、葡萄糖吸收减少、双糖酶活性降低而发生腹泻外，更严重的是可引起肠道菌群紊乱。此时正常的肠道大肠杆菌消失或明显减少，同时耐药性金黄色葡萄球菌、变形杆菌、绿脓杆菌、难辨梭状芽胞杆菌或白色念珠菌等可大量繁殖，引起药物较难控制的肠炎。

第四节　小儿疳积

小儿疳积是一种消化功能紊乱和营养障碍的慢性疾病，在现代医学中包括消化不良、营养不良、肠寄生虫病等，中医则称为"积滞"与"疳症"，多由断乳后饮食不调，脾胃损伤或虫积所致。其症状为面黄肌瘦，肚腹膨大，时发潮热，心烦口渴，精神萎靡，毛发干枯，尿如米泔，食欲减退或嗜异食。对此病治疗，早期偏实，以消食导滞，调理脾胃为主；后期偏虚，以补脾健胃，益气养血为主。选用食疗，据病选方，更为有效，不妨一试。

一、小儿疳积食疗方

1. 花椒 14 粒，乌梅 2 个，生姜 1 片，榧子 2 个，红糖少许，水煎服，治虫积。

2. 鸡内金 6 克，橘皮 3 克，砂仁 2 克，共研粉末。粳米 50 克，加水煮粥，粥成入药粉，加白糖适量服食，每日 2 次。此方有消积导滞、醒脾和胃之功效。

3. 小儿虫积腹痛，用葱汁、菜油各 20 毫升，调和服下，虫化为水，痛除病愈。

4. 莱菔子炒研末，入甘草末少许，用米糊调为丸，如梧桐子大小。每次服 5~7 丸，每天 2~3 次，用米汤送下。

6. 鸡金皮 50 克，焙黄研末，加白糖、面粉烙成干饼，6 天吃完。

7. 雷丸 5 克，槟榔 10 克，木香 3 克，神曲 10 克，陈皮 5 克，白术 10 克，使君子肉 10 克，共研末，用米糊调为丸。每天早晨空腹服 5~10 克，连服 3 天。

8. 新鲜鸡蛋 1 个，在蛋壳上打一个小洞，将 7 个干净五谷虫塞入鸡蛋里，放入碗里，隔水在锅中蒸熟，即可食用。每天 1 个，连续 10 天为 1 个疗程。

9. 取茯苓、淮山药各 300 克，芡实、莲子肉、扁豆、薏苡仁米各 150 克，苞谷、麦芽、鸡内金各 75 克，共研细末，和粳米粉为散拌匀，每次取 15～30 克，打成糊状蒸熟食用，每天 2 次，白糖调服。

10. 鹌鹑肉 100 克，清蒸熟，加少许姜、葱、盐调味食用。或将新鲜鹌鹑蛋煮熟食用。每天 2～3 个，连服半月。消疳积，健脾胃。

11. 猪肝（或羊肝、鸡肝）50 克，洗净切条，放入碟中，加使君子肉、夜明砂各 5～10 克，入笼蒸熟，调味服食。

12. 太子参 10 克，黄芪 10 克，白术 10 克，淮山药 20 克，陈皮 5 克，砂仁 3 克，乳鸽 1 只。将鸽去毛洗净，六味药用布包好，同放沙锅中，加水适量，炖至熟烂，去药渣，少许调味，则可吃鸽子肉饮汤，3 天 1 次，连服 4～5 次。消除疳症，补益五脏。

13. 山药 500 克，洗净去皮，切碎后放入半熟的粥内，煮烂后即可食用，常吃效果更佳。

14. 醋鳖甲、鸡内金各 50 克，蜂蜜和红糖各 100 克，将前两味药物研细粉，加水适量，煮沸 20 分钟后，再加入糖、蜜熬成稀糊样。每日早晚各 1 次，每次 1～2 汤匙，用温开水化服。

15. 鸡肝 1 个，石决明 10 克，朱砂 0.5 克。将两药研为细末，夹入鸡肝内，用粽叶包好，淘米水煮熟。早晨空腹食用。

16. 将豆浆 1 碗，倒入半熟的粥内再煮 10 分钟后即可食用。

17. 取红枣 7 枚，粳米 100 克，一起煮粥服食。

18. 大麦米 50 克，浸泡轧碎，煮粥加红糖适量，每日 2 次服食。

19. 用鸡血藤根 15 克，猪小肚 150 克切成小块，加水适量煲汤，加食盐调味，饮汤食猪小肚。此方适用于小儿疳积、食积腹胀、食欲缺乏等。

20. 猪肚 50 克，珍珠草 20 克，共煎熟，食肝饮汤，日服 2 次。

21. 炒鸡内金、炒山楂、白术、淮山药各等份，蜂蜜适量。将前四味研成细末，炼蜜为丸，每次 5 克，每天两次。可治小儿疳积、食积腹胀等症。

22. 活大鳗鲡（白鳝）数条，将鱼用清水漂洗后，投入沸水锅中，加盖煮 2～3 小时，鱼油浮于水面，盛取于瓷皿中备用。用时加食盐少许，每次服半匙，每天 2 次，饭后服用。

23. 银鱼 50 克，山楂 20 克，谷芽 50 克，煎汤服食。治小儿面黄肌瘦、不思饮食、小儿疳积等症。

24. 蚕蛹 100 克，油、盐各适量。将锅置于火上，加食油待热，放入蚕蛹翻炒呈金黄色，撒上盐末即成。健脾消积，可治小儿疳积。

二、保健事项

（1）提倡母乳喂养，乳食定时定量，按时按序添加辅食，供给多种营养物质，以满足小儿生长发育的需要。

（2）合理安排小儿生活起居，保证充足的睡眠时间，经常户外活动，呼吸新鲜空气，多晒太阳，增强体质。

（3）纠正饮食偏嗜、过食肥甘滋补、贪吃零食、饥饱无常等不良饮食习惯。

（4）发现体重不增或减轻，食欲减退时，要尽快查明原因，及时加以治疗。

第五节　小儿遗尿

遗尿俗称"尿床"，是指 3～4 岁甚至以上小儿夜间仍不能控制排尿，常在睡眠中不自主地尿于床上。3 岁以前的遗尿是生理性的，3 岁以后的遗尿则是一种不正常的现象。后者多发生于夜间，所以也叫"夜尿症"。该病多见于神经过敏、情绪不稳定的小儿及幼时未培养起良好的卫生习惯，以至于延久而成习惯性遗尿者。对患儿应在晚饭后限制饮水，定时唤醒排尿，使其逐渐养成自觉起床排尿的习惯。中医认为，遗尿多由小儿肺脾两虚、肾气不固、膀胱失约所致。选用食疗，据病选方，疗效显著，不妨一试。

一、小儿遗尿食疗方

1. 用补骨脂 15 克，羊小肚 150 克，洗净切成小块，加水煲汤，加食盐少许调味，饮汤食羊小肚。吃 5～7 个即能见效。

2. 益智仁 10 克，研细粉末，大米适量，加水共煮粥，红糖调服。

3. 用麻雀 5 只，去毛、内脏，洗干净，炒熟，加水适量，入糯米 100 克，煮熟成粥，加油、盐调味服食。

4. 黑豆 30 克，狗肉 100 克，洗净切小块。用文火炖至肉烂，加盐、姜、葱等调料，饮汤吃豆及狗肉。分 3 次于 1 天内吃完，隔天 1 剂。

5. 猪小肚 1 个，洗净切小条，白果 5～10 枚，放入沙锅中，小火煨烂，即可食用。

6. 取生龙骨 30 克水煎，用此药汁煮鸡蛋 2 个，第二次亦用龙骨 30 克，仍用药汁煮 2 个鸡蛋，如此逐日加入。约有 200 克龙骨煮 12 个鸡蛋为 1 个疗程用量。3 岁以下每天吃 1 个龙骨煮鸡蛋，8 岁以上每天吃两个龙骨煮鸡蛋。按以上方法服用，1 周即可控制尿床，坚持半月，便可以根治。

7. 芡实、淮山药各 400 克，太子参 200 克，共研末，加白糖适量，开水冲服，早晚各 1 次，每次 2 汤匙，每 1 000 克为 1 个疗程。

8. 取桑螵蛸 60 克，研细粉，分成 10 份，贮瓶备用；另以新鲜鸡蛋 10 枚，茶叶 10 克，食盐少许，煮至蛋黄变色为度，临睡时取 1 只蛋蘸桑螵蛸粉 1 份食用。服完 10 天为 1 个疗程。一般 1～3 个疗程可愈。

9. 淡盐水炒核桃肉 150 克，每晚临睡前，细嚼 15 克，缓缓咽下。

10. 乌龟肉 200 克，黑豆 50 克，同炖熟烂，加少许细盐即可食用，连吃数次见效。

11. 猪仔睾丸 10 枚，黑木耳 5 克，香菇 3 克，食盐少许，白烧熟，当菜佐膳，连服 10 天即见疗效。

12. 取鸡蛋 1 只，将鸡蛋敲一小孔，放入白胡椒 7 粒，堵住蛋壳小孔，蒸熟，每晚睡前吃 1～2 个鸡蛋，不喝水。此方是民间治疗小儿遗尿的良方。

13. 用黄芪 30 克，熟地 30 克，黄母鸡肉 200 克切小块，粳米适量，加水煮粥，加少许食盐调味服食。主治小儿体质虚弱、肺脾气虚所致遗尿。

14. 公鸡肠 1 具，剪开，洗净，焙干研碎，加面粉 250 克，混合均匀，加水适量，合成面团，可稍加油盐如常法烙饼，分顿食用。

15. 荔枝肉 15 克，糯米 100 克，煮成粥食用，连用 5～6 日。

16. 莲子 100 克，猪小肚 1 个。将猪小肚剖开洗净，装入莲子，放锅内炖熟后服食，每日 1 次，连服 1 周。

17. 山药粉 30 克，茯苓粉 30 克，面粉 150 克，做成包子或馒头食用。

18. 羊肚 1 个，洗净加水煮汤，调味后空腹食用，每日 1 次，连服 6～7 日。

19. 公鸡肠 1 具，桑螵蛸 20 克，黄酒适量。鸡肠焙干，研细末，用桑螵蛸煮汤送服。

20. 公鸡肠 1 具，炒淮山药 50 克，白糖适量。鸡肠焙干共研细末，加白糖，早晚空腹食用。

21. 金樱子 20 克煎汁，发好海参 100 克切碎，用金樱汁煮成羹加调味适量，每天 1 次，连服 10 天。可间隔数日后反复吃数个疗程。

22. 淫羊藿 6 克与瘦猪肉 50 克煮汤，可加调味品，每天服用 1 次，饮汤吃肉，连服 10 天。补肾益气止遗尿。

23. 荔枝肉 30 克，猪腰（去筋膜）50 克切片，煮成羹（可加芡粉），咸甜任意，连服 1 周为 1 个疗程，每天 1 次。可吃 1 ~ 2 个疗程。

24. 韭菜适量，洗净切段，放入油锅内爆炒片刻，下酱油及盐适量即可食用。或捣烂绞汁 1 小杯，蒸热服用。每天 1 剂，连服 1 周。温阳缩尿，治小儿遗尿症。

二、保健事项

（1）因疾病及生理因素，要了解因尿路感染、肾脏疾患、尿道口局部炎症、脊柱裂、脊髓损伤、骶部神经功能障碍、癫痫、大脑发育不全、膀胱容积过小等，都有可能引起遗尿，但因疾病引起的遗尿所占比例较小。

（2）因精神因素包括儿童白天玩耍过于疲劳、兴奋过度；强烈的精神刺激，如受惊吓；心情焦虑、紧张不安、偶尔一次尿床后受到父母呵斥甚至体罚等。家长要进行合理的心理干预。

（3）科学的训练排尿习惯。如有的妈妈给儿童使用一次性纸尿裤的时间过长，以至于不能让患儿养成自己控制排尿的习惯。有些粗心的妈妈晚上把患儿唤醒后，让患儿坐在便盆上，边玩边撒尿，而患儿只是坐在便盆上玩，并没有小便，这样患儿就不容易把排尿与坐便盆联系起来形成反射。

（4）因小儿睡眠过沉，一般来说，尿床的患儿晚上都睡得很沉，不易被叫醒，甚至尿床都不知道。当膀胱中有尿时，尿意在睡觉中不能及时传达给大脑，而大脑也不能及时发出醒来的命令，因此有的患儿夜间尿床前常常做梦找厕所。家长可在小儿睡前提醒排尿。

（5）因环境因素，包括突然换新环境、气候变化，如寒冷等。

此外，患儿入睡前饮水过多等都会造成患儿尿床。家长要加以关注。

第六节　小儿便秘

小儿便秘是指肠子蠕动缓慢，水分吸收过多，造成大便干硬（燥），次数减少，排便困难。患儿常因排便困难而啼哭不休，甚至发生肛裂、腹胀、食欲减退、睡眠不安。治疗小儿便秘，不宜用药物通便，采用食疗，更为适宜。这是因为小儿的胃肠道功能尚未完善，滥用泻药可致胃肠功能紊乱。而食疗简单易行，无副作用，疗效显著，不妨一试。

一、小儿便秘食疗方

1. 蜂蜜 30 毫升，温开水冲服，每次不得少于 60 ~ 100 毫升，太少无效。此方具有润肺补中，润燥滑肠，健脾益胃之功。适用于婴幼儿便秘，有明显效果。

2. 小儿便秘时，吃 1 ~ 2 个香蕉，短期内即能润肠通便。

3. 经常患便秘的小儿，若能坚持每天早晨空腹饮温盐开水 1 小杯，使粪便柔软润滑，易于排出。

4. 核桃仁 50 克，黑芝麻 30 克，两者分别在锅内用文火炒熟，然后一起捣碎，每天清晨服 1 汤匙，用温开水冲服。

5. 食用麻油，每次 5 ~ 10 毫升；或用花生油亦可，但须熬熟冷却后再食用，量同上。

6. 每次用新鲜菠菜 200 克，洗净，待锅中水煮沸，加入适量食盐调味后，把菠菜置沸水中烫约 3 分钟取出，加麻油适量拌匀服食。此方具有通血脉，下气调中，益血润肠之功效。

7. 卷心菜适量，粳米 50 克，一起同煮成粥，经常服食。或用青菜亦可，有利于疏通大便，易于排出。

8. 桃仁 5 ~ 10 克，新鲜牛血（或猪血）200 克，加清水适量煲汤，用食盐少许调味，饮汤食血。此方具有润燥滑肠，通利大便之功，小儿便秘服后，奏效神速。

9. 每次用北杏仁 5 ~ 10 克，雪梨 1 个，白砂糖 30 ~ 50 克，清水半碗，放炖盅内隔水炖 1 小时，食梨饮汤。此方具有生津清热，润肠通便之功。适用于小儿便秘内热火旺、大便干燥。

10. 白萝卜 1 ~ 2 个，洗净切碎，粳米 50 克，同煮成粥，分次服食。此方可下气调中，通利大便。小儿便秘，服之甚验。

二、保健事项

父母要帮助孩子纠正便秘，可以注意以下几点。

（1）让孩子多运动，以促进肠蠕动，有利于大便排出。

（2）按时让孩子大便，以养成按时排便的习惯。

（3）多给孩子饮水，每顿饭都要吃蔬菜，每日吃水果。

这几点全做到了，若仍然不能解决便秘问题，不妨可做几种以上介绍的粥，让孩子食用，看其效果如何。

第七节　小儿伤暑

小儿脏腑娇嫩，形气未充，形体不足，在炎热的盛夏，易于感受暑热。其症状可见肌肤发热，烦躁不安，口渴喜饮，唇红舌干，消瘦，神疲乏力等。宜选用食疗，多吃养阴生津，清热消暑的食品，以补充肌体的消耗。选用良方，疗效甚验，不妨一试。

1. 西瓜 1 个，取汁随量饮之。

2. 绿豆适量，加水煮烂，白糖调绿豆汤饮服。止渴消暑，解毒防疮。

3. 绿豆 50 克，生甘草 3 克，煎汤当茶饮用，清热消暑极佳。

4. 丝瓜花 10 克，沸水冲泡，盖 10 分钟，调入蜂蜜适量，每日 3 次，每次 20 ~ 30 毫升。清暑止泄效果好。

5. 白萝卜切碎绞汁，加冰糖或白糖适量，每次 20 ~ 30 毫升，每日 3 次，开胃消暑。

6. 冬瓜 100 克，切小块，虾米 20 克，共同煮汤食用，既能补充营养，又能消暑解热。

7. 金银花 50 克，白糖适量，沸水浸泡 20 分钟，取金银花露饮服。止渴清热，解毒防疮。

8. 新鲜芦根 100 克，切碎煎汁，去渣取汁，入粳米 100 克，生姜 2 片，煮成稀粥，不时饮用。生津养胃，消暑提神。

9. 绿豆 30 克，粳米 100 克，共煮稀粥，随意而饮，清热除暑。

10. 甘蔗汁 100 毫升，粳米 100 克，加水适量煮粥饮服，粥以稀薄为好。

11. 新鲜芦根、秋梨、荸荠、肥藕、新鲜麦冬各适量，剁碎后用纱布绞汁，随量饮之。

12. 新鲜荷叶半张，水煎去渣取汁，大米 100 克，煮成稀粥食用。消暑健胃，止泻升清。

13. 蚕茧、红枣各 20 只，煎汤代茶饮。

14. 鲜藿香、鲜佩兰各 15 ~ 30 克，煎汤代茶饮之，除暑退热。

15. 嫩荷叶 1 张煎碎，鲜冬瓜 500 克切片，加水 1 000 毫升煮汤，汤成去荷叶加食盐少许，每天服 3 次。对小儿夏季低热、口干有良效。

16. 鲜蕹菜 200 ~ 250 克，马蹄 10 个去皮，煮汤，每日分 2 ~ 3 次服食，可连服 7 天。适用于小儿夏季暑热，肠燥便秘，口渴尿黄之症。

17. 五味子、枸杞子各 30 ~ 50 克。两味同煎，加水 1 000 毫升，煮至 800 毫升即可，加冰糖 50 克，代茶饮用。用于小儿夏季暑热，食欲缺乏，体倦乏力之症。

18. 鲜火炭母 30 克，猪血 60 克。加清水适量煲汤，用食盐少许调味，饮汤食猪血。但要注意，肠炎腹泻者只饮汤不吃猪血。民间常用此方治疗小儿夏季暑热，消化不良，饮食积滞症。

19. 麦冬 30 ~ 50 克，煎汤取汁。用粳米 100 克煮至半熟，再加麦冬汁及冰糖或蜂蜜适量，同煮成稀薄粥，每天早晚服食。治暑热伤阴、虚热不退效果尤佳。

20. 新鲜葛根洗净后切片，磨碎、澄清、沉淀后取粉，或用干葛粉 30 ~ 50 克与粳米 100 克煮成稀粥，每天早晚加白糖搅匀当作点心用。此方治疗小儿夏季暑热，口干烦渴，高热不退等症，效果很好。

21. 山药 30 ~ 50 克，粳米 100 克，煮成稀粥，加白糖或蜂蜜调食。可治小儿暑热，食欲缺乏，身体虚弱等症。

二、保健事项

（1）避免让儿童在烈日下玩耍。

（2）闷热低压的气候时，多让孩子喝水，多吃些水果，以便于解暑。

第八节　佝偻病

佝偻病又称"软骨病"，是小儿最常见的一种疾病。此病主要由于缺乏维生素 D 引起。多见于 3 岁以下小儿。早期可见皮肤苍白，多哭吵，易出汗等，继后发生枕骨软化，手按上去像乒乓球样，胸、肋骨软化凸起而形成鸡胸，下肢出现 X 形腿或 O 型腿，肌肉松弛乏力，坐、立、走及出牙时间都比正常小孩晚。抵抗力弱，易患疾病。此病的防治主要给予补充鱼肝油或维生素 D、钙片，多晒太阳，使皮肤内的 7-脱氢胆固醇转化成维生素 D；多食富含钙质和维生素的食物，配合食疗，更为奏效，选用良方，不妨一试。

一、佝偻病食疗方

1. 核桃仁适量，放入稀饭内煮烂后吃。

2. 龙眼肉数枚煮汤食。

3. 新鲜牛奶适量，加少许白糖，每天饮服。

4. 宣木瓜 5 克，红枣 2 ~ 3 枚，水煎汤服用。

5. 豆浆适量煮沸，蜂蜜调匀常饮。

6. 新鲜鲫鱼 1 条，剖肚洗净，清炖煮汤，加少许葱、油、盐调服，分次饮食。

7. 黑芝麻适量，洗净，晒干炒熟，研成细粉，每次 1 汤匙，加红糖少许，用开水冲糊食用；或加在粥中，调匀服食。

8. 瘦猪肉 30 ~ 50 克，洗净，用刀剁碎如泥，加少许葱花、食盐调味，蒸熟，每日适量饮用。

9. 新鲜虾仁 20 ~ 30 克，烧熟，加少许调味品即可食用。

10. 鲜马铃薯洗净，煮熟烂，经常食用。

11. 新鲜鸡蛋煮熟，每天食用 1 个；或去壳及蛋白，将蛋黄放在稀饭中，搅匀服用亦可。

12. 排骨煮汤，少许调味，适量服用。

13. 番茄 1 个，开水烫后去皮，切小块，与鸡蛋 1 个烧番茄鸡蛋汤，加油、盐调味，适量饮服。

14. 莲子 10 克，红枣 3 枚，小火煨熟烂，饮汤食莲子、红枣肉。

15. 鲜胡萝卜，洗净煮熟，经常食用。

16. 柑橘生吃，随量食之。

17. 新鲜苹果，随量食用。

18. 山楂 10 克，红枣 3 枚，水煎服食。

19. 香蕉，经常食用。

20. 红枣 10 枚，粳米 50 克，加水煮成粥，分次服食。

21. 活泥鳅 500 克，养 1 天，去尽肠泥，洗净，喂饱蛋液。沙锅中注入适量清水，投入泥鳅，倒入豆腐 3 块，置炭火上慢炖。待水温稍高，泥鳅惧热，全部钻入豆腐（亦名泥鳅钻豆腐）后，下入绍酒、葱、姜、五香粉、胡椒粉，炖至酥烂，加精盐、猪油搅匀，随吃随放菜心，食时用筷夹住鱼头一抖，抽出鱼骨，吃鱼肉与豆腐，别有风味。常食泥鳅，对防治小儿软骨病有很好效果。

22. 乌骨鸡 1 只，去毛及内杂物，洗净，与胡萝卜一起煮汤食用。乌骨鸡，营养丰富，含蛋白质、胡萝卜素、维生素 A、维生素 C、维生素 E 及多种微量元素，血钙极为丰富。血钙有利于骨骼发育生长，能防治小儿佝偻病，促进小儿生长发育，健脑益智。

二、保健事项

（1）缺乏维生素 D 是导致小儿佝偻病发生的一个重要的原因，由皮肤经日照会使人体产生维生素 D，如日照不足，尤其在冬季，需定期通过膳食补充。此外，空气污染也可阻碍日光中的紫外线。人们日常所穿的衣服、住在高楼林立的地区、生活在室内、使用人工合成的太阳屏阻碍紫外线、居住在日光不足的地区等都影响皮肤生物合成足够量的维生素 D。对于婴儿及儿童来说，日光浴是使机体合成维生素 D_3 的重要途径。

（2）防止维生素 D 摄入不足，动物性食品是天然维生素 D 的主要来源，海水鱼如鲱鱼、沙丁鱼，动物肝脏、鱼肝油等都是维生素 D_2 的良好来源。从鸡蛋、牛肉、黄油和植物油中也可获得少量的维生素 D_2，而植物性食物中含维生素 D 较少。天然食物中所含的维生素 D 不能满足婴幼儿对它的需要，需多晒太阳，同时补充鱼肝油。

（3）注意因钙含量过低或钙磷比例不当，食物中钙含量不足以及钙、磷比例不当均可影响钙、磷的吸收。人乳中钙、磷含量虽低，但比例（2∶1）适宜，容易被吸收，而牛乳钙、磷含量较高，但钙磷比例（1.2∶1）不当，所以钙的吸收率较低。

（4）预防疾病和药物影响，肝、肾疾病及胃肠道疾病影响维生素 D、钙、磷的吸收和利用。小儿胆汁郁积、先天性胆道狭窄或闭锁、脂肪泻、胰腺炎、难治性腹泻等疾病均可影响维生素 D、钙、磷的吸收而患佝偻病。长期使用苯妥英钠、苯巴比妥钠等药物，可加速维生素 D 的分解和代谢而引起佝偻病。

第九章　五官科病患者的食疗方法及保健事项

第一节　咽　炎

　　咽炎又称咽喉炎，是指咽部黏膜的炎性病变，是一种常见的疾病。常因受凉、劳累、嗜好烟酒或感冒等诱发。经常进食刺激性食物，或长期生活在有刺激性及有害气体中，皆可引起发病。此病多发生于中年人，一般急性期表现为咽部充血，有发热、咽痛、吞咽困难等症状。屡次发作可转为慢性，有咽部干燥、隐痛不适、异物感等症状。此病属于中医的"喉痹"等范畴。据病选方，食用方便，疗效甚验，不妨一试。

一、咽炎食疗方

　　1. 用青果 3～5 个，煎服或嚼汁，每日 3 次。或青果 5 枚，银花 30 克，玄参 30 克，甘草 5 克，用清水两碗煎至 1 碗，取汁代茶饮。治疗急、慢性咽炎有显著疗效。

　　2. 取饴糖 50 毫升，加温开水 200 毫升，溶化后频频含饮。

　　3. 用柠檬 1 个，新鲜荸荠 10 个，煎服，每日 1 次。能治咽喉干痛。

　　4. 鲜芝麻叶 5～7 片，嚼烂慢慢咽下，每日 1 次。对肾阴虚所致咽喉干痛有良效。

　　5. 用杨桃 1～2 个，洗净生食，每日 2～3 次。

　　6. 用蜜糖 50 毫升，开水冲服，早晚各 1 次，可治咽干、咽痛、声音嘶哑。

　　7. 用冬苋菜花或根煎汤，去渣加冰糖适量，含漱并慢慢咽下。

　　8. 胖大海 3～5 枚，杭菊花 10 克，甘草 5 克，沸开水浸泡 20 分钟，代茶缓缓饮之。

　　9. 用干葛粉 30 克，加白糖适量，沸水冲熟，慢慢饮下。

　　10. 用新鲜河蟹 1 只，生地黄 30 克，加清水适量，文火煎成 1 碗，去渣饮汤，每日 1 次，连服 3 天。肾阴虚者更为适用。

　　11. 用鸭蛋 1～2 个，加青葱（连白）数根同煮，加饴糖调服，可治失音。

　　12. 百合 30 克，绿豆 50 克，冰糖适量，加水同煮熟，待凉后缓缓饮服。每日 2 次，连服 5～7 日即可自愈。

　　13. 香蕉 2 根（去皮），百合 30 克，冰糖 20 克，共捣烂后加水同煮 30 分钟，每日 1 剂，连续几日即可见效。

　　14. 取无花果 30 克，冰糖适量，煲糖水服食。每日 1 次，连用数日，咽炎自行缓解。

　　15. 玄参 15 克，麦冬 10 克，银花 30 克，甘草 5 克，水煎 15 分钟，当茶慢慢饮服。

　　16. 麦冬 10 克，白莲子 15 克，白糖适量，加水煎汁，慢慢咽下。

　　17. 沙参 30 克，梨子 1 个，去皮挖芯，切薄片，加冰糖 20 克，再加水炖煮，饮汁食梨。

　　18. 鲜肥藕适量，洗净，切碎捣烂榨汁 100 毫升，加入蜂蜜 30 毫升，调匀服用，每日 1～2 次，连服数日。

　　19. 新鲜葡萄 500 克，洗净晾干，挤汁，用陶器熬稠，加入适量蜂蜜。每次服 1 匙，每日 3 次。治咽干津少，咽部不适。

　　20. 取适量茶叶，用纱布袋装好，置于杯中，用沸水泡茶（茶叶比饮用的稍多），凉后再加适量蜂蜜搅匀，每隔半小时用此溶液漱喉并咽下。一般当日就可见效，两天即痊愈。愈后再继续含漱 3 日。

21. 用芒果煎水代茶饮，可治慢性咽炎。

22. 每天早晚各嚼食新鲜樱桃 30 ~ 60 克。

23. 胖大海 5 枚，紫苏叶 5 克，甘草 5 克，加沸开水冲泡可当茶饮。主治急性咽炎。

24. 蝉蜕 20 克，木蝴蝶 20 克，用开水浸泡 20 分钟，代茶饮。治疗急性咽喉炎嘶哑者。

25. 百合 20 克，桔梗 6 克，五味子 3 克，鸡蛋清 3 克，水 1 杯。先将百合、桔梗、五味子煮沸，后用小火煎 30 分钟，去渣取汁，加鸡蛋清，搅匀后徐徐含咽而下。

26. 生半夏 6 克，米醋 60 毫升，鸡蛋清 2 个。先将半夏切成片，清水漂洗表面黏液，加水 500 毫升，慢火煮 1 小时去渣取汁，加入米醋 60 毫升，抖入鸡蛋清，含咽。适用于痰火血结、咽部糜烂或咽部充血、水肿的声音嘶哑。

27. 荸荠榨汁服用，治咽喉肿痛疗效良好。

28. 荸荠粉 20 克，加白糖适量，开水冲调频服，可治咽痛失音。

29. 芦根 50 克，萝卜 200 克，葱白 7 根，青橄榄 7 枚。煎汤代茶饮。清热解毒。治急、慢性咽喉炎。

30. 鲜白萝卜 1 个，青果 10 个，冰糖少许。三味共水煎代茶饮，日服 2 次。清热、消肿，可治咽喉炎。

31. 水发海带 500 克，洗净，切丝，放锅内加水适量煮熟，捞出，放在小盆里，加入白糖 200 克，腌渍 1 天后即可食用。每天 2 次，每次 50 克。润喉利咽，可治慢性咽炎。

32. 沙参可治嗓音嘶哑，人们声音的嘶哑，一般多是肺阴不足或发热、伤风感冒未愈，讲话过多或声带过度疲劳所致。尤其像演员、教师，由于职业的关系，更易造成声带过度疲劳，感到口液缺乏，说话气力不足而声音嘶哑。这些症状如果仅用消炎药而不注意休息，往往难以奏效。此时若服用滋阴药物进行调整，常常可起到一定效果。一般可用沙参 15 克，玉竹 10 克，麦冬 10 克，天花粉 3 克，地骨皮 6 克，水煎内服，对声带疲劳的恢复，防治嘶哑有很好的效果。且对病后的咳嗽、阴虚发热不退等也有效果。因此对于歌唱演员、教师或上夜班的工作者可当茶饮服。

二、保健事项

（1）消除各种致病因素，如戒除烟酒，改善工作环境，积极治疗鼻及鼻咽慢性炎性病灶及有关全身性疾病。

（2）增强体质，提高机体免疫力，预防急性上呼吸道感染。

（3）注意休息，多饮水，吃清淡易消化的食物。若发热、咽痛，应及时采用物理降温（如温水或 75% 酒精擦浴，头部放置冰袋等）及药物等退热措施。

（4）保持口腔清洁，用碱性含漱剂可适当溶化咽部的黏稠分泌物，常采用复方硼砂液含漱。

（5）炎症侵及喉部或气管，可选用适当的抗生素或激素雾化吸入治疗。病情严重者，首选青霉素肌注或静滴，并随时更换效力强的抗生素。

第二节　口角炎

口角炎俗称"烂嘴角"，表现为口角潮红、起疱、皲裂、糜烂、结痂、脱屑等。患者张口易出血，吃饭说话均受影响。口角炎的诱发因素是干冷的气候，会使口唇、口角周围皮肤黏膜干裂，周围的病菌乘虚而入造成感染；口唇干裂时，人们会习惯性地用舌头去舔，促使口角干裂；若从膳食中摄取的维生素减少，造成体内维生素B缺乏，也会导致口角炎的发生。

一、口角炎的食疗方

1. 气候干燥的冷天，患口角炎的患者逐渐增多。一些顽固的患者，经多次、大量服用维生素类药后，往往未见转好或治愈。但用鱼肝油胶丸液涂擦口角处则可治愈。

用药前，先用热水清洗口角患处，擦净病变区域浸渍，待该区干燥后，将鱼肝油胶丸用消毒注射针头或缝衣针刺破，挤出内液，均匀涂抹患处。用剩的胶壳仍可口服。重症应每日午后、晚临睡前各擦1次，轻症每晚1次，连续3～5天可治愈。

2. 熟猪油外涂治口角溃烂。将熬得的熟猪油冷却待用。用法：用手将油涂于患处，每日涂2～3次，保持患部湿润为度。一般涂2～3天，患部结痂脱落即愈。

二、保健事项

（1）预防宝宝"烂嘴角"，重在教育孩子不偏食和不挑食。首先要克服小儿偏食习惯，多吃含核黄素丰富的食物、蔬菜和瓜果，如粗粮、黄豆、赤小豆、绿豆、豆制品、动物肝脏、牛奶、鱼类、大枣、红白萝卜、大白菜、番茄、菠菜、花菜、南瓜、苹果、香蕉、梨等等。除此之外，还要注意补充富含维生素（尤其是维生素B）、矿物质的食物的补充，如动物肝脏、瘦肉、禽蛋、牛奶、豆制品、胡萝卜、新鲜绿叶蔬菜等。同时，要多喝水，以利于体内毒素快速排出，让机体保持良好的状态；注意口腔清洁，饭后应让孩子漱口，睡觉前不要让孩子吃东西，也不要喝奶，以免食物残渣留在口腔内，滋生细菌。

（2）保护好面部皮肤，保持口唇清洁卫生，进食后注意洁净口唇。口唇发干时，不妨涂少许甘油、油膏或食用油，防止干裂发生，注意不要用舌头去舔，如果用舌头去舔，唾液中的淀粉酶、溶菌酶等在嘴角处残留，形成一种高渗环境，导致局部越发干燥，从而发生糜烂。

（3）补锌治疗口角炎。补锌增加体内的锌含量，从而使体内有足够的锌参与机体的代谢，充分治疗口角炎。对于小孩来说，日常补锌以服用补锌制剂为主。还可以适当吃一些含锌量高的食物，比如牡蛎、蛋类、瘦肉和动物肝脏等。

第三节　眼结膜炎

眼结膜炎，即指眼结膜的炎症，是最常见的眼科疾病。此病可分为急性、慢性两种。急性型（俗称"红眼"或"赤眼"）多为细菌或病毒感染所致，也可由物理、化学等因素引起。患眼红肿，分泌物多，易于感染；慢性型可能由未经彻底治疗的急性型演变而成，也可与灰尘刺激、眼力疲劳等有关。此病在用抗炎药治疗的同时，应勤洗手，洗脸用具分开使用，不用手揉眼是预防结膜炎的有效措施。据病选方，配合食疗，效果更佳，不妨一试。

一、眼结膜炎食疗方

1. 菊花10克，桑叶10克，龙井茶5克，开水冲沏20分钟后，代茶饮之。能疏风，清热，明目。可治急性眼结膜炎、羞明怕光等症。

2. 杭菊15克，黄豆30克，桑叶10克，夏枯草15克，白糖15克。四味加水共煎煮至豆熟，服饮时，去药渣，加白糖调味服用。疏风清热，解毒明目。可治急性眼结膜炎。

3. 冬桑叶15克，杭菊花15克，绿豆60克，白糖20克。将绿豆洗净与两味中药共煎汤。清水3碗煎至1碗，去药渣，加白糖，即可饮用，每日2次。消炎散风，清肝明目。可治急性眼结膜炎（即暴发赤眼），红肿刺痛，畏光怕亮等症。

4. 猪胰子 1 具，荸荠 250 克，蝉蜕 10 克，菊花 10 克。先将猪胰子洗净，荸荠去皮切片，同蝉蜕、菊花一同入锅，加清水煨汤，饮汤食肉，每天 1 次。清热平肝，消炎明目。可治急性眼结膜炎，目赤不退。

5. 菊花 10 克，甘草 6 克，荸荠 200 克，加清水共煮汤，代茶饮之。清热，降火，解毒，明目。可治急、慢性眼结膜炎、风火赤眼症。

6. 鸡胆 2 个，将胆汁倒入碗内，上火蒸热，加入白糖饮服。清热明目。治赤眼、红肿流泪、刺痛、眼屎多症。

7. 苦瓜 250 克，猪油 10 克，葱、姜、盐各少许。将苦瓜洗净，去籽，切丝，猪油置锅内烧至八成热，下苦瓜丝爆炒，加入调料翻炒片刻即可食用。清热明目，可用于慢性眼结膜炎。

8. 合欢花 10 克，菊花 10 克，猪肝 200 克，盐少许。将两花用水浸泡半日，再把猪肝切片，同放入盆中，加盐，盖上盖，隔水蒸熟，吃猪肝饮汁。散风解郁，养肝明目。可治眼结膜炎症。

9. 猪肝 100 克，菊花 10 克，珍珠草 30 克。共煎至肝熟，食肝饮汤。清热明目，补肝益目。可治眼结膜炎症。

10. 鲜桑叶 15 克，菊花 10 克，猪肝 100 克，盐少许。桑叶、菊花浸泡洗净，猪肝切片，加清水煮汤，食时加盐调味，可饮汤吃猪肝。清热明目，可治眼结膜炎。

11. 玄参 15 克，菊花 10 克，水煎当茶饮服。清热解毒，滋阴明目。治赤眼症。

12. 枸杞子 15 克，菊花 10 克，以开水冲泡代茶饮用。疏风清热，养肝明目。可治眼结膜炎、视物模糊等症。

二、保健事项

结膜炎多是接触传染，故应提倡勤洗手，避免随意揉眼。提倡流水洗脸，毛巾、手帕等物品要与他人分开，并经常清洗消毒。对传染性结膜炎患者应采取一定的隔离措施，更不允许到公共游泳区游泳。如果一眼患结膜炎，必须告诉病人保护眼不受感染。凡工作环境多风、尘烟等刺激者，应改善环境和戴保护眼镜，以防引起结膜炎。

第四节　夜盲症

夜盲亦名"雀盲"，是眼科常见的一种疾病，即在黑暗环境中，失去正常人辨别周围事物能力的视力障碍。此病主要由于缺乏维生素所引起。治疗主要除给予补充维生素 A 之外，还可以选用食疗，多吃含有维生素 A 的食物，效果更佳，选用良方，不妨一试。

一、夜盲症的食疗方

1. 常食苹果，可防治夜盲症。
2. 番薯嫩叶 60～90 克；羊肝或猪肝 120 克，同煮食之，连服 3～5 天。
3. 胡萝卜经常服用，量不拘。
4. 红枣每天 5～10 枚，连吃 3～5 天即可见效。或煮红枣汤吃。
5. 干荔枝每天吃 10 个。
6. 甘薯煮熟，随量食之。
7. 番茄 1 个，开水烫洗去皮切薄片，鸡蛋 1 个，去壳打散，烧番茄鸡蛋汤服食。

8. 金针菜 30 克放入豆浆里煮开食用。每天早晚各 1 次，连用 5 天。

9. 新鲜鲫鱼，洗净，清炖鲫鱼汤，食鱼饮汤（鱼类富含有丰富的维生素 A，最宜夜盲症患者食用，可以预防干眼病、夜盲和各种角膜炎）。

10. 经常煮鸡蛋吃。

11. 长期吃橙、柑、橘、香蕉、桑葚、葡萄等水果。

12. 牛奶煮沸，每天饮 500 毫升。

13. 鲜菠菜 60 ~ 90 克，猪肝 120 克，同煮汤食之。能提高视力，可治夜盲、视力减退。

14. 猪肝、韭菜各适量。先将猪肝洗净切成薄片，韭菜洗净切成寸段，两味共煮（不加盐），吃肝饮汤，宜久服有效。补肝明目，用治夜盲、视物模糊症。

15. 猪肝、胡萝卜、葱花、盐各适量。共煮至肝熟，食饮数次。补肝养血，清热明目。用治夜盲及小儿疳眼症。

16. 鸡肝 2 副，谷精草 15 克，夜明砂 10 克。将鸡肝洗净，同谷精草、夜明砂放入盆中，加少量清水隔水蒸熟。吃肝饮汁。清热明目，养血润燥。多吃有效，可治夜盲症、眼干燥症及小儿疳眼症。

17. 草决明 12 克，鸡肝 3 副，盐少许。先把草决明用水浸泡 4 小时，再放鸡肝，加油、盐调味，蒸熟。食鸡肝，每天 1 次。

18. 野鸡肉 150 克，胡萝卜 50 克，各切成丝。油锅烧热煸炒葱花出香味，下双丝炒，加精盐、酱油等调料炒熟即可食用。补肝明目，治疗肝虚所致的眼花、夜盲症。

19. 松针（叶）50 克，猪肝或鸡肝 50 克。同煮熟，去渣，吃肝饮汤。养肝明目，治夜盲及视物模糊症。

20. 牛肝 150 克，苍术 15 克，共煎汤饮用。每天 1 剂，早晚各 1 次。治缺乏维生素 A 所致的夜盲症。

21. 猪肝 200 克，鲜枸杞子叶 150 克。先将猪肝洗净切条，同枸杞叶共煮，饮汤食肝，每天 2 次。益精补肝，用治夜盲、视力减退，有改善视力功能的作用。

22. 将猪肝 100 克，洗净切成条状，同夜明砂一起放入锅中，加 1 碗清水，用文火共煮，吃肝饮汤，日服 2 次。养血、补肝、明目。用治各种眼病。

23. 鲜兔肝 2 具，切成片，放开水中煮至半熟，然后打入鸡蛋 1 个放入少许盐油调味，煮熟食用。用治小儿疳眼、夜盲症。

24. 羊肝 60 克切片，同葱炒片刻，另用锅盛水煮沸，加入大米 100 克，煮至米开花，再放入羊肝煮熟。吃粥食肝，连吃几天。补肝明目，增加维生素 A、D 和钙，有明显提高视力的作用。用治小儿疳眼、夜盲症。

25. 猪肝 100 克，洗净切片，加水适量，用小火煮汤。肝熟后加豆豉 10 克、葱白 2 根，沸后打鸡蛋 2 个。喝汤，吃猪肝、鸡蛋。可经常食用，补肝明目。可治营养性弱视、夜盲症。

二、保健事项

（1）预防夜盲症并不难，多吃一些维生素 A 含量丰富的食品，如：鸡蛋、动物肝脏等。

（2）首先要科学安排营养，特别对婴儿和发育时期的青少年，应提倡食品多样化，除主食外，副食方面包括鱼、肉、蛋、豆类、乳品和动物内脏以及新鲜蔬菜之类，都应该有。

（3）对于病情严重的患者，夜间应安静卧床。

（4）补充维生素 A 营养素或胡萝卜素提取物。β-胡萝卜素可以转化成维生素 A，且没有副作用。

第五节　近视眼

近视眼是指能看清近处的东西，看不清远处的东西，是视力缺陷的一种。一般患者有眼胀、眼沉重感，视物模糊，头晕目眩等症状。近视眼的发病原因，目前普遍认为与遗传及环境有关。不良的用眼卫生习惯是一个主要因素，长期近视，过度的运用调节，从而使眼轴拉长，形成轴性近视。另外，近视患者自幼多病，体质较差及营养失调，影响眼球与球壁巩膜的营养，从而使眼睛视力减退，导致近视眼。此病属于中医的"肝劳"范畴。中医认为近视的发生原因，主要由于肝肾不足、气血亏损为主。选用食疗，补益肝肾，补气养血，防治近视，疗效甚佳，据病选方，不妨一试。

一、近视眼食疗方

1. 胡萝卜 5 根，红枣 7 枚，煎煮常食。

2. 枸杞子 7 粒，嵌入 1 个桂圆内，每日蒸服 7 个，或枸杞子 10 克，桂圆肉 10 个煮服。连续服用，有良好的效果。

3. 黑芝麻（炒研细末）粉 1 汤匙冲入豆浆或牛乳 1 杯，并加蜂蜜 1 匙调服。

4. 鸡蛋 1 只打散，冲入豆浆或牛奶 1 杯，烧开后并加蜂蜜 1 汤匙服。

5. 羊肝 2 个，切片与青菜烧汤食用；或羊肝 2 个，切片，与粳米 100 克同煮羊肝粥，加红糖适量，每天 2 次，每次 1 碗服食（羊肝补肝明目，含有丰富的蛋白质、钙、磷与大量维生素 A，所以可作为防治近视的最佳食品）。

6. 将红萝卜去皮洗净，用果汁机绞汁，每天喝 200 毫升，不可掺糖，连续服用。可预防近视，特别是假性近视可不用药而治愈。

7. 猪肝 100 克，切片；菠菜 50 克，洗净，烧菠菜猪肝汤，加葱、盐、味精调味食用。

8. 枸杞子 30 克，菊花 10 克，沸水浸泡 20 分钟，代茶饮服。滋补肝肾，祛风明目。

9. 枸杞子 30 克，猪腰 1 对，洗净去腰臊，切薄片，枸杞与猪腰同烧熟食用。

10. 谷精草 20 克，瘦猪肉 250 克，清炖食用。有养血明目之功。

11. 枸杞子 15 克，麻雀 2 只，去毛及内脏洗净，入沙锅清炖熟烂，吃麻雀饮汤汁。

12. 胡萝卜 3 ~ 5 根，新鲜鲫鱼 1 条（约半斤重），去鳞及内脏，洗净，清炖食用。

13. 猪肝 100 克，枸杞子 20 克，烧汤食用。

14. 榛子仁 60 克，枸杞子 50 克。水煎服，每天 1 剂。补肾益精，养肝明目。可治头目眩晕，视力减退，近视眼等症。

15. 鸡肝 2 副，大米 100 克，白糖少许。按常法煮作粥，早晚分次服食。补肝益目，治眼花、近视眼、夜盲症。

16. 猪眼睛 1 对，龙眼肉、枸杞子、菊花各 20 克。将猪眼睛洗净与上述三味补药同放碗中，加少许清水隔水炖熟，调味，饮汤吃猪眼睛，多吃有效。补睛养目，生津明目。能增强巩膜韧性，加强远近视力的功能。可防止近视眼的病情逐渐加重。

二、保健事项

（1）眼珠运动法：选一安静场所，或坐或站，全身放松，清除杂念，双目睁开，头颈不动，独转眼球。先将眼睛凝视正下方，缓慢转至左方，再转至凝视正上方，至右方，最后回到凝视正下方，这样，先顺时针转 9 圈。再让眼睛由凝视下方，转至右方，至上方，至左方，再回到下方，这样，再逆时针方向转 6 圈。总共做 4 次。每次转动，眼球都应尽可能地达到极限。这种转眼法可以锻炼眼肌，改善营养，使眼灵活自如，炯炯有神。

（2）眨眼法：头向后仰并不停的眨眼，使血液畅通。眼睛轻微疲劳时，只要做 2~3 次眨眼运动即可。

（3）热冷敷交替法：一条毛巾浸在热一点的热水中，另一条毛巾浸在加了冰块的冷水中，先把热毛巾放在眼睛上热敷约五分钟，然后再放冷毛巾冷敷五分钟。

（4）眼睛体操：中指指向眼窝和鼻梁间，手掌盖脸来回摩擦五分钟。然后脖子各向左右慢慢移动，接着闭上双眼，握拳轻敲后颈部十下。

（5）看远看近法：看远方 3 分钟，再看手掌 1~2 分钟，然后再看远方。这样远近交换几次，可以有效消除眼睛疲劳。

（6）眼呼吸凝神法：选空气清新处，或坐或立，全身放松，双目平视前方，徐徐将气吸足，眼睛随之睁大，稍停片刻，然后将气徐徐呼出，眼睛也随之慢慢微闭，连续做 9 次。

（7）正确选择佩戴的眼镜。

（8）劳逸结合

① 如果出现眼睛干涩、发红，有灼热感或异物感，眼皮沉重，看东西模糊，甚至出现眼球胀痛或头痛，则要立即停止操作电脑和看书学习，休息一段时间。

② 长时间操作电脑和看书学习出现视觉疲劳症状时，可以闭上双眼按摩眼眶周围的几个穴位。按摩穴位的具体方法如下：揉睛明穴，睛明穴在鼻梁两侧，距内眼角约半公分，用双手拇指按在睛明穴上，按压鼻根部分，先下后上挤压，上下挤压一次为一拍，连续做 4 个八拍；揉四白穴，四白穴在眼眶下缘中部下方的凹陷处，用双手食指按压，按压面不要太大，一按一松为一拍，连续做四个八拍；揉太阳穴，太阳穴在外眼角和眉梢之间向后约 1 寸的地方，双手拇指按在太阳穴上，一按一松为一拍，连续做 4 个八拍。整个按摩过程大约只需要 2 分钟。还可以用湿热毛巾热敷双眼，每次 15 分钟。

③ 眼局部进行热敷、药熏、理疗、针灸等。中医眼科认为，视物日久，导致疲劳过度，或肾阴不足，津液短少，肝血虚损，内有郁热。故可内服中成药杞菊地黄丸、明目地黄丸、养血安神片、逍遥丸等。可以按医嘱滴一些润滑眼球、缓解眼疲劳的眼药水，如艾唯多眼药水、人工泪液、润洁、新乐敦、珍视明、润舒、海宝、清视明目组合眼贴等眼药水（用眼药水不要固定使用一种，应该隔 1~2 月就更换另一种眼药水）。

（9）了解容易诱发近视眼的食物有哪些。

近视诱因之一：吃得过软。吃硬质食物过少也是引起青少年近视增加的原因之一。咀嚼被誉为另类的"眼保健操"，多吃胡萝卜、黄豆、水果等耐嚼的硬质食品，增加咀嚼的机会。

近视诱因之二：吃精细食物过多，造成肌体缺铬，使晶状体变凸、屈光度增加，产生近视。铬主要存在于粗粮、红糖、蔬菜及水果等食品中。

近视诱因之三：吃得过甜，致使消耗体内大量的维生素 B_1，降低体内的钙质，使眼球壁的弹力减弱，导致近视眼的发生。

第六节　老年性白内障

白内障是晶体发生混浊不透明，以致阻碍了视线。白内障的发生有各种原因，如果不是先天性白内障，又没有明确的发病原因（如外伤性、并发性），而晶体逐渐发生进行性的浑浊，才称为老年性白内障。属于中医的"园翳内障"范畴。老年性白内障的发生，往往表示衰老的到来。其原因多由于年龄的增长而引起营养代谢障碍，使晶体房水浓度逐渐降低，久而久之，可促使晶状体囊及上皮发生变性、渗透性改变，引起蛋白变性、硬化、脱水，产生乳白色或灰白色的混浊。据病选方，采用食疗，疗效甚佳，不妨一试。

一、白内障食疗方

1. 枸杞子 20 克，龙眼肉 20 枚，水煎煮服食，连续服用有效。能益精养血，滋补明目。枸杞子富含胡萝卜素、维生素 B_2、维生素 C 及钙、磷、铁等；龙眼肉亦富含维生素与蛋白质，均有明目功能，对眼睛十分有益。可治老年性白内障、视力减退等症。

2. 黑芝麻炒熟研成粉，每天取 1 汤匙，冲到豆浆或牛奶中服用，并加 1 汤匙蜂蜜。黑芝麻富含维生素 E，能推迟延缓人体细胞衰老，改善眼球内的循环，还含有亚油醇、铁质及蛋白质，能维护和增强造血系统和免疫系统的功能。如再加茯苓粉 10 克，效果更佳。是老年性白内障的理想食疗佳品。

3. 胡萝卜经常适量食用。胡萝卜富含有维生素 E、维生素 C、维生素 A 等。补肝益目。可用于老年性白内障、各种营养不良的眼疾。

4. 猪肝 150 克，鲜枸杞叶 100 克。先将猪肝洗净切条，同枸杞叶共煎煮，饮汤吃肝，日服 2 次。猪肝富含铁、蛋白质、维生素 A 等，能益目明目。用治白内障、视力减退，有明显的改善视力功能的作用。

5. 红枣 7 枚，枸杞子 15 克，水煎服，每天 1 剂，连续服用。红枣富含蛋白质、维生素 C 及铁、钙、磷等。补血明目，有提高视力的作用。可用于老年性白内障。

6. 猪肝 150 克，夜明砂 6 克，菊花 10 克。将猪肝洗净切片，与夜明砂、菊花一起煮汤食用，每天 1 剂，分 2 次服用。养肝补血，清热明目。可治视力减退、老年性白内障等眼症。

7. 桑叶 15 克，菊花 10 克，枸杞子 15 克。水煎汤代茶饮之。清热疏风，养肝明目。可治老年性白内障、视物模糊等症。

8. 猪肝、胡萝卜、鲜葱、盐各适量。一起煮熟，吃肝、胡萝卜，饮汤，连续服用，补肝明目。可治老年性白内障等眼症。

9. 羊肝 100 克，洗净切片，起锅同葱炒片刻。另用锅盛水煮沸，加入大米 100 克，煮至米开花，再放入羊肝煮熟。吃肝食粥，连吃数天。补肝明目，增加维生素 A、维生素 D 和钙。用于老年性白内障、角膜软化症、视物昏花等。

10. 杭菊花 10 克，枸杞子 30 克，羊肝 100 克，熟地 20 克，夜明砂、冬桑叶各 6 克，先将六味中药煎煮，去渣取汁，用汁煮羊肝至熟，可任意服食饮汤。清肝明目，对老年人眼疾、视物昏花、迎风流泪，内外障翳均有很好的疗效。

11. 取新鲜番茄，用开水烫洗，去皮后，每天早晚空腹时吃 1~2 个；或将鲜鸡蛋与番茄烧汤，调味食用。番茄富含谷胱甘肽及维生素等营养，对防治老年性白内障有很好的作用。

12. 猪肝 150 克，菠菜 250 克。将猪肝洗净后切片，菠菜洗净，两料共煮汤，调味食用。补肝明目，治视力减退、老年性白内障等症。

二、保健事项

掌握手术适应证、选择正确的手术方式、减少手术中和术后并发症的患者，病人经抗炎治疗恢复正常的视觉功能。避免剧烈运动，尤其注意避免眼部及眼周围头部的碰撞伤。术后 3 个月后，有些患者需要做验光检查，有残留的屈光不正，需要配镜矫正。

第七节　牙　痛

牙痛，为许多不同的牙痛引起的共同症状。包括牙髓炎和牙周炎等疾病在内，常因龋齿、感染和食物刺激等原因引起。当你手头无药时，可采用食疗，据病选方，能止牙痛，效果颇佳，不妨一试。

一、牙痛食疗方

1. 黑豆、黄酒各适量。用黄酒煮黑豆至稍烂，取其汁漱口多次。消肿止痛，专治热盛引起的牙痛、牙龈肿痛。

2. 丝瓜 500 克，洗净切段；鲜生姜 100 克，洗净切片。两味加水共煎煮 2～3 小时，每天饮汤 2 次。清热解毒，可治牙齿肿痛。

3. 生地 50 克，先用沙锅，加水 2 碗，浸泡生地半小时；将鸭蛋 2 个洗净，同生地共煮，蛋熟后剥去皮，再入生地汤内煮片刻，食时加冰糖调味，可吃蛋饮汤。清热、生津、养血、凉血，治虚火牙痛。

4. 红茶 50 克，水煎后用茶液漱口，然后饮服，每天数次。清热、解毒，用治全口及局部牙本质过敏有良效。

5. 咸鸭蛋 2 个，韭菜 100 克，盐 9 克。三味加水共煮，空腹服。清热消炎，用治风火或风寒引起的牙痛病。

6. 冰糖 100 克，取清水 1 碗放入锅内，下冰糖煮溶，至只剩半碗水即可，1 次饮完，每天 2 次。治虚火牙痛。

7. 独头蒜 2～3 头，去皮，放火炉上煨熟，趁热切开熨烫痛处，蒜凉再换，持续多次。消炎杀菌，止痛消疼。可治牙齿疼痛。

8. 花椒 15 克，浸泡在 50 克白酒中，约 10～15 天，过滤去渣，用棉球蘸药酒，塞蛀孔内可止痛。消炎镇痛，治蛀牙痛。

9. 香瓜皮适量，泡水含漱，用治牙痛。

10. 干荷叶 20 克，水煎服；或干荷叶研末，每次服 12 克。亦可用青荷叶 1 张，用浓米醋 1 杯煎至半杯，去渣，再熬成膏，时时涂抹患处。

11. 取花椒 6 克，加陈醋 120 毫升，煎煮后去花椒含漱，能起到止痛消炎作用，治牙痛。

12. 牙痛时，可把胡椒 2～3 粒捣碎，放在牙痛处咬定，约 3 分钟后疼痛可止。

13. 茄花泡水漱口，可医牙痛。

14. 用胡椒 5 粒，绿豆 11 粒，布包捣碎，然后用丝棉包作 1 丸，放在患处咬定，涎出吐去。专治风火牙痛。

二、保健事项

（1）减少或消除病源刺激物：减少或消除菌斑，改变口腔环境，创造清洁条件是防龋的重要环节，最实际有效的办法是刷牙和漱口。每个人应该从小养成口腔卫生习惯，学会合理刷牙方法。刷牙可以清除口腔中的大部细菌，减少菌斑形成。尽可能做到早晚各刷一次，饭后漱口。睡前刷牙更重要，因为夜间间隔时间长，细菌容易大量繁殖。

正确的刷牙方法：刷上颌后牙时，将牙刷置于上颌后牙上，使刷毛与牙齿呈 45 度，然后转动刷头，由上向下刷，各部位重复刷 10 次左右，里外面刷法相同。刷下颌后牙时，将牙刷置于下颌后牙上，刷毛与牙齿仍呈 45 度角，转动刷头，由下向上刷，各部位重复 10 次左右，里外面刷法相同。上、下颌前牙唇面刷法与后牙方法相同。刷上前牙腭面和下前牙舌面时，可将刷头竖立，上牙由上向下刷，下牙由下向上刷。刷上下牙咬合面时，将牙刷置于牙齿咬合面上，稍用力以水平方向来回刷。这样就可把牙缝和各个牙面上的食物残渣刷洗干净，刷牙后要漱口。不要横刷，横刷容易损伤牙龈，也刷不净牙缝里的残渣。

（2）多吃粗糙、硬质和含纤维质的食物，对牙面有摩擦洁净的作用，减少食物残屑堆积。硬质食物需要充分咀嚼，既增强牙周组织，又能摩擦牙齿咬面，可能使窝沟变浅，有利减少窝沟龋齿的发生。

（3）减少或控制饮食中的糖：我国是以谷类为主食的国家，控制饮食中的碳水化合物防龋是有困难的。但近年来，糖制食品和各种饮料显著增多。应注意宣传。从小养成习惯，睡前不吃糖。从幼儿就养成多吃蔬菜、水果和含钙、磷、维生素等多的食物。要尽可能吃些粗粮。要重视母乳喂养婴儿。

（4）注意事项。

① 发现蛀牙，及时治疗。

② 睡前不宜吃糖、饼干等淀粉之类的食物。

③ 宜多吃清胃火及清肝火的食物，如南瓜、西瓜、荸荠、芹菜、萝卜等。

④ 忌酒及热性动火食品。

⑤ 脾气急躁，容易动怒会诱发牙痛，故宜心胸豁达，情绪宁静。

⑥ 保持大便通畅，勿使粪毒上攻。

⑦ 勿吃过硬食物，少吃过酸、过冷、过热食物。

⑧ 针刺除龋齿为暂时止痛外，对一般牙痛效果良好。

⑨ 应与三叉神经痛相鉴别。

第八节　鼻出血

引起鼻出血（也称鼻衄）的原因很多，可因鼻腔本身疾病引起，也可因鼻腔周围或全身性疾病诱发。

一、鼻出血的食疗方

1. 青蒿 10 克，地骨皮 10 克，煎水代茶饮，连服 1~3 次可治鼻出血。

2. 鼻黏膜溃疡性鼻衄是一种常见的鼻出血毛病，现介绍一个很有效的验方：柏树枝，除去黑褐色木质部分，只要绿色部分，用铁锅文火焙干研为细末。

用法：细末 1 汤匙，和水服下，日服 1 次（睡前服用），连服 3 天即可痊愈。取药容易（柏树，又叫松树，枝叶呈扁形），见效快，制作服用简便，且无副作用。

3. 向耳道吹气可止鼻出血。口对耳道吹气可治因热症、摔跤等造成的鼻出血、急性鼻炎及妇女经期鼻出血。吹耳法很简单：施术者用两手将患者的耳道口适当张大，嘴巴对准患者耳道口，用力缓缓地向内吹气，两耳各连续吹 3 口气即可。若血未完全止住，待 1~2 分钟后，再吹 1 次。为什么吹耳法会止鼻血呢？其机理是因气流刺激内耳神经反射弧及交感神经，使鼻黏膜微血管收缩，达到了促进凝血的效果。

二、保健事项

平时应注意预防鼻腔出血的发生，措施包括以下几方面。

（1）保持房间的安静、清洁，温度要适宜。室内保持空气清新，适当开窗通风换气，温度宜保持在 18～20 ℃。因空气过于干燥可诱发鼻腔出血，所以空气湿度应≥60%。

（2）老人平日活动时动作要慢，勿用力擤鼻，对症止咳。

（3）饮食要进一些易消化软食，多吃水果蔬菜，忌辛辣刺激饮食，并保持大便通畅，便秘者可给予缓泻剂。

（4）老年性鼻衄患者多伴有高血压、冠心病、支气管炎等，应定期防治原发病，必须针对病因进行相应的治疗，尤其是高血压病患者，必须尽快将血压控制到正常或接近正常的水平，观察病情变化，并及时到医院就诊。

（5）对于儿童鼻衄患者应纠正患儿挖鼻、揉鼻、好奇放置异物等易导致黏膜损伤的不良习惯。

第十章　皮肤病患者及美容的食疗方法及保健事项

第一节　带状疱疹

　　带状疱疹是由病毒感染所引起的一种急性疱疹性皮肤病，可发生在任何部分，多见于腰部，常沿一定的神经部位分布，常被称"缠腰火丹""蛇串疮""蜘蛛疮"，常有轻重不同的前驱症状，如发热、倦怠、食欲缺乏等，局部皮肤知觉过敏，灼热，针刺样疼痛等症，以后皮肤出现红斑、水疱，簇集成群、互不融合排列成带状。该病常沿一定的外周神经部位分布，好发生于单侧，亦偶有对称者，有附近淋巴结肿大，最后水疱干燥、结痂、脱落，遗留暂时性色素沉着斑。病情严重者有的水疱内容物为血性，或发生坏死，愈后遗留疤痕。部分病人皮疹消退后，局部遗留神经痛，经久不能消失，此病可发生于任何年龄，但以成人较多。

一、带状疱疹食疗方

1. 用柿子汁涂患处，每日数次。
2. 将鲜番薯叶洗净后切碎，与冰片末一起捣烂，敷在患处。此方可消炎去毒。

二、保健事项

1. 抗病毒药物

可选用阿昔洛韦、伐昔洛韦或泛昔洛韦。

2. 神经痛药物治疗

① 抗抑郁药：主要药物有帕罗西汀（塞乐特）、氟西汀（百优解）、氟伏草胺、舍曲林等。

② 抗惊厥药：有卡马西平、丙戊酸钠等。

③ 麻醉性镇痛药：以吗啡为代表的镇痛药物。可供选择药物有吗啡（美施康定）、羟基吗啡酮（奥施康定）、羟考酮、芬太尼（多瑞吉）、二氢埃托菲、路盖克等。

④ 非麻醉性镇痛药：包括 NSAIDs、曲吗多、乌头生物碱、辣椒碱等。

3. 神经阻滞

重度疼痛药物难以控制时即应考虑用直接有效的感觉神经阻滞疗法。阻滞定位的选择应取决于病变范围及治疗反应。总的原则应当是从浅到深，从简单到复杂，从末梢到神经干、神经根。

4. 神经毁损

射频温控热凝术行神经毁损是治疗最为直接有效的方法。神经毁损治疗还包括内侧丘脑立体定向放射治疗（伽玛刀或 X 刀），手术硬脊膜下腔脊髓背根毁损治疗、垂体毁损、交感干神经节毁损等。

第二节　寻常疣

　　寻常疣是一种较常见的病毒性赘生物。与中医文献中记载的"疣目""枯筋箭""一千日疮"

"晦气疮""疣疮""瘊子"相类似。临床症状，皮疹散在，呈直径数毫米至 1 厘米大小的半球形或多角形高出皮面的损害，皮损与正常皮色相同，表面粗糙不平，呈肉刺状，一般无自觉症，好发于手指、手背、足甲缘的面部。

一、寻常疣食疗方

1. 取芒果肉 1~2 个，分 2 次服，同时取果皮擦患处，可治多发性疣。

2. 用醋精和面粉调成糊状，再用火柴棍涂到瘊子上。涂上后，大的一天半，小的一天，瘊子就会连根烧掉。抠掉后，用红药水涂抹冒血筋的患处，没有一点痛苦的感觉，又不感染。

二、保健事项

治疗以破坏疣体、调节局部皮肤生长、刺激局部或全身免疫反应为主要手段，包括全身治疗和局部治疗。

1. 全身治疗

（1）中医中药：如平肝活血方、治疣汤、马齿苋合剂、板蓝根注射液、柴胡注射液等。

（2）干扰素：对多发性且顽固难治的疣，可配合全身或病损局部注射干扰素，单独用干扰素疗效不肯定。

2. 局部药物治疗

由于多数疣患者在发病 1~2 年内能自行消退，不少患者即使采用深度破坏性治疗方法，有 1/3 疣仍会复发，因此对疣的各种局部治疗的疗效估价应特别慎重，对一些能造成永久性瘢痕的方法不宜使用。

（1）氟尿嘧啶（5-FU）：有一定疗效。可能出现的不良反应有局部疼痛、皲裂、水肿、过敏反应、流泪、色素沉着及化脓等。

（2）博来霉素皮损内注射：每周一次，通常 2~3 次后疣体脱落，副作用少。

（3）0.7%斑蝥素：加入等量火胶棉及醋酮溶液中，外用治疗甲周寻常疣，隔日涂搽一次，有一定疗效。

（4）0.1%~0.3%维生素 A 酒精溶液：局部外用，每天 1~2 次，副作用有局部轻度烧灼感、红肿、脱屑及色素沉着。

（5）3%酞丁胺软膏或 3%酞丁胺二甲基亚砜搽剂。

（6）0.5%鬼臼毒素：每天 2 次，连续 3 天，如能耐受可连用 4~5 天。如疣体未脱落，可隔周再用一个疗程。

（7）5%咪喹莫特霜：可用于寻常疣的封包治疗或配合水杨酸治疗。

（8）1%西多福韦凝胶外用或 2.5 毫克/毫升皮损内注射对多种疣有效。

3. 光动力治疗

系统或局部使用光敏剂氨基乙酰丙酸或氨基酮戊酸（ALA），经光照射后引起局部细胞死亡，可治疗部分寻常疣。

4. 物理治疗

冷冻治疗、电灼疗法、激光治疗、红外凝固治疗适用于数目少的寻常疣。

5. 外科手术切除

术后易复发。

第三节　腋　臭

腋臭又称"狐臭"，是由于大汗腺分泌物与细菌分解而产生的臭味。多见于青壮年，具有遗传性，好发于腋窝、乳晕、脐部、会阴等处，以腋窝为最常见。与中医文献记载"狐臭""体气""狐气"相似。

一、腋臭食疗方

1. 取核桃榨油涂腋部，然后用手摩擦。

2. 采用鲜凤仙花捣烂绞汁，经常涂搽患处，能使狐臭消失，如无新鲜者，可用干品加水熬汤洗擦或干品加 95%酒精浸泡 1 周后取滤液涂抹之，亦有效果。

3. "复方凤仙花搽剂"涂搽 1 次，可以维持 5 天左右不会发臭。取干凤仙花 15 克，二甲基亚砜 100 毫升，浸泡 3 天后，滤去药渣，再加入薄荷脑 1 克，溶解后备用。

二、保健事项

（1）轻者不必治疗，勤沐浴，勤换衣物、袜子，保持局部清洁干燥。

（2）伴有多汗症者以治疗局部多汗为主，如外用 20%～25%氯化铝溶液等。1%聚维酮碘溶液、1∶8 000 高锰酸钾溶液或 0.5%新霉素溶液局部湿敷或浸泡，可杀菌和减轻臭味。

（3）腋臭严重者可选择激光或手术治疗。

（4）饮食的调理　饮食中牛羊肉、香菜、韭菜、一些辛辣食物，都是狐臭气味加强的因素。大量食用这些食物，人的体味自然较重，狐臭也会更严重一些。所以狐臭较重的人，多食用一些清淡的食品，狐臭也就会轻一些，多吃蔬菜水果，也是减轻狐臭的好方法。狐臭患者应该尽量少吃肉、油炸性食物、忌烟酒、少吃或不吃辛辣刺激性食物，可减少或诱发疾病的发生，有利于治疗。可多吃蔬菜，水果及清淡饮食。

（5）止汗剂应于洗澡或皮肤干爽时使用，而非到出汗后才使用。

（6）切勿企图以香水的香味遮盖臭味，一来容易造成皮肤过敏，二来香气加上臭味，味道更为浓烈难闻。

（7）必须注意个人卫生，一旦出汗，特别在运动后便应该尽快抹掉或洗澡，减低狐臭发作的机会；如果不许可立刻洗澡也应勤加清洁腋下等。

（8）大汗人士应多穿宽松、通爽和薄身的衣服。不少人以为穿长袖或厚身衣服能遮盖汗味，其实大错特错，这样不但增加流汗量，汗味还难以消散，愈来愈臭。

第四节　痱　子

痱子又名"汗疹"，多发生于夏天，是一种常见的皮肤病。暑天皮肤上起红色或白色小疹，很刺痒，常因出汗多，皮肤不清洁，毛孔被泥垢堵塞引起。初起皮肤发红，继而出现密集的针尖大小的红色丘疹，顶端有白色小水疱，感染后发展成脓疱或疖肿。易发于额、颈、上胸、肘窝等多汗部位。有瘙痒和灼热感。应注意皮肤清洁、干燥，可扑些痱子粉，内服清暑解毒之品。据病选方，采用食疗，疗效甚佳，不妨一试。

一、痱子食疗方

1. 绿豆 60 克，加水适量，煎煮至豆烂，吃豆饮汤。清热解毒，消除痱子。

2. 绿豆粉、滑石粉各等量。将两粉和匀，用时洗净患处，扑撒痱子上。

3. 海带 30 克，绿豆 50 克，加水煎汤，放适量白糖，待凉饮用。

4. 绿豆 60 克，赤小豆 30 克，荷叶 10 克，白糖适量，加水煮食，消炎止痒，清热解毒。

5. 将黄瓜剖开，切碎，捣烂取汁涂于患处，每天 2～3 次。

6. 枸杞叶 100 克，白糖少许。将枸杞叶洗净加水煎汤，饮用时可加少许白糖调味。清凉散热。消除痱子，减少痛痒。

7. 绿豆 100 克，银花 30 克，加水煎煮，食时加白糖饮服。清热消暑，解毒除痱，是防治暑夏疾病的最佳食疗良方。

8. 取西瓜皮 250 克，切成长条，放入锅中，加清水 500 毫升，煎煮 10 分钟，去皮加白糖少许，代茶饮用，适量为度。或用西瓜皮涂擦患处，止痒消痱，皮肤舒适，效果很好。

9. 丝瓜 200 克，洗净去皮，切成薄片，豆腐 100 克切成小块，一起煮汤，食时加葱花、油、盐调味服食。或丝瓜皮洗净，加沸水煎约 10 分钟，取汁与适量蜂蜜、芙蓉叶粉调成糊状，涂擦患部，疗效甚佳。

10. 绿豆 50 克，苡仁米 30 克，水煎煮汤，代茶常饮。清热解毒，除痱消肿，有良效。

11. 杭菊花 15 克，金银花 30 克，甘草 10 克，开水泡茶饮之。治疗小儿痱子有明显的效果，并能防治疮疖、痈疡。是暑夏疾病的最佳保健良方。

12. 马齿苋 100 克，洗净，白糖少许，加水 1 大碗，煎汤饮服。预治痱子。或用马齿苋煎渣捣烂外擦患处，效果极好。

13. 黑豆 500 克，淘净蒸熟，甘草粉 50 克，与黑豆拌匀后再蒸 1 次。每次服豆 30～50 颗，连续服用。能清热解毒，防治皮肤易生疮疖、痱子及感染。

14. 赤小豆 50 克，绿豆 50 克，白糖适量。加清水共煮至豆烂，调入白糖服用。清热解毒，利尿、消肿，既能消暑除痱，又能防治疮疖等诸种夏令疾病。

15. 枇杷叶煮水，加入水中淋浴。

16. 柑橘叶煮水，加水沐浴。

二、保健事项

（1）保持室内通风、凉爽，以减少出汗和利于汗液蒸发。

（2）衣着宜宽大，便于汗液蒸发。及时更换潮湿衣服。

（3）经常保持皮肤清洁干燥，常用干毛巾擦汗或用温水勤洗澡。

（4）痱子发生后，避免搔抓，防止继发感染。

第五节　神经性皮炎

神经性皮炎，是常见的皮肤病。症状是患者自觉瘙痒剧烈，并出现淡褐色或蔷薇色丘疹，丘疹表面常附有麸皮状的磷屑，病灶逐渐增大，病程迁延且长期难愈，常发生于人的颈部、大腿内侧、肘窝、腋窝等处。据病选方，采用食疗，疗效良好，不妨一试。

一、神经性皮炎食疗方

1. 鲜豆腐渣敷患处，有效。

2. 陈醋泡生鸡蛋，密封半个月，用蛋清涂患处，每天数次。

3. 生姜切片，每天涂擦患处数次。

4. 取蒜瓣洗净捣烂，用纱布包扎浸于米醋内，4 小时后取出用包擦洗患处，每天 2 次，每次 10 分钟。治神经性皮炎效果很好。

5. 取新鲜丝瓜叶，搓碎在患部摩擦，发红为止。7 天为 1 个疗程，2 个疗程可见效。

6. 泡过的茶叶捣烂外敷，使其角质层软化，然后用小刀削去角质层，再用大蒜、韭菜合捣烂敷于患处。

7. 陈茶叶、艾叶各 6 克，老姜 30 克，紫皮大蒜两头，食盐少许，共煎汤。1 剂分两天用，外洗患处。

8. 鲜桃树叶捣汁外敷。

9. 石榴皮（炒炭，研细末）1 份，麻油 3 份，调成稀糊状，然后用毛笔蘸药均匀涂患处，每日 2 次。

10. 花椒 10 克，白酒 50 克，浸泡 1 周后外擦患处。

11. 葱白 3 根，紫皮大蒜 2 枚，冰片 0.5 克，白糖 20 克，共捣如泥，涂于患处。

12. 用米糠馏油涂局部后，用电吹风吹患处，每天 1 次，每次 10 分钟。

13. 青柿子 500 克，捣烂后加水 1 500 毫升，晒 7 天后去渣，再晒 3 天，装瓶备用外涂。

14. 松香、猪油（2∶3），煮成糊状，外涂患处，每日数次。

二、保健事项

1. 放松紧张情绪

患者要保持乐观，防止感情过激，特别是注意避免情绪紧张、焦虑、激动，生活力求有规律，注意劳逸结合。

2. 减少刺激

神经性皮炎反复迁延不愈、皮肤局部增厚粗糙的最重要原因是剧痒诱发的搔抓，所以患者要树立起这个病可以治好的信心，避免用力搔抓、摩擦及热水烫洗等方法来止痒。这是切断上述恶性循环的重要环节。

3. 调节饮食

限制酒类、辛辣饮食，保持大便通畅，积极治疗胃肠道病变。

第六节　美　容

美容，顾名思义，美丽容貌。洁白细腻的皮肤，乌黑油亮的头发，红光满面的容貌，其姿容必然楚楚动人，使人产生一种美感。饮食是美容的物质基础，美容与饮食有着密切的关系。许多食物除了营养外，还能起很好的美容效果。美容宜用食疗。平时要多吃一些具有美容保健功效的营养食物。通过合理与科学的饮食调养，使你能有美丽的容貌，这种美容使人更美丽、更自然、美得更持久。选用良方，不妨一试。

一、美容食疗方

1. 鲜牛奶 500 毫升，蜂蜜适量。将鲜牛奶煮沸后，调入蜂蜜，每天饮服。有滋润、营养和保护皮肤的作用。能促进新陈代谢，使皮肤变得洁白、细腻、滑嫩，有很好的美容效果。

2. 豆浆 1 大碗，鸡蛋 1 只，红糖适量。将豆浆煮沸，打入鸡蛋，后加红糖，经常饮服。补益气血，护肤润肤，美颜养容，乃美容食疗之佳品。

3. 薏苡仁 50 克，白糖 15 克。薏苡仁洗净，加水煮烂，调白糖服食。每天 1 次，连用 1

个月。健脾，清热，利湿。能抑制细胞的异常性繁殖，对皮肤异常增生和赘疣等症有防治作用。能健美皮肤，治青春疙瘩、扁平疣等症。

4. 黑豆 500 克，盐少许。将黑豆九蒸九晒，装瓶备用。口嚼后用淡盐水送服。每次 6 克，每天 2 次。乌须黑发，益寿延年，治青年白发、脱发等症。

5. 何首乌 200 克，大熟地 200 克，当归 100 克，枸杞子 100 克，肉苁蓉 100 克，菟丝子 100 克，补骨脂 100 克，黑芝麻 200 克，蜂蜜适量。将何首乌等八味加水适量浸泡，放锅内煎煮。每煎 20 分钟泌取汁液 1 次，加水再煎，共煎取汁液 3 次。然后将每次液合并，再加热至沸，停火，待冷装瓶备用。每次 1 汤匙，以沸水冲泌饮用，每天 2 次。滋补肝肾，美容养颜，乌须黑发。治面色萎黄，须发早白，头发枯干，脱发不生等症。

6. 何首乌 50 克，鸡蛋 2 个。把鸡蛋与何首乌共煮半小时，待蛋熟后去壳，再放入沙锅内煮半小时即成。先吃蛋，后饮汤。益精养血，补虚美容。治面色无华，须发早白，脱发过多，未老先衰等症。更适用于虚不受补者服用。

7. 黑芝麻 30 克，大米 50 克。将大米洗净，与黑芝麻按常法煮粥，经常食用。补肝肾，养精血，抗衰老。常人食用，延年益寿。治须发早白，未老先衰。

8. 桑葚、蜂蜜各适量。用纱布将桑葚挤汁，过滤，放入陶瓷器皿中，文火熬成膏，加适量蜂蜜调匀，贮存瓶中备用。每次服 1 汤匙，每天 2 次，开水调服。滋补阴血，治面色少华，须发干枯，头发早白。

9. 牛骨头 250 克，红枣 10 枚。将牛骨头洗净，砸碎，与红枣放入锅中，加水 1 000 克，用文火煮 4 小时，使骨髓溶解。然后滤浓汁，除去碎骨头及枣核，冷却后置于瓷瓶中沉淀，在最底层有一层黏性的物质，就是能延缓头发衰老的食物。每天以适量涂于馒头或面包上吃。美容生发，治缺乏类黏蛋白和骨胶质所致的中老年早秃。

10. 大枣 10 枚，加水煮烂，饮汤食枣。日服 2 次，可连续服用。滋脾胃，润心肺，养营血，悦颜色。治肌肤失润、血虚不荣等症。谚语言：天天吃大枣，青春永不老。

11. 芝麻酱、海带末、白糖、淀粉各适量，芝麻酱晒干，掺入海带粉末、白糖、潮湿淀粉合拌，用手捏成团子粒，晾干即可食用。滋补身体。海带含有丰富碘，可滋润皮肤，健美毛发，对于美容十分有益。

12. 黑芝麻 500 克，海带粉末 250 克，蜂蜜少许。将黑芝麻炒香，同海带粉末调和，加适量蜂蜜，每天服 1 ~ 2 茶匙，经常食用。滋阴润燥，益血养荣，乌毛发，能使面容润泽，头发秀美。

13. 龙眼肉 100 克，黄酒 1 瓶。将龙眼肉泡在酒瓶内封存 1 个月后可饮。长期服用，可调理肌肤，滋养面容。美容颜，葆青春，效果颇佳。

14. 黑豆、猪肝各 50 克，盐少许。加适量水共煮烧熟，后下盐，吃肝饮汤。每天 1 次，经常食用。滋容养颜，面色红润，黑豆、猪肝能促进血液循环，并使皮肤及毛发更艳丽光泽。

15. 当归、黑芝麻各 250 克，红糖适量。将当归、黑芝麻炒熟，研成细末，拌以红糖，搅匀，每次饭后吃 1 勺，日食 3 次，连续吃两个月。滋阴补血，养荣润肌，可使人面红润，促进脱发重新生长。

16. 嫩母鸡 1 只，鲜牛奶 500 克，白糖 50 克，大枣 10 枚，生姜 2 片。将鸡宰杀去毛及内杂，洗净，切作小块，放入沙锅中，下姜、枣，注入牛奶，加盖煨炖 3 小时，加糖调味，吃肉饮汤。补虚美容。能使皮肤白嫩红润。常食不仅有美颜润肤的作用，而且有补虚损，益肺胃，生津润肠之功。秋冬进补最为适宜。

17. 核桃仁 1 枚，韭子（炒）6 克，黄酒适量。将核桃仁与韭子加水煎，用黄酒送服。每服 5 天加 1 枚核桃，加至 20 枚为止。如此反复再服用。通润血脉，可令人肌肤细腻，光泽健美，常服可强身益寿。

18. 核桃仁 150 克，蚕蛹 50 克。先将蚕蛹略炒，再与核桃仁隔水炖服，每天吃 1 次，连吃 1 个月。润肤美容，能使皮肤细腻光滑。

19. 核桃仁 10 个，大豆 300 克，白芨 10 克，大米 50 克，白糖 30 克。先将大豆、白芨同炒熟磨成粉末，再把核桃仁放碗内，加开水浸泡 5 分钟。然后将核桃仁与泡过一夜的大米混在一起，用擀面杖将其擀碎，放入瓷盆中，加入 5 ~ 6 杯水，经过充分浸泡后，用纱布过滤。将过滤好的汁倒入锅内，加入 3 杯水，再把磨成粉末的大豆、白芨粉放入锅内，加白糖，煮成糊状，即可逐日食用。通经、养容、益血。经常服饮可永葆面部光泽红润。

20. 兔肉 250 克，米粉子（大米与少许花椒同炒，打成粉）100 克，精盐 5 克，酱油 25 克，姜末 5 克，葱花 10 克，花椒面 5 克，蒜泥 5 克，红油（辣椒油）20 克。将兔肉漂去血水，切成一字条，加精盐、酱油、姜末码味，和入米粉子拌匀，置蒸碗里，入笼蒸粑，翻入盘中，放蒜泥、红油，撒上花椒面及葱花便可食用。美容养颜。兔肉为高蛋白低脂食物，其蛋白质细腻，易于为人体吸收，有利美容，为人们喜食的食补之佳品，有百味肉、美容肉、保健肉等美称。常食可保健美容，抗老防衰，延年益寿。

21. 兔腿肉 200 克，鸡蛋清 1 个，猪化油 100 克，精盐 8 克，料酒 10 克，味精 1 克，泡海椒 10 克，子姜丝 30 克，葱白丝 30 克，淀粉 15 克。将兔腿肉切成 5 厘米长的细丝，加精盐 5 克，料酒、蛋清、淀粉各 10 克拌和；精盐 3 克，味精少许，淀粉 5 克及姜丝，用少许汤或水兑成调汁。锅内舀猪化油烧至五成热，下入兔丝滑散，沥去余油，烹入调汁炒匀，起锅装盘，将泡海椒切成细丝，与葱白丝混匀，盖兔肉上即可食用。咸鲜可口，酥香醇浓。护肤丽颜。

22. 鲜山药 100 克，鱼肉片 200 克，香菇 30 克，葱、姜、盐、酱油、香醋、白糖、猪油、味精、淀粉各适量。锅置旺火，下猪油，烧五成热，先下葱、姜，然后下鱼片（淀粉抓匀）、山药、香菇，翻炒 5 分钟，加清水适量，入盐等调料，即可起锅入盘食用。经常食用，有益美容。山药含有能大量供给人体一种多糖蛋白质的混合物黏液蛋白，能增加黏膜与皮肤的润滑度，减少皮下脂肪蓄积，是理想的美容食品。

23. 山药粉 30 克，豆浆 1 大碗，蜂蜜适量。豆浆煮沸，加入山药粉，用蜂蜜调食。长期服用，护肤美容。

24. 银耳 20 克，红枣 10 枚。银耳水发浸泡，洗净。两味加水煎煮烂透食用。每天食用，润肤养容，防老抗衰。银耳含有多糖及黏糖蛋白等，具有提高人体免疫力和润肤泽肌的作用。

25. 燕窝、冰糖各适量，一起煨炖服食。能保皮肤洁白润泽，容貌娇美。燕窝含有丰富蛋白质、糖类及无机盐。含蛋白质高达 50%，黏糖蛋白达 30%，且有多种人体所需微量元素。是名贵的美容佳品。

26. 多吃富含维生素 A 的水果，如橙、柑、橘、香蕉等。具有润滑、强健皮肤功能，可防止干燥的发生。

27. 苹果每天吃 1 ~ 2 个，有益美容。苹果不仅能减肥，还可以使皮肤润滑、柔嫩、体型健美，有益健康。

28. 海参干品 50 克水发透，生晒参 6 克切片，加少许糖及水先蒸熟，然后用烩法煮海参，并加参片及汁，加调料食疗有抗老防病，乌发美容艳肤的作用。

29. 胡桃仁去衣 30 克，黑芝麻 30 克，两者炒透蹄筋 150 克，用油爆炒，注鲜汤略煮，加入胡桃入调料，着芡即成。此菜食疗可乌发黑亮，保护皮肤。

30. 用柠檬 1 只，洗净连皮切成薄片，鸡脯肉 200 克切片，与柠檬片混合拌匀，并加入调料、蛋清和少量芡粉，然后用油急火爆炒，放入少许葱花、姜末即可食用。此菜有嫩肤美容的功效。

31. 用 400 克左右的活青鱼 1 尾，洗净，盛盆中。10 克枫叶加鲜汤蒸 20 分钟后，倒入鱼盆内，将枫叶均匀地置鱼身上及其周围，加火腿、姜丝、葱结及调料等，放入蒸笼蒸熟，取出食用。青鱼营养丰富，味道鲜美。有增强体质，保护皮肤，延缓衰老的作用。因此，这味菜有很好的保容美颜作用。

32. 虾肉 250 克，加入珍珠粉 0.3 克及少量芡粉、蛋清、细盐、葱等，用力打烂拌至均匀，然后取汤圆大小入沸水锅中滚熟凝成球状，即行捞出，虾球可按自己的喜爱煮成各种菜肴食用。珍珠粉含钙及多种氨基酸，为中国古代美容食品。虾含有丰富蛋白质及多种微量元素，且能提高血中 ATP（三磷酸腺苷）浓度及增进胸导管淋巴液流量。两味同用，其健身美容作用显著。

33. 鲜桑葚 100 克捣烂，蜂蜜适量，糯米干粉 500 克，同拌和做成糕形，下垫纱布入蒸笼蒸熟，切块即可食用。是很好的美容甜食。能乌发、明目、养颜。

34. 草莓洗净去蒂 10 枚，与牛奶 300 毫升放入搅拌器中打碎拦匀，不加糖即可饮用。两味同用，有柔肌滑肤作用，是很好的美容饮料。

35. 猪油适量，葱 30 克，切成段，新鲜银鱼 250 克，食盐少许。锅置旺火，下猪油，烧六七成热时，将银鱼、葱段清炒，待熟下盐，盛入盘中食用。此菜青是青，白是白，赏心悦目，鲜味纯正，口齿留香。银鱼是含有高蛋白、低脂肪的食养珍品，其肉质细嫩，味道鲜美。是保健美容的佳肴。

36. 每天用少许啤酒涂在面部，20 分钟后再用清水洗去，每天 2～3 次。坚持下去能使面部皮肤细腻嫩滑，是良好的美容剂。

37. 将吃剩的西瓜皮切下一大块，直接涂抹在脸部皮肤上，过半小时，再用清水洗净脸部，然后涂上一点收敛皮肤的面脂。每周 2～3 次，可使皮肤细嫩白净。

38. 黄瓜，可切成小块，榨出汁液，用棉花蘸液涂在脸上，主要在皱纹多的部位，每天 1 次，可收敛和消除脸部皮肤皱纹。是天然美容消皱纹的佳品。

39. 将番茄切碎，盛在碗里用汤匙压成汁，加入少许牛奶，涂在脸部，可使皮肤洁白、滑嫩，护肤美容。

40. 取 20 克黑糖加热溶化，加入 15 毫升牛奶，充分搅拌均匀待用。将奶液直接涂于脸上，经 10～15 分钟，再以温水洗净。每天 1 次，连续 30～60 天，脸上的黑色素就会脱落一层，面色就会渐渐变白。能使面部洁白细嫩，容光焕发。

41. 番茄、蜂蜜各适量。将番茄洗净，切碎捣烂，用纱布过滤取汁，加少许蜂蜜搅匀，涂于面部及皮肤上，每天 1 次。很快见效。番茄与蜂蜜是蛋白质、维生素、矿物质的宝库，含有大量的钙、钾、镁等元素，两味同用，能使皮肤强健、润滑、细嫩、白净、防止衰老，永葆青春。

42. 在丝瓜藤生长旺盛时期，在离地 1 米以上处，将茎剪断，把下面这段藤切口朝下置于一玻璃瓶口中，以胶布护住瓶口，放置 1 昼夜，茎中清汁滴出，即可得丝瓜水，涂擦患处。清热解毒，凉血活血，润肤。用治面疱、粉刺、皮脂腺分泌过多、除皱纹等。可增强面部的润滑感，对美容有独特的疗效。

43. 坚持擦蜂蜜半年至 1 年，可使雀斑变浅或消退，皱纹减少或消失，皮肤细腻变白。蜂蜜有滋润、营养和保护皮肤的作用。是一种天然美容佳品。

44. 新鲜刺梨适量，经常食用。刺梨含有丰富的益于人体健美的营养物质，如维生素 E、维生素 B、胡萝卜素、氨基酸和硒等。其中所含维生素 C 除有护肤和美发作用外，还能消除常见的色素沉着——蝴蝶斑和黑病变等多种面部斑点；所含的果酸，可阻止人体内的糖转化成脂肪，因而有减肥作用，而且对消除老年斑，治疗痤疮，改善干性皮肤也有一定疗效。刺梨还富含防癌、抗衰老、益智慧、消炎和抗辐射等多种功效的营养素，因而被人们称为"全营养珍果"。

45. 乌骨鸡 1 只，宰杀去毛及内杂物，洗净，黑木耳 30 克，水浸泡发，去杂洗净，一起入沙锅，加水适量，旺火烧开，改用文火，至鸡熟烂，加入食盐少许、葱花、味精调食。乌骨鸡及黑木耳皆含有高蛋白、高铁，是补血美容最佳食品。蛋白质和铁是人体骨髓内制造红细胞和血色素的重要原料，故常吃乌骨鸡、黑木耳能养血驻颜，令人肌肤红润，容光焕发，强身健美，防老抗衰，永葆青春。

46. 水果中含有多种丰富的维生素 A、维生素 B_1、维生素 B_2、维生素 C 及矿物质钙、磷、铁、钾及纤维等，这是保证身体营养的重要物质。水果也有益于头发。木瓜可使头发松软而富弹性；鸭梨可减少头发分叉；香蕉中丰富的维生素 C 可使头发明亮光泽，成熟的香蕉中含有丰富的钾，是头发生长中不可缺少的化学元素；经过烈酒泡浸的红辣椒有强烈的刺激作用，用来摩擦头发，可增快头发的生长速度，治疗秃头具有一定的效果。

47. 将生洋葱捣成泥状，用纱布包好，用它轻轻拍打头皮，直到洋葱汁均匀地敷在头皮和头发上为止。过若干小时后再去洗头，这时就可将头屑轻易地洗净，而且，洋葱汁在头上涂敷的时间越长，去头屑的效果越好。

二、保健事项

美容的保健事项就是要懂得：美，是吃出来的美，睡出来的美，关键是要由内而外的美。要认真学习护理保健的知识，那不是一个简简单单的问题，结合中西医的营养保健知识，懂得治疗的方法，预防加护理，是一项持久的工作。

参考文献

[1] 吴家镜. 中华药膳大宝典[M]. 广州：华南理工大学出版社，1996.
[2] 云中天. 素食养生常法[M]. 南昌：江西出版集团，百花洲文艺出版社，2008.
[3] 杨力. 肉食养生[M]. 北京：中国长安出版社，2008.
[4] 杨力. 中年养生[M]. 北京：中国长安出版社，2007.
[5] 买雯婷. 养生中草药[M]. 长沙：湖南美术出版社，2011.
[6] 王其先. 实用偏方验方大全[M]. 呼和浩特：内蒙古人民出版社，2002.
[7] 欧阳文. 家常菜的营养与食疗[M]. 北京：中国中医药出版社，1997.